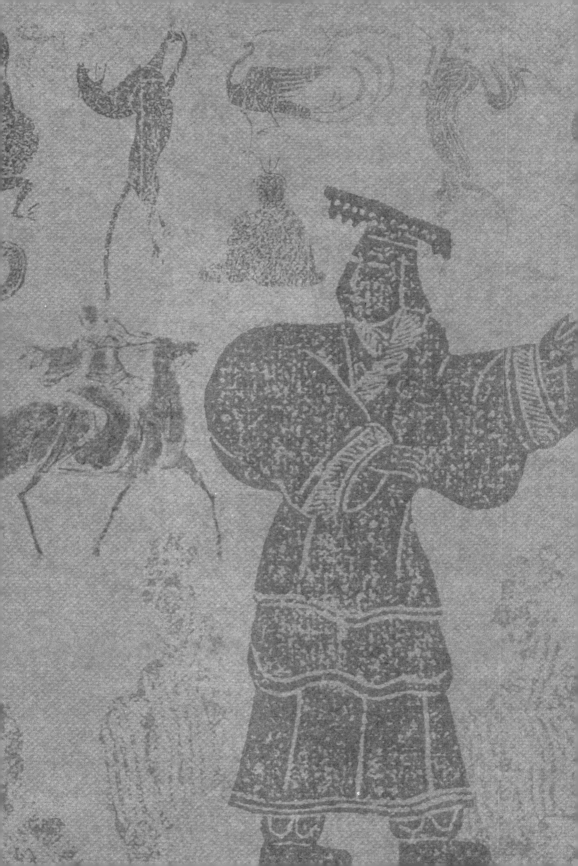

中国古医籍整理丛书

神农本经会通

明·滕 弘 辑

臧守虎 杜凤娟 韩 臣 校注

中国中医药出版社

·北 京·

图书在版编目（CIP）数据

神农本经会通/（明）滕弘辑；臧守虎，杜凤娟，韩臣校注. —
北京：中国中医药出版社，2015.12
（中国古医籍整理丛书）
ISBN 978 - 7 - 5132 - 2818 - 3

Ⅰ.①神… Ⅱ.①滕…②臧…③杜…④韩… Ⅲ.①《神农本
草经》–研究 Ⅳ.①R281.2

中国版本图书馆 CIP 数据核字（2015）第 257383 号

中 国 中 医 药 出 版 社 出 版
北京市朝阳区北三环东路 28 号易亨大厦 16 层
邮政编码 100013
传真 010 64405750
三河市鑫金马印装有限公司印刷
各地新华书店经销
*
开本 710×1000 1/16 印张 39.5 字数 329 千字
2015 年 12 月第 1 版 2015 年 12 月第 1 次印刷
书 号 ISBN 978 - 7 - 5132 - 2818 - 3
*
定价 99.00 元
网址 www.cptcm.com

国家中医药管理局
中医药古籍保护与利用能力建设项目
组织工作委员会

主 任 委 员 王国强

副 主 任 委 员 王志勇　李大宁

执 行 主 任 委 员 曹洪欣　苏钢强　王国辰　欧阳兵

执行副主任委员 李　昱　武　东　李秀明　张成博

委　　　　员

各省市项目组分管领导和主要专家

　　（山东省）武继彪　欧阳兵　张成博　贾青顺

　　（江苏省）吴勉华　周仲瑛　段金廒　胡　烈

　　（上海市）张怀琼　季　光　严世芸　段逸山

　　（福建省）阮诗玮　陈立典　李灿东　纪立金

　　（浙江省）徐伟伟　范永升　柴可群　盛增秀

　　（陕西省）黄立勋　呼　燕　魏少阳　苏荣彪

　　（河南省）夏祖昌　刘文第　韩新峰　许敬生

　　（辽宁省）杨关林　康廷国　石　岩　李德新

　　（四川省）杨殿兴　梁繁荣　余曙光　张　毅

各项目组负责人

　　王振国（山东省）　王旭东（江苏省）　张如青（上海市）

　　李灿东（福建省）　陈勇毅（浙江省）　焦振廉（陕西省）

　　蔡永敏（河南省）　鞠宝兆（辽宁省）　和中浚（四川省）

前　言

中医药古籍是传承中华优秀文化的重要载体，也是中医学传承数千年的知识宝库，凝聚着中华民族特有的精神价值、思维方法、生命理论和医疗经验，不仅对于传承中医学术具有重要的历史价值，更是现代中医药科技创新和学术进步的源头和根基。保护和利用好中医药古籍，是弘扬中国优秀传统文化、传承中医学术的必由之路，事关中医药事业发展全局。

1949 年以来，在政府的大力支持和推动下，开展了系统的中医药古籍整理研究。1958 年，国务院科学规划委员会古籍整理出版规划小组在北京成立，负责指导全国的古籍整理出版工作。1982 年，国务院古籍整理出版规划小组召开全国古籍整理出版规划会议，制定了《古籍整理出版规划（1982—1990）》，卫生部先后下达了两批 200 余种中医古籍整理任务，掀起了中医古籍整理研究的新高潮，对中医文化与学术的弘扬、传承和发展，发挥了极其重要的作用，产生了不可估量的深远影响。

2007 年《国务院办公厅关于进一步加强古籍保护工作的意见》明确提出进一步加强古籍整理、出版和研究利用，以及

"保护为主、抢救第一、合理利用、加强管理"的方针。2009年《国务院关于扶持和促进中医药事业发展的若干意见》指出，要"开展中医药古籍普查登记，建立综合信息数据库和珍贵古籍名录，加强整理、出版、研究和利用"。《中医药创新发展规划纲要（2006—2020）》强调继承与创新并重，推动中医药传承与创新发展。

2003～2010年，国家财政多次立项支持中国中医科学院开展针对性中医药古籍抢救保护工作，在中国中医科学院图书馆设立全国唯一的行业古籍保护中心，影印抢救濒危珍本、孤本中医古籍1640余种；整理发布《中国中医古籍总目》；遴选351种孤本收入《中医古籍孤本大全》影印出版；开展了海外中医古籍目录调研和孤本回归工作，收集了11个国家和2个地区137个图书馆的240余种书目，基本摸清流失海外的中医古籍现状，确定国内失传的中医药古籍共有220种，复制出版海外所藏中医药古籍133种。2010年，国家财政部、国家中医药管理局设立"中医药古籍保护与利用能力建设项目"，资助整理400余种中医药古籍，并着眼于加强中医药古籍保护和研究机构建设，培养中医古籍整理研究的后备人才，全面提高中医药古籍保护与利用能力。

在此，国家中医药管理局成立了中医药古籍保护和利用专家组和项目办公室，专家组负责项目指导、咨询、质量把关，项目办公室负责实施过程的统筹协调。专家组成员对古籍整理研究具有丰富的经验，有的专家从事古籍整理研究长达70余年，深知中医药古籍整理研究的重要性、艰巨性与复杂性，履行职责认真务实。专家组从书目确定、版本选择、点校、注释等各方面，为项目实施提供了强有力的专业指导。老一辈专家的学术水平和智慧，是项目成功的重要保证。项目承担单位山东中医药大学、南京中医药大学、上海中医药大学、福建中医药大学、浙江省中医药研究院、陕西省中医药研究院、河南省中医药研究院、辽宁中医药大学、成都中医药大学及所在省市中医药管理部门精心组织，充分发挥区域间互补协作的优势，并得到承担项目出版工作的中国中医药出版社大力配合，全面推进中医药古籍保护与利用网络体系的构建和人才队伍建设，使一批有志于中医学术传承与古籍整理工作的人才凝聚在一起，研究队伍日益壮大，研究水平不断提高。

本着"抢救、保护、发掘、利用"的理念，该项目重点选择近 60 年未曾出版的重要古医籍，综合考虑所选古籍的保护价值、学术价值和实用价值。400 余种中医药古籍涵盖了医经、基础理论、诊法、伤寒金匮、温病、本草、方书、内科、外科、女科、儿科、伤科、眼科、咽喉口齿、针灸推拿、养生、医案医话医论、医史、临证综合等门类，跨越唐、宋、金元、明以迄清末。全部古籍均按照项目办公室组织完成的行业标准《中医古籍整理规范》及《中医药古籍整理细则》进行整理校注，绝大多数中医药古籍是第一次校注出版，一批孤本、稿本、抄本更是首次整理面世。对一些重要学术问题的研究成果，则集中收录于各书的"校注说明"或"校注后记"中。

"既出书又出人"是本项目追求的目标。近年来，中医药古籍整理工作形势严峻，老一辈逐渐退出，新一代普遍存在整理研究古籍的经验不足、专业思想不坚定等问题，使中医古籍整理面临人才流失严重、青黄不接的局面。通过本项目实施，搭建平台，完善机制，培养队伍，提升能力，经过近 5 年的建设，锻炼了一批优秀人才，老中青三代齐聚一堂，有效地稳定了研究队伍，为中医药古籍整理工作的开展和中医文化与学术的传承提供必备的知识和人才储备。

本项目的实施与《中国古医籍整理丛书》的出版，对于加强中医药古籍文献研究队伍建设、建立古籍研究平台，提高古籍整理水平均具有积极的推动作用，对弘扬我国优秀传统文化，推进中医药继承创新，进一步发挥中医药服务民众的养生保健与防病治病作用将产生深远影响。

第九届、第十届全国人大常委会副委员长许嘉璐先生，国家卫生计生委副主任、国家中医药管理局局长、中华中医药学会会长王国强先生，我国著名医史文献专家、中国中医科学院马继兴先生在百忙之中为丛书作序，我们深表敬意和感谢。

由于参与校注整理工作的人员较多，水平不一，诸多方面尚未臻完善，希望专家、读者不吝赐教。

国家中医药管理局中医药古籍保护与利用能力建设项目办公室

二○一四年十二月

许 序

"中医"之名立，迄今不逾百年，所以冠以"中"字者，以别于"洋"与"西"也。慎思之，明辨之，斯名之出，无奈耳，或亦时人不甘泯没而特标其犹在之举也。

前此，祖传医术（今世方称为"学"）绵延数千载，救民无数；华夏屡遭时疫，皆仰之以度困厄。中华民族之未如印第安遭染殖民者所携疾病而族灭者，中医之功也。

医兴则国兴，国强则医强。百年运衰，岂但国土肢解，五千年文明亦不得全，非遭泯灭，即蒙冤扭曲。西方医学以其捷便速效，始则为传教之利器，继则以"科学"之冕畅行于中华。中医虽为内外所夹击，斥之为蒙昧，为伪医，然四亿同胞衣食不保，得获西医之益者甚寡，中医犹为人民之所赖。虽然，中国医学日益陵替，乃不可免，势使之然也。呜呼！覆巢之下安有完卵？

嗣后，国家新生，中医旋即得以重振，与西医并举，探寻结合之路。今也，中华诸多文化，自民俗、礼仪、工艺、戏曲、历史、文学，以至伦理、信仰，皆渐复起，中国医学之兴乃属必然。

迄今中医犹为国家医疗系统之辅，城市尤甚。何哉？盖一则西医赖声、光、电技术而于20世纪发展极速，中医则难见其进。二则国人惊羡西医之"立竿见影"，遂以为其事事胜于中医。然西医已自觉将入绝境：其若干医法正负效应相若，甚或负远逾于正；研究医理者，渐知人乃一整体，心、身非如中世纪所认定为二对立物，且人体亦非宇宙之中心，仅为其一小单位，与宇宙万象万物息息相关。认识至此，其已向中国医学之理念"靠拢"矣，虽彼未必知中国医学何如也。唯其不知中国医理何如，纯由其实践而有所悟，益以证中国之认识人体不为伪，亦不为玄虚。然国人知此趋向者，几人？

国医欲再现宋明清高峰，成国中主流医学，则一须继承，一须创新。继承则必深研原典，激清汰浊，复吸纳西医及我藏、蒙、维、回、苗、彝诸民族医术之精华；创新之道，在于今之科技，既用其器，亦参照其道，反思己之医理，审问之，笃行之，深化之，普及之，于普及中认知人体及环境古今之异，以建成当代国医理论。欲达于斯境，或需百年欤？予恐西医既已醒悟，若加力吸收中医精粹，促中医西医深度结合，形成21世纪之新医学，届时"制高点"将在何方？国人于此转折之机，能不忧虑而奋力乎？

予所谓深研之原典，非指一二习见之书、千古权威之作；就医界整体言之，所传所承自应为医籍之全部。盖后世名医所著，乃其秉诸前人所述，总结终生行医用药经验所得，自当已成今世、后世之要籍。

盛世修典，信然。盖典籍得修，方可言传言承。虽前此50余载已启医籍整理、出版之役，惜旋即中辍。阅20载再兴整理、出版之潮，世所罕见之要籍千余部陆续问世，洋洋大观。

今复有"中医药古籍保护与利用能力建设"之工程，集九省市专家，历经五载，董理出版自唐迄清医籍，都400余种，凡中医之基础医理、伤寒、温病及各科诊治、医案医话、推拿本草，俱涵盖之。

噫！璐既知此，能不胜其悦乎？汇集刻印医籍，自古有之，然孰与今世之盛且精也！自今而后，中国医家及患者，得览斯典，当于前人益敬而畏之矣。中华民族之屡经灾难而益蕃，乃至未来之永续，端赖之也，自今以往岂可不后出转精乎？典籍既蜂出矣，余则有望于来者。

谨序。

第九届、十届全国人大常委会副委员长

许嘉璐

二〇一四年冬

王 序

中医学是中华民族在长期生产生活实践中，在与疾病作斗争中逐步形成并不断丰富发展的医学科学，是中国古代科学的瑰宝，为中华民族的繁衍昌盛作出了巨大贡献，对世界文明进步产生了积极影响。时至今日，中医学作为我国医学的特色和重要医药卫生资源，与西医学相互补充、相互促进、协调发展，共同担负着维护和促进人民健康的任务，已成为我国医药卫生事业的重要特征和显著优势。

中医药古籍在存世的中华古籍中占有相当重要的比重，不仅是中医学术传承数千年最为重要的知识载体，也是中医为中华民族繁衍昌盛发挥重要作用的历史见证。中医药典籍不仅承载着中医的学术经验，而且蕴含着中华民族优秀的思想文化，凝聚着中华民族的聪明智慧，是祖先留给我们的宝贵物质财富和精神财富。加强对中医药古籍的保护与利用，既是中医学发展的需要，也是传承中华文化的迫切要求，更是历史赋予我们的责任。

2010 年，国家中医药管理局启动了中医药古籍保护与利用能力建设项目。这既是传承中医药的重要工程，也是弘扬优秀民族文化的重要举措，不仅能够全面推进中医药的有效继承和创新发展，为维护人民健康做出贡献，也能够彰显中华民族的璀璨文化，为实现中华民族伟大复兴的中国梦作出贡献。

相信这项工作一定能造福当今，嘉惠后世，福泽绵长。

国家卫生与计划生育委员会副主任

国家中医药管理局局长

中华中医药学会会长

王国强

二〇一四年十二月

马 序

　　新中国成立以来，党和国家高度重视中医药事业发展，重视古籍的保护、整理和研究工作。自1958年始，国务院先后成立了三届古籍整理出版规划小组，分别由齐燕铭、李一氓、匡亚明担任组长，主持制订了《整理和出版古籍十年规划（1962—1972）》《古籍整理出版规划（1982—1990）》《中国古籍整理出版十年规划和"八五"计划（1991—2000）》等，而第三次规划中医药古籍整理即纳入其中。1982年9月，卫生部下发《1982—1990年中医古籍整理出版规划》，1983年1月，中医古籍整理出版办公室正式成立，保证了中医古籍整理出版规划的实施。2002年2月，《国家古籍整理出版"十五"（2001—2005）重点规划》经新闻出版署和全国古籍整理出版规划领导小组批准，颁布实施。其后，又陆续制定了国家古籍整理出版"十一五"和"十二五"重点规划。国家财政多次立项支持中国中医科学院开展针对性中医药古籍抢救保护工作，文化部在中国中医科学院图书馆专门设立全国唯一的行业古籍保护中心，国家先后投入中医药古籍保护专项经费超过3000万元，影印抢救濒危珍、善、孤本中医古籍 1640 余种，开展了海外中医古籍目录调研和孤本回归工作。2010 年，国家财政部、国家中医药管理局安排国家公共卫生专项资金，设立了"中医药古籍保护与利用能力建设项目"，这是继 1982～1986 年第一批、第二批重要中医药古籍整理之后的又一次大规模古籍整理工程，重点整理新中国成立后未曾出版的重要古籍，目标是形成并普及规范的通行本、传世本。

为保证项目的顺利实施，项目组特别成立了专家组，承担咨询和技术指导，以及古籍出版之前的审定工作。专家组中的许多成员虽逾古稀之年，但老骥伏枥，孜孜不倦，不仅对项目进行宏观指导和质量把关，更重要的是通过古籍整理，以老带新，言传身教，培养一批中医药古籍整理研究的后备人才，促进了中医药古籍保护和研究机构建设，全面提升了我国中医药古籍保护与利用能力。

作为项目组顾问之一，我深感中医药古籍保护、抢救与整理工作的重要性和紧迫性，也深知传承中医药古籍整理经验任重而道远。令人欣慰的是，在项目实施过程中，我看到了老中青三代的紧密衔接，看到了大家的坚持和努力，看到了年轻一代的成长。相信中医药古籍整理工作的将来会越来越好，中医药学的发展会越来越好。

欣喜之余，以是为序。

中国中医科学院研究员

马继兴

二〇一四年十二月

校注说明

　　《神农本经会通》十卷，明·滕弘辑。滕弘生活于 15 世纪后半叶，号可斋，邵阳（属今湖南省，一说属今福建省）人，曾为邵阳县令，晚年留心医药，积十二年之功撰辑是书，约成书于 1495 年后。其六世孙滕万里于明万历四十五年（1617）首次刊行，此后未获重刊，因此流传不广。

　　书前有梁桂茂明万历四十五年（1617）序、滕万里明万历四十四年（1616）跋、凡例、通考书目、通考姓氏、通考古今方类。卷之一下题"西瓯可斋滕弘辑，六世孙万里校"。正文分草部、木部、果部、谷部、菜部、玉石部、人部、兽部、禽部、虫鱼部，共十部，收载药物 958 味。虽名《神农本经会通》，然所收药物并非仅限《本经》所载；体例虽亦采用草、木、鱼、虫等自然分类法，但不按《本经》分上、中、下三品。所述除《神农本经》以外，杂取宋金元诸家本草著作，每药分述性味归经、君臣佐使、有毒无毒、功用主治、采制炮炙等。备录诸家对药物气味功用主治记载之不同，对所载药物之内容进行辨误、释疑、校讹、正读，并时载验方及古今见闻，保存了宋金元至明初的本草资料，具有较高的医药学和文献学价值。

　　现仅存明万历四十五年（1617）刻本，藏于中国科学院图书馆。本次校注以中国科学院图书馆藏明万历四十五年（1617）刻本为底本，以书中所涉之书为他校本。

　　经对书中内容研究分析，其中的"《汤》云""《象》云""《珍》云""《心》云""《液》云""东垣云"等内容多出自《汤液本草》，"《本经》云""陶隐居云""唐本注云""《药性性》云""《图经》云""《日华子》云""《衍义》云"等内容多出自《重修政和经史证类备用本草》，"东云"的内容出自《珍珠囊》之《诸品药性主治指掌》，"丹溪云"的内容出自《本草衍义补遗》，"《集》云"的内容出自《本草集要》，"《建》云"的内容出自《医方捷径》之《诸品药性赋》，"《制》云"的内容出自《医经小学》之《本草第一·药性指掌》，"《局》云"的内容出自《本草歌括》，每药后最末的文字如"续随子"条"续随子，消癥荡滞，虫毒尤攻"，以及"皂荚"条"皂荚，为末，搐鼻嚏，应释妖迷"之类的内容出自《珍珠囊指掌补遗药性赋》。所用他校之书版本及简称说明如下：

1. 《黄帝内经》，明嘉靖二十九年顾从德雕北宋刻本。

2. 《本草衍义》，宋淳熙十二年江西转运司刻庆元元年重修本。

3. 《重修政和经史证类备用本草》，张存惠原刻晦明轩本，简称"《政和本草》"。

4. 《珍珠囊》之《诸品药性主治指掌》，明刊经厂黑口本《医药集览》本，简称"《诸品药性主治指掌》"。

5. 《汤液本草》，明刊《古今医通正脉全书》本。

6. 《本草歌括》，明成化元年熊氏种德堂刊八卷本，简称"《本草歌括》八卷本"；明佚名氏节编二卷本，简称"《本草歌括》二卷本"。

7. 《本草衍义补遗》，明·方广《丹溪心法附余》本。

8. 《医经小学》卷之一《本草第一·药性指掌》，明正统四年陈有戒刊本，简称"《药性指掌》"。

9. 《珍珠囊指掌补遗药性赋》，明天启二年钱允治序刊本，简称"《补遗药性赋》"。

10. 《本草集要》，明正统五年罗汝声刻本。

11. 《医方捷径》之《诸品药性赋》，明末泰和堂《医方药性合编》本，简称"《诸品药性赋》"。

具体校注方法如下：

1. 底本原为繁体字竖排，今改为简体字横排，并进行标点。

2. 底本除总目外，原各卷之下尚有分目，今据校勘后的底本正文重新提取总目，各卷之下不再设分目。卷八末"《神农本经会通》卷之八终"、卷九末"《神农本经会通》卷之九"、卷十末"《神农本经会通》卷之十"字并删不录。

3. 因本书无其他版本，故校勘以他校为主，本校、理校为辅。

4. 底本文字属一般笔画之误，予以径改，不出校。因竖排改为横排之故，底本中原表示"以上"意义的"右"字径改为"上"字，不出校。

5. 底本中注音、注义的文字原为小字，一仍其旧；然"旋覆花"条"光留"一词、"黄檗"条"吐血下血"一词、"无食子"条"痢肠"一词、"橘核"条"肾疼"一词、"龙骨"条"恚恕"一词，五处虽为小字，然实与上下文义相属，并非注音、注义文字，故径改为大字，不出校。

6. 底本中明显的错讹且屡见之处，于首见处校改并出校说明，后出重见者予以径改，不再出校。

7. 底本中的异体字、俗字，径改不出校。

8. 底本中的古字，多径改不出校。然后世习用的古字，仍保留原文不改，于首见处出注说明，并征引书证。

9. 底本中的通假字，保留原文不改，于首见处出注说明，并征引书证。

10. 底本中药物、病证异名、误名，原则上以规范名律齐，不出校。然如文中专门就异名陈义者，若改则所陈之义失去依托，则仍保留原文。

11. 底本中的生僻字、歧义字、疑难字、引文酌情于首见处音注、义注，并征引相关书证。

12. 底本中的避讳字改回原字，并于首见处出校说明。

13. 为避免混淆，底本中凡引"《唐本注》"而曰"《唐本》""《本注》"者，据《政和本草》统一改为"《唐本注》"，不出校；凡引"《别本注》"而曰"《本注》""《别注》"者，据《政和本草》统一改为"《别本注》"，不出校。

序

　　昔人有云：施药不如施方。言有及不及也。虽然，不又有方书之所不及者乎？于是抱仁心者为之博极群书，会通《本经》，俾①世穷其物，物穷其用，用穷其变，以汇为一帙。习之者无漏，行之者无误，人可彭岐而家可卢扁，而其用始神矣。且夫物之不齐，自古记之，则有草木、人兽、飞潜、昆虫、金石、水土之异类焉，则有燥湿、寒温、凉热、和平、轻重、毒忌之异性焉，则有咸、苦、酸、辛、甘之异味焉，则有君臣佐使、止行、制引、多寡之异用焉。人之所患患病多，则有寒暑、风湿、食色、喜怒、痰火之异攻焉，则有脾胃、经络、脏腑、肢体、头目、皮肤、腠理、膏肓②之异受焉，则有痛痒、寒热、胀渴、呕溺、利涩、洪细、弦缓、浮沉之异症焉，则有敛散、消补、渗润、从胜、吐汗下之异治焉，则有春夏秋冬、东南西北、老少男女、虚实、阴阳、肥瘠之异宜焉，谈何容易！自炎帝创为《本经》三卷，止③药数百种耳，嗣后梁陶隐居，唐苏敬④、李勣递加增补，犹为未备也。及考宋嘉祐奏敕，一则云：朝廷累颁方书委诸郡收掌，以备军民医疾；一则云：系产药去处，令识别人细认根茎、苗叶、花实、形色、大小并虫鱼、鸟兽、玉石等堪入药用者，逐件绘图，一一开说著花、结实、收

---

　　①　俾（bǐ比）：使。《尔雅·释诂下》："俾，使也。"
　　②　肓：原作"盲"，据文义改。
　　③　止：只、仅。《庄子·天运》："止可以一宿，而不可久处。"
　　④　敬：原作"恭"，以避宋太祖赵匡胤祖父赵敬名讳，今改回原字，后出重见者予以径改。

采时月、所用功效，其蕃夷产药，即令询问榷场①市舶商客②，亦依此供析，而又以掌禹锡、林亿、张洞、苏颂诸贤同共校正，始成《补注神农本草》。迨唐慎微，因其见闻所迨，益以诸家方书与经子传记佛道等藏，始成《证类大观本草》③一书，流传至今，盖摭拾④若斯之苦也。明兴，设太医院及惠军、惠民等局，其精于业者亦代不乏人，而求如元东垣、丹溪辈指不多屈，余尝慨之。曾见吴春岩《养生类要》一书，爱其约而赅，应而不僻，为之刊行于时，不过如前所称施方之说耳。滕濛野公祖佐京兆，政和治洽以间，出《本经会通》一书示余，展读一二，见其收揽宏博，辨析微芒，取物之不齐合之人之多病，靡不曲折详尽而利其用。操斯以往，何必遇七十毒而始知药、三折肱而始知医乎？是书为京兆公六世祖任邵阳尹所著述，闻其五七易稿，历一纪始成，活人滋多。而邵阳公长世滋大，再传之后，为海州二守，为南安别驾，为赠少司马，为今京兆公，且层垒而上，靡不人人引考者，亦既累世食其报矣。昔司马公总理留

---

① 榷（què 却）场：原作"摧场"，据《（嘉祐）补注本草奏敕》改。榷场，宋、辽、金、元时期在边境所设同邻国互市的市场。《金史·食货志五》："榷场，与敌国互市之所也。"

② 客：原作"容"，据《嘉祐补注本草奏敕》改。

③ 证类大观本草：始名《经史证类备急本草》，宋大观二年（1108）经艾晟校补后称《经史证类大观本草》，又称《大观本草》。

④ 摭（zhí 职）拾：收取、采集。《方言》卷一："摭，取也。陈、宋之间曰摭。"

都①江政，寓安集②于震剔③，行简练于淘汰，其疏上江防八事，
匪乌、附而参、术也，此余所耳目之者。闻其欸④历粤浙，所在
民德之如获更生，盖以邵阳公之心施于实政。今京兆公持政事，
悉遵司马公成法，复以《本经会通》一书刊行传布，益永邵阳
公之仁心，先后同律，辉映于简册，猗与休哉⑤！余知其食报
之未有涯也。余沐司马公、京兆公两世周泽，称世讲⑥，兼以
平生慕方书而未得其详，乐观是书之有成也，敬为之序。

时万历丁巳季春之吉
中宪大夫云南临安⑦知府通家⑧治生⑨梁桂茂顿首谨叙

---

① 留都：今南京市。明永乐十九年（1421）迁都北京后，改旧都南京
为留都。

② 安集：安定。《汉书·卷三十九·萧何曹参传第九》："参尽召长老
诸先生，问所以安集百姓。"

③ 震剔：震惊畏惧。剔，通"惕"。《文选·潘岳〈射雉赋〉》"亦有目
不步体，邪眺旁剔"李善注："剔与惕古字通。"

④ 欸（yì 易）：转变，此指改任官职。《广雅·释诂四》："欸，转也。"

⑤ 猗（yī 医）与休哉：感叹赞美之词。猗与，亦作"猗欤"，《诗经·
周颂·潜》"猗与漆沮，潜有多鱼"郑玄笺："猗与，叹美之言也。"休，美
好，《尔雅·释诂下》："休，美也。"

⑥ 世讲：世交。宋·吕本中《官箴》："同僚之契，交承之分，有兄弟
之义，至其子孙亦世讲之。"

⑦ 临安：今云南省建水县。

⑧ 通家：世代交好之家。《后汉书·孔融传》："语门者曰：我是李君
通家子弟。"

⑨ 治生：明代部属对长官的自称。明·黄瑜《双槐岁钞·名字称呼》：
"书简称人以阁下明公，自称不过侍生而已……相去未久，乃有治生、晚生与
门下、台下诸称。"

跋

世系邵阳县，公讳弘，别号可斋，不肖孙万里六世祖也。公幼而习仪部公①过庭之训②，不独忠孝大旨摩顶受记，岐嶷③聆略，即流览中所称仁爱一腔④，足展天地万物同体之念者，匪靡莹精注目，惟是邵阳锡壤⑤间父老士绅及穷檐僻谷罔弗加额祝天曰：郑之慈母⑥，今之滕公。既政成，以畏垒⑦多暇，每

----

① 仪部公：当系作者对其七世祖之尊称。仪部，明初礼部所属四部之一。《明史·职官志一》："初，洪武元年置礼部。六年设尚书一人，侍郎二人。分四属部：总部、祠部、膳部、主客部……二十二年改总部为仪部。"疑作者七世祖曾供职仪部，故有此称。

② 过庭之训：此指长辈的教训。典出《论语·季氏》："（孔子）尝独立，鲤趋而过庭，曰：'学诗乎？'对曰：'未也。''不学诗，无以言。'鲤退而学诗。他日，又独立，鲤趋而过庭。曰：'学礼乎？'对曰：'未也。''不学礼，无以立。'鲤退而学诗。"

③ 岐嶷：幼年聪慧。语出《诗经·大雅·生民》"诞实匍匐，克岐克嶷"朱熹集传："岐嶷，峻茂之状。"后多以形容幼年聪慧。

④ 腔（kuāng 筐）：动物的体腔，此当指心。《集韵·阳韵》："腔，腔也。"

⑤ 锡壤：分封的土地。锡，通"赐"，《说文通训定声》："锡，假借为赐。"《北史·魏安定王休传》："谨惟州居李润堡，虽是少梁旧地、晋芮锡壤，然胡夷内附，遂为戎落。"

⑥ 郑之慈母：或指郑善果之母。《隋书·烈女传》："郑善果母者，年二十而寡。性贤明，有节操，博涉书史，通晓治方。每善果出听事，母恒坐胡床，于障后察之。闻其剖断合理，归则大悦。若行事不允，或妄怒，母乃还堂，蒙被而泣，终日不食。善果伏于床前，亦不敢起。母方起谓之曰：吾非怒汝，乃愧汝家耳。吾为汝家妇，获奉洒扫。如汝先君，忠勤之士也，在官清恪，未尝问私，以身徇国，继之以死，吾亦望汝副其此心。汝既年小而孤，吾寡妇耳，有慈无威，使汝不知礼训，何可负荷忠臣之业乎？"

⑦ 畏垒：（虚构的）山名，喻指偏僻之乡野。语出《庄子·庚桑楚》："老聃之役有庚桑楚者，偏得老聃之道，以北居畏垒之山。"

计人生斯世无百年不尽之身，而有千古不磨之泽。泽一邑，泽九有①，遇使然也，其惟著书立言者乎？则无若神农氏《本经》一书。自胥庭②大昊③以迄于兹，在在④而行，人人所需，非直⑤六籍⑥、三坟⑦偏为经生学士家所昵也。唐文皇涣⑧集《大观》⑨，益广世泽。至我圣祖创为惠民一局，设为官董⑩其事，欲俾海寓悉解呻吟之苦，而卒业扁蹳氏，喙喙争鸣矣。仲景、东垣世鲜俦匹，而朱氏丹溪多所折衷。彼其游于⑪七十二毒之日者，已不啻神授故足术⑫。遂于公余，稍辑其略。及赋归来，

---

① 九有：九州岛，此指天下。《诗经·商颂·玄鸟》"方命厥后，奄有九有"毛传："九有，九州岛也。"

② 胥庭：太古帝王赫胥氏和大庭氏的合称。《后汉书·王充王符等传论》"世非胥庭，人乖鷇饮"李贤注："赫胥氏、大庭氏，并古之帝号。"

③ 大昊：即大皞、伏羲氏。《孔子家语·辨物》"昔黄帝以云纪官……大昊以龙"王肃注："包牺氏也。"

④ 在在：到处、处处。《广韵·代韵》："在，所在。"

⑤ 直：仅仅。杨树达《词诠》："直，表态副词，为'但''仅'之义，与今语'不过'同。"

⑥ 六籍：六经。《文选·班固〈东都赋〉》"盖六籍所不能谈，前圣靡得言焉"李善注："六籍，六经也。"

⑦ 三坟：传说中伏羲、神农、黄帝三皇之书。《尚书·序》："伏牺（羲）、神农、黄帝之书，谓之三坟，言大道也。"

⑧ 唐文皇涣：形容著作广博宏大。唐，广大貌，《说文解字注·口部》："唐，引申为大也。"皇，大貌，《说文·王部》："皇，大也。"涣，水盛貌，《玉篇·水部》："涣，水盛貌。"

⑨ 大观：即《经史证类大观本草》，孙觌、艾晟等在《经史证类备急本草》基础上所修，成书于宋大观三年（1109），故称。

⑩ 董：监督、督察。《尚书·大禹谟》"戒之用休，董之用威"传："董，督也。"

⑪ 于：疑为"遇"之误。《淮南子·修务训》："于是神农乃始教民播种五谷……尝百草之滋味，水泉之甘苦，令民知所避就。当此之时，一日而遇七十毒。"

⑫ 术：通"述"，叙述。《说文通训定声·履部》："术，假借为述。"

止赢①两袖清风，而是书独不离坐卧，潇然环堵，凡五七易稿，始成文、行、忠、信②之册，为四部，析为十卷。年垂白，犹屈首雠校③，握毛锥子日不倦，凡寒暑遍一支干，乃克投笔，盖十岁又二云。余曾祖携是书于海州为州司马，所核盗狱多全活。高妣寿至百岁，有司为树百岁坊，得上上寿。祖又携是书于豫章之南安为郡别驾，所辖储糈料量率称平，得中寿。先司马敭历中外，足迹半天下，无不携是书者，几得上寿。而付之剞劂④氏，则余不肖之佐京兆尹时也。先是不肖少小善病，侍先淑人⑤于乡之日，多阅卷有所考验，每为辗然，思以先世之泽泽斯世，且可贻之世世也。萍梗之踪⑥滥竽⑦白下⑧最久。滇郡伯凤池梁君，为先司马通家犹子⑨，知不肖欲镌是书而奇之，

---

① 赢：原作"赢"，据文义改。

② 文、行、忠、信：指代四册。典出《论语·述而》："子以四教：文、行、忠、信。"

③ 雠（chóu 仇）校：校仇。《说文解字注笺》："雠，引申为凡相当之称。仇敌、仇答、仇校皆此义也。贸易物与价相当，亦谓之仇。"

④ 剞劂（jījué 基决）：刻镂的刀具，此指雕板、刻印。《楚辞·哀时命》"握剞劂而不用兮，操规矩而无所施"洪兴祖补注引应劭："剞，曲刀；劂，曲凿。"

⑤ 先淑人：指作者之母。《永乐大典》卷二九七引《国朝诸司职掌》："凡文官正、从三品，祖母、母、妻各封赠淑人。"

⑥ 萍梗之踪：踪迹如浮萍断梗，喻人行止无定。唐·许浑《晨自竹径至龙兴寺崇隐上人院》诗："客路随萍梗，乡园失薜萝。"

⑦ 滥竽：即"滥竽充数"，典出《韩非子·内储说上》。原喻无真才实学而混迹行家里手之中，此当为作者自谦之词。

⑧ 白下：旧时南京的别称，今属南京市。因南京北郊有白石山，盛产石灰石和白云石，山下沿江坡地称为白下陂，晋·陶侃于此筑白石垒，后人又筑白下城，故有此称。

⑨ 犹子：如同儿子。典出《论语·先进》："回也视予犹父也，予不得视犹子也。"

谓昔雷氏铸丰城之剑，始虽灼于两地，究乃合于龙津①。邵阳公以仪部公荫子成是书，今不肖以司马公荫子而梓是书。毋论忠孝大节浩荡国恩、屈指之所不易，而缘值之偶若或合之、若或使之，是龙津之会也。嘻，奇亦甚矣！以寿民以寿世可矣。不肖复为订讹、正韵并句读，付之剞劂氏，各用楷勒②，仍于公署竣事，重成先志云。

皇明万历丙辰孟冬之吉六世孙万里百拜首谨跋

---

① 雷氏……合于龙津：雷焕掘取丰城之剑，开始光芒耀于两地，最终相合于龙津。典出《晋书》卷三十六《张华列传》："华大喜，即补焕为丰城令。焕到县，掘狱屋基，入地四丈余，得一石函，光气非常，中有双剑，并刻题，一曰龙泉，一曰太阿……遣使送一剑并土与华，留一自佩……华诛，失剑所在。焕卒，子华为州从事，持剑行经延平津，剑忽于腰间跃出堕水。使人没水取之，不见剑，但见两龙各长数丈，蟠萦有文章，没者惧而反。须臾光彩照水，波浪惊沸，于是失剑。华叹曰：'先君化去之言，张公终合之论，此其验乎！'"此指意愿相合。

② 勒：镌刻、刊刻。《玉篇·力部》："勒，刻也。"

凡 例

据《本经》考核

岐黄氏之有《本经》也，如缁衣氏①之《金刚经》，羽衣氏②之《道德经》，学士大夫之于四子六经，皆童而习之，白首而不厌者。橘井杏泉③著若汗牛，总之根极《本经》者为是。始于炎帝，衍于《唐本》④，美哉，洋洋乎《大观》也与哉！或谓五经、六气、十二脉络《经》似未详，不曙《经》所云乎荣卫、骨节、肌肤、肠腑及阴阳太少、诸关窍腠理，药能及之，则《本经》匪弗概及之矣。故是刻务以《本经》为据。

原"会通"名义

不握其会，不足穷《本经》之旨；不要于通，不足究《本经》之用，故博极穷书所由会也。而通之于用，则有诸书所载。各医家品尚未见、见尚未试者，其名炫杂不一，其治议论不齐，则非通之处处、非通之世世者。此《会通》之说，较之《大

---

① 缁衣氏：指代僧人。缁衣，黑衣。《诗经·郑风·缁衣》"缁衣之宜兮"毛传："缁，黑也，卿士听朝之正服也。"僧尼著黑衣，故以缁衣指代僧人。

② 羽衣氏：指代道士。羽衣，以羽毛织成的衣服，后常为道士或神仙所著，取其成仙飞翔之意。宋·苏轼《后赤壁赋》："梦一道士，羽衣翩仙，过临皋之下。"

③ 橘井杏泉：或为"橘井香泉"之误。典出刘向《神仙传·苏耽》："（耽）又云：明年大疫，取庭前井水橘叶救之。耽仙去。已而果疫，每日活百余人。"后世因之传出"橘井香泉"之说。此代指本草典籍。

④ 唐本：据正文，当指唐·苏敬等所修《新修本草》，亦称《唐本草》。

观》，不于其多，于其验也。又不避于诸书之迭证，于其确也。

参古今见闻

《素问》一书，医家多所不睹，是集原病，多有采摭之者，而丹溪所著为尤要。至于近所见闻，又有出于《本草》诸论之外。如桑寄生，世共享之。闻之东粤陈宪副云：海边桑树，人往采桑寄生，乃有采之不真，遂以他树寄生为桑寄生，服之杀人。如此见闻，中非一类，并附载于集，最有益于用药者，不可不知。

考品味气功

天食人以五气，地食人以五味。气入鼻藏于心肺，味入口藏于肠胃。味生五气，气和而津液生，神乃生焉。《本草》分上、中、下、君、臣、使，语其品也；辛、甘、淡、酸、苦、咸，语其味也；寒、热、温、凉，语其气也。总而名之曰药性。升、降、浮、沉、阴、阳及阴中之阳、阳中之阴，与夫主治、兼治、和药以治，语其功也。《经》曰：阳为气，阴为味。味厚为阴，薄为阴之阳；气厚为阳，薄为阳中之阴。味厚则泄，薄则通；气薄则发泄，气厚则发热。药味、气功不越乎此。审而用之，存乎其人。故有辨五方气味之正者，有辨五方气味之应者。东方甲风乙木，其气温，其味甘，其应肝胆。南方丙热丁火，其气热，其味辛，其应心、小肠、三焦、胞络。中央戊温己土，戊之本气平，兼气温、凉、寒、热，其应胃；己之本味咸，兼味辛、甘、酸、苦，其应脾。西方庚燥辛金，其气凉，其味酸，其应肺。北方壬寒癸水，其气寒，其味苦，其应肾、膀胱。又有辨五方之伤与胜者，有辨五方之宜与忌者。味过于酸，肝气以津，脾气乃绝，惟辛胜酸。味过于咸，大骨气劳短肌，心气乃抑①，惟甘胜咸。味过于甘，心气喘满，色黑，肾气不衡②，惟酸胜甘。味过于苦，肺气不濡，胃气乃厚，惟咸胜苦。味过于辛，筋脉沮③弛，精神乃央，惟苦胜辛。肝色青，宜食甘，甘走肉，肉病人无多食甘。又云：令人悗④心。心色赤，宜食酸，酸走筋，筋病人无多食酸。又云：令人癃。肺色白，宜食苦，苦走骨，骨病人无多食苦。又云：令人变呕。脾色黄，宜食咸，咸走血，血病人无多食咸⑤。又云：令人渴。肾色黑，宜食辛，辛走气，气病人无多食辛。又云：令人洞心。惟辛之味能散结，能润⑥燥，能横行淡之味，能利窍，能渗泄。咸之味，能软坚，能止之。甘之味，能缓急，能上行，能发之。苦之味，能燥湿，能坚软，能直行，能发之。酸之味，能收缓，能收散，能束之。明于味、气、功而后可与言药。

辨误

有纪⑦载误者，有制用误者，有考订误者。考订之误，如《脚气论》中证药，令人食莼，每见病起者食之多死，其误深矣。又如《药性论》中证姜黄性热不冷，而《本经》云寒，其误可知。陶隐居证车前子为疗精泻，而此药最滑利，尝见多用者小便不禁，亦似误言。制用之误，如紫河⑧车，俱用瓦焙，研成末，其气从火散，味因火夺，功力大减，误矣。法在封固

---

① 抑：原作"仰"，据《素问·生气通天论》改。
② 衡：原作"行"，据《素问·生气通天论》改。
③ 沮：原作"阻"，据《素问·生气通天论》改。
④ 悗：原作"脱"，据《灵枢·五味论》改。
⑤ 咸：原作"酸"，据《素问·宣明五气》改。
⑥ 润：原作"闰"，据《黄帝内经太素·五脏痿》改。
⑦ 纪：通"记"，记载。《释名·释言语》："纪，记也，记识之也。"
⑧ 河：原作"何"，据本书卷之七"人部·紫河车"条改。

蒸用，详载《会通》，始为全力。又如厚朴，用于寒胀，则大热药内兼①用，结散之神药也；用于虚弱，则必损元气，何可误用！至于纪载之误，尤难缕述，今悉校正。令人一查了然，庶不为所误矣。

决疑

疑事无功，疑药鲜效。如当用者疑而不用，不当用者疑而用之，医以寄人之命，疑可不决乎哉？如黄檗多疑其苦寒，而决其为痛疼必用之药。如枳实多疑其破气，而佐以人参、干姜、白术则决其为益气之剂。又人多知补之为补而不知泻之为补，多知泻之为泻而不知补之为泻。似此之类，悉究群书，并证医案，以决诸不决之疑。

校讹字

一字之讹，便非此药，便非此病。讹而复讹用之，立致人之命者，不独如疸如疽、如瘿如瘘、如唾如睡、如正如止之类而已也。今以《大观本草》细查之，如苏敬误以木蠹为蛴螬、误以青鱼枕状如琥珀者为堪代琥珀，又误以水黾亦名水马者为海中水马。而丹溪之本草与食物之本草、发明之本草，其刻本讹字，各非一二。今悉校正，俾证无讹，药亦无讹。其所益于世人，非浅浅也。

正句读

凡一句一字，有当连上句取用者，有当带下句取用者，有当自为一句取用者，今悉圈明，庶便考究及临期取用。

---

① 兼：原作"结"，据《汤液本草》卷下"木部·厚朴"条改。

用药不论品

《本草》以上、中、下分品而《会通》不拘拘者，药取治病，虽下下药奏上上功，苟非对病之药，虽欲以菖、茯引年，安所用之？

用药必论人

药一而用殊，若概以主治、兼治言药，则用之不精。是集如妇人产前、产后之类，如小儿慢惊、急惊之类，必论其人、辨其症，以定于药功之下。

方载的验

人不一病，病不一方，方不一药。如《圣惠方》《千金方》等书，古昔载之。而地有南北，人有贵贱，年有老少，力有强弱，脏有热凉，病有久近，伤有深浅，脉有虚实，若执一方以应，是庸医之术也。特录其的验，以俟能者。

采载①活法

月采日采、晒干阴干、取枝取实、取首取身之类，皆有成法，而亦有活法，惟善守法而不泥法者得之。

---

① 载：收藏。《诗经·小雅·彤弓》"彤弓弨兮，受言载之"马瑞辰《通释》："载亦藏也。"

通考书目

医书非一，兹以见于《会通》者录之。

《素问》 黄帝问于岐伯者。滑寿著《素问钞》。

《本草》 旧说《神农本草》，而神农时未有文字，自汉有《楼护传》，而"本草"之名始见于此。考其所记郡名，皆汉制也。或云华佗①撰，其弟子李嵩重修云。

《本经》 《神农本草》三卷，梁陶隐居杂为七卷，唐苏敬、李勣益为二十卷，别图药形以为经，宋嘉祐②掌③禹锡为之补注。

《太上八帝玄变经》 辨诸经络，为丹石之始。

《山海经》

《图经》 《重广本草图经》，有说以著其书，有图以见其形，宋人陈承撰，林枢密为之序。

《难经》 扁鹊著书，庞安④时著辨。

《仙经》 夏禹作。

《尔雅》 子夏著。

《煮石经》 东华真人。

《青囊经》 左慈著。

---

① 佗：原作"陀"，据《三国志》卷二十九《魏书二十九（方技）·华佗》改。

② 祐：原作"佑"，据《政和本草》第一卷《序例上·嘉祐补注总叙》改。

③ 掌：原作"刘"，据本书序改。

④ 安：原脱，据《宋史·庞安时传》补。

《诗经注疏》　毛氏注。

《周礼》

《食经》①

《字林》②

《说文》　许氏说文。

《内经》　黄帝、岐伯作。

《灵枢经》　黄帝作。

《衍义》③　寇氏衍义。

《礼经》　陈皓注。

《楚词》　屈原《离骚》。

《锡类》④

《洁古》⑤　张元⑥素字洁古。

《草木子》⑦

《淮南子》　刘安。

《活人书》　朱奉议著，王好古著《节要歌诀》。

《抱朴子》

《唐本注》　英公李勣、苏敬等修。

《日华子》　宋人有《诸家本草》，不著姓氏。

《蜀本注》　伪蜀韩保升⑧。

---

① 食经：北魏·崔浩著。

② 字林：文字学工具书，晋·吕忱著。

③ 衍义：即宋·寇宗奭《本草衍义》。

④ 锡类：即《锡类钤方》，亦名《永类钤方》，元·李仲南撰。

⑤ 洁古：指张元素《洁古珍珠囊》。

⑥ 元：原作"玄"，据《洁古珍珠囊》改。

⑦ 草木子：元末明初·叶子奇撰。

⑧ 升：原脱，据《政和本草》第一卷《序例上·嘉祐补注总叙》补。

别本注①

古注　崔豹《古今注》。

今注　出于《开宝》②曰"今注"。

《子母秘录》③

《主治秘诀》　左慈。

《别录》　世所流传《名医别录》。

《外台秘要》

《古今录验》　甄立本撰。

《食医心镜》④

《归田录》⑤

《稽神录》⑥

《博物志》⑦

《广五行志》⑧

《搜神记》　晋·干宝。

《临海异物志》⑨

《机要》⑩

《广雅解》

---

① 别本注：指宋开宝七年（974）《开宝重定本草》"别本注"的内容。

② 开宝：《开宝重定本草》，亦称《开宝本草》。

③ 子母秘录：唐许仁则撰。又《本草纲目序例》第一卷"引据古今医家书目"有"张杰《子母秘录》"。

④ 食医心镜：又名《食医心鉴》，唐·昝殷撰。

⑤ 归田录：唐·欧阳修撰。

⑥ 稽神录：宋·徐铉撰。

⑦ 博物志：晋·张华撰。

⑧ 志：本书卷之一"草部中·蓝实"条作"记"。

⑨ 临海异物志：三国·沈莹撰。

⑩ 机要：即《活法机要》，李杲撰，或题朱震亨撰。

《广志》①

《脚气论》②

《九州岛记》　何晏。

《荆楚记》　《荆楚岁时记》。

《海药》③　云

《北梦琐言》④

《御院》⑤　云

《杂俎》　《酉阳杂俎》。

《丹房镜源》⑥

《海药·南越志》

《杂纂》⑦

《陈藏器余》　即《本草拾遗》。

《纂要》　《四时纂要》⑧。

《简要》　嘉祐中有简要济众方⑨。

东云⑩　王绩自号东皋子。

《集》云⑪　熊宗立⑫著《药性赋补遗集》，王纶著《本草

---

① 广志：晋·郭义恭撰。

② 脚气论：南北朝·深师、唐·李暄、宋·周礼皆有同名著作，未知孰是。

③ 海药：即《海药本草》，唐末五代·李珣撰。

④ 北梦琐言：唐·孙光宪撰。

⑤ 御院：或为《御药院方》之省称。

⑥ 丹房镜源：唐·独孤滔撰。

⑦ 杂纂：疑为《青囊杂纂》之省称。

⑧ 四时纂要：佚名撰。

⑨ 简要济众方：宋·周应撰。

⑩ 东云：考诸正文，内容出自《珍珠囊》之《诸品药性主治指掌》。

⑪ 集云：考诸正文，内容出自王纶《本草集要》。

⑫ 熊宗立：原作"熊立宗"，据《补遗药性赋》改。

集要》，姚僧垣著《集验方》。

《汤》云　王好古著《汤液本草》。

《液》云①

《局》云②

《剞》云③

《象》云④　罗天益著《药类法象》。

《珍》云⑤　《补珍》。

《心》云⑥　《心镜》。

《迲》云⑦

《药谱》　《南海药谱》，不著姓氏。

《药性论》　不著人氏，或云陶隐居。又刘全备编注《药性》。

《食疗本草》　孟诜。

《李氏本草》　李英公世勣。

《丹溪本草》　丹溪《衍义补遗》。

《经史证类本草》　唐慎微衍著，宋政和修，元重修，有《图经》，有《补注》，有《衍义》。

《吴氏本草》　吴谱撰。华佗⑧弟子。即《五味本草》。

---

① 液云：即《汤液本草》之“《液》云”。
② 局云：考诸正文，内容出自《本草歌括》。
③ 剞云：考诸正文，内容出自《医经小学》卷之一《本草第一·药性指掌》
④ 象云：考诸正文，内容出自《汤液本草》之“《象》云”。
⑤ 珍云：考诸正文，内容多出自《汤液本草》之“《珍》云”。
⑥ 心云：考诸正文，内容出自《汤液本草》之“《心》云”。
⑦ 迲云：考诸正文，内容出自《医方捷径》之《诸品药性赋》。
⑧ 佗：原作“陀”，据《三国志》卷二十九《魏书二十九方技·华佗》改。

《四声本草》　萧炳撰，以药品之上一字分平、上、去、入四声。

《删繁本草》　杨损之撰。唐人。

通考姓氏

医名非一，且神圣不独以医名者，兹亦以见于《会通》者录之。

炎帝　尝百草之味，一日而中七十二毒，为药之始

黄帝　与其臣岐伯作《素问》及《灵枢》经，为药经之始

扁鹊　作《八十一难经》，发明《素问》《灵枢》之旨

雷公　著炮制方之始

孙真人　名思邈

葛洪　号稚川

孙叔敖①

董仲舒

俞跗　治病不用汤液，劈脑洗髓而治之

朱沛国

张仲景　名张机，字仲景，作《伤寒论》

孟诜

马伏波②

杨损之

郑玄

陶隐居　进《名医别③录》，即陶弘景

李东垣　名杲，著《东垣十书》

---

① 孙叔敖：战国时楚国重臣，名敖，字孙叔。

② 马伏波：即马援。东汉开国功臣之一，因功累官伏波将军，故称。

③ 别：原作"各"，据前《通考书目》、正文改。

孙用和

陈士良　伪唐人撰《食性本草》

李巡①

颜师古

王叔和

壶居士

罗谦甫

张文懿

姚和众

子绰子

张子声

王叔才

于出彦

姚大夫

苏敬

董士固

杨建始

大王君

虞啸父②

孙尚药

沈存中　《笔谈》

---

　①　李巡：东汉末年宦官，曾注《尔雅》。
　②　虞啸父：东晋会稽余姚人。少历显位，后至侍中，为孝武帝所亲爱。《世说新语·纰漏》载："虞啸父为孝武侍中，帝从容问曰：'卿在门下，初不闻有所献替。'虞家富春近海，谓帝望其意气，对曰：'天时尚暖，鲰鱼虾鲞未可致，寻当有所上献。'"本书卷之十"大红虾鲊"条引其事。

陈宪副

胡洽①

易老②

朱丹溪　名震亨

朱奉议　名肱

肖炳

刘禹锡

初虞世③

崔知悌

韦丹

成无己

张文仲

深师

刘河间　名完素，金人。撰《运气要旨》《素问玄机原病式》

---

　① 胡洽：南北朝时医家，著有《胡洽百病方》二卷，已佚。

　② 易老：对张元素的尊称。

　③ 初虞世：原作"祁虞世"，据本书卷之十"蛇蜕""蛤蜊"条引改。

初虞世，北宋医家，著有《古今录验养生必用方》《遵生要诀》，均佚。

通考古今方类

《谭氏小儿方》

《圣惠方》　王怀隐著《太平圣惠方》。

《千金方》　孙思邈著。

《千金翼方》

《千金髓方》

《梅师方》

《海上方》　崔氏《海上集》。

《食医方》

《博济方》

《肘后方》　葛洪著。

《补肘后方》　陶隐居著。

《鬼遗方》①

《百一方》②　陶弘景著。

《广利方》

《经验后方》　邹福著《经验良方》。

《斗门方》

《钱氏泻青方》

《韦③宙独行方》

《金匮方》　宋赵良仁④著《金匮方衍义》，葛稚川著方。

① 鬼遗方：即《刘涓子鬼遗方》。
② 百一方：即陶弘景《肘后百一方》。
③ 韦：原作"宇"，据本书卷之二"木部·郁李仁"条改。
④ 仁：原脱，据《金匮玉函经二注》周扬俊《自序》补。

《玉函方》

《海藏祖方》

《传信方》　　刘禹①锡。

《胜金方》

《集验方》

《姚大夫方》

《姚氏方》　　姚和众。

---

①　禹：原作"尔"，据本书卷之二"诃梨勒"条改。

目 录

卷之五

卷之一

草部上

羌 活

君也。去黑皮并腐烂者用。气雄。

味苦、甘，气平，微温，无毒。《汤》云：苦、辛，气味俱轻，阳也。足太阳经、厥阴经药，太阳经本经之药也。《东》云：升也，阴中之阳也。散肌表八风之邪，利周身百节之痛，去痛疽败血，除新旧风湿，乃手足太阳表里引经药也。又云：明目，驱风，除筋挛肿痛。《珍》云：主风湿、头痛，去痛疽败血，治肢节之疼。《洁》云：去风，明目，止诸痛、牙疼，治湿①、奔豚及金疮、疝瘕。《象》云：手足太阳经风药。《液》云：又足厥阴、少阴经药，加川芎治足太阳、少阴头痛。治肢节疼痛、一身尽痛，非此不除。又去温湿风。《日华子》云：羌活治一切风湿气，筋骨拳挛，四肢羸劣，头旋，明目，赤目疼及伏梁水气，五劳七伤，虚损冷气，骨节酸疼，通利五脏。独活是羌活母类也。《药性论》云：羌活，君，味苦、辛，无毒。治贼风失音不语、多痒、血癞、手足不遂、口面㖞斜、遍身痛痹。《象》云：治肢节痛，利诸节。手足太阳经风药也。加川芎，治足②太阳、少阴头痛，透关节。去黑皮并腐烂者用。《心》云：去温湿风。《珍》云：骨节痛，非此不能除。《液》

---

① 治湿：《诸品药性赋》"羌活"条作"冷痹"。
② 足：原脱，据《汤液本草》卷中"草部·羌活"条引"《象》云"补。

云：君也，非无为之主，乃却乱反正之主。太阳经头痛、肢节痛、一身尽痛，非此不治。又云：羌活，足太阳、厥阴、少阴药也。与独活不分二种，后人用羌活多用鞭节者，用独活多用鬼眼者。羌活则气雄，独活则气细，故雄者入足太阳，细者入足少阴也。又钱氏泻青丸用此，壬乙同归一治也。或问：治头痛者何？答曰：巨阳从头走足，惟厥阴与督脉会于巅，逆而上行，诸阳不得下，故令头痛也。《剉》云：羌活苦温散表风，利肢节排巨阳痈，更除新旧风寒湿，手足太阳表里通。《局》云：羌活独活本来同，主疗筋挛①及痛风，眼赤头疼并水气，用之俱各有神功。羌活独活本来同，头痛筋挛风气挠。

独　活

君也。一名羌活。豚实为之使。去皮净用。气细。

味苦、甘，气平、温，无毒。《汤》云：气味与羌活同。气厚，味薄，升也。苦、辛。《东》云：升也，阴中之阳也。诸风掉眩、颈项难伸、风寒湿痹、两足不仁，及为足②少阴肾经行经之药。又云：疗新久诸风。《珍》云：主风寒湿，治头眩、目晕、百节痛。

《本经》云：主风寒所击、金疮止痛、奔豚、痫痓、女子疝瘕。疗诸贼风、百节痛风无久新者。久服轻身耐老。一名羌活，一名独摇草，此草得风不摇，无风自动。《唐本注》云：疗风宜用独活，兼水宜用羌活。《药性论》云：独活，君，味苦、辛。能治中诸风湿冷、奔喘逆气、皮肌苦痒、手足挛痛、劳损。主风毒齿痛。《液》云：后人分用，羌活多用鞭节者，紫色而节

---

① 挛：原作"拳"，据《本草歌括》二卷本上卷"草部·独活"条改。
② 足：原脱，据《诸品药性主治指掌》"独活"条补。

密；独活多用鬼眼者，黄色而作块。《图经》云：《本经》云二物同是一类。《液》云：独活细而低，治足少阴伏风，而不治太阳，故两足寒湿痹不能动止，非此不除。故雄者入足太阳，细者入足少阴。《象》云：若与细辛同用，治少阴经头痛。《心》云：治风须用，又能燥湿。《经》云：风能胜湿。《珍》云：头眩，目晕，非此不能除。《刲》云：独活苦甘风可除，更安颈项自难舒，疗风寒湿痹痿足，肾经药引得斯愈。

防 风

臣也。恶干姜、藜芦、白蔹、芫花，杀附子毒。实而脂润、头节坚者良。去芦，又头又尾者不用。

味甘、辛，气温，无毒。《汤》云：纯阳。足阳明胃经，足太阴脾经，乃二经之行经药。《东》云：以气味能泻肺金，以体用通疗诸风。又云：祛风。《珍》云：去湿，治诸风。风能胜湿，身治上身，梢治下截。《辵》云：去风，除头晕、目盲，益神，补气，治拘急、骨节痹疼。升也，阳也，太阳经本经药。

《本经》云：主大风头眩痛、恶风、风邪、目盲无所见、风行周身、骨节疼痹、烦满、胁痛、胁风、头面去来、四肢挛急、字乳、金疮、内痉，久服轻身。叶主中风热汗出。十月采根，暴干。《本草》又云：得泽泻、藁本疗风，得当归、芍药、阳起石、禹余粮疗妇人子脏风。《别录》云：又头者令人狂发，又尾者发痼疾。《药性论》云：防风，臣。花主心腹痛、四肢拘急、行履不得、经脉虚羸，主骨筋疼痛。《日华子》云：治三十六般风、男子一切劳劣，补中，益神，风赤眼，止泪及瘫缓。通利五脏关脉，五劳七伤，羸损，盗汗，心烦，体重，能安神定志，匀气脉。《象》云：治风通用，泻肺实、散头目滞气、除上焦风邪之仙药也。误服泻人上焦元气。去芦并钗股用。《心》云：又去湿之仙药也，风能胜温故耳。东垣云：防风，乃卒伍卑贱之职，随所引而至，乃风药中润剂也。虽与黄芪相制，乃相畏而相使者也。《珍》云：身去身半已①上风邪，梢去身半已下风邪。丹溪云：王太后病风不言，而脉沉，其事急，若以有形之汤药，缓不及事。今投以二物汤，防风、黄芪气熏蒸，如雾满室，则口鼻俱受，非智者通神，不可回也。东垣云：防风能制黄芪，黄芪得防风其功愈大。《剗》云：防风，甘、辛，气本温，明睛亦疗脑门疼，以其气味能泄肺，以全体用治诸风。《局》云：防风能解附子毒，主治三十六种风，明目治疮除脑痛，理劳去汗疗崩中。防风，主治一切风，仍除脑痛。

升 麻

形细而黑、极坚实者第一，细削皮青绿色者亦好，谓之鸡骨升麻。用须去黑皮并腐烂。鬼脸升麻消百毒，疗疹痘瘟疮。

味甘、苦，气平，微寒，无毒。《汤》云：微苦，微寒，味薄气厚，阳中之阴也。阳明经本经药，亦走手阳明经、太阴经。《东》云：升也，阴中之阳也。引葱白散手阳明之风邪，引石膏止足阳明之齿痛，引诸药游行四经，升阳气于②至阴之下。又云：消风热肿毒，发散疮痍。《珍》云：阳明引经药，主本经头痛、风邪在肤及在顶。梢治脾痹、元气不足者，于阴中升阳气上行。《聿》云：解毒，诛精，辟疫瘴、腹痛、寒热及头疼，除风散肿③，兼治牙疼。

《本经》云：主解百毒，杀百精老物殃鬼。辟温疫、瘴气、

---

① 已：同"以"。《正字通·已部》："已与巳古共一字，隶作巳、以。"
② 于：原脱，据《诸品药性主治指掌》"升麻"条补。
③ 肿：《诸品药性赋》"升麻"条作"毒"。

邪气、蛊毒，入口皆吐出。中恶，腹痛，时气，毒疠，头痛，寒热风肿诸毒，喉痛，口疮。久服不夭，轻身长年。《药性论》云：治小儿风、惊痫、时气热疾，能治口齿风䘌肿疼、牙根浮烂恶臭、热毒、脓血，除心肺风毒、热壅闭不通、口疮、烦闷，疗痈肿、豌豆疮，水煎，绵洗拭疮上。《日华子》云：安魂定魄，游风肿毒，口气疳䘌。《图经》云：治咽喉肿痛、口舌生疮，解伤寒头痛。凡肿毒之属，殊效。丹溪云：阳中微阴，主脾胃，解肌肉间热，脾痹非梢不能除，此手足阳明经伤风引用之的药，及发散本经风邪。若元气不足、阳气陷下者，用此于阴中升提阳气上行，不可缺也。又云：治肺痿、肺痈、咳唾脓血、疮家之圣药也。《象》云：能解肌肉间热，此手足阳明经伤风之的药也。去黑皮并腐烂者用。若补脾胃，非此为引用，不能补。若得葱白、白芷之类，亦能走手足阳明、太阴。《心》云：发散本经风邪。元气不足者，用此于阴中升阳气上行。《珍》云：脾痹非此不能除。东垣云：升麻入足阳明，若初病太阳证，便服升麻、葛根，发出阳明经汗，或失之过。阳明经燥，太阳经不可解，必传阳明矣。投汤不当，非徒无益，而又害之也。朱氏云：瘀血入里，若衄血、吐血者，犀角地黄汤乃阳明经圣药也。如无犀角，以升麻代之。升麻、犀角性味相远不同，何以代之？止是引地黄及余药同入阳明耳。仲景云：太阳病，若发汗，若利小便，重亡津液，胃中干燥，因转属阳明，其害不可胜言。又云：太阳几几①无汗者，葛根汤发之。若几几自汗者，表虚也，不宜用此。朱氏用升麻者，以表实无汗也。《诀》云：主肺痿咳唾脓血，能发浮汗。《局》云：升麻无毒解百毒，

---

① 几几：原作"兀兀"，据《伤寒论》改。下同。

时气伤寒用最宜，除①热去风攻齿痛，斑疮疹痘更能医。《刬》云：升麻苦除阳明风，引石膏②能治齿疼，挟诸药行四经分，升阳气于至阴中。

白　芷

君也，当归为之使，恶旋覆花。

味辛，气温，无毒。《汤》云：味大辛，纯阳。气味俱轻，阳也。阳明经引经药，手阳明经本经药，行足阳明经。《东》云：升也，阳也。去头面皮肤之风，除皮肤燥痒之痹，止足阳明头痛之邪，为手太阴引经之剂。又云：止崩，治肿，疗痔漏、疮疡。《珍》云：阳明与肺同，引治头痛及诸风，主头风侵目流泪、目痒、头眩、弩肉红、皮肤燥痒、麻痹，止吐，止渴，排脓，长肌，为疮家诸药之雄。《尃》云：长肌，伐热风，定痛，疗疮痛、女人赤白并阴肿，去旧生新血有功。

《本经》云：主女人漏下赤白、血闭阴肿、寒热风头侵目泪出。长肌肤，润泽可作面脂。疗风邪、久渴、吐呕、两胁满、风痛、头眩、目痒。可作膏药、面脂润颜色。二、八月采根，暴干。《药性论》云：白芷，君。能治心腹血刺痛，除风邪，主女人血崩及呕逆、明目、止泪出，疗妇人沥血腰痛，能蚀脓。《日华子》云：治目赤努肉及补胎漏滑落，破宿血，补新血，乳痈发背，瘰疬，肠风痔瘘，排脓，疮痍，疥癣，止痛，生肌，去面䵟疵斑。《象》云：治手阳明头痛、中风、寒热、解利药也，以四味升麻汤内加之。《心》云：治风通用，去肺经风热。

①　除：《本草歌括》八卷本卷之二、二卷本上卷"草部·升麻"条作"阴"。

②　膏：原作"羔"，据文义改。

又与辛夷、细辛同用，治鼻塞病。《珍》云：长肌肉，散阳明之风。《日华子》云：明目，其气芳香，治正阳阳明头痛。与辛夷、细辛同用，治鼻塞病，内托用此长肌肉，则阳明可知矣。《衍义》曰：能蚀脓，今用治带下、肠有败脓、淋露不已、腥秽殊甚至脐腹冷痛。此为败脓血所致，须以此排脓。白芷一两、单叶红蜀葵①根二两、白芍、白矾各半两，枯矾别研，余为末，蜡丸梧子大，空心饭前米饮下十丸、十五丸。俟脓尽，仍别以他药补之。《制》云：白芷辛温去面风，阳明经药引能通，治及痹疼肤燥痒，止足阳明头痛攻。《局》云：太平白芷治风邪，大止头疼及眼花，明目治崩通血脉，排脓止痛入疮家。白芷，能除血崩，专攻头痛及排脓。

柴 胡

君也，半夏为之使，畏女菀、藜芦。生银夏者最良。用须去芦。

味苦，气平，微寒，无毒。《汤》云：味微苦。微寒，气味俱轻，阳也，升也②，纯阳，无毒。少阳经、厥阴经行经之药。《东》云：升也，阴中之阳也。左右两傍胁下痛，日晡潮热往来生，在脏调经内主血，在肌主气上行经，手足少阳表里四经药也。又云：疗肌解表。《珍》云：主寒热往来、胁痛，疗疮疡癣积，上行胃气。梢治胆痹。

《本经》云：主心腹，去肠胃中结气、饮食积聚、寒热邪气，推陈致新，除伤寒心下烦热、诸痰热结实胸中邪逆、五脏间游气、大肠停积水胀及湿痹拘挛，亦可作浴汤。二、八月采

---

① 葵：原脱，据《本草衍义》第九卷"白芷"条补。
② 也：原脱，据《汤液本草》卷中"草部·柴胡"条补。

根，暴干。《药性论》云：能治热劳、骨节烦疼、热气、肩背疼痛、宣畅血气、劳乏羸瘦，主下气消食，主时疾、内外热不解，单煮服之。《日华子》云：味甘，补五劳七伤，除烦，止惊，益气力，消痰，止嗽，润心肺，添精补髓，天行瘟疾，热狂，乏绝，胸胁气满，健忘。《图经》云：以银州为胜。张仲景治伤寒有大小柴胡汤①，及柴胡加龙骨、牡蛎②，柴胡加芒硝等汤，故后人治寒热，此为最要之药。在经主气，在脏主血，妇人产前后必用之药。前行则恶热，却退则恶寒，虽气之微寒、味之薄者，故能行经。若佐三棱、广茂、巴豆之类，故能消坚积，是主血也。妇人经水适断适来，伤寒杂病，易老俱用小柴胡汤主之。加以四物之类，并秦艽、牡丹皮辈，同为调经之剂。东垣云：能引清气而行阳道。伤寒外诸药③所加，有热则加之，无热则不加。又能升提胃气上行，升腾而行春令是也。丹溪云：《衍义》曰柴胡《本经》无一字治劳，今人治劳方中鲜有不用者，凡此误世甚多。尝原病劳，有一种真脏虚损，复受邪，热邪④因虚而致劳，故曰劳者牢也。当须斟酌用之。如《经验方》中治劳热青蒿煎⑤丸用柴胡，正合宜耳，服之无不效。《日华子》又谓补五劳七伤，《药性论》亦谓治劳之羸瘦。若有此等病，则用之。苟无实热，医者取而用之，不死何待？可不戒哉！

---

① 汤：原脱，据《汤液本草》卷中"草部·柴胡"条引"《图经》云"补。

② 牡蛎：原脱，据《汤液本草》卷中"草部·柴胡"条引"《图经》云"补。

③ 药：原脱，据《汤液本草》卷中"草部·柴胡"条引"东垣云"补。

④ 邪：《本草衍义》第七卷"柴胡"条同，《汤液本草》卷中"草部·柴胡"条引"《衍义》云"无此字。

⑤ 煎：原脱，据《本草衍义》第七卷"柴胡"条补。

如仲景治寒热往来如疟状，用柴胡正合其宜。《图经》云：生弘农川谷及冤句。今关陕江湖间近道皆有之，以银州者为胜。赤色似前胡而强、芦头有赤毛如鼠尾、独窠长者好。二、八月采根，阴干。雷公云：凡使，茎长软、皮赤、黄髭须。出平州平县，今银川银县也。《别说》云：唯银夏者最良，根如鼠尾，长一二尺，香味甚佳。《今方》云：北柴、银柴同是一类，因地而名，甚无分别。《象》云：除虚劳寒热，解肌热，去早晨潮热。妇人产前后必用之药。善除本经头痛，非他药能止。治心下痞、胸膈痛。去芦用。《心》云：少阳经分之药，引胃气上升，苦寒以发表热。《珍》云：去往来寒热、胆痹，非此不能除。《集》云：后人治劳方中多用之。若止虚劳而无实热，用之致死。《𦚟》云：柴胡苦寒除胁疼，更安潮热往来生，在脏调经内主血，在肌主气上行经。《局》云：柴胡下气仍除积，湿痹拘挛作浴汤，主疗伤寒为要药，消痰止嗽补劳伤。柴胡去热治劳伤，主疗伤寒功力到。

前 胡

半夏为之使，恶皂荚，畏藜芦。柴胡赤色而脆，前胡柔软而黄色。

味苦，气微寒，无毒。《汤》同。《东》云：除内外之实痰。《垂》云：除热，止嗽开胸，亦下气，明目，杀疳，头疼，开胃气，兼治霍乱。

《本经》云：疗痰满、胸胁中痞、心腹结气、风头痛，去痰实，下气，治伤寒寒热，推陈致新，明目，益精。二、八月采根，暴干。《日华子》云：治一切劳，下一切气，止嗽，破癥结，开胃下食，通五脏，主霍乱转筋、骨节烦闷、反胃、呕逆、气喘、安胎、小儿一切疳气。《𦚟》云：前胡下气更消痰，推致陈新用最堪，主疗伤寒寒热病，安胎止嗽治儿疳。

木 香

君也。形如枯骨、苦口粘牙、油重者良。即青木香，从外国舶上来。

味辛，气温，无毒。《汤》云：味辛、苦，气热，纯阳，味厚于气，阴中阳也。《东》云：降也，阴也①。调诸气不可无，泄肺气不可缺。又云：理气滞。《珍》云：运和胃气。《洁》云：和胃，行肝气，调和诸气，泻肺②无斯③治不中。

《本经》云：主邪气，辟毒疫温鬼，强志，主淋露，疗气劣、肌中偏寒，主气不足，消毒，杀鬼精物、温疟、蛊毒，行药之精，久服不梦寤魇寐，轻身。陶云：疗毒肿，治恶气。《药性论》云：木香，君。治女人血气刺心，心痛不可忍，末，酒服之。治九种心痛、积年冷气、痃癖癥块胀痛，逐诸壅气上冲烦闷，治霍乱吐泻、心腹疞④刺。《隋书》云：青木香，以御雾露瘴气。《日华子》云：治心腹一切气，止泻、霍乱、痢疾，安胎，健脾，消食，疗羸瘦、膀胱冷痛、呕逆反胃。《图经》云：张仲景青木香丸主阳衰诸不足，又古方主痈疽，五香汤亦使青木香。《象》云：除肺中滞气，行肝气。若治中下焦气结滞，须用槟榔为使。丹溪云：行肝经气。火煨用，可实大肠，专泄胸腹间滞寒冷气。青木香尤行气，又土青木香不入药。马兜铃，

---

① 降也，阴也：《诸品药性主治指掌》"木香"条作"升也，阴中之阳也"。

② 肺：《诸品药性赋》"木香"条作"痢"。

③ 无斯：原脱，据《诸品药性赋》"木香"条补。

④ 疞（jiǎo 绞）：腹中绞痛。《说文·疒部》："疞，腹中急也。"《说文句读》："今之绞肠痧也。"

根也。和黄连治痢疾。《珍》云：治腹中气不运转，和胃气。《心》云：散滞气，调诸气。《汤》云：《本经》云主气劣、气不足，补也；通壅气，导一切气，破也。安胎，健脾胃，补也；除痃癖块，破也。与本条补、破不同，何也？易老以为破气之剂不言补也。又得橘皮相佐使，绝佳。《制》云：木香味苦气微温，和胃行肝气有功，调和诸气为神妙，泻肺无斯治不中。《局》云：木香枯骨者为良，可作癥瘕吐泻方，止泻健脾消毒肿，更除冷气入膀胱。南木香，止痢、健脾、气疼是治。

当 归

臣也，畏菖蒲、海藻、牡蒙，恶热面，阴干，酒浸用。先洗去土，酒制，或火干、日干。

味甘、辛，气温，大温，无毒。《汤》云：味辛、甘而大温，气味俱轻，阳也。甘、辛，阳中微阴。入手少阴经、足太阴经、厥阴经。《东》云：可升可降，阳也。头止血而上行，身养血而中守，梢破血而下流，全活血而不走。又云：补虚，养血。《珍》云：助心，散寒，除血刺痛，升降心经药。头能生血，身能和血，梢能散血。上治、外治须用酒浸。《聿》云：治血热风崩。《药性论》云：当归，臣。

《本经》云：主咳逆上气、温疟寒热洗音癣在皮肤中、妇人漏下绝子、诸恶疮疡金疮，煮饮之。温中，止痛，除客血内塞、中风痓汗不出、湿痹、中恶、客气虚冷，补五脏，生肌肉。二、八月采根，阴干。《药性论》云：止呕逆、虚劳、寒热，破宿血，主女子崩中漏下、肠胃冷，补诸虚不足，止痢、腹疼，单煮饮汁治温疟，主女人沥血腰痛，治牙疼痛不可忍。患人虚冷，加而用之。《日华子》云：治一切风、一切血，补一切劳，破恶血，养血及主癥癖。《别说》云：用治妇人产后恶血上冲，仓卒①取效，无急于此。世俗多谓唯能治血。又《外台秘要》《金匮②》《千金方》等皆为大补不足，决取立效之药。气血昏乱者服之即定，能使血气各有所归，可以于产后备急，于补虚速效。当归之名，必因此出矣。易老云：入手少阴，以其心主血也；入足太阴，以其脾裹血也；入足厥阴，以其肝藏血也。若全用，在参、芪皆能补血；在牵牛、大黄，皆能破血。佐使定分，用者当知。从桂、附、茱萸则热，从大黄、芒硝则寒。诸经头痛，俱在细辛条下。惟酒蒸当归又治头痛，以诸头痛皆属木，故以血药主之。《珍》云：头止血，身和血，梢破血。治上酒浸，治外酒洗。糖色，嚼之大辛，可能溃坚。与菖蒲、海藻相反。丹溪云：大能和血、补血，治血证通用。用头、用身、用尾，同雷公、易老。若全用则和血。《象》云：和血、补血。尾破血，身和血。先水洗去土，酒制过。或火干、日干入药。血病须用。《心》云：治血通用，能除血刺痛。以甘故能和血，辛温以润内寒，当归之若以助心散寒。雷公云：得酒浸过良。若要破血，即使头一节硬实处；若要止痛、止血，即用尾；若全用，则一破一止，则和血也；若一时用，不如不使。易老用同雷公，亦云头能破血，身能养血，尾能行血。用者不分，不如不使。《经》云当归主咳逆上气，当归血药，如何治胸中气？《药性论》云补女子诸不足，此说尽当归之用矣。《剉》云：当归甘辛头止血，身还养血润于中，梢能破血流而下，全用能调荣气充。《局》云：当归归血所当归，胎产虚劳各得宜，用尾要知能

---

① 卒（cù促）：紧急。《玉篇·衣部》："卒，急也。"
② 匮：原作"柜"，据《政和本草》第八卷"当归"条改。

破血，用头止血不须疑。当归，主血，补虚劳。止血用头，破血用尾。

芎䓖

臣也，白芷为之使，畏黄连。其形块重实而色白者良。《衍义》云：今出川中、大块、其里色白不油、嚼之微辛甘者佳。他种不入药，止可煎汤沐浴。

味辛，气温，无毒。《汤》云：纯阳。入手足厥阴经，少阳经本经药。《东》云：升也，阳也。上行头角，助清阳之气，止痛；下行血海，养新生之血，调经。又云：除风湿，补血，清头。《珍》云：主诸经头痛，治头顶风湿，本手少阳经药也。《洁》云：上行头角清阳经，行养生血止头痛。

《本经》云：主中风入脑头痛、寒痹筋挛缓急、金疮、妇人血闭无子，除脑中冷动、面上游风去来、目泪出、多涕唾、忽忽如醉、诸寒冷气、心腹坚痛、中恶卒急肿痛、胁风痛，温中散寒。三、四月采根，暴干。《药性论》云：芎䓖，臣。治腰脚软弱、半身不遂，主胞衣不出，治腹内冷痛。《日华子》云：治一切风、一切气、一切劳损、一切血，补五劳，壮筋骨，调众脉，破癥结宿血，养新血，长肉，鼻洪，吐血及溺血，痔瘘，脑痈，发背，瘰疬，瘿赘，疮疥，及排脓，消淤血。《本草》又云：得细辛，疗金疮，止痛。得牡蛎，疗头风、吐逆。《心》云：治少阳头痛。《象》云：补血、治血虚头痛之圣药。妊妇胎不动数月，加当归二味各二钱，水煎服，效。《珍》云：散肝经之风、头面风不可缺，及治风通用。易老云：上行头角，下行血海，通肝经，血中之气药也，开郁，行气，燥湿。丹溪云：久服致人暴亡。以其味辛性温也，辛甘发散之过欤！《局方》以沉、麝、檀、脑、丁、桂诸香作汤，较之芎散之祸，孰为优劣？

若单服既久，则走散真气。既使他药佐使，又不可久服。中病便已，乌能至此也？《春秋注》云：麦曲、鞠蓊所以御湿。《珍》云：贯芎治少阳经苦头痛。易老云：上行头目，下行血气，故清神四物汤所皆用也。入手足厥阴经。《衍义》云：头面风不可缺也，然须以他药佐之。若单服、久服，则走散真气；既使他药佐之，亦不可久服，中病即便已。东垣云：头痛甚者，加蔓荆子；顶与脑痛，加川芎；苦头痛者，加藁本；诸经苦头痛，加细辛。若有热者不能治，别有青空之剂，为缘诸经头痛须用四味。《剒》云：川芎气温味本辛，上行头角清阳经，止头疼能行血室，养新生血有神灵。《局》云：芎蓊明目治头疼，主疗筋挛痹痛风，行血破癥除吐衄，疮家止痛更排脓。川芎，治头痛，主筋挛，形如雀脑。

蘼 芜

芎蓊苗也。

味辛，气温，无毒。

《本经》云：主咳逆，定惊气，辟邪恶，除蛊毒鬼疰，去三虫，久服通神。主身中老风，头中久风、风眩。

白芍药

臣也，须丸为之使，恶石斛、芒消，畏消石、鳖甲、小蓟，反藜芦①。有赤、白二种，花亦有赤、白二色。味苦、酸，气平，微寒，有小毒。《汤》云：气薄，味厚，阴也，降也，阴中之阳，入手足太阴经。《东》云：可升可降，阴也。扶阳气大除腹痛，收阴气陡健脾经，堕其胎能逐其血，损其肝能缓其中。

---

① 芦：原脱，据《政和本草》第八卷"芍药"条补。

又云：补虚，生新血，退热。《珍》云：调血，泻肝火，安脾，收胃气。白补，固腠理。腹疼、泄痢剂，行经必须酒浸之。《垍》云：消疼①，去水，止疼，利便，补肾，补气，并消痛肿。

《本经》云：主邪气腹痛，除血痹，破坚积寒热、疝瘕，止痛，利小便，益气，通顺血脉，缓中，散恶血，逐贼血，去水气，利膀胱、大小肠，消痈肿、时行寒热、中恶、腹痛、腰痛。二、八月采根，暴干。《别本注》云：白者止痛散血。《药性论》云：芍药，臣。能治肺邪气、腹中疗痛、血气积聚，通宣脏腑拥②气，治邪痛、败血，主时疾骨热，强五脏，补肾气，治心腹坚胀、妇人血闭不通，消瘀血，能蚀脓。《日华子》云：治风，补劳。主女人一切病并产前后诸疾，通月水。退热，除烦，益气，天行时疾，瘟瘴，惊狂，妇人血运，及肠风，泻血，痔瘘，发背，疮疥，头痛，明目，眼赤，努肉。白者治血虚。《象》云：补中焦之药。得炙甘草为佐，治腹中痛。夏月腹痛，少加黄芩。如恶寒腹痛，加肉桂一钱、白芍三钱、炙甘草一钱半，此仲景神方也。如冬月大寒腹痛，加桂二钱半，水二盏，煎一半，去皮用。《心》云：脾经之药，收阴气，能除腹痛。酸以收之，扶阳而收阴气，扶阳与生姜同用。温经散湿、利腹中痛、下利必用之药。《珍》云：白补，赤散。泻肝，补脾胃，酒浸行经，止中部腹痛。《液》云：腹中虚痛，脾经也，非芍药不除。补津液、停湿之剂。丹溪云：酒浸炒，与白术同用则能补脾，与川芎同用则能补肝，与参、术同用则能补气。治腹痛而

---

① 疼：《诸品药性赋》"芍药"条作"淤"。
② 拥：阻塞。《管子·明法》："出而道留谓之拥。"

下痢者必炒用，后重不炒。又云：白芍惟治血虚腹痛，诸腹痛皆不可治。盖诸痛宜辛散，芍药酸收故也。又白者补，赤者泻，然血虚寒人禁此一物。古人有言：减芍药以避中寒。诚不可忽。又产后不可便用，以其酸寒伐生发之性也。《衍义》云：芍药全用根，其品亦多。须用花红而单叶①、山中者佳。花叶多则根虚，然其根多赤色，其味涩、有色白、粗肥者亦②好，余如《经》。然血虚寒人禁此一物。古人有言：减芍药以避中寒。诚不可忽。今见花赤者为赤芍，花白者为白芍。俗云：白补而赤泻。东垣云：但涩者为上。古今方论中多以涩为收，今《本经》有利小便一句者，何也？东垣云：芍药能停诸湿而益津液，使小便自行。本非通行之药，所当知之。又问：又缓中一句，何谓缓中？东垣云：损其肝者缓其中。又问：当用何药以治之？东垣云：当用四物汤。以其内有芍药故也。赤者利小便下气，白者止痛散气血，入手足太阴经。大抵酸涩者为上，为收敛停湿之剂，故主手足太阴经收降之体，故又能至血海而入于九地之下，后至厥阴经也。后人用赤泻白补者，以其色在西方，故补；色在南方，故泄也。《本草》云：能利小便，非能利之也。以其肾主大小二便，既用此以益滋湿，故小便得通也。《难经》云：损其肝者缓其中，即调血也。没药、乌药、雷丸为之使。《剿》云：白芍酸寒有小毒，扶阳气治腹间疼，堕胎通血强脾脏，能损肝经却缓中。《局》云：芍药为臣味苦平，白堪止痛赤通经，补劳消血攻胎产，除热能令眼目明。白芍药，安胎，止痛。

---

① 叶：后原有"者"字，据《本草衍义》第九卷"芍药"条删。
② 亦：《本草衍义》第九卷"芍药"条作"益"。

赤芍药

味苦、酸，气平，微寒，有小毒。《汤》云：气薄，味厚，阴也，降也，阴中之阳也，入手足太阴经。《别本注》云：赤者利小便，下气。《日华子》云：赤色者多补气。《图经》云：仲景治伤寒汤多用芍药，以其主寒热、利小便故也。《东》云：破血，疗腹痛，解烦热。《制》云：赤芍酸寒攻血痹，消癥破血逐经良，止疼解热除痈肿，益血荣脾白芍强。赤芍药，破血通经。

黄　连

臣也，黄芩、龙骨、理石为之使，恶菊花、芫花、玄参、白鲜，畏款冬，胜乌头，解巴豆毒，恶僵蚕，忌猪肉，恶冷水。去须、芦用。

味苦，气寒，微寒，无毒。《汤》云：味厚，气薄，阴中阳也，入手少阴经。《东》云：沉也，阴也。泻心火，消心下痞满之壮；主肠澼，除肠中混杂之红。治目疾暴发，宜用；疗疮疡，首尾俱同。又云：治冷热痢，厚肠胃，止泻。《珍》云：泻心经热，去中焦火。疗风湿诸疮，安蛔虫、暴眼，上行须酒炒之。《洁》云：明目，杀疳，除血痢，镇肝，益胆，解咽干。

《本经》云：主热气目痛眦伤泣出、明目、肠澼、腹痛、下痢、妇人阴中肿痛、五脏冷热、久下泄澼脓血，止消渴、大惊，除水，利骨，调胃，厚肠，益胆，疗口疮，久服令人不忘。二、八月采。《药性论》云：黄连，臣。杀小儿疳虫，点赤眼昏痛，镇肝，去热毒。陈藏器云：主羸瘦气急。《日华子》云：治五劳七伤，益气，止心腹惊悸、烦燥。润心肺，长肉，止血，并疮疥、盗汗、天行热疾。猪肚蒸为丸，治小儿疳气。《图经》云：古方以黄连为治痢之最。胡洽方载九盏汤，主下痢，不问冷热、赤白、谷滞①、休息、久下，悉主之。又香连丸，主下痢，用宣连、青木香等分，捣末，白蜜丸如梧子，空腹饮下二三十丸，日再，如神。其久冷人，用煨熟大蒜作丸。又治目羊肝丸，用黄连末一大两，白羊子肝一具，去膜，同于砂盆内研，令极细，众手捻为丸如梧子，每食以暖浆水吞三七枚。连服五剂，差。但诸眼目疾及障翳青盲，皆主之。禁食猪肉及冷水。又洗眼方，以芍药、当归、黄连等分，停细，以雪水或甜水煎浓汁，乘热洗，冷再温洗，甚益眼目。但是风毒、赤目、花翳等皆可用之。其说云：凡眼目之病，皆以血脉凝滞使然，故以行血药合黄连治之，血得热即行，故乘热洗之，用者无不神效。《象》云：泻心火，除脾胃中湿热，治烦躁、恶心、郁热在中焦几几欲吐、心下痞满必用药也。仲景治九种心下痞五等泻心汤皆用之，去须用。《心》云：泻心经之火，眼暴赤肿及诸疮须用之。苦寒者主阳有余，苦以除之。安蛔，通寒格，疗下焦虚，坚肾。《珍》云：酒炒上行，酒浸行上头。《液》云：入手少阴。苦燥，故入心，火就燥也。然泻心其实泻脾也，为子能令母实，实则泻其子。治血，防风为上使，黄连为中使，地榆为下使。丹溪云：以姜汁炒，辛散冲热有功。《海藏祖方》：令终身不发癍疮，煎黄连一口，儿生未出声时灌之，大应。已出声灌之，斑虽发亦轻。古方以黄连为治痢之最。《衍义》云：治痢有微血。不可执以为苦燥剂，虚者多致危困，实者宜用之。《制》云：黄连味苦气寒沉，主治便澼混杂红，消痞泻心除目病，疗疮疡肿有深功。《局》云：黄连点眼能除热，更治消中疗口疮，止痢厚肠攻腹痛，小儿疳气用尤良。黄连，理丈夫诸热劫、小儿疳热，止痢，

① 滞：原作"带"，据《政和本草》第七卷"黄连"条改。

厚肠。贵鹰爪。

胡黄连

臣也，恶菊花、玄参、白鲜皮，解巴豆毒。似干杨柳枝、心黑外黄、折之尘出如烟者为真。又云：苗若夏枯草，根头似乌嘴，折之内似鹳鸪眼者良。生胡国。

味苦，气平，无毒。《甄》云：主骨蒸劳复，止嗽，明眸，疗温疟、小儿惊痫疳热。

《本经》云：主久痢成疳、伤寒咳嗽、温疟骨热、理腰肾、去阴汗、小儿惊痫寒热，不下食、霍乱下痢。《图经》云：小儿药中多用之。又治伤寒劳复身热、大小便如血色者。《唐本》云：大寒，主骨蒸劳热，补肝胆，明目，治冷热泄痢，益颜色，厚肠胃，治妇人胎蒸虚惊，治三消五痔、大人五心烦热。服之忌猪肉，令人漏精。以人乳浸点目，甚良。《局》云：胡黄连主成疳痢，盗汗惊痫益小儿，折断起烟尘者是，骨蒸劳热用尤宜。胡黄连，主劳热骨蒸，兼小儿惊痫疳痢。

黄 芩

臣也，山茱萸、龙骨为之使，恶葱实，畏丹砂、牡丹、藜芦。深色、坚实者为好。《局》云：去心，剉，微炒。味苦，气平，大寒，无毒。《汤》云：气寒，味微苦，苦而甘。微寒，味薄，气厚，阳中阴也，阴中微阳，大寒。入手太阴经。《东》云：可升可降，阴也。中枯而飘者，泻肺火，消痰，利气；细实而坚者，泻大肠火，养阴，退阳；中枯而飘者，除风湿留热于肌表；细实而坚者，滋化源退热于膀胱。又云：治诸热五淋。《珍》云：凉心，去脾湿，热痢久不痊，上部积血，须酒炒。又利产后，安胎元。《甄》云：泻心火，活血，通五淋，利小便，退疸，并泄痢、肠痛及乳痈、汤火伤皆治。

《本经》云：主诸①热黄疸、肠澼泄痢，逐水，下血闭，恶疮疸蚀火疡。疗痰热、胃中热、小腹绞痛，消谷，利小肠，女子血闭、淋露下血，小儿腹痛。一名腐肠，其子主肠澼脓血。三月三日采根，阴干。《本草》又云：得厚朴、黄连止腹痛，得五味子、牡蒙、牡蛎令人有子，得黄芪、白蔹、赤小豆疗鼠瘘。陶云：圆者名子芩，为胜。破者名宿芩，其腹中皆烂，故名腐肠。惟取深色、坚实者好。《药性论》云：黄芩，臣，味苦、甘，能治热毒、骨蒸、寒热往来、肠胃不和，破拥气，治五淋，令人宣畅，去关节烦闷，解热渴，治热腹中疗痛、心腹坚胀。《日华子》云：下气，主天行热疾、疔疮，排脓，治乳痈、发背。《图经》云：仲景治伤寒心下痞满泻心汤四方皆用黄芩，以其主诸热、利小肠故也。又太阳病，下之利不止，有葛根黄芩黄连汤及主妊娠安胎散，亦多用黄芩有效。又《千金方》巴郡太守奏加减三黄丸，疗男子五劳七伤、消渴、不生肌肉，妇人带下、手足寒热者，黄芩、大黄、黄连四季随时加减，捣末蜜丸如乌豆，米饮服五丸，增至七丸，服一月，病愈。久服，走及奔马，有验。食禁猪肉。又陶云：圆者名子芩，仲景治杂病方多用之。《象》云：治肺中湿热，疗上热、目中赤肿、淤肉盛必用之药。泄肺受火邪上逆于膈上，补膀胱之寒不足②，乃滋其化源也。《心》云：泻肺中之火。洁古云：利胸中气，消膈上痰。性苦，寒，下痢脓血稠粘、腹疼后重、身热久不可者，与芍药、甘草同用。《珍》云：凉心，退热。酒炒上行，主上部积

---

① 主诸：原作"诸主"，据《政和本草》第八卷"黄芩"条乙转。
② 不足：原脱，据《汤液本草》卷中"草部·黄芩"条引"《象》云"补。

血，非此不能除。肺苦气上逆，急食苦以泄之。又主妊娠，为安胎之圣药，清热降火故也。丹溪云：安胎者，乃上中二焦药，降火下行也。缩砂安胎者，治痛行气也。若血虚而胎不安者，阿胶主之。治痰热者，假此以降其①火也。宿芩名腐肠，可入肺经也。坚实条芩入大肠，除热也。《珍》云：除阳有余，凉心去热通寒格，阴中微阳。东垣云：味苦而薄，中枯而飘，故能泄肺火而解肌热，手太阴剂也。细实而中不空者，治下部妙。陶隐居云：色深、坚实者好。又治奔豚、脐下热痛。飘与实，高下之分，与枳实、枳壳同例。黄芩其子主肠癖脓血。又云：黄芩圆者名子芩，仲景治杂病方多用之。张仲景治伤寒心下痞满泻心汤四方皆用黄芩，以其去诸热、利小肠故也。又太阳病下之，利不止，有葛根黄芩黄连汤。亦主妊娠，安胎散内多用黄芩。今医家常用、有效者，因②著之《千金方》。巴③郡太守奏加减三黄丸，疗男子五劳七伤、消渴、不生肌肉、妇人带下、手足寒热者，久服之，得行及奔马，甚验。《剐》云：黄芩苦味枯飘者，泻肺除风热在肌，坚者大肠除热用，膀胱得助化源宜。《局》云：黄芩主热除黄疸，止痢通淋治恶疮，女子崩中并血闭，小儿腹痛用尤良。黄芩，解热，通淋，女子崩因热者。

大 黄

使也，黄芩为之使，无所畏，火干。凡用，有蒸，有生，有熟，或酒浸、酒洗，锦纹者佳。《局》云：蒸，取利，生用。

味苦，气寒，大寒，无毒。《汤》云：味极厚，降也，阴

---

① 降其：原作"其降"，据《本草衍义补遗》"黄芩"条乙转。
② 因：原作"固"，据《汤液本草》卷中"草部·黄芩"条改。
③ 巴：原作"也"，据《汤液本草》卷中"草部·黄芩"条改。

也。入手足阳明经。酒浸，入太阳经。酒洗，入阳明经。余经不用酒。《东》云：其性沉而不浮，其用走而不守，夺土郁而无拥滞，定祸乱而致太平，名之曰将军。又云：通秘结，导淤血。《珍》云：其性降，去实热，荡涤肠胃，推陈致新，下淤血，消宿食，又治下焦湿。《垚》云：通肠，消淤血，疗火疡，快膈，除痰实，治痈肿。

《本经》云：主下瘀血、血闭、寒热，破癥瘕积聚、留饮宿食，荡涤肠胃，推陈致新，通利水谷，调中化食，安和五脏，平胃下气，除痰实、肠间结热、心腹胀满、女子寒血闭胀、小腹痛、诸老血留结。二、八月采根，火干。《本草》又云：得芍药、黄芩、牡蛎、细辛、茯苓，疗惊恚怒、心下悸气。得消石、紫石英、桃仁，疗女子血闭。陶云：此药至劲利，粗者便不中服，将军之号，当取其快。陈藏器云：若取泻泄骏快，推陈去热，当取河西锦纹者。《药性论》云：蜀大黄，使，去寒热，忌冷水，味苦、甘，消食，炼五脏，通女子经，使利水肿，能破痰实、冷热结聚、宿食，利大小肠，贴热毒肿，主小儿寒热时疾、烦热、蚀脓，破留血。《日华子》云：通宣一切气，调血脉，利关节，断拥滞、水气、四肢冷热不调、温瘴热疾，利大小便，并敷一切疮疖痈毒。《象》云：性走而不守，泻诸实热不通，下大便，涤荡肠胃间热，专治①不大便。《液》云：入手足阳明。以酒浸引之，上至顶巅，入太阳经。以舟楫载之，可浮胸中。以苦泄性峻至于下，不用酒浸洗。故太阳阳明、正阳阳明承气汤中俱用酒浸，惟少阳阳明为下经，故小承气汤中不用

---

① 治：原脱，据《汤液本草》卷中"草部·大黄"条引"《象》云"补。

酒浸也。杂方有生用者，有面裹蒸熟者，其制不等。丹溪云：属水属火，苦寒而善泄。仲景用之，以心气不足而吐衄者名曰泻心汤，正是因少阴经不足、本经之阳亢甚无辅著，以致阴血妄行飞越，故用大黄泄去亢甚之火，使之平和，则血归经而自安。夫心之阴气不足非一日矣，肺与肝俱各受火而病作，故芩救肺，连救肝。故肺者阴之主，肝者心之母、血之舍也。肝肺之火既退，宜其阴血复其旧。《衍义》不明说，而曰邪热因不足而客之，何以明仲景之意、开后世之盲聩也？《衍义》云：损益前书已具。仲景治心气不足、吐血、衄血泻心汤，用大黄、芩、黄连。或曰：心气既不足矣，而不用补心汤，更用泻心汤，何也？答曰：若心气独不足，则须当不吐衄也。此乃邪热因心气不足而客之，故令吐衄。以苦泄其热就，以苦补其心，盖一举而两得之，有是证者用之无不效，惟在量其虚实而已。《本草》又云：恶干漆。《心》云：涤荡实热。《珍》云：热淫于内，以苦泄之。酒浸入太阳经，酒洗入阳明经，余经不用酒。《液》云：味苦，寒，阴中之阴药。泄满，推陈致新，去陈垢而安五脏。谓如戡定祸乱以致太平无异，所以有将军之名。《刨》云：大黄味苦气寒沉，瘀血消之结热分，夺土涤肠通郁滞，令名因是号将军。《局》云：大黄骏快号将军，不特推陈又致新，宣气消痈除结热，更通淤血效如神。大黄通肠涤热，快骏，号将军。

白　术

君也，防风、地榆为之使。有苍术、白术二种，茅山、蒋山者佳。忌桃、李、雀、蛤、菘菜、青鱼。味甘、辛。去芦用。

味苦、甘，气温，无毒。《汤》云：苦而甘温，味厚气薄，阴中阳也。入手太阳、少阴经，足阳明、太阴、少阴、厥阴四经。《东》云：利水道有除湿之功，强脾胃有进食之效，佐黄芩有安胎之能，君枳实有消痞之妙。又云：消痰壅，温胃，止吐泻。《珍》云：温中，蠲①湿热，止渴，生津液，安胎，健脾胃。《连》云：止汗，益津，利痰，逐水，消五谷，治头眩并风寒湿气。

《本经》云：主风寒湿痹、死肌、痉疸，止汗，除热，消食，主大风在身面、风眩头痛、目泪出，消痰水，逐皮间风水结肿、心下急满及霍乱吐下不止，利腰脐间血，益津液，暖胃，消谷，嗜食，作煎饵。久服轻身延年，不饥。二、三、八、九月采根，暴干。《抱朴子》云：一名山精。故《神农药经》曰：必欲长生，常服山精。《药性论》云：白术，君，忌桃、李、雀肉、菘菜、青鱼，味甘、辛，无毒，能主大风痹痿、多年痢、心腹胀痛，破消宿食，开胃，去痰涎，除寒热，止下泄，主面光泽，驻颜去黜，治水肿胀满，止呕逆，腹内冷痛，吐泻不佳及胃气虚冷痢。《日华子》云：治一切风疾、五劳七伤、冷气腹胀，补腰膝，消痰，治水气，利小便，止反胃呕逆及筋骨弱软、疹癖气块、妇人冷癥瘕、温疾、山岚瘴气，除烦。细切后，米泔浸一宿，入药如常用，苍者去皮。《象》云：除湿益燥，和中益气，利腰脐间血，除胃中热，去诸经之湿，理胃。洁古云：温中去湿，除热，降胃气，苍术亦同，但味颇厚耳，下行则用之。甘温补阳，健脾逐水，寒淫所胜，缓脾生津，去湿渴者用之。又云：非白术不能去湿，非枳实不能消痞。除湿利水道，如何是益津液？《本草》在术条下，无苍、白之名。近多用白术治皮间风，止汗，消痞，补胃，和中，利腰脐间血，通水道，上而皮毛，中而心胃，下而腰脐。在气主气，在血主血。丹溪

---

① 蠲（juān 涓）：除去。《广雅·释诂》："蠲，除也。"

云：二术《本草》不分苍、白，议论甚多，四家《本草》言之详矣。如古方平胃散，苍术为最要之药。《衍义》为气味辛烈，发汗尤速。其白术味亦微辛苦而不烈，除湿之功为胜。又有汗则止，无汗则发，与黄芪同功。味亦有辛，能消虚痰。《锡类》云：治中寒用附子理中汤，去白术，用生附。盖白术闭气，生附能散风寒。《刽》云：白术利水味甘温，去湿强脾健胃经，佐黄芩可安胎气，君枳实能消痞膨。《局》云：白术甘温最益脾，风寒湿痹①更相宜，且攻呕泻消浮肿，补益虚劳亦用之。白术，益脾，止泻呕，动气不宜。

苍　术

《衍义》云：其长如大拇指，肥实，皮色褐，气味辛烈，须米泔洗，再换泔浸二日，去上粗皮，干，火炒。味甘，气温，无毒。《汤》云：入足阳明经、太阴经。《东》云：主治与白术同，补中、除湿力不及白，宽中、发汗功过于白。又云：治目盲，燥脾，去湿。《珍》云：治上中下湿痰，疗足胫湿肿。《聿》云：调脾，治湿痰、宽中、发汗功过白。

《本经》云：主大风在身面、风眩头痛。《本草》又云：除恶气，辟山岚瘴气，消疟癖气块、心腹胀痛，健胃，安脾，宽中，进食。《象》云：主治同白术。若除上湿、发汗，功最大。若补中焦、除湿，力小于白术也。东垣云：入足阳明太阴，能健胃安脾。《本草》但言术，不分苍、白，其苍术别有雄壮之气，以其经泔浸火炒，故能出汗，与白术特②异。用者不可以

卷之一──二五

---

①　痹：原作"脾"，据《本草歌括》八卷本卷之二、二卷本上卷"草部·白术"条改。

②　特：原作"持"，据《汤液本草》卷中"草部·苍术"条改。

此代彼。《海藏》云：苍、白有止发之异，其余主治并见《图经》。又盐水炒，佐黄檗，力健行下焦腰足湿热。一名山精。《神农经》曰：必欲长生，当服山精。今按：二术功用颇同，俱能补脾燥湿，但白者补性多，苍者治性多。《衍》云：苍术气温其味甘，调脾更治湿之痰，宽中发汗功过白，除湿之功白术戡。《局》云：苍术本来攻胃气①，米泔浸炒始为奇，伤寒痹痛并温疟，发散须知用此宜。苍术，平胃，压山岚，米泔浸炒。

人　参

君也，茯苓为之使，恶溲疏，反藜芦，恶卤碱。马兰为之使。生上党及辽东者良，如人形者有神。凡使去芦头，不去者吐人，谨之！和细辛蜜封，经年不坏。

味甘，气微寒，微温，无毒。《汤》云：味甘，气温。甘而微苦微寒，气味俱轻，阳也，阳中微阴②。《东》云：升也，阳也。止渴生津液，和中益元气，肺寒则可服，肺热还伤肺。又云：润肺，宁心，开脾，助胃。《珍》云：补诸虚不足，益元气，壮脾经，排脓，止痛，利疮疖、肺喘。宁嗽者勿用，短气相应。《疌》云：止渴生津，利痰，明目，开心，通血脉，安魂补气，解虚烦。

《本经》云：主补五脏，安精神，定魂魄，止惊悸，除邪气，明目，开心，益智，疗肠胃中冷、心腹鼓痛、胸胁逆满、霍乱吐逆，调中，止消渴，通血脉，破坚积，令人不忘，久服轻身延年。如人形者有神，生上党及辽东。二、四、八月上旬

---

①　苍术本来攻胃气：《本草歌括》八卷本卷之二、二卷本上卷草部作"苍术本攻平胃气"。

②　阴：原作"阳"，据《汤液本草》卷中"草部·人参"条改。

采根，竹刀刮，暴干，无令见风。《药性论》云：主五脏气不足、五劳七伤、虚损痿[1]弱、吐逆不下食，止霍乱、烦闷呕哕，补五脏六腑，保中守神。又云：消胸中痰，主肺痿，吐脓，及痫疾，冷气逆上，伤寒不下食。患人虚而多梦纷纭，加而用之。《日华子》云：杀金石药毒，调中，治气，消食，开胃，食之无忌。又云：治恶疮、疥癣及身痒，排脓，消肿毒。仲景治胸痹、心中痞坚留气、结胸、胸满、胁下逆气抢心，治中汤主之，人参、术、干姜、甘草各三两，四味水煎服。如脐上筑者，为肾气动，去术加桂；吐多者，去术，加生姜；下者，复其术；悸者，加茯苓；渴者，加术；腹痛，加人参；寒者，加干姜；满者，去术，加附子。生津，治反胃。《象》云：治脾肺阳气不足，及能补肺气促、短气、少气，补而缓中，泻脾肺胃中火邪，善治短气。非升麻为引用，不能补上焦元气。升麻一分、人参三分为相得也。若补下焦元气，泻肾中火邪，茯苓为之使。《珍》云：补胃。喘嗽勿用，短气用之。肺受寒邪及短气虚喘宜用。肺受火邪喘嗽及阴虚火动劳嗽、吐血，勿用。盖人参入手太阴而能补火，故肺受火邪者忌之。仲景治亡血脉虚，以此补之者，谓气虚火弱，故补其气而血自生。阴生于阳，甘能生血也。治中汤同干姜用，治腹痛吐逆者，里虚则痛，补不足也。丹溪云：入手太阴而能补阴火。《心》云：补气不足而泻肺火，甘温而补阳利气。脉不足者是亡血也，人参补之益脾，与干姜同用补气。里虚则腹痛，此药补之，是补不足也。《液》云：味既甘温，调中益气，即补肺之阳、泄肺之阴也。若便言补肺，而不论阴阳寒热、何气不足，则误矣。苦肺受寒邪，宜此补之；

---

① 痿：原作"痰"，据柯逢时本《大观本草》本条改。

肺受火邪，不宜用也。肺为天之地，即手太阴也，为清肃之脏，贵凉而不贵热，其象可知。若伤热，则宜沙参。沙参，味苦、甘，微寒，无毒。主血积惊气，除寒热，补中益气，疗胃痹、心腹痛、结热邪气头痛、皮间邪热，安五脏，补中。人参，补五脏之阳也；沙参，苦，微寒，补五脏之阴也。安得不异？易老云：用沙参代人参，取其味甘可也。葛洪云：沙参主卒得诸疝、小腹及阴中相引痛如绞、自汗出欲死，细末，酒调服方寸匕，立差。《海藏》云：今易老取沙参代人参，取其甘也。若微苦则补阴，甘者补阳。虽云补五脏，亦须各用本脏药①相佐使，随所引而相辅一脏也，不可不知。《剉》云：人参甘温能止渴，甚②生津液又和中，肺寒可服热尤忌，定魄安魂至有功。《局》云：人参治气味甘温，根似人形者有神，治渴补虚安五脏，安魂定魄久轻身。人参，治渴，补虚，安五脏。

黄　芪

恶龟甲、白鲜皮，阴干，至柔韧、皮微黄、褐色、肉中白色者为佳。治疮疡，生用。补虚，蜜炒用。苜蓿根假作黄芪，折皮亦似绵，颇能乱真，但坚而脆为别。去芦。

味甘，气微温，无毒。《汤》云：气温，味甘，纯阳，性平，入手少阳经、足太阴经，足少阴命门之剂。《东》云：温分肉而实腠理，益元气而补三焦，内托阴证之疮疡，外固表虚之盗汗。又云：补虚弱，排疮脓。《珍》云：益胃气，去肌热，主五脏诸虚、诸经之痛，无汗发汗，有汗止汗，并疮疡。《壶》

---

① 药：原脱，据《汤液本草》卷中"草部·人参"条引"《海藏》云"补。

② 甚：原作"其"，据《药性指掌》"人参"条改。

云：止痛，排脓，补弱，医崩，调益气血，逐瘀，止汗又除风。

《本经》云：主痈疽久败疮、排脓、止痛、大风癞疾、五痔鼠瘘、补虚、小儿百病、妇人子脏风邪气，逐五脏间恶血，补丈夫虚损、五劳羸瘦，止渴、腹痛、泄痢，益气，利阴气。生白水者冷补，其茎叶疗渴及筋挛痈肿疽疮。《药性论》云：治发背，内补。主虚喘、肾衰、耳聋，疗寒热。生陇西者下补五脏。蜀白水赤皮者，微寒，此治客热用之。《日华子》云：助气，壮筋骨，长肉，补血，破癥癖瘰疬瘿赘，肠风，血崩，带下赤白痢，产前后一切病，月候不匀，消渴，痰嗽，并治头风、热毒、赤目等。药中补益，呼为羊肉。又云：白水芪，凉，无毒。排脓，治血及烦闷热毒、骨蒸劳，功次黄芪。赤水芪，凉，无毒，治血，退热毒，余功并同。木芪，凉，无毒，治烦，排脓，力微，遇缺即倍用之。《象》云：治虚劳自汗，补肺气，实①皮毛，泻肺中火。如脉弦自汗，脾胃虚弱，疮痔②，血脉不行，内托阴证疮疡，必用之。去芦用。《珍》云：益胃气，去肌热，诸痛必用之。《心》云：补五脏诸虚不足而泻阴火、去虚热。无汗则发之，有汗则止之。东垣云：黄芪、人参、甘草三味，退热之圣药也。《灵枢》曰：卫气者，所以温分肉而充皮肤，肥腠理而司开阖。黄芪既补三焦，实卫气，与桂同，特益气异耳。亦在佐使。桂则通血也，能破血而实卫气，通内而实外者与③！桂以血言，一作色求，则芪为实气也。《集》云：泻阴火，为退虚热之圣药。补肾、三焦、命门元气。药中补益，呼为羊肉。

---

① 实：《汤液本草》卷中"草部·黄芪"条引"《象》云"作"入"。
② 痔：《汤液本草》卷中"草部·黄芪"条引"《象》云"作"痒"。
③ 与：《汤液本草》卷中"草部·黄芪"条引"东垣云"作"欤"。
与，句末语气词，后作"欤"。《论语·宪问》："管仲非仁者与！"

又云：外行皮表，中补脾胃，下治伤寒尺脉不至，是上中下内外三焦之药也。性畏防风，防风能制黄芪。黄芪得防风，其功愈大，盖相畏而相使者也，故二味世多相须而用。又东垣云：泻阴火者，谓内伤者上焦阳气陷下阴分而为虚热，非阴分相火之火也。丹溪云：人之口通乎地，鼻通乎天。口以养阴，鼻以养阳。天主清，故鼻不受有形而受无形为多；地主浊，故口受有形而兼乎无形。王太后病风不言而脉沉，其事急，若以有形之汤药，缓不及事，令造以防风黄芪二物汤数斛，置于床下，气熏蒸如烟雾满室，则口鼻俱受，其夕便得语。非智者通神，不可回也。《汤》云：有白水芪、赤水芪、木芪，功能皆同。惟木芪茎短而理横，折之如绵，皮黄褐色，肉中白色，谓之绵黄芪。其坚脆而味苦者，乃苜蓿根也。又云：破癥癖，肠风，血崩，带下，赤白痢，及产前后一切病，月候不调，消渴，痰嗽。又治头风、热毒、目赤、骨蒸。生蜀郡山谷、白水、汉中，今河东陕西州郡多有之。芪与桂同功，特味稍异，比桂但甘、平、不辛、热耳。世人以苜蓿根代之，呼为土黄芪，但味苦，令人瘦。特味甘者，能令人肥也。颇能乱真，用者宜审。治气虚盗汗并自汗，即皮表①之药。又治肤痛，则表药可知。又治咯血，柔脾胃②，是为中州药也。又治伤寒尺脉不至。又补肾脏元气为里药，是上中下内外三焦之药。今《本草》《图经》只言河东者，沁州绵上是也，故谓之绵芪。味甘如蜜，兼体骨柔软如绵。世以为如③绵，非也。《别说》云：黄芪本出绵上为良，故《图经》所绘者宪水者也，与绵上相邻，盖以地产为绵。若以柔

---

① 表：原脱，据《汤液本草》卷中"草部·黄芪"条引《本草》补。
② 胃：原脱，据《汤液本草》卷中"草部·黄芪"条引《本草》补。
③ 如：原脱，据《汤液本草》卷中"草部·黄芪"条引《本草》补。

韧为绵，则伪者亦柔，但以干脆甘苦为别耳。《剉》云：黄芪甘温益元气，温肉分而实腠理，补三焦更托诸疮，虚劳自汗服即止。《局》云：黄芪补损更调中，止痛排脓疗耳①聋，更主虚劳兼盗汗，强筋治渴有神功。黄芪，止渴，补虚，收盗汗。

甘 草

君也。国老也。生寒，炒热，白术、干漆、苦参为之使，恶远志，反大戟、芫花、甘遂、海藻，去芦头及赤皮用，其头尾尖处吐人，坚实断理者佳，轻虚纵理及细韧者不堪，服忌猪肉。

味甘，气平，无毒。《汤》云：阳也，入足厥阴经、太阴经、少阴经。《东》云：生之则寒，炙之则温。生则分身梢而泻火，炙则健脾胃而和中。解百毒而有效②，协诸药而无争。以其甘能缓急，故有国老之称。《珍》云：和中补阳，益胃气，润肺，除热，去咽疼，发散寒邪，兼养血。惟与腹胀不相能。胸中积热，茎中疼痛，可使清宁。调和诸药，缓其太过，咸得和平。《疌》云：通经，暖胃，除红肿，下气，通关，又壮筋。

《本经》云：主五脏六腑寒热邪气，坚筋骨，长肌肉，倍力，金疮尰③，解毒，温中下气，烦满短气，伤脏咳嗽，止渴，通经脉，利血气，解百药毒。为九土之精，安和七十二种石、

---

① 耳：原作"百"，据《本草歌括》八卷本卷之二、二卷本上卷"草部·黄芪"条改。

② 而有效：原脱，据《诸品药性主治指掌》"甘草"条补。

③ 尰（zhǒng 肿）：脚肿。《诗经·小雅·巧言》："既微且尰，尔勇伊何？"

一千二百种草。久服轻身延年。二、八月除日①采根，暴干，十日成。陶云：此草最为众药之主，经方少有不用者，犹如香中有沉香也。国老即帝师之称，为君所宗，是以能安和草石，而解诸毒也。《药性论》曰：主腹中冷痛，治惊痫，除腹胀满，补益五脏，制诸药毒，养肾气内伤令人阴痿，主妇人血沥腰痛、虚而多热，加而用之。《日华子》云：安魂定魄，补五劳七伤，一切虚损，惊悸，烦闷，健忘，通九窍，利百脉，益精养气，壮筋骨，解冷热，入药炙用。《图经》云：仲景《伤寒论》有一物甘草汤，甘草附子、甘草干姜、甘草泻心等汤，诸方用之最多。又能解百毒，为众药之要。孙思邈论云：有人中乌头、巴豆毒，甘草入腹即定。大豆解药毒，加甘草，名甘豆汤，其效甚速。《象》云：生用大泻热火，炙之则温。能补上焦、中焦、下焦②元气，和诸药相协而不争，性缓善解诸急，故名国老。去皮用。甘草梢子生用为君，去茎中痛。或加苦楝、酒煮玄胡索为主尤妙。《心》云：热药用之缓其热，寒药用之缓其寒。《经》曰：甘以缓之。阳不足补之以甘，中满禁用，寒热皆用，调和药性，使不相悖。炙之散表寒，除邪热，去咽痛，除热，缓正气，缓阴血，润肺。《内经》曰：脾欲缓，急食甘以缓之。甘能补脾，能缓之也，故《汤液》用此以建中。又曰甘者令人满，又曰中满者勿食甘，即知非中满药也。甘入脾，归其所喜故也。入足厥阴、太阴、少阴。能治肺痿之脓血而作吐剂。

---

① 除日：古代每日建建、除、满、平、定、执、破、危、成、收、开、闭十二神，周而复始地轮值在每日上。《淮南子·天文训》："寅为建，卯为除，辰为满，巳为平……午为定，未为执……申为破……酉为危……戌为成……亥为收……子为开……丑为闭……"

② 下焦：原脱，据《汤液本草》卷中"草部·甘草"条引"《象》云"补。

能消五发之疮疽，用水三碗，慢火熬至半碗，去柤①服之，消疮疽，与黄芪同功。黄芪亦能消诸肿毒痈疽，修治之法与甘草同。《集》云：能补三焦元气，健胃，和中，养血，补血，治腹中急缩痛。节，生用，消肿导毒。丹溪云：味甘，大缓诸火，下焦药少用，恐太缓，不能自达。《汤》云：或问附子理中、调胃承气皆用甘草者，如何是调和之意？答曰：附子理中用甘草，恐其僭上也；调胃承气用甘草，恐其速下也。二药用之非和也，皆缓也。小柴胡有柴胡、黄芩之寒，人参、半夏之温，其中用甘草者，则有调和之意。中不满而用甘为之补，中满者用甘为之泄，此升降浮沉也。凤髓丹之甘，缓肾湿②而生元气，亦甘补之意也。《经》云：以甘补之，以甘泻之，以甘缓之。《本草》谓：安和七十二种石、一千二百种草，名为国老。虽非君而为君所宗，所以能安和草石而解诸毒也。于此可见调和之意。夫五味之用，苦直行而泄，辛横行而散，酸束而收敛，咸止而软坚，甘上行而发，如何《本草》言下气？盖甘之味有升降浮沉，可上可下，可内可外，有和有缓，有补有泄，居中之道尽矣。《制》云：甘草甘平生泻火，炙之健胃可和中，解诸药毒无争竞，养血通经更有功。《局》云：甘草甘平称国老，通经利气更温中，安和草石解百毒，戟藻甘芫用莫同。甘草，解毒，温中，称国老。

半 夏

使也，射干、柴胡为之使，恶皂荚，畏雄黄、生姜、干姜、秦皮、龟甲，反乌头。圆白陈久者佳。用汤洗十许过，令滑尽，

---

① 柤（zhā 扎）：渣滓。《广韵·麻韵》："柤，煎药滓。"
② 湿：原作"温"，据《汤液本草》卷中"草部·甘草"条改。

不尔戟人咽喉，用此必须生姜以制其毒。服之，忌羊血、海藻、饴糖。《局》云：沸汤洗去滑七次①，焙干。

味辛，气平，生微寒，熟温，有毒。《汤》云：气微寒，味辛，平，苦而辛，辛厚苦轻，阳中阴也。入足阳明经、太阴经、少阳经。《东》云：降也，阳也。除湿化痰涎，大和脾胃气，痰厥仍头痛，非此莫能治。又云：治风痰。《珍》云：化痰，止呕，主中风，能燥脾胃湿，消肿及解结。脾胃多补益，渴者不相当，投之病反剧。《洁》云：开胃健脾，头眩咳逆，胸满呕吐，痈疮诸疾。

《本经》云：主伤寒寒热、心下坚、下气、喉咽肿痛、头眩、胸胀、咳逆、肠鸣，止汗，消心腹胸膈痰热满结、咳嗽上气、心下急痛、坚痞、时气呕逆，消痈肿，堕胎，疗痿黄，悦泽面目。生令人吐，热令人下，汤洗令滑尽。《药性论》云：半夏，使。消痰涎，开胃，健脾，止呕吐，去胸中痰满，下肺气，主咳结。新生者摩涂痈肿不消，能除瘤瘿，气虚而有痰加而用之。《日华子》云：味痖②、辛，治吐食反胃、霍乱转筋、肠腹冷疾痃。《图经》云：仲景治反胃呕吐大半夏汤，亦治膈间支饮。又主呕哕谷不得下、眩悸，半夏加茯苓汤。又主心下悸，半夏麻黄丸。《象》云：治寒痰及形寒饮冷伤肺而咳，大和胃气，除胃寒，进食。治太阴痰厥头痛，非此不能除。《心》云：能胜脾胃之湿，所以化痰。渴者禁用。《珍》云：消胸中痞，去膈中痰。丹溪云：属金属土，仲景用于小柴胡汤，取其补阳明

①　次：原作"吹"，据《本草歌括》八卷本卷之四、二卷本下卷"半夏"条改。

②　痖（xiān 先）：酸涩等刺激性味道粘着于喉。《广韵·严韵》："痖……物在喉也。"

也，岂非燥脾土之功？《衍义》曰：今人惟知去痰，不言益脾，盖能分水故也。脾恶湿，半夏能燥湿，胜水所以化痰而益脾。又诸血证禁服。仲景伤寒渴者去之，燥津液故也。妊妇姜炒用之。《衍义》曰：一男子夜数如厕，或教以生姜一两碎之，半夏汤洗，与大枣各三十枚，水一升，瓷瓶慢火烧为熟水，时时呷，数日便已。《汤》云：俗用为肺药，非也。止吐为足阳明，除痰为足太阴。小柴胡中虽为止呕，亦助柴胡能主恶寒，是又为足少阳也。又助黄芩，能去热，是又为足阳明也。往来寒热在表里之中，故用此有各半之意。本以治伤寒之寒热，所以名半夏。《经》云：肾主五液，化为五湿，自入肾为唾，入肝为泣，入心为汗，入脾为痰，入肺为涕。有涎曰嗽，无涎曰咳。痰者因咳而动，脾之湿也。半夏能泄痰之标，不能泄痰之本。泄本者，泄肾也。咳无形，痰有形，无形则润，有形则燥，所以为流湿润燥也。《 》云：半夏辛温治湿痰，大和脾胃吐能安，寒痰更有肠鸣者，痰厥头疼并速餐。《局》云：半夏生寒熟却温，健脾止吐去痰涎，熟令人下生令吐，制毒生姜合和煎。半夏，止吐去痰，毒须姜制。

桔 梗

臣也，节皮为之使，畏白及、龙眼、龙胆。凡使去头上尖硬及两畔附枝，米泔浸，焙干用。

味辛、苦，气微温，有小毒。《汤》云：味厚气轻，阳中之阴也。入足少阴经、入手太阴肺经药。《东》云：升也，阴中阳也。止咽痛兼除鼻塞，利膈气仍治肺痈。一为诸药之舟楫，一为肺部之引经。又云：下气，利胸膈，治咽喉。《珍》云：平肺经风热，破左壁①积滞，清利头目，治鼻塞，发散寒呕，除咽疼。《珪》云：惊痫，消痰②，下气，活血，排脓，解痫，并咽、脑、腹、胁、肠诸病。

《本经》云：主胸胁痛如刀刺、腹满肠鸣幽幽、惊恐悸气，利五脏肠胃，补血气，除寒热风痹，温中，消谷，疗喉咽痛，下蛊毒。一名荠苨。二月采根，暴干。《本草》又云：得牡蛎、远志疗恚怒，得消石、石膏疗伤寒。《药性论》云：桔梗，臣，味苦、平，无毒。能治下痢，破血，去积气，消积聚痰涎。主肺气气促，嗽逆。除腹中冷痛，主中恶及小儿惊痫。《日华子》云：下一切气，止霍乱转筋、心腹胀痛，补五劳，养气，除邪，辟温，补虚，消痰，破癥瘕，养血，排脓，补内漏，及喉痹、痘毒，以白粥解。《珍》云：治鼻塞。《心》云：利益咽胸膈之气，以其色白故属肺。辛、甘，微温，治寒呕。若咽中痛，桔梗能散之也。易老云：能载诸药不下沉，与国老并行，同为舟楫之剂。如大黄苦泄峻下之药，欲引至胸中至高之分成功，非此辛甘不居。丹溪云：能开提气血，气血药中宜用之。《衍义》云：治喉痹，肺热，气奔促，嗽逆，肺痈，排脓。《象》云：治咽喉痛，利肺气。去芦，米泔浸，焙干用。《珍》云：阳中之阴，谓之舟楫，诸药③有此一味，不能下沉。易老云：譬之铁石入江，非舟楫不载，故用辛甘之剂以升之也。《制》云：桔梗微温味辛苦，止咽痛治肺之痈，宽胸利鼻无壅塞，引药须知入

---

① 壁：边。宋·陈著《沁园春·丁未春补游西湖》："那壁喧嚣，这边清丽，咫尺之间京不同。"

② 痰：《诸品药性赋》"桔梗"条作"淤"。

③ 药：原脱，据《汤液本草》卷中"草部·桔梗"条引"《象》云"补。

肺中。《局》云：桔梗能除胸胁痛，补虚益气更温中，咽喉痰热尤能疗，止嗽排脓治肺痈。桔梗，泻肺痈，清喉痛，止嗽，宽胸。

知 母

君也。凡使勿犯铁器。上颈行经。皆须用酒炒。用须去皮。

味苦，气寒，无毒。《汤》云：气寒，味大辛。苦寒，味厚，阴也。苦，阴中微阳。《东》云：沉也，阴中阴也。泻无根之肾火，疗有汗之骨蒸，止虚劳之阳胜，滋化源之阴生。又云：止嗽，退骨蒸。《珍》云：泻肾火，利小便，凉心，去热，酒炒上行，并治痢疾、脐下时疼。《聖》云：性寒，除热渴，去浮，下水，润心，补肾①，除劳热及利小便，安心肺②，又却邪气。入足阳明经、手太阴，肾经本药。

《本经》云：主消渴、热中，除邪气、肢体浮肿，下水，补不足，益气，疗伤寒久疟烦热、胁下邪气、膈中恶及风汗内疸。多服令人泄。二、八月采根，曝干。陶云：甚疗热结，亦主疟热烦。《药性论》云：知母，君，性平，治心烦躁闷，骨热劳往来，产后蓐劳，肾气劳，憎寒虚损，患人虚而口干加而用之。《日华子》云：味苦、甘。治热劳传尸、疰病，通小肠，消痰，止嗽，润心肺，补虚乏，安心，止惊悸。《图经》云：治溪毒大胜。夏月出行多取此屑自随，欲入水，先取少许投水上流，无畏兼辟射工。《象》云：泻足阳明经火热，补益肾水膀胱之寒，去皮用。《心》云：泻肾中火，苦寒凉心去热。《珍》云：凉肾，肾经本药。上颈行经，皆须用酒炒。东垣云：入足阳明、

---

① 肾：原作"肺"，据《诸品药性赋》"知母"条改。

② 肺：原作"怖"，据《诸品药性赋》"知母"条改。

手太阴①，味苦寒润。治有汗骨蒸、肾经气劳，泻心。丹溪云：阴中微阳，肾经之本药。主消渴、热中下水、补不足、益气、骨热劳、传尸疰病、产后蓐劳、消痰止嗽，虚人口干加而用之。东垣云：仲景用此为白虎汤治不得眠者，烦躁也。烦者，肺也；躁者，肾也。以石膏为君主，佐②以知母之苦寒，以清肾之源；缓以甘草、粳米之甘，而使不速下也。《经》云：胸中有寒者，瓜蒂散吐之。又云③：表热里寒者，白虎汤主之。瓜蒂、知母味皆苦寒，而治胸中寒及④里寒何也？答曰：成无己注云即伤寒寒邪之毒为热病也，读者要逆识之。如《论语》言"乱臣十人⑤"，《书》言"唯以乱民⑥""其能而乱四方⑦""乱"皆"治"也，乃治乱者也，故云"乱臣""乱四方"也。仲景所言"寒"之一字，举其初而言之，热病在其中矣。若以寒为寒冷之寒，无复用苦寒之剂；兼言白虎证⑧脉尺寸俱长，则热可知矣。《剗》云：知母苦寒除肾火，能蠲有汗之骨蒸，补虚可疗阳明热，益肾滋源化气澄⑨。《局》云：姜皮知母能除热，主疗虚浮

---

① 阴：原作"阳"，据《汤液本草》卷中"草部·知母"条引"东垣云"改。

② 佐：原脱，据《汤液本草》卷中"草部·知母"条引"东垣云"补。

③ 云：原脱，据《汤液本草》卷中"草部·知母"条引"东垣云"补。

④ 及：原作"又"，据《汤液本草》卷中"草部·知母"条引"东垣云"改。

⑤ 乱臣十人：语出《论语·泰伯》。

⑥ 唯以乱民：语出《尚书·周书·说命中》。

⑦ 其能而乱四方：语出《尚书·周书·顾命》。

⑧ 证：原作"订"，据《汤液本草》卷中"草部·知母"条引"东垣云"改。

⑨ 澄：原作"征"，据《药性指掌》"知母"条改。

治口干，止嗽消痰润心肺，亦医久疟及伤寒。知母，润心肺，止嗽，理伤寒。

贝　母

臣也，厚朴、白薇为之使，恶桃花，畏秦艽、矾石、莽草，反乌头。凡使去中心。有独颗团不作两片无皱者，号曰丹龙精，不入用。若误服，令人筋脉永不收。

味辛、苦，气平，微寒，无毒。《汤》云同。《东》云：清痰，止嗽，利心肺。《垆》云：消痰，润肺，治黄①淋及金疮痉②、目盲、喉痹，下胎衣，兼主瘿瘤。

《本经》云：主伤寒烦热、淋沥、邪气、疝瘕、喉痹、乳难、金疮、风痉，疗腹中结实、心下满、洗洗恶风寒、目眩项直、咳嗽上气，止烦热渴、出汗，安五脏，利骨髓。十月采根，暴干。《药性论》云：贝母，臣，微寒，治虚热。主难产，作末服之。兼治胞衣不出，取七枚，末，酒下。末点眼，去肤翳。主胸胁逆气，疗时疾黄疸，与连翘同主项下瘿瘤疾。《日华子》云：消痰，润心肺。末和沙糖为丸，含，止嗽，烧灰油敷人畜恶疮。《图经》云：此药亦治恶疮。有人左膊上患疮如人面，亦无他苦，以酒戏滴口中，其面赤色，以物食之亦能食。历试诸药，悉无苦，至贝母，疮乃皱眉闭口，因以小苇筒毁其口灌之，数日成痂，遂愈。仲景寒实结胸、外无热证者，三物小陷胸汤主之，白散亦可，以其内有贝母③也。丹溪云：敷恶疮，至能敛疮口。《别说》云：能散心胸郁结之气，殊有功。则诗人所谓

---

① 黄：《诸品药性赋》"贝母"条作"寒"。
② 痉：《诸品药性赋》"贝母"条作"痓"。
③ 母：原脱，据《汤液本草》卷中"草部·贝母"条补。

"言采其虻^①"者是也。盖作诗者，本以不得志而言之。今用治心中气不快、多愁郁者，甚有功，信矣。《海藏祖方》：下乳三母散，牡蛎、知母、贝母三物为细末，用猪蹄汤调下。《㕮》云：贝母寒平咳逆气，主除烦热疗伤寒，更消腹结心下满，止汗和中解郁烦。《局》云：贝母能消烦郁气，亦能止咳治伤寒，商^②人疮毒如人面，此药才施病即安。贝母，治人面疮，理伤寒，止漱。

干地黄

君也，得麦门冬、清酒良，恶贝母，畏芜荑。初采得生者，以水浸验，浮者名天黄，不堪用；半沉者名人黄，为次；沉者名地黄，最佳也。采生者，用木甑砂锅，酒拌蒸九次，令黑烂者为熟，阴干者为生。忌犯铁器，令人肾消，并白髭发，男损荣，女损卫也。忌食萝卜，令人发白。

味甘、苦，气温，无毒。《汤》云：气寒，味苦，阴中之阳。甘，微苦，味厚，气薄，阴中阳也。《东》云：沉也，阴也，入手足少阴经、厥阴经。活血气封填骨髓，滋肾水补益真阴，伤寒后胫骨最痛，新产后脐腹难禁。又云：补血，疗虚损。《珍》云：益肾水，养阴退阳，和产血、脐腹急痛。《疌》云：性微寒，活血，消瘀^③，除热。

《本经》云：主折跌绝筋、伤中，逐血痹，填骨髓，长肌肉。作汤除寒热积聚，除痹，主男子五劳七伤，女子伤中、胞漏下血。破恶血、溺血，利大小肠，去胃中宿食、饱力断绝，

---

① 言采其虻：采贝母。言，语助词；虻，贝母。语出《诗经·墉风·载驰》。

② 商（shì 室）：和。《广韵·昔韵》："商，和也。"

③ 瘀：《诸品药性赋》"地黄"条作"痰"。

补五脏内伤不足，通血脉，益气力，利耳目。久服轻身不老。陈藏器云：干地黄《本经》不言生干及蒸干，方家所用二物别，蒸干即温补，生干则平宣，当依此以用之。《药性论》云：干地黄，君，能补虚损，温中，下气，通血脉，久服变白延年。治产后腹痛，主吐血不止。肖炳云：干、生二种，皆黑须发良药。《日华子》云：干地黄助心胆气，安魂定魄，治惊悸劳劣、心肺损、吐血、鼻衄、妇人崩中血运，助筋骨，长志。日干者平，火干者温。《图经》云：其花名地髓花，单服延年。又治伤折金疮，为最要之药。《肘后方》疗踠折、四肢骨破碎及筋伤蹉跌，又治一切心痛，无问新久。《象》云：酒洒蒸如乌金，假酒力则微温大补，血衰者须用之。善黑须发。忌萝卜。《珍》云：若治外治上，酒制。《心》云：生则性大寒而凉血，熟则性寒而补肾。胃寒者，斟酌用之，恐损胃气。有痰膈不利者，姜汁炒用之，恐泥膈也。滋肾水，主血虚劳热、老人中虚燥热。丹溪云同。《机要》云：熟地黄，脐下发痛者，肾经也，非地黄不能除①，补肾益阴之剂。二宜丸加当归，为补髓。东垣云：生地黄，治手足心热及心热。入手足少阴、手足厥阴。能益肾水而活②血，脉洪实者宜此。若脉虚则宜熟地黄。地黄假火力蒸九数，故能补肾中元气。仲景制八味丸，以熟地黄为诸药之首，天一所生之源也。《汤液》四物以治藏血之脏，亦以干熟地黄为君者，癸乙同归一治也。捣蒸不可犯铁，令人肾消。《制》云：熟地黄温味甘苦，封填骨髓滋肾阴，疗伤寒后胫股痛，除新产罢腹脐疼。《局》云：干熟地黄能补血，崩中漏下用尤良，

----

① 除：原作"补"，据《汤液本草》卷中"草部·熟地黄"条引《机要》云"改。

② 活：《汤液本草》"熟地黄"条引"东垣云"作"治"。

安魂定魄除惊悸，更治虚劳补内伤。熟地黄，能补血，更治虚劳、焦躁。

生地黄

熟则温补，生则平宣。

味甘、苦，气大寒。《汤》云：气寒，味苦，阴中之阳，入手太阳经、少阴经之剂。《东》云：沉也，阴也。凉心火之血热，泻脾土之湿热，止鼻中之衄热，除五心之烦热。又云：宣血，医眼疮。《珍》云：治皮燥诸热，生血凉血。上行外行，须以酒浸。《昼》云：匀经，破热，堕产，疗伤。

《本经》云：生者尤良。主妇人崩中血不止及产后血上薄[①]心闷绝、伤身胎动、下血、胎不落、堕坠踠折、瘀血留血、衄鼻吐血，皆捣饮之。一名苄，一名芑。二、八月采根，阴干。《药性论》云：生地黄，忌三白，味甘、平，无毒。解诸热，破血，通利月水闭绝、不利水道、捣薄心腹，能清瘀血，病人虚而多热加而用之。《象》云：凉血，补血，补肾水真阴不足。此药大寒，宜斟酌用之，恐损胃气。《珍》云：生血，凉血。《心》云：苦、甘，阴中微阳。酒浸上行外行，生血，凉血，去热。恶贝母，畏芜荑。丹溪云：病人虚而多热者勿用，慎之。余同。《液》云：手少阴。又为手太[②]阳之剂。故钱氏泻丙与木通同用，以导赤也。诸经之血热，与他药相随，亦能治之。溺血，便血，亦治之，入四散例。《剉》云：生地黄寒甘苦味，淤血[③]衄血皆捣餐，凉血泻脾之湿热，清心乃治五心烦。《局》

---

① 薄：迫近。《楚辞·九章·涉江》"芳不得薄兮"洪兴祖补注："薄，迫也，逼近之意。"
② 太：原作"少"，据《汤液本草》"生地黄"条引"《液》云"改。
③ 血：原作"吐"，据《药性指掌》"生地黄"条改。

云：地黄生者能行血，产后攻心大有功，吐衄折伤皆主疗，月经闭绝亦能通。生地黄，能行血，兼止吐衄、折伤。

五味子

君也。味酸，气温，无毒。凡小颗皮皱泡者，其白色盐霜一重，其味酸、咸、苦、辛、甘味全者，真也。苁蓉为之使，恶萎蕤，胜乌头。《局》云：去梗，捶碎用。

味酸，气温，无毒。《汤》云：阴中阳，酸而微苦。味厚，气轻，阴中微阳。入手太阴经，入足少阴经。《东》云：降也，阴也。滋肾经不足之水，收肺气耗散之金，降烦热生津止渴，补虚劳益气强阴。又云：止痰嗽，滋肾水。《珍》云：敛肺，补不足、劳嗽，补元气，收肺寒气逆，治泻痢、咳嗽，温暖水脏，生津，明目。《隶》云：生津，润肺，除烦渴，补劳伤，霍乱转筋，除热气，治呕逆。

《本经》云：主益气、咳逆上气、劳伤羸瘦，补不足，强阴，益男子精，养五脏，除热，生阴中肌。八月采实，阴干。《唐本注》云：五味皮肉甘、酸，核中辛、苦，都有咸味，此则五味具也。《本经》云：味酸，当以木为五行之先。《药性论》云：五味子，君。能治中，下气，止①呕逆，补诸虚劳，令人体悦泽，除热气。病人虚而有气兼嗽，加用之。《日华子》云：明目，暖水脏，治风，下气，消食，霍乱转筋，痃癖，奔豚，冷气，消水肿，反胃，心腹气胀，止渴，除烦热，解酒毒，壮筋骨。《图经》云：《千金月令》五月宜服五味汤。《象》云：大益五脏。孙真人云：五月常服五味子，以补五脏气。遇夏、季夏之间困乏无力，无气以动，与黄芪、人参、麦门冬，少加

---

① 止：原作"口"，据《政和本草》第七卷"五味子"条改。

黄檗，煎汤服，使人精神顿加，两足筋力涌出。生用。《珍》云：治咳嗽。《心》云：收肺气，补不足，升也。酸以收逆气，肺寒气逆则以此药与干姜同用治之。孙真人云：六月常服五味子，以益肺金之气，在上则滋源，在下则补肾，故入手太阴、足少阴也。丹溪云：属水而有木与金，大能收肺气，有补肾之功。收肺气则除热，补肾则暖水脏。气耗散者，用此收之。多食致虚热，盖收补之骤也。火热嗽，必用之。盖火气盛者，骤用寒凉药，恐相逆，宜用五味子等酸收之药敛而降之。《日华子》云：五味，皮甘，肉酸，核中辛苦，都有咸味，故名五味子。仲景八味丸用此为肾气丸，述类象形也。《衍义》曰：《本经》言温，今食之多致虚热，小儿益甚。《药性论》以谓除热气。《日华子》云又谓暖水脏，又曰除烦热。今既用之治肺虚实，则不取治烦热之说。《心法》云：北五味治劳嗽，若风邪在肺，宜用南五味。《卻》云：五味酸温滋肾水，更收肺耗散之金，消烦止渴生津液，益气充虚乃壮阴。《局》云：五味酸甘咸苦辛，补虚下气号为君，能消酒毒并痰嗽，止渴生精及壮筋。北五味，补虚，下气，止嗽，强筋。

泽 泻

君也，畏海蛤、文蛤。

味甘、咸，气寒，无毒。《汤》云：气平，味甘。甘、咸，寒，味厚，阴也，降也，阴中微阳。入足太阳经、少阴经。《东》云：降也，阳中阴也。去胞垢而生新水，退阴汗而止虚烦，主小便淋涩仙药，疗水病湿肿灵丹。又云：利水，通淋，补阴不足。《珍》云：利便，治水，去旧养新，渗泄，止泻，消除疮肿。《丯》云：生阴消水治诸淋，追风通乳并除湿，通血催生补女人。

《本经》云：主风寒湿痹、乳难，消水，养五脏，益气力，肥健，补虚损五劳，除五脏痞满，起阴气，止泄精，消渴淋沥，逐膀胱三焦停水。久服耳目聪明，不饥，延年轻身，面生光，能行水上。扁鹊云：多服病人眼。五、六、八月采根，阴干。《药性论》云：泽泻，君，味苦。能主肾虚精自出，治五淋，利膀胱热，宣通水道。《日华子》云：治五劳七伤，主头旋、耳虚鸣、筋骨挛缩，通小肠，止遗沥、尿血，催生，难产，补女人血海，令人有子。《图经》云：《素问》身热解堕、汗出如浴、恶风、少气，名曰酒风。治之以泽泻、术各十分，麋衔五分，合以二指撮，先饭服。仲景治杂病，心下有支饮苦冒，泽泻汤主之。泽泻五两，术二两，水煎温服。治伤寒，亦有大小泽泻汤、五苓散辈，皆用泽泻，行利停水为最要。《象》云：除湿之圣药。治小便淋沥，去阴间汗。无此疾服之，令人目盲。《心》云：去旧水，养新水，寒水气须用。《衍义》云：其功尤长于行水。仲景云：水搐烦渴、小便不利、或吐或泻，五苓散主之。方用泽泻，故知其长于行水。《本经》又引扁鹊云：多服病人眼。诚为行去其水故也。仲景八味丸用之者，亦不过接引桂、附等归就肾经，别无他意。凡用泽泻散人①，未有②不小便多者。小便既多，肾气焉得复实？今人止泄精，多不敢用。丹溪同。《汤》云：《本经》云久服明目，扁鹊谓多服昏目，何也？易老云：去胞中留垢，以其味咸能泄伏水，故去留垢，即胞中久陈积物也。入足③太阳、少阴，仲景治太阳中风入里渴者，

---

① 人：原脱，据《汤液本草》卷中"草部·泽泻"条补。
② 有：原脱，据《汤液本草》卷中"草部·泽泻"条补。
③ 足：原脱，据《汤液本草》卷中"草部·泽泻"条引"易老云"补。

五苓散主之。《剑》云：泽泻甘咸性本寒，收阴汗乃止虚烦，去胞垢又生新水，湿肿淋漓作圣丹。《局》云：泽泻咸寒止泄精，头旋消渴耳虚鸣，治淋宣逐膀胱水，多服令人眼病生。泽泻，会除诸般泻，弭渴，疏淋。

麻　黄

君也，厚朴为之使，恶辛夷、石韦。立秋采茎，阴干，令青，陈久者良。凡使，折去根节用，先煮二三沸，去上沫，否则令人烦闷，根节止汗故也。

味苦，气温，微温，无毒。《汤》云：气温，味苦、甘而苦，气味俱薄，阳也，升也，甘，热，纯阳，手太阴之剂，入足太阳经，走手少阴经、阳明经药。《东》云：升也，阴中阳也。其形中空散寒邪而发表，其节中实①止盗汗而固虚。又云：表汗，疗咳逆。《珍》云：肺经本药。九窍开通，头疼发表，伤寒中风，咳逆上气，寒湿皮风，解少阴寒气，必去节为工。发汗追风去脑疼，通窍消斑开腠理。

《本经》云：主中风、伤寒头痛、温疟，发表汗出，去邪热气，止咳逆上气，除寒热，破癥坚积聚、五脏邪气、缓急风、胁痛、孚乳余疾，止好睡，通腠理，疏伤寒头疼，解肌，泄邪恶气，消赤黑斑毒，不可多服，令人虚。立秋采茎，阴干。《药性论》云：麻黄，君，味甘，平。能治身上毒风、瘑痹、皮肉不仁。主壮热、解肌、发汗、温疟，治温疫。根节能止汗，方曰并故竹扇末扑之。又牡蛎粉、粟粉并根等分，末，生绢袋盛，盗汗出，即扑手摩之。《日华子》云：通九窍，调血脉，开毛孔皮肤，逐风，破癥癖积聚，逐五脏邪气，退热，御山岚瘴气。

① 实：原作"闭"，据《诸品药性主治指掌》"麻黄"条改。

《象》云：发太阳、少阴经汗，去节，煮三二沸，去上沫，否则令人心烦①闷。丹溪云：苦、甘，阴中之阳。泄卫中实，去荣中寒，发太阳、少阴之汗，入手太阴。根节能止汗。《珍》云：去荣中寒。《液》云：入足太阳、手少阴，能泄卫实发汗及伤寒无汗咳嗽。根节能止汗。夫麻黄治卫实之药，桂枝治卫虚之药。桂枝、麻黄虽为太阳经药，其实荣卫药也。以其在太阳地分，故曰太阳也。本病者即荣卫。肺主卫，心主荣，为血，乃肺心所主。故麻黄为手太阴之剂，桂枝为手少阴之剂。故伤寒伤风而嗽，用麻黄、桂枝，即汤液之源也。《剉》云：麻黄甘苦性微温，发汗除烦去节根，根节将来还可用，止虚盗汗作汤餐。《局》云：麻黄发汗攻头痛，表散风寒破积坚，治疟消斑除咳逆，若还止汗用其根。麻黄，发散，攻头痛。发汗用茎，止汗用根。

葛 根

臣也。杀野葛、巴豆毒、百药毒。五月采，暴干。入土深者去皮用，性轻浮。

味甘，气平，无毒。《汤》云：阳明经引经药，足阳明经行经的药。《东》云：可升可降，阳中之阴也。发伤寒之表邪，止胃虚之消渴，解中酒之苦毒，治往来之温疟。又云：疗肌解表。《珍》云：生津，疗消渴、大热，解诸毒，伤寒中风解肌发汗，升发疮疹。又能解酒毒，多用损元气。《肀》云：解热，堕胎，去风，消酒，开腠理，除湿气，止瘀②，解毒，破瘀血。

---

① 烦：原脱，据《汤液本草》卷中"草部·麻黄"条引"《象》云"补。

② 瘀：《诸品药性赋》"葛根"条作"疼"。

《本经》云：主消渴、身大热、呕吐、诸痹，起阴器，解诸毒，疗伤寒中风头痛，解肌，发表，出汗，开腠理，疗金疮，止痛、胁风痛。陶云：五月五日日中时，取葛根为屑，疗金疮、断血要药，亦疗疟及疮，至良。《唐本注》云：葛根虽除毒，入土五六寸已上者，名葛肚，服之令人吐，以有微毒也。根末之，主猘①狗啮，并饮其汁，良。陈藏器云：葛根，生者破血、合疮、堕胎、解酒毒、身热赤黄、小便赤涩。可断谷不饥，根堪作粉。禹锡云：干葛，臣。能治天行上气呕逆，开胃下食，主解酒毒，止烦渴热，治金疮，主治时疾解热。陶云：即今之葛根。人皆蒸食之，当取入土深大者，破而日干之。《日华子》云：葛，冷。治胸膈热、心烦闷热狂，止血痢，通小肠，排脓，破血，傅②蛇虫咬，解署③毒箭。干者力同。《图经》云：仲景治伤寒，有葛根及加半夏、葛根黄芩④黄连汤，以其主大热、解肌、开腠理故也。《象》云：治脾虚而渴，除胃热，解酒毒，能升提胃气⑤，通行足阳明经之药。去皮用。《心》云：止渴升阳。《珍》云：益阳生津，勿多用，恐伤胃气。虚渴者非此不能除。东垣云：葛根，甘、平、温。世人初病太阳证，便服葛根升麻汤，非也。《食疗》云：葛根蒸食之，消毒，其粉亦甚妙。其粉以水三合煎，能解鸩毒。《衍义》云：治中热、酒渴病，多食行小便，亦能使人利。病酒及渴者得之，甚良。易老云：太阳初病，未入阳明头痛者，不宜便服葛根发之。若服之，是引

---

① 猘（zhì 治）：疯狗。《广韵·祭韵》："猘，狂犬。"
② 傅：通"敷"，涂抹。《广雅·释言》："傅，敷也。"
③ 署（ǎn 俺）：覆盖。《说文·网部》："署，覆也。"
④ 芩：原作"苓"，据《政和本草》第八卷"葛根"条改。
⑤ 能升提胃气：《汤液本草》卷中"草部·葛根"条引"《象》云"无此句。

贼破家也。若头颅痛者，可服之。葛根汤，阳明自中风之仙药也。朱奉议云：头痛如欲破者，连须葱白汤饮之。又不已者，葛根葱白汤。易老又云：用此以断太阳入阳明之络，即非太阳药也。故仲景治太阳、阳明合病，桂枝汤内加麻黄、葛根也。又有葛根黄芩黄连解肌汤，是知葛根非太阳药即阳明药。《衜》云：葛根甘寒能发表，胃虚消渴服之安，解除中酒之苛毒，更止温疟之往还。《局》云：葛根无毒解诸毒，发散伤寒治热狂，开胃解酲除呕逆，更医消渴疗金疮。葛根，止渴，解酲，发散伤寒，消热毒。

生葛根汁

《本经》云：气大寒，疗消渴、伤寒、壮热。陶云：葛根，生者捣取汁饮之，解温病发热。葛洪治肾腰痛，取生根嚼之，咽其汁，多益佳。《集》云：治天行时病、壮热烦渴、热毒、吐血及妊娠热病心闷、小儿热痞①。

葛谷

《本经》云：主下痢十岁已上。《唐本注》云：葛谷即是实耳。

葛叶

《本经》云：主金疮，止血。《图经》云：主金刃疮。山行伤刺血出，卒不可得药，但挼药敷之，甚效。

葛花

《本经》云：主消酒。一名鹿藿。陶云：并小豆花干末，服方寸匙，饮酒不知醉。葛蔓，烧为灰，水服方寸匙，主喉痹。

---

① 痞：原作"胎"，据《本草集要》卷之二"葛根"条改。

葛　粉

味甘，气大寒，无毒。

《本经》云：主压丹石，去烦热，利大小便，止渴。小儿热瘶①，以葛根浸，捣汁饮之良。《圣惠》云：中鸩毒气欲绝者，水调三合饮之。

通　草

臣也。今谓之木通。正月采枝，阴干。去皮，用节。

味辛、甘，气平，无毒。《汤》云：阳也。灯草同。《东》云：降也，阳中阴也。阴窍涩而不利，水肿闭而不行。涩闭两俱立验，因有通草之名。一云泻肺，利小便。《垚》云：通阴窍涩，消水肿闭。

《本经》云：主去恶虫，除脾胃寒热，通利九窍血脉关节，令人不忘，疗脾疸、常欲眠、心烦哕出音声，疗耳聋，散痈肿诸结不消，及金疮、恶疮、鼠瘘、踒折、鼻、息肉、堕胎，去三虫。正月采枝，阴干。陶云：茎有细孔，两头皆通，含一头吹之，则气出彼头者良。《药性论》云：木通，臣，微寒。治五淋，利小便，开关格，治人多睡，主水肿浮，大除烦热。用根，治项下瘤瘿。陈士良云：茎名木通。主理风热淋疾、小便数急疼、小腹虚满，宜煎汤，并葱食之，有效。《日华子》云：木通，安心，除烦，止渴，退热，治健忘，明耳目，治鼻塞，通小肠下水，破积聚血块，排脓，治疮疖，止痛，催生，下胞，女人血闭，月候不匀，天行时疾，头痛，目眩，羸劣，乳结及下乳。子名燕覆子，七、八月采。《图经》云：古方所用通草，

___

① 瘶（tū 秃）：头疮。《集韵·屋韵》："瘶，首疡。"

皆今之木通。通脱稀有使者。近世医家，多用利小便。《象》云：治阴窍不利，行小水，除水肿闭，治五淋，生用。《珍》云：泻肺，利小便，甘平以缓阴血。《集》云：导小肠热。《制》云：通草甘通阴窍涩，更消水肿闭难行，用之涩闭俱通畅，因乃呼之通草名。《局》云：通草元①来即木通，治淋通利小肠中，散痈疗疽除烦热，又出声音治耳聋。

燕　覆

《唐本注》云：其子长三四寸，核黑，穰白，食之甘美，南人故名。孟诜云：燕覆，性平。厚肠胃，令人能食，下三焦，除恶气，和子食之，更好。又续五脏断绝气，使语声足气，通十二经脉，故名通草。食之通利诸经脉拥不通之气。陈士良云：燕覆子，寒，无毒。主胃口热闭、反胃、不下食，除三焦客热。此是木通实，名浮核桉子。

通　脱

陈藏器云：无毒。花上粉，主诸虫疮、野鸡病②，取粉内③疮中。生山侧，叶似萆麻，心中有瓤，轻白可爱，女工取以饰物。《集》云：亦能利阴窍，行小水，主蛊毒。今俗亦名通草。

木　通

《本经》无此条，即通草。

---

① 元：本来、原来，后作“原”。《日知录》：“元者，本也。本官曰元官，本籍曰元籍，本来曰元来。唐宋人多此语，后人以‘原’字代之。”

② 野鸡病：即痔疮病。汉吕后名雉，因“雉”“痔”同音，故改“雉”为“野鸡”，称“痔病”为“野鸡病”。《草木子·卷之三下》：“汉吕后讳雉，改雉名野鸡，人患痔者名野鸡疾。”

③ 内（nà 纳）：纳入。《史记·卷六·秦始皇本纪第六》：“百姓内粟千石，拜爵一级。”

味甘，气平，无毒。《汤》云：味甘而淡，性平。味薄，阳也。《东》云：降也，阳中阴也。泻小肠火积而不散，利小便热闭而不通。泻小肠火无他药可比，利小便闭与琥珀同功。又云：利水。《洁》云：通经，利窍，泻小肠火，通小便秘热。《珍》云：通经，利窍，能导滞，堕胎。《象》云：主小便不利，导小肠热，去皮用。《制》云：木通寒泻小肠火，小便热闭①大能通，通经利窍宜施用，导滞无他可比功。通草，即木通，治淋，退疸。

防 己

君也，殷蘖为之使，杀雄黄毒，恶细辛，畏草薢。采根，阴干，去皮用，文②如车辐理解者良。要心花文、黄色。汉防己，君；木防己，使，即根苗之名。

味辛、苦，气平，温，无毒。《汤》云：气寒，味大苦、辛。苦，阴也。平，无毒，通行十二经。《东》云：消肿，去风湿。《洁》云：主风痛、寒湿风浮水肿、膀胱热，通窍，散痈疗肺及癣疮。《珍》云：泄湿。

《本经》云：主风寒温疟、热气、诸痫，除邪，利大小便，疗水肿、风肿，去膀胱热、伤寒寒热邪气、中风手脚挛急，止泄，散痈肿恶结、诸蜗疥癣虫疮，通腠理，利九窍。文如车辐理解者良。生汉中。二、八月采根，阴干。陶云：疗风水气要药。《药性论》云：汉防己，君，味苦，有小毒。能治湿风、口面㖞斜、手足疼，散留痰，主肺气嗽喘。又云：木防己，使，畏女菀、卤碱，味苦、辛。能治男子肢节中风、毒风不语，主散

---

① 闭：《诸品药性赋》"木通"条作"秘"。

② 文：纹理、花纹。《古今韵会举要·文韵》："文，理也。"

结气拥肿、温疟、风水肿，治膀胱。《图经》云：汉防己黄实而香，茎梗甚嫩，折其茎一头吹之，气从中贯，如木通类。木防己虽今不入药，而古方亦通用之。仲景治伤寒，有增减木防己汤及防己地黄五物、防己黄芪六物等汤，疗膈间支满。其人喘满，心下痞坚，面黧黑，其脉沉紧，吐下乃愈，木防己汤主之。大防己二两，石膏二枚，鸡子大、碎、绵裹①，桂心二两，人参四两，四物以水煮，分再服，虚者便愈。实者三日复发汗，至三日复不愈者，去石膏，加芒硝，以水先煮三味，去滓，内芒硝，分再服，微下利，则愈。禁生葱。孙思邈疗遗溺、小便涩，亦用三物木防己汤。《象》云：治腰以下至足湿热肿盛、脚气，补膀胱，去留热，通行十二经，去皮用。陈藏器云：如陶所注，即是木防己，用体小同。按：木、汉二防，即是根、苗为名，汉主水气，木主风气。丹溪云：木防己不入药，古方亦通用之。治肺痿咯血多痰，汉防己、葶苈等分为末，糯米饮调下一钱，甚效。余同《象》、陈藏器云。《剉》云：防己除风湿热邪，四肢拘急口㖞斜，足疼水肿并风肿，湿嗽痈疮肿亦佳。《局》云：防己除风热湿邪，四肢拘急口㖞斜，能攻水肿并风肿，治嗽消痰入肺家。防己，治风热、拘挛。

天南星

畏附子、干姜、生姜。入药炮用。与鬼芋根相似，但南星小、柔腻肌细、炮之易裂，差②可辨尔。《局》云：热灰中炮裂用。

---

① 裹：原作"里"，据《政和本草》第九卷"防己"条改。

② 差（chā 插）：颇。《汉书》卷九十四下《匈奴传第六十四下》："从塞以南径深山谷，往来差难。"

味苦、辛，有毒。《汤》云同。《东》云：可升可降，阴中阳也。坠中风不省之痰涎，主破伤如尸之身强①。又云：醒脾，去惊风痰吐之忧。《珍》云：主中风，除痰，下气，利胸膈，治麻痹，痈肿，坚积，堕胎。《𦥯》云：利风痰胸膈，消痈，破积，散血，定风搐，傅蛇伤虫咬，及堕胎。

《本经》云：主中风、除痰、麻痹、下气，破坚积，消痈肿，利胸膈，散血，堕胎。二、八月采之。陈藏器云：主金疮、伤折瘀血，取根碎傅伤处。《日华子》云：味辛烈，平。散扑损瘀血，主蛇虫咬，傅②疥癣恶疮。入药炮用。《图经》云：大者四边皆有子，用时尽削去之。《珍》云：治同半夏。丹溪云：欲其下行，以黄檗引之。《制》云：南星有毒味辛苦，中风不省坠痰涎，破伤身强如尸状，服此回生致引年。《局》云：天南星主中诸风，下气除痰利膈胸，散血堕胎除脑痛，又涂伤折又消痈。南星，主下气、风痰，除脑痛，止怔忡。

天门冬

君也，垣衣、地黄、贝母为之使，畏曾青。凡用去皮、去心。服此忌食鲤鱼。生高地、根短、味甜、气香者上。

味苦、甘，气平，大寒，无毒。《汤》云：气寒，味微苦，苦而辛，气薄，味厚，阴也。甘、平，大寒，阳中之阴，入手太阴经、足少阴经。《东》云：升也，阴也。保肺气不被热扰，定喘促陡得安宁。又云：止嗽，补血，冷而润肝心。《𦥯》云：疗肺，医痈，治血痰，益气，养肌，行小水，除寒热，润咽喉。

---

① 强（jiāng僵）：僵硬。《素问·脉解》"所谓强上引北者……"王冰注："强上，谓颈项痉强也。"
② 傅：原作"附"，据《汤液本草》卷中"草部·天南星"条引"《日华子》云"改。

《珍》云：利肺气，止喘息促急，通肾气，壮水，滋五脏，镇心，除热，补元，壮骨髓，止血妄行，泻滞血。

《本经》云：主诸暴风湿偏痹，强骨髓，杀三虫，去伏尸，保定肺气，去寒热，养肌肤，益气力，利小便，冷而能补。久服轻身益气，延年不饥。二、三、七、八月采根，暴干。陈藏器云：天门冬根有十余茎，百部多者五六十茎，根长尖，内虚，味苦。天门冬根圆短实润，味甘，不同。苗、蔓亦别。《药性论》云：天门冬，君。主肺气咳逆喘息促急，除热，通肾气，疗肺痿生痈，吐脓，治湿疥，止消渴，去热，中风，宜久服煮食之，令人肌体滑泽，除身中一切恶气不洁之疾，令人白净，蜀人使浣衣如玉。和地黄为使服之，耐老，头不白。能冷补，患人体虚而热加而用之。杨损之云：服天门冬，误食鲤鱼中毒，浮萍解之。《日华子》云：贝母为使。镇心，润五脏，益皮肤，悦颜色，补五劳七伤，治肺气并嗽，消痰，风痹，热毒，游风，烦闷，吐血。去心用。《象》云：保肺气，治血热侵肺、止喘气促。加人参、黄芪为主用之，神效。又云：久服延年，多子孙，能行步，益气，入手太阴、足少阴。荣卫枯涸，湿剂所以润之。二门冬、人参、北五味子、枸杞子同为生脉之剂，此上焦独取寸口之意。《心》云：苦以泻滞血，甘以助元气，及治血妄行，此天门冬之功也。丹溪云：《衍义》治肺热之功为多，其味苦，但专泄而不专收，寒多者禁服。又泻肺火。《衍义》曰：但以水渍漉，使周润渗入肌，俟软，缓缓掰取，不可浸出脂液。其不知者，乃以汤浸一二时，柔即柔矣，然气味都尽，用之不效。《剉》云：天门冬苦性大寒，保肺不得热相干，涸枯荣卫宜斯润，定喘宁神燥闷安。《局》云：天门冬味甘平苦，性冷而能补大虚，定肺镇心除吐血，悦人颜色养肌肤。天门冬，镇心，止吐血、衄血，性冷而能补大虚。

麦门冬

君也，地黄、车前为之使，恶款冬花①、苦瓠，畏苦参、青襄。阴干，以肥大者为好。用之，汤泽抽去心，不尔令人烦。

味甘，气平，微寒，无毒。《汤》云：气寒，味微苦、甘，微寒，阳中微阴也，入手太阴经。《东》云：降也，阳中阴也。退肺中隐伏②之火，生肺中不足之金。止燥渴，阴得其养；补虚劳，热不能侵。又云：清心，解烦渴，除肺热。《珍》云：主腹中结气、饱伤肠、虚劳客热、烦渴甚。治血妄行、经枯、乳汁不通，保定肺气，又能补心。若欲行经，去心，酒浸。《㣐》云：利水，止渴，解烦燥，调中，定魄，除虚热，疗嗽，肥肌，又美颜色。

《本经》云：主心腹结气、伤中、伤饱、胃络脉绝、羸瘦、短气、身重、目黄、心下支满、虚劳客热、口干燥渴，止呕吐，愈痿蹶③，强阴，益精，消谷，调中，保神，定肺气，安五脏，令人肥健，美颜色，有子。久服轻身，不老不饥。二、三月、八、十月采，阴干。陈藏器云：《本经》不言生者。按：生者本功外，去心煮饮，止烦热，消渴，身重，目黄，寒热体劳，止呕，开胃，下痰饮。干者入丸散及汤用之，功如《本经》。其子圆碧，久服轻身明目。和车前子、干地黄为丸，食后服之，去温瘴，变白，明日，夜中见光。《药性论》云：麦门冬，使，恶苦芙，畏木耳。能治热毒，止烦渴，主大水面目肢节浮肿，下

---

① 花：原脱，据《汤液本草》卷中"草部·麦门冬"条引"《本草》云"补。

② 伏：原作"忧"，据《诸品药性主治指掌》"麦门冬"条改。

③ 蹶：原作"麈"，据《政和本草》第六卷"麦门冬"条改。

水，治肺痿吐脓，主泄精，疗心腹结气、身黑、目黄、心下苦支满、虚劳客热。《日华子》云：治五劳七伤，安魂定魄，止[①]渴，肥人时疾热狂，头痛，止嗽。《象》云：治肺中伏火、脉气欲绝，加五味子、人参。三味为生脉之剂，补肺中元气不足。《珍》云：行经，酒浸、汤浸，去心，治经枯。《心》云：补心气不足及治血妄行，补心不足。《衍义》云：治肺热之功为多，其味苦，但专泄而不专收，寒多人禁服。治心肺虚热及虚劳，麦门冬、地黄、麻仁、阿胶润经益血，复脉通心。二门冬、五味子、枸杞子同为生脉之剂。丹溪同。今按：《本经》用治脾胃多，后人用治心肺多。《衍义》云：治心肺虚热并虚劳客热。《剉》云：麦门冬寒味甘辛，消肺隐伏之火禁，补金不足润燥渴，养气充虚热不侵。《局》云：麦门冬子味甘平，止吐除烦更益精，解渴益心通结气，又攻劳热治时行。麦门冬，解渴，开结，益心肠，劳热可除烦可解。

地 榆

得发良，恶麦门冬。根外黑里红，似柳根。

味苦、甘、酸，气微寒，无毒。《汤》云：气微寒，味甘、酸。苦而酸，气味俱厚，阴也。主下部积热之血痢，止下焦不禁之月经。疗崩漏，止血，止痢。《珍》云：治下焦血、肠风、痢血、妇人乳疾、七伤带下。《垚》云：主血痢、金疮、瘘漏、恶疮，吐衄，排脓，止痛，医乳，治蛇伤。

《本经》云：主妇人乳痓痛、七伤带下病，止痛，除恶肉，止汗，疗金疮，止脓血，诸瘘，恶疮，热疮，消酒，除消渴，补绝伤。产后内塞，可作金疮膏。《别本注》云：今人止冷热痢

---

① 止：原作"上"，据《政和本草》第六卷"麦门冬"条改。

及疳热痢，极效。《药性论》云：味苦，平。能治产后余瘀、疹痛、七伤，治金疮，止血痢，蚀脓。肖炳云：今方用共樗皮，同疗赤白痢。《日华子》云：排脓，止吐血，鼻洪，月经不止，血崩，产前后诸血疾，赤白痢，并水泻，浓煎止肠风。《象》云：治小儿疳痢，性沉寒，入下焦。治热血痢，去芦。主妇人乳痓、七伤带下、月水不止、血崩之疾，除恶血，止疼痛、肠风泄血。《心》云：去下焦之血、肠风下血及泄痢下血须用之。《珍》云：阳中微阴。治下部血。《衍义》曰：若虚寒人水泻及冷痢，勿轻用。《舠》云：地榆酸苦性微寒，血痢投之即可安，入下部能消积热，更安不禁血崩难。《局》云：地榆主疗诸般血，止痛排脓补绝伤，带下能除十二病，并攻热痢治金疮。地榆，止血痢。

连翘

使也。《局》云：去心用。

味苦，气平，无毒。《汤》云：苦，微寒，气味俱轻，阴中阳也。手足少阳经、阳明经药。《东》云：升也，阴也[1]。泻诸经之客热，散诸肿之疮疡。又云：排疮脓肿毒。《珍》云：除心经客热，解上焦热，疮家之圣药。《垂》云：排脓，医疮毒，通淋，活血经，治瘰疬瘿瘤，泻心经客热并蛊[2]毒。

《本经》云：主寒热、鼠瘘、瘰疬、痈肿、恶疮、瘿瘤、结热、蛊毒，去白虫。八月采，阴干。《药性论》云：连翘，使。一名旱莲子。主通利五淋、小便不通，除心家客热。《日华子》云：通小肠，排脓，治疮疖，止痛，通月经。《象》云：治寒

---

① 阴也：原脱，据《诸品药性主治指掌》"连翘"条补。

② 蛊：《诸品药性赋》"连翘"条作"肿"。

热、瘰疬、诸恶疮肿，除心中客热，去胃虫，通五淋。《心》云：泻心经客热，诸家须用，疮家圣药也。《珍》云：诸经客热，非此不能除。《液》云：手足少阳。治疮疡、瘤气、瘿起、结核有神。与柴胡同功，但分气血之异耳。与鼠粘子同用，治疮疡，别有神功。丹溪云：连翘，苦，阴中微阳，升也，入手少阴经。泻心火，降脾胃湿热及心经客热，非此不能除。疮瘘痈肿，不可缺也。治血证，以防风为上使，连翘为中使，地榆为下使，不可不知。《衍义》：治痢有微血。不可执以连翘为苦燥剂，虚者多致危困，实者宜用之。《衜》云：连翘微寒味苦平，消诸经热有深功，心间热与疮疡肿，功效柴胡粘子同。《局》云：连翘大小分双种，主治痈疮及瘿瘤，通利五淋行月水，若除心热亦须求。连翘，除心热，破瘿瘤，堪行月水。

连 轺

又，苦。

丹溪云：不见所注，但仲景方注云即连翘根也。《汤液》同。

细 辛

臣也，曾青、枣根为之使，恶狼毒、山茱萸、黄芪，畏消石、滑石及藜芦。出华阴、色白者良。其根细，而其味极辛。今人多以杜蘅当之。杜蘅吐人，用时须细辨。忌生菜。单用末，不可过半钱匙，多气闷塞，不通者死。去芦头并叶。

味辛，气温，无毒。《汤》云：气温，味大辛，纯阳。性温，气厚于味，阳也。少阴经药，手少阴引经之药。《东》云：升也，阳也。止少阴合病之首痛，散三阳数变之风邪。又云：去头风，止嗽，疗齿痛。《疌》云：通窍，除风湿，治痫，主咳逆，下气，匀经，利乳，安五脏，生津液。

《本经》云：主咳逆、头痛、脑动、百节拘挛、风湿痹痛、死肌，温中下气，破痰，利水道，开胸中，除喉痹、齆鼻、风痫癫疾，下乳结，汗不出，血不行，安五脏，益肝胆，通精气。久服明目，利九窍，轻身长年。生华阴，二、八月采根，阴干。《本草》云：得当归、芍药、白芷、芎藭、牡丹、藁本、甘草，共疗妇人。得决明、鲤鱼胆、青羊肝，共疗目痛。陶云：人患口臭者，含之，得效。最能除痰、明目。《药性论》云：细辛，臣，忌生菜，味苦、辛。治咳逆上气、恶风、风头、手足拘急，安五脏六腑，添胆气，去皮风湿痒，能止眼风泪下，明目，开胸中滞，除齿痛，主血闭、妇人血沥腰痛。《日华子》云：治嗽，消死肌疮肉、胸中结聚，忌狸肉。《心》云：止诸头痛、诸风通用。味辛，热，温阴经，散水寒，去内寒。东垣云：治邪在里之表，故仲景少阴证用麻黄附子细辛汤。易老云：治少阴头痛如神。太阳则羌活，少阴则细辛，阳明则白芷，厥阴则川芎、吴茱萸，少阳则柴胡也。细辛香味细而缓，入少阴，当少用为主①，与独活颇类，用为使。丹溪云：少阴引经药。《本草》云：主咳逆头痛、百节拘挛，最能温中下气，破痰，利水道。若单服，不可过半钱匙。《衍义》云：华州者佳，柔韧，极细直，深紫色，味极辛，嚼之习习如椒，最治头面风痛。叶如葵叶，亦黑，非此则杜蘅也。杜蘅叶形如马蹄下，俗云马蹄香，根似白前，又似细辛。襄汉间一种细辛，极细而直，色黄白，乃是鬼督邮，不可用。《制》云：细辛辛温乃无毒，升也为阳有

---

① 当少用为主：《汤液本草》卷中"草部·细辛"条引"易老云"无此句。

二功，除风数变三阳证，去首少阴合病疼。《局》云：细辛下气更温中，主治拘挛痛痹风，明目破痰除脑痛，妇人血闭亦能通。细辛，温中，下气，仍主脑疼。

栝楼根

枸杞为之使，恶干姜，畏牛膝，反乌头。入土深者良，生卤地者有毒。根，一名白药，一名天花粉。

味苦，气寒，无毒。《汤》云：味厚，阴也。《东》云：沉也，阴也。止渴，退烦热，补虚，通月经。又云：疗黄疸、毒痈，消渴，解痰。《珍》云：除心下枯渴，生津。与酸、辛同用，开导肿气。《疌》云：除消渴，行小水，解热，安中又补中，通经并退疸，散痞又开胸。又云：止渴，消烦，清气血，退热，补虚，通月经。

《本经》云：主消渴身热、烦满大热，补虚，安中，续绝伤，除肠胃中痼热、八疸身面黄、唇干、口燥、短气，通月水，止小便利。入土深者良，生卤地者有毒。二、八月采根，曝干。禹云：通小肠，排脓，消肿，生肌，长肉，消扑损瘀血，治热狂时疾、乳痈、发背、痔瘘、疮疖。《心》云：止渴，行津液。苦，寒。与辛、酸同用，导肿气。《珍》云：苦，纯阴。若心中枯渴者，非此不能除。《剉》云：瓜蒌根味苦沉寒，止渴之功若圣丹，退热消烦清气血，补虚通济月经安。《局》云：栝楼一本号天瓜，除热生津入渴家，并治乳痈疸痔漏，更医消渴疗金疮①。栝楼曰天瓜实，治乳痈，根可止渴。

---

① 更医消渴疗金疮：《本草歌括》八卷本卷之三、二卷本上卷"草部·栝楼根"条作"补劳润肺实尤佳"。

栝楼茎叶

《本经》云：疗中热伤暑。

栝楼实

《本经》云：名黄瓜。主胸痹，悦泽人面。禹云：味苦，冷，无毒。补虚劳，口干，润心肺。治手面皱、吐血、肠风泻血、赤白痢，并炒用。《图经》云：疗时疫发黄、心狂烦热闷不认人者，取大实一枚黄者，以新汲水九合浸淘取汁，下蜜半大合，朴硝八分，令搅消尽，分再服，瘥。丹溪云：属土而有水。《本草》言治胸痹，以味苦甘、性润，治痰嗽，利胸膈，甘能补肺，润能降气。胸有痰者，以肺受逼，失降下之令，今得甘缓润下之助，则痰自降，宜其为治嗽之要药。又洗涤胸膈中垢腻，治消渴之细药也。雷公云：栝楼，凡使，皮子、茎、根效各别，其栝并楼样全别。若栝自圆，黄皮厚，蒂小苦。其楼唯形长，赤皮，蒂粗，是阴，《诗》所谓"果臝之实①"，正谓此也。《集》云：下乳汁，取仁炒干，令香熟，为末，酒调一匙，合面卧少时。《东》云：味苦，寒，无毒，下气，润肺喘，且宽中。

红蓝花

即红花。堪作胭脂，其花暴干，以染真红。

味辛，气温，无毒。《汤》云：辛而甘，温，苦，阴中之阳。《东》云：阳也。逐腹中恶血而补血虚之虚②，除产后败血而止血晕之晕③。又云：治产后恶血，通经。《珍》云：和血，当归同。入心，能养血。又治产后血晕并心闷。《隶》云：主养

---

① 果臝之实：栝楼的果实。果臝，栝楼。语出《诗经·豳风·东山》。

② 虚：原作"血"，据《诸品药性主治指掌》"红花"条改。

③ 晕：原作"血"，据《诸品药性主治指掌》"红花"条改。

血，除恶血，补虚少血，止腹痛，产后败血、血晕。

《本经》云：主产后血运、口噤、腹内恶血不尽绞痛、胎死腹中，并酒煮服。亦主蛊毒下血。堪作胭脂。其苗，生捣碎，傅游肿。其子，吞数颗，主天行疮子不出。其胭脂，主小儿聤耳，滴耳中。《图经》云：主产后血病为胜。其实亦同。仲景治六十二种风兼腹中血气刺痛，用红花一大两，分为四分，以酒一大升，煎强半，顿服之。又一方，用红蓝子一升，捣碎，以无灰酒一大升八合，拌了，暴令干，重捣筛①，蜜丸如桐子大，空腹酒下四十丸。《广利方》治女子中风血热烦渴者，以红蓝子五大合，微熬，捣碎，旦日取半大匙，以水一升，煎取七合，去滓，细细咽之。又《海上方》治喉痹壅塞不通者，取红蓝花捣绞，取汁一小升服之，以差为度。如冬月无湿花，可浸干者，浓绞取汁，如前服之，极验。但咽喉塞，服之皆差。亦疗妇人产运绝者。《象》云：治产后口噤血晕，腹内恶血不尽绞痛，破留血，神效。搓碎用。《心》云：和血与当归同用。《珍》云：入心养血。谓苦为阴中之阳，故入心。丹溪云：破留血，养血。多用则破血，少用则养血。余同《本草》。《㓝》云：红花辛温能养血，腹停恶血又能除，止产败血血之晕，补虚少血血之虚。《局》云：红蓝花本能行血，产后昏迷用最宜，若作胭脂功又别，小儿聤②耳却能医。红花，本能行血。

---

① 筛（shāi 筛）：筛。《急就篇》"筛算箕帚筐箧篓"颜师古注："筛，所以箩去粗细者也。今谓之筛。"

② 聤：原作"停"，据《本草歌括》八卷本卷之三"红蓝花"条改。

草部中

天　麻

其根形如黄瓜，连生一二十枚。肉名天麻。五月采根，暴干。其苗名定风草。《局》云：酒浸一宿，焙。

味辛，气平，无毒。《汤》同。《东》云：降也，阳也。疗大人风热头眩，治小儿风痫惊悸，祛诸风麻痹不仁，主瘫痪①语言不遂。又云：除脾湿，祛风。《聿》云：去风，定搐，除惊，通窍，舒筋，补劳，治痈痹，通血，除虫。

《本经》云：主诸风湿痹、四肢拘挛、小儿风痫惊气，利腰膝，强筋力，久服益气，轻身长年。《别注》云：主诸毒恶气、支满、寒疝、下血。茎似箭笴，赤色，故茎名赤箭也。《药性论》云：赤箭脂，一名天麻，又名定风草。味甘，平。能治冷气、癃痹、瘫缓不遂、语多恍惚、多惊失志。陈藏器云：天麻，寒。主热毒，痈肿，捣茎叶傅之。亦取子作饮，去热气。《日华子》云：味甘，暖助阳气，补五劳七伤，鬼疰，蛊毒，通血脉，开窍，服无忌。《象》云：治头风。《衍义》云：凡用，须别药相佐使，然后见功，仍须多用之。丹溪云：气平和，味苦。一名定风草，即此是也。其一名赤箭，主诸风湿痹、四肢拘挛、小儿痫惊及诸虚眩运，非此不能除也。凡使，勿误用御风草，与天麻似，误服则令人有肠结之患，慎之！《剉》云：天麻辛治惊痫药，风热头眩得此蠲，麻痹不仁风可疗，语言不遂痪能痊。《局》云：天麻通窍主诸风，湿痹拘挛亦善攻，利膝强筋仍益气，苗名赤箭治功同。天麻，逐诸风湿痹拘挛。

---

① 痪：原作"缓"，据《诸品药性主治指掌》"天麻"条改。

赤箭

一云天麻苗。《衍义》云：天麻苗也。然与天麻治疗不同，故后分之为二。

味辛，气温。

《本经》云：主杀鬼精物、蛊毒、恶气、消痈肿、下支满、寒疝、下血，久服益气力，长阴，肥健，轻身，增年。三、四、八月采根，暴干。陶云：有风不动，无风自摇。《药性论》云：无毒。丹溪谨按《别说》云：今医家见用天麻即是此赤箭根，今《本草补注》与《图经》所载乃别是一物。古方用天麻者不用赤箭，用赤箭者即无天麻，方中诸药皆同。天麻、赤箭本为一物，今所用不相违。然赤箭则言苗，用之有自表入里之功；天麻则言根，用之有自内达外之理。根则抽苗径直而上，苗则结子成熟而落，从干中而下，至土而生。似此粗可识其内外主治之理。

葶苈

臣也，榆皮为之使，恶僵蚕、石龙芮，立夏后采实，阴干，得酒良，用之当炒。凡使勿用赤须子，真相似葶苈，只是味微甘苦，葶苈子入顶苦。《局》云：纸隔炒香用。

味辛、苦，气寒、大寒，无毒。《汤》同。《东》云：沉也，阴中阴也。除遍身之浮肿，逐膀胱之留热，定肺气之喘促，疗积饮之痰厥。又云：泻肺喘，通水气。《珍》云：导肿。《垚》云：利小便，除浮，退热，下痰涎、积聚、癥瘕，治肺痈咳逆，消皮间邪水。

《本经》云：主癥瘕积聚结气、饮食寒热，破坚逐邪，通利水道，下膀胱水，伏留热气，皮间邪水上出、面目浮肿，身暴中风热痱痒，利小腹，久服令人虚。陶云：疗肺壅上气咳嗽，定喘促，除胸中痰饮。《药性论》云：葶苈，臣，味酸，有小毒。能利小便，抽肺气上喘息急，止嗽，《日华子》云：利小肠，通水气虚肿。《图经》云：治肺痈、喘不得卧，葶苈大枣泻肺汤主之。又崔知悌方，疗上气咳嗽，长引气不得卧，或遍体气肿，或单面肿，或足肿，并主之。葶苈子微炒为末，清酒渍服之，量其气力取微利，一二为度。《液》云：苦、甜二味，主治同。仲景用苦，余方或有用甜者，或有不言甜、苦者。大抵苦则下泄，甜则少缓，量病虚实用之，不可不审。《本草》虽云治同，甜、苦之味，安得不异？丹溪云：属火，属水，性急，善逐水，病人稍涉虚者，宜远之，且杀人甚捷。有甜、苦两等，其形则一。《经》既言味辛苦，即甜者不复更入药也。大概治体，皆以行水走泄为用，故不可久服。同《衍义》。《制》云：葶苈苦寒消水肿，膀胱留热更能清，肺家喘促宜斯用，积饮停痰得此行。《局》云：葶苈辛寒能泻肺，除痰止嗽用为良。缘何下水消浮肿？盖利膀胱及小肠。葶苈子，泻肺，消痰，去浮，下水。

藁　本

臣也，恶䕡茹，畏青葙子。正、二月采根，暴干，三十日成。

味辛、苦，气温，微温，微寒，无毒。《汤》云：气温，味大辛。苦，微温，气厚味薄，阳也，升也。太阳经本经药。纯阳。《东》云：升也，阴中阳也。大寒气客于巨阳之经，苦头痛流于巅顶之上，非此味不除。又云：除风，治妇人阴痛。《珍》云：治顶脑头痛、遍身风湿，气雄且壮，行经直至太阳中。

《迣》云：清头，去痛，伐邪，治癞，通血[1]，生肌，疗阴肿、腹疼、瘕疝。

《本经》云：主妇人疝瘕、阴中寒肿痛、腹中急，除风头痛，长肌肤，悦颜色。《汤》云：辟雾露，润泽，疗风邪殚曳、金疮。可作沐药面脂，实主风流四肢。正、二月采根，暴干，三十日成。《药性论》云：藁本，臣，微温，畏青葙子。能治一百六十种恶风、鬼疰流入腰痛冷，能化小便，通血，去头风黔疱。《日华子》云：治癞疾，并皮肤疵䵟、酒齄、粉刺。《象》云：太阳经风药。治寒邪结郁于本经，治头脑痛、大寒犯脑令人脑痛、齿亦痛。《心》云：专治太阳头痛，其气雄壮。《珍》云：治巅顶痛。此与木香同治雾露之气，与白芷同作面脂药治疗。仲景云：清明已前，立秋已后，凡中雾露之气皆为伤寒。又云：清邪中于上焦，皆雾露之气，神术白术汤内加木香、藁本，择其可而用之。此既治风又治湿，亦各从其类也。丹溪云：味辛、苦，阳中微阴，太阳经本药。治寒气郁结及巅顶痛、脑齿痛，引诸药上至巅顶，与木香同治雾露之气。《剚》云：藁本微温味苦辛，治头痛于顶巅中，太阳寒客能消散，妇人阴寒痛可通。《局》云：藁本除风入四肢，更除头痛长肤肌，妇人主疗阴寒痛，沐药仍能作[2]面脂。

秦 艽

菖蒲为之使，畏牛乳，须用长大、黄白色、新好罗文者，佳。根皆作罗文相交，中多衔土，用之熟破除去。

---

① 血：《诸品药性赋》"藁本"条作"气"。
② 作：《本草歌括》八卷本卷之三、二卷本上卷"草部·藁本"条皆作"去"。

味苦、辛，气平，微温，无毒。《汤》云：阴中微阳，手阳明经药。《东》云：可升可降，阴中阳也。除四肢风湿若懒，疗遍体黄疸如金。又云：攻风逐水，除肢节痛。《珍》云：养血，荣筋。风痹，寒邪，肢节痛，手足不遂，新旧挛急，下牙疼，传尸骨蒸，并兼治之。《疌》云：利水，疗疸，除风湿。

《本经》云：主寒热邪气、寒湿风痹、肢节痛、下水、利小便、疗风无问久新、通身挛急。二、八月采根，曝干。《药性论》云：秦艽解米脂人食谷不充悦。畏牛乳。点服之，利大小便，差五种黄病，解酒毒，去头风。肖炳云：疗酒黄、黄疸，大效。《日华子》云：味苦，冷。主传尸骨蒸，治疳及时气。《图经》云：《广利方》疗黄、心烦热、口干、皮肉皆黄，秦艽、牛乳同煮，去滓，分温再服，差。凡黄有数种，伤酒曰酒黄，夜食误食鼠粪亦作黄，因劳发黄。多痰涕，目有赤脉，日益憔悴，或面赤、恶心者是。《象》云：主寒热邪气。《象》又云：主风湿痹，下水，利小便，治黄病、骨蒸，治口噤及肠风泻血，去芦用。《珍》云：去手阳明经下牙痛、口疮毒，去本经风湿。《剉》云：秦艽辛苦性微温，利水施之亦有功，疗遍体之金色疸，除风湿在四肢中。《局》云：秦艽能治湿寒风，劳热时行亦善攻。治疸消浮何以用？盖缘能使小便通。秦艽，治疸及劳热时行。

菊 花

使也，术、枸杞根、桑根白皮为之使。正月采根，三月采叶，五月采茎，九月采花，十一月采实，皆阴干。味甘而花黄，应候开者入药。野菊味苦者名苦薏，大伤胃，不堪食。又白菊，亦入药。《局》云：去枝梗，焙干。

味苦、甘，气平，无毒。《汤》云：苦而甘寒。《东》云：

可升可降，阴中阳也。散八风上注之头眩，止两目欲脱之泪出。又云：明目，清头风。《珍》云：性寒。明目，治头风，能养目血，去翳膜。《洁》云：主头眩，去风，除热，安肠胃，治心痛，宽膈，除痛，祛热气。

《本经》云：主风头[1]、头眩、肿痛、目欲脱泪出、皮肤死肌、恶风、湿痹，疗腰痛去来陶陶，除胸中烦热，安肠胃，利五脉，调四肢。久服利血气，轻身耐老，延年。《药性论》云：甘菊花，使。能治热头旋旋倒地、脑骨疼痛、身上诸风。《日华子》云：菊花，治四肢游风，利血脉、心烦、胸膈壅闷并痛毒、头痛，作枕明目。叶亦明目，生熟并可食。《心》云：去翳膜，明目。《珍》云：养目血。丹溪云：属金而有土与水，大能补阴，须味甘者。若山野苦者，勿用，大伤胃气。一种青茎而大，作蒿艾气，味苦，不堪食者，名苦薏，语曰苦如薏是也。惟单叶花小而黄、味甘、应候开者佳，《月令》"菊有黄花"是也。陈藏器云：苦薏味苦，破血。妇人腹内宿血，食之。又调中，止泄。花如菊，菊甘而薏苦。又云：白菊味苦，染髭发令黑。和巨胜、茯苓蜜丸，主风眩，变白，不老，益颜色。《制》云：甘菊苦甘除目疾，八风上注苦头眩，目疼欲脱连头痛，热拥睛红泪不干。《局》云：菊花主治风头眩，消散皮肤痹湿风，更疗脑疼明耳目，又除烦热在胸中。菊花，消散湿痹风，主头眩痛搅。

延胡索

生奚国。根如半夏，色黄。《局》云：微炒。

味辛，气温，无毒。《汤》云：苦、辛，温，入手足太阴

---

[1] 头：《政和本草》第六卷"菊花"条无此字。

经。《东》云：可升可降，阴中阳也。活精血，疗产后之疾；调月水，主胎前之证。又云：理气痛、血凝，调经。《恚》云：破血，活精血，安胎，小肠疼，能疗产后疾，调摄产前经。

《本经》云：主破血产后诸病因血气所为者、妇人月经不调、腹中结块、崩中淋露、产后血运、暴血冲上因损下血，或酒摩及煮服。《日华子》云：除风，治气，暖腰膝，破癥癖，扑损瘀血，落胎，及暴腰痛。《海药》云：味苦甘，主肾气，破产后恶露及儿枕。与三棱、鳖甲、大黄为散，能散气，通经络。蛀蚛成末者，使之惟良，偏主产后病也。《象》云：破血，治气、月水不调、小腹痛，暖腰膝，破癥痕，碎用。《液》云：治心气痛、小腹痛有神。主破血、产后诸疾因血为病者，皆可疗之。丹溪云同《象》《液》。《制》云：玄胡索温味苦辛，破血又治小肠疼，活精血疗产后疾，安胎调摄产前经。《局》云：延胡索主攻心痛，又治阴人月不调，破血治崩行肾气，气攻胆外亦能消。玄胡索，主腹痛、心疼。

附　子

使也，地胆为之使，恶蜈蚣，畏防风、黑豆、甘草、黄芪、人参、乌韭。冬月采，为附子；春采，为乌头。凡使，水浸，文武火炮，令裂、表里皆黄，拆去皮脐①用。陶云：凡用三建，皆热灰微炮令拆，勿过焦，惟姜附汤生用之。俗方每用附子者，须甘草、人参、生姜相配者，正以制其毒也。

味辛、甘，气温，大热，有大毒。《汤》云：气热，味大辛，纯阳。辛、甘，温，大热，有大毒。通行诸经引用药，入手少阳经三焦命门之剂。《东》云：浮也，阳中阳也。其性浮而

---

① 脐：原作"剂"，据《本草集要》卷之三"附子"条改。

不沉，其用走而不息。除六腑之沉寒，补三阳之厥逆。又云：疗虚寒，翻①胃，壮元阳。《珍》云：大热，补阳气，去五脏六腑沉寒，主风寒咳逆、脾胃冷，须少用之。《疌》云：搜风，补暖，助阳，主转筋、霍乱、寒湿，除风缓痰涎，下胎。

《本经》云：主风寒咳逆邪气、温中、金疮、破癥坚积聚血痕、寒湿踒躄拘挛、膝痛脚疼、冷弱②不能行步、腹脊风寒、心腹冷痛、霍乱、转筋、下痢赤白，坚肌骨，强阴，又堕胎，为百药长。雷公云：凡使，先须细认，勿误用，有乌头、乌喙、天雄、侧子、木鳖子。乌头，长身乌黑。乌喙，皮上苍，有大豆许者孕八九个，周围底陷，黑如乌铁，宜于文武火中炮令皱拆，即劈破用。天雄，身全矮，无尖，周匝四面有附孕十一个，皮苍色，即是天雄，宜炮皱拆后，去皮尖底用，不然阴制用，并得。侧子，只是附子傍有小颗附子如枣核者是，宜生用，治风疹神妙。木鳖子，只是诸喙、附、雄、乌、侧中毗楒者，不入药用，若服令人丧目。若附子底平，有九角如铁色，一个重一两者，气全，用文武火中炮，令皱拆者去之，用刀刮上孕子，并去底尖，微细劈破。《象》云：性走而不守，亦能除肾中寒甚。白术为佐，名术附汤，除寒湿之圣药也。湿药中少加之，通行诸经引用药也。治经闭，慢火炮。《珍》云：治脾湿肾寒。《液》云：入手少阳三焦命门之剂，浮中沉，无所不至。附子味辛，大热，纯阳，故行而不止，非若干姜止而不行也，非身表

---

① 翻：原作"番"，据文义改。
② 弱：原作"痛"，据《政和本草》第十卷"附子"条改。

寒①而四肢厥者，不可僭用。如用之者，以其治四逆②也。丹溪云：《衍义》论五等同为一物，以形像命名而为用，至哉斯言！犹有未善③。仲景八味丸，附子为少阴之向导，其补自是地黄，后世因以附子为补，误矣。附子走而不守，取捷悍走下之性，以行地黄之滞，可致远。亦若乌头、天雄，皆气壮形博④，可为下部药之佐，无人表其害人之祸，相习用为治风之药，杀人多矣。治寒、治风有必用者，予每以童便煮而浸之，以杀其毒，且可助下行之力，入盐尤捷。《集》云：阴毒，伤寒烦躁，迷闷不省，四肢厥逆。《制》云：黑附子辛热有毒，其性走而浮不沉，补三阳之厥逆证，除六腑之寒病深。《局》云：附子主除心腹痛，更攻咳逆破癥坚，堕胎止痢强阴道，逐散风寒湿痹挛。附子、乌、雄，可回阳而逐冷，祛风湿而建中。

乌头

使也。川乌头、草乌头即是。远志、莽草为之使，反半夏、栝楼、贝母、白蔹、白及，恶藜芦，忌豉汁。春时茎初生，有脑形似乌鸟之头，故名。有两岐共蒂、状如牛角名乌喙，与附子同根。《局》云：炮裂，去皮脐用。

味辛、甘，气温，大热，有大毒。《汤》云：气热，味大辛。辛、甘，大热，有大毒。行诸经。《东》云：浮也，阳中阳也。散诸风之寒邪，破诸积之冷痛。又云：破积消痰，治风痹。

---

① 寒：《汤液本草》卷中"草部·黑附子"条引"《液》云"作"凉"。

② 逆：原作"肢"，据《汤液本草》卷中"草部·黑附子"条引"《液》云"改。

③ 善：原作"莹"，据《本草衍义补遗》"附子"条改。

④ 博：《本草衍义补遗》"附子"条作"伟"，于义皆通。

《珍》云：行经，散风邪，温养脏腑，除寒疾，主感寒腹痛，破积聚滞气、心下痞。《洁》云：破积，消痰，去风，堕产，治寒湿痹，咳逆，杀尸虫。

《本经》云：主中风恶风洗洗出汗，除寒湿痹、咳逆上气，破积聚寒热，消胸上痰冷食不下、心腹冷疾脐间痛、肩胛痛不可俯仰、目中痛不可久视，又堕胎。其汁煎之，名射罔，杀禽兽。《药性论》云：乌头，使，远志为之使，忌豉汁，味苦、辛，大热，大毒。能治恶风增①寒、湿痹逆气、冷痰包心、肠腹疠痛、疝癖、气块，益阳事，中风洗洗恶寒，除寒热，除胸中痰满，冷气不下食，治咳逆上气，治齿痛，破积聚寒，主强志。《象》云：治风痹、血痹、半身不遂，行经药也。慢火炮拆，去皮用。《液》云：乌、附、天雄、侧子之属，皆水浸，炮裂，去皮脐用之。多有外黄里白，劣性尚在，莫若乘热切作片子再炒，令表里皆黄，内外一色，劣性皆去，却为良也。世人罕如此制之。《削》云：川乌味辛热有毒，浮也阳中之少阳，能开脏腑寒邪气，破诸积冷痛尤良。《局》云：乌头破积除寒湿，及中风邪恶见风，逐冷堕胎攻腹痛，又消痰饮滞胸中。《局方》中有用川乌者，有用草乌者，有一方兼用川乌、草乌者。川乌出于梓州。

射　罔

味苦，有大毒。

《本经》云：疗尸疰、癥坚及头中风痹痛。一名乌喙。陶

---

① 增：《政和本草》第十卷"乌头"条引作"憎"。增，通"憎"，厌恶。《墨子·非命下》"《仲虺之诰》曰：我闻有夏人矫天命于下，帝式是增，用爽厥师"孙诒让《间诂》引江声云："增当读为憎。"

云：射罔，温，大热。陈藏器云：射罔本功外，主瘘疮、疮根结核、瘰疬毒肿及蛇咬。先取药涂肉四畔，渐渐近疮，习习逐病至骨，疮有熟脓及黄水出，涂之。若无脓水，有生血及新伤肉破，即不可涂，立杀人，亦如杀走兽，傅箭镞射之，十步倒也。《日华子》云：土附子，味痦，辛热，有毒。生去皮捣，滤汁澄清，旋添晒干取膏，名为射罔。猎人将作毒箭使用，或中者，以甘草、蓝青、小豆叶、浮萍、冷水、荠苨皆可御。

乌喙

使也，忌豉汁。

味辛，气微温，有大毒。

《本经》云：主风湿、丈夫肾湿、阴囊痒、寒热、历节掣引腰痛不能行步、痈肿脓结，又堕胎。正、二月采，阴干。长三寸已上为天雄。《药性论》云：乌喙，使，忌豉汁，味苦、辛，大热。能治男子肾气衰弱、阴汗，主疗风温湿邪痛，治寒热痈肿岁月不消者。

天雄

君也，远志为之使，忌豉汁。长三寸以上为天雄。恶腐婢。《局》云：炮裂令熟，去皮脐尖，焙用。

味辛、甘，气温，大温，有大毒。《东》云：散寒，去湿，助精阳。

《本经》云：主大风寒湿痹、历节痛、拘挛缓急、破积聚、邪气、金疮、强节骨，轻身健行，疗头面风去来疼痛、心腹结积、关节重不能行步，除骨间痛，长阴气，强志，令人武勇力作不倦，又堕胎。二月采根，阴干。《药性论》云：天雄，君，忌豉汁，大热，有大毒，干姜制用之。能治风痰、冷痹、软脚、毒风，能止气喘促急，杀禽虫毒。《日华子》云：治一切气，助阳道，暖水脏，补腰膝，益精，明目，通九窍，利皮肤，调和脉、四肢不遂，破痃癖癥结，排脓，止痛，续骨，消瘀血，补冷气虚损，霍乱转筋，背脊偻伛，消风痰，下胸膈水，发汗，止阴汗。炮，含，治喉痹。凡丸散，炮去皮脐用。丹溪按洁古云：非天雄，不能补上焦之阳虚。《局》云：天雄功烈如乌附，逐痹除风更助阳，并出建平为地道，故名三建载医方。

侧 子

使也。附子旁生、绝小如大枣核者是。又附子旁尖芽角削下者，亦是。

味辛，气大热，有大毒。

《本经》云：主痈肿风痹、历节腰脚疼冷、寒热、鼠瘘，又堕胎。陶云：疗脚气，多验。《药性论》云：侧子，使。能治冷伤、湿痹、大风、筋骨挛急。陈藏器云：治遍身风疹，冷酒调服。《唐本注》云：侧子只是乌头下共附子、天雄同生小者。侧子与附子皆非正生，谓从乌头傍出也。以小者为侧子，大者为附子。《蜀注》云：乌头旁出附子，附子傍出侧子。陶云：初生形似乌鸟头，故谓乌头。两岐者，如乌鸟口，故名乌喙。细而长，乃至三四寸者为天雄。根傍如芋散生者名附子。傍连生者名侧子。五物同出而异名。《图经》云：其长三四寸者为天雄，割削附子傍尖芽角为侧子，附子之绝小者亦名为侧子，元种者母为乌头，其为大小者皆为附子，以八角者为上。如方药要用，须炮令裂，去皮脐①使之。《集》云：后世补虚寒须用附子，仍取端平而圆大、半两已上者，其力全。风家多用天雄，亦取大

---

① 脐：原作"剂"，据《政和本草》第十卷"侧子"条改。

者，以其尖角多热，性不肯就下，故取敷散也。

白豆蔻

用须去壳。

味辛，气大温，无毒。《汤》云：气热，味大辛。味薄，气厚，阳也。辛，大温，无毒。入手太阴经。《东》云：升阳，阳也。破肺中滞气，退目中云气，散胸中冷气，补上焦元气。又云：治冷泻。《珍》云：与肺经相宜，消谷，下气，破滞，温脾，主呕逆翻胃、腹寒痛。白睛红筋暴发眼，用之功亦奇。《疌》云：主反胃、诸般冷气及冷吐。

《本经》云：主积冷气，止吐逆反胃，消谷下气。《图经》云：张文仲治胃气冷、吃食即欲吐，以豆蔻子三枚，捣筛更研细，好酒一盏，微温，调之，并饮二三盏，佳。又有治呕吐白术等六物汤，亦用白豆蔻，大抵主胃冷，即宜服也。《珍》云：主积冷气，散肺中滞气，宽膈止吐逆，治反胃，消谷，下气，进食，去皮用。《心》云：专入肺经，去白睛翳膜，红者不宜多用。《液》云：入手太阴。别有清高之气，上焦元气不足，以此补之。《制》云：白豆蔻味本辛温，退翳还除冷在胸，上焦元气尤能补，却消滞气于肺中。《局》云：白豆蔻温除冷气，调和脾胃谷能消，若人吃食欲得吐，研细仍须好酒调。白豆蔻、荜澄茄，温脾，健胃，消食，宽膨。

草豆蔻

面包、煨热用。

味苦、辛，气温，无毒。《汤》云：气热，味大辛。阳也。辛，温，无毒。入足太阴经、阳明经。《东》云：浮也，阳也。去脾胃积滞之寒邪，止心腹新旧之疼痛。《珍》云：去寒，益胃。

《本经》云：主温中心腹痛、呕吐，去口臭气，下气，胀满短气，消酒进食，止霍乱，治一切冷气，调中补①胃健脾，亦能消食。《象》云：治风寒客邪在胃口之上，善去脾胃客寒。心与胃痛，面包煨熟，去面用。《珍》云：益脾胃，去寒。《衍义》云：性温而调散冷气力甚速，虚弱不能饮食，宜此与木瓜、乌梅、缩砂、益智、曲糵、盐、草、姜也。丹溪云：气热，味辛，入足太阴、阳明经。治风寒客邪在胃痛及呕吐、一切冷气，面裹煨用。《剉》云：草豆蔻温其味辛，补虚进食疗心疼，胃脾积滞寒能逐，心腹久新痛可攻。

女　萎

君。即萎蕤。畏卤碱。立春后采，阴干。凡使，勿用钩吻并黄精，二物相似萎蕤。萎蕤节上有毛，茎班②叶尖处有小黄点。

味甘，气平，无毒。《汤》同。《东》云：降也，升也，阳中阴也。风淫四末不仁③，泪出两目眦烂，男子湿注腰疼，女子面生黑䵟。《珍》云：除肺热。《疌》云：除四大风，治目泪出烂，男子湿流腰痛，女子黑䵟面班。

《本经》云：主中风暴热不能动摇、跌筋结肉、诸不足、心腹结气、虚热、湿毒、腰痛、茎中寒及目痛眦烂泪出，久服去面黑䵟，好颜色，润泽，轻身不老。《药性论》云：萎蕤，君。

---

① 补：原作"调"，据《汤液本草》卷中"草部·草豆蔻"条引"《本草》云"改。

② 班：《政和本草》第六卷"女萎"条引雷公作"斑"。班，通"斑"，《说文解字注·文部》："斑者……又或假班为之。"

③ 仁：《诸品药性主治指掌》"萎蕤"条作"用"。

主时疾寒热、内补不足，去虚劳客热、头痛不安，加而用之，良。《日华子》云：除烦闷，止渴，润心肺，补五劳七伤，虚损，腰脚疼痛，天行热，在服食无忌。《图经》云：胡洽治时气、洞下蛊下，有女萎丸；治伤寒冷下，结肠丸中用女萎；治虚劳小黄芪酒云，下痢者加女萎。详此数方所用，乃似中品女萎，缘其性温主霍乱泄痢故也。又主贼风、手足枯痹、四肢拘挛茵芋酒中用女萎，及《古今录验》治身体病疡班剥女萎膏乃似朱字女萎，缘其主中风不能动摇及去奸、好色故也。又治伤寒七八日不解续断鳖甲汤治脚弱并用萎蕤，及《延年方》主风热项急痛、四肢骨肉烦热萎蕤饮，又主虚风热发即头热萎蕤丸，乃似此墨字女萎，缘其主虚热、湿毒、腰痛故也。三者主治既别，则非一物明矣。此女萎性平、味甘，中品女萎味辛、性温，性味既殊，安得为一物？《心》云：润肺，除热。《削》云：萎蕤甘除四末风，治目泪出烂而朦，男子湿流腰胯痛，女人黑黯面班重。《局》云：萎蕤根叶似黄精，可治腰疼湿气蒸，手足拘挛枯痹弱，风湿赖此得功名。萎蕤，治痹弱、筋挛并风湿。

女萎

中品。其叶似白蔹，蔓生，花白，子细。用苗不用根，与上品萎蕤用根者全别。

味辛，气温。《本草》云：主风寒洒洒、霍乱、泄痢、肠鸣、游气上下无常、惊痫、寒热、百病出汗。李氏《本草》云：止下，消食。

白头翁

使也，豚实为使。状似白薇，叶生茎端，上有细白毛而不滑泽，近根有白茸，正似白头老翁，故名焉。得酒良，四月采。

味苦，气温，无毒，有毒。《汤》云：气寒，味辛、苦，无毒，有毒。《东》云：可升可降，阴中阳也。傅男子阴疝偏肿，治小儿头秃膻腥，鼻衄血无此不效，痢赤血①有此获功。《珍》云：下焦肾虚，苦以坚之。《洁》云：治赤痢衄血、男子阴疝偏肿、小儿头秃腥膻。

《本经》云：主温疟、狂易寒热、癥瘕积聚、瘿气，逐血，止痛，疗金疮、鼻衄。《药性论》云：白头翁，使，味甘、苦，有小毒。止腹痛及赤毒痢，治齿痛，主项下瘤疬。又云：胡王使者，味苦，有毒。主百骨节痛。豚实为使。《日华子》云：得酒良。治一切风气，及暖腰膝，明目，消赘。子功用同上，茎叶同用。《心》云：下焦肾虚，苦以坚之。《衍》云：白头翁苦温无毒，赤痢衄血得效速，男子偏肿阴疝长，小儿膻腥头燥秃。《局》云：苦温无毒白头翁，温疟狂佯有胜功，止痛金疮攻鼻衄，热脐肠垢活人同。白头翁，刮磨肠垢。

商　陆

使也，忌犬肉。有赤、白二种，赤花者根赤，白花者根白，白者入药用，赤者见鬼神，甚有毒，但贴肿外用，服之伤人，乃至痢血不已而死。八、九月采根，暴干。

味辛、酸，气平，有毒。《汤》同。《东》云：降也，阳中阴也。其味酸、辛，其形类人，其用疗水，其效如神。又云：治肿。《珍》云：导肿与葶苈同。《洁》云：导肿气，通胸腹，疗水若神。

《本经》云：主水胀、疝瘕痹，熨除痈肿，杀鬼精物，疗胸中邪气、水肿、痿痹、腹满、洪直，疏五脏，散水气，如人形

---

① 血：《诸品药性主治指掌》"白头翁"条作"毒"。

者有神。《药性论》云：商陆，使，忌犬肉，味甘，有大毒，能泻十种水病。喉痹不通，薄切醋熬，喉肿处外傅之，差。《日华子》云：白商陆，味苦，冷，得大蒜良。通大小肠，泻蛊毒，堕胎，煼肿毒，傅恶疮。赤者有毒。《制》云：商陆酸辛微有毒，生之异者类如人，导疏肿气通胸腹，疗水功能效若神。《局》云：商陆人形者有神，主消水肿味酸辛，种分赤白宜详辨，白者堪尝赤损人。商陆根，名樟柳，退肿之宗。

海 藻

臣也，反甘草。七月七日采，暴干。生海岛上，黑色，如乱发而大少许，叶大都似藻叶。又云：有马尾藻，生浅水，如短马尾，细黑色，用之当浸去咸。大叶藻，生深海中。

味苦、咸，气寒，无毒。《汤》云：气寒，味咸。《东》云：沉也，阴中阳也，利水道，通闭结之便；泄水气，消遍身之肿。又云：散瘿，破气，治疝。《珍》云：洗除咸味，能泄水气。

《本经》云：主瘿瘤气、颈下核、破散结气、痈肿、癥瘕、坚气、腹中上下鸣、下十二水肿、疗皮间积聚、暴癀、留气、热结、利小便。《药性论》云：海藻，臣，味咸，有小毒。主辟百邪鬼魅，治气疾急满，疗疝气下坠疼痛核肿，去腹中雷鸣幽幽作声。孟诜云：主起男子阴气，常食之消男子癀疾。陈藏器云：马藻，大寒。捣傅小儿赤白游疹、火焱热疮。捣绞汁服，去暴热、热痢，止渴。生水上，如马齿相连。《珍》云：洗水咸，泄水气。《制》云：海藻咸寒通水道，能开透软结之便①，气停水结通身肿，非此之功不得痊。《局》云：海藻咸寒主瘿

---

① 能开透软结之便：《诸品药性赋》"海藻"条作"瘿瘤癥瘕毒痈消"。

瘤，一般海带更长柔，专除①疝气偏㿗病，水肿逢之亦可消。海藻，海带一般，疝气瘿瘤同功。

威灵仙

忌茗及面汤。冬月丙、丁、戊、己日采根，阴干。

味苦，气温，无毒。《汤》云：气温，味苦、甘，纯阳。《东》云：可升可降，阴中阳也。推腹中新旧之滞，消胸中痰唾之癖，散苛痒皮肤之风，利冷痛腰膝之气。又云：宣风，通气。《珍》云：主诸风湿冷，温暖腰膝，宣通五脏，去滞癖，治折伤。《聿》云：治皮肤痫痒之风并腰膝冷痛，除腹中新旧之滞及胸中痰唾。

《本经》云：主诸风、宣通五脏、去腹中冷滞、心膈痰水、久积、癥瘕、痃癖、气块、膀胱宿脓恶水、腰膝冷疼及疗折伤，久服之无瘟疫疟。采不闻水声者良，冬月丙、丁、戊、己日采。《图经》云：九月采根，阴干，治重病足不履地。崔氏云：去众风，通十二经脉。此药朝服暮效，疏宣五脏，冷脓宿水，变病微利不泻。人服此，四肢轻健，手足温暖，治患足不履地。又治丈夫妇人中风不语、手足不随②、口眼喎斜、筋骨节风、胎风、头风、暗风、心风、风狂。又治大风、皮肤风痒、大毒、热毒、风疮，深治劳疾连腰骨节风、绕腕风、言语涩滞、痰积。宣通五脏腹内宿滞、心头痰水、膀胱宿脓、口中涎水、好吃茶滓、手足顽痹冷热、气壅、腰膝疼痛久立不得、浮气、瘴气、憎寒、壮热、头痛尤甚。攻耳成脓而聋，又冲眼赤，大小肠秘服此立通，饮食即化。《象》云：主诸风湿冷，通五脏，去腹内

---

① 除：原作"余"，据《本草歌括》八卷本卷之三"海藻"条改。
② 随：顺从。《说文·辵部》："随，从也。"

痕滞、腰膝冷痛及治伤损、铁脚者佳。去芦用。《心》云：去大肠之风。丹溪云：属水，治痛之要药。量病浅深，稍涉虚者禁用。采得流水声响者，知其性好走也，采不闻水声者佳。又云：痛风在上者，服之。此药去众风，通十二经脉，朝服暮效。《衍义》云：治肠风。根性快，多服疏人五脏真气。《钊》云：威灵仙苦温无毒，疴痒皮肤风可消，冷痛膝腰痰出唾，腹中新旧滞皆调。《局》云：威灵仙主宣通气，去冷消痰疗折伤，更治诸风腰膝①痛，可除癥癖利膀胱。威灵仙，能消骨鲠，熬汁灌喉咙。

恶 实

即牛蒡子，又子名鼠粘。秋后采子，酒拌蒸用。冬采根，蒸，暴干，不尔令人吐。

味辛，气平。《汤》云：辛，温。《东》云：降也，阳也。主风湿瘾疹盈肌，退风热咽喉不利，散诸肿②疮疡之毒，利凝滞腰膝之气。又云：疏风壅之痰。《埭》云：主风湿，退风热盈肌瘾肌之毒；消疮疡，利咽膈腰膝凝滞之气。《珍》云：补中，明目，通十二经，去诸风在内及皮肤。《本草》云：主明目，补中，除风伤。根、茎疗伤寒寒热、汗出中风、面肿、消渴、热中、逐水，久服轻身耐老。《唐注》云：根主牙齿疼痛、劳疟、脚缓弱、风毒、痈疽、咳嗽伤肺、肺痈、疝瘕、积血，主诸风癥瘕、冷气，吞一枚出痈疽头。陈藏器云：恶实根，蒸，暴干，不尔令人吐。浸酒去风，又主恶疮。子名鼠粘，上有芒，能缀鼠，味苦，主风毒肿，诸瘘。叶，捣，傅杖疮不脓，辟风。《药

---

① 膝：《本草歌括》八卷本卷之四"威灵仙"条作"脚"。
② 肿：原作"种"，据《诸品药性主治指掌》"鼠粘子"条改。

性论》云：牛蒡亦可单用，味甘，无毒。主面目烦闷、四肢不健，通十二经脉，洗五脏恶气。可常作菜食之，令人身轻。子研末投酒中，浸三日，任性饮多少，除诸风，去丹石毒，明目，利腰膝。又食前吞三枚，熟挼下，散诸结节骨烦热毒。又根细切如豆，面拌作饮食之，消胀壅。又茎叶取汁，夏月多浴，去皮间习习如虫行风，洗了避风少时。又拓切肿毒，用根叶入少许盐花捣。《食疗》云：热毒肿，捣根及叶封之。杖疮、金疮取叶贴之，永不畏风。丹溪云：牛蒡子，一名恶实。洁古云：主风肿毒，利咽膈。吞一粒，可出痈疽疮①头。《主治秘诀》云：辛温，润肺，散气，捣碎用。东垣云：味辛、平，甘、温。主明目、补中、皮肤风，通十二经。其去萼时，又谓之鼠粘子。根谓之牛菜，作菜茹，尤益人。《集》云：疗遍身瘾疹、喉痹、风热痰壅、咽膈不利。《珍》云：润肺，散气。《铡》云：鼠粘子辛消疡毒，盈肌瘾疹主风湿，退诸风热咽不通，利凝滞气入腰膝。《局》云：恶实元来即鼠粘，补中明目疗风缠，肿疮解毒除消渴，手足筋挛可末根。牛蒡又名鼠粘，解风缠，宣痘毒。

蒲　黄

君也。此即蒲厘花上黄粉。凡使，勿用松黄并黄蒿，二件全似，味趄②吐人。《局》云：隔厚纸炒令黄色。

味甘，气平，无毒。《汤》云同。《东》云：止崩，治衄，消淤，调经。《圭》云：利小便，逐瘀血，主心腹膀胱寒热，止崩，治衄，堕胎。

---

①　疮：原脱，据《汤液本草》卷中"草部·鼠粘子"条引"《象》云"补。

②　趄：粗劣貌。扬雄《太玄经·从中至增》"趄趄，闲于蘬除，或寝之庐"范望注："趄趄，恶貌也。"

《本经》云：主心腹膀胱寒热，利小便，止血，消瘀血。久服轻身，益气力，延年神仙。《药性论》云：蒲黄，君。通经脉，止女子崩中不住，主痢血，止鼻衄，治尿血，利水道。《日华子》云：治扑损血闷，排脓，疮疖，妇人带下，月候不匀，血气心腹痛，妊孕人下血，坠胎，血运，血癥，儿枕急痛，小便不通，肠风泻血，游风肿毒，鼻洪，吐血，下乳，止泄精，血痢。此即是蒲上黄花。入药，要破血消肿，即生使；要补血止血，即炒用。蒲黄筛下后，有赤滓，名为萼，炒用，甚涩肠，止泻血及血痢。《汤》云：治一切吐衄，唾溺、崩泻、扑癥、带下等血并皆治之，并疮疖，通月候，堕胎，儿枕急痛，风肿，鼻洪，下乳，止泄精，血痢。如破血消肿，则生用；补血止血，则炒用。《剳》云：蒲黄无毒味甘平，行血如何又治崩？炒过用之方补涩，若还生用即通经。即《局方》。蒲黄，行血用生，止血用炒。

旋　花

五月采花，阴干。二、八月采根，日干。与下品旋覆花殊别，俗谓鼓子花也。

味甘，气温，无毒。

《本经》云：主益气、面皯黑、色媚好。其根味辛，主腹中寒热、邪气，利小便。久服不饥轻身。一名金沸。五月采，阴干。陈藏器云：旋花本功外，取根食之，不饥。又取根苗，捣绞汁服之，主丹毒、小儿毒热。根主续筋骨、合金疮。

旋覆花

使也。一名金沸草。六月开花如菊，深黄色，野人呼为金钱花。六、七月采，阴干。《局》云：蒸过用。

味咸、甘，气温，微温，冷利，有小毒。《汤》云同。《东》云：明目，治头风，消痰嗽壅。《垂》云：除嗽。苗治金疮①，止血。根续断筋、被斫。

《本经》云：主结气、胁下满、惊悸，除水、去五脏间寒热、补中、下气、消胸上痰结唾如胶漆、心胁痰水、膀胱②留饮、风气湿痹、皮间死肉、目中眵曛、利大肠、通血脉、益色泽。一名金沸草。五月采花，日干，二十日成。其根主风湿。《药性论》云：旋覆花，使，味甘，无毒。主肋胁气，下寒热、水肿，主治膀胱宿水，去逐大腹，开胃，止痛逆不下食。《日华子》云：无毒。明目，治头风，通血脉。叶止金疮血。《图经》云：仲景治伤寒汗下后心下痞坚、噫气不除，有七物旋覆代赭汤。又治妇人，有三物旋覆汤。胡洽有除痰饮在两胁胀满等旋覆花丸，收效尤多。丹溪云：甘，微冷利，有小毒。主结气、胁下满，消胸上痰结唾如胶漆。《衍义》云：行痰水，去头目风，亦走散之药。病人稍涉虚者，不宜多服，利大肠，戒之！《衍义》云：叶大如菊，又如艾蒿。七、八、九月有花，大如梧桐子，花淡黄绿，繁茂圆而覆下，亦一异也，其香过于菊。其旋花，四、五月有花，别是一种，非此花也。《汤》云：发汗吐下后，心下痞、噫气不除者，宜此。《局》云：旋覆一名金沸草，消痰下气必须求，更能止呕除风湿，并逐膀胱宿水留。旋覆花，草名金沸，痰嗽之锋。

茵陈蒿

使也。五月及立秋采，阴干。用叶，去枝梗。

---

① 苗治金疮：《诸品药性赋》"旋覆花"条作"苗医丹毒利小便"。
② 胱：原作"光"，据《政和本草》第十卷"旋覆花"条改。

味苦，气平，微寒，无毒。《汤》云：气微寒，味苦，平，阴中微阳，入足太阳经。《东》云：治黄疸，利水。《垚》云：利水，除黄，去热及温瘴，明目，解烦，伐痰及头痛。《珍》云：治发黄。

《本经》云：主风湿寒热邪气热结、黄疸通身发黄、小便不利，除头热，去伏瘕。久服轻身益气耐老、面白悦、长年，白兔食之仙。伍月及立秋采，阴干。陈藏器云：茵陈，本功外通关节，去滞热，伤寒用之。《药性论》云：茵陈蒿，使，味苦、辛，有小毒。治眼目通身黄、小便赤。《日华子》云：石茵陈，味苦，凉，无毒。治天行时疾、热狂、头痛、头旋、风眼疼、瘴疟、女人癥瘕并闪损乏绝。《图经》云：山茵陈，疗脑，解伤寒，发汗，行肢节滞气，化痰，利膈，治劳倦，又治伤寒脑痛，绝胜家茵陈。亦能解肌，下膈，去胸中烦。仲景茵陈栀子大黄汤，治湿热也；栀子柏皮汤，治燥热也。如苗涝则湿黄，苗旱则燥黄，湿则泻①之，燥则润之可也。此二药，治阳黄也。韩祗和、李思训治阴黄茵陈附子汤，大抵以茵陈为君主，佐以大黄、附子，各随其寒热也。《珍》云：治伤寒发黄。《象》云：除烦热，主风湿热邪结于②内，去枝梗，用叶。《集》云：解伤寒③烦热、头热脑痛，行滞气，化痰利膈。《衍义》曰：仲景治伤寒热甚发黄者，身面悉黄，用之有效。又一僧因伤寒后发汗不彻④，有留热，期年不愈，医作食黄治之，病不去，问之食

① 泻：原作“燥”，据《汤液本草》卷中“草部·茵陈蒿”条改。

② 于：原作“寸”，据《汤液本草》卷中“草部·茵陈蒿”条引“《象》云”改。

③ 寒：原脱，据《本草集要》卷之二“茵陈蒿”条补。

④ 彻：原作“澈”，据文义改。

不减，寻与此药，服十日，病悉去。方用山茵陈、栀子各三分，秦艽、升麻各四钱，每用三钱，水四合，煎半，去滓，食后温服，以知为度。然此药以茵陈为本。《局》云：茵陈蒿苦除邪热，时气天行最有功，主治通身黄疸病，秖①缘能使小便通。茵陈蒿，主时气发黄，漩②难可利。

京三棱

黄色，体重，状若鲫鱼而小。又有黑三棱，似乌梅而稍大，有须相连，蔓延，体轻，为疗体并同。霜降后，采根，削去皮，须黄色、微苦、体重佳。黑三棱大小不常，其色黑，去皮即白。用须火炮。《局》云：醋煮焙。

味苦，气平，无毒。《汤》云：阴中之阳。《东》云：破积，除血块、气滞。《珍》云：去热，治结块、胀满。虚弱之人不宜服，服则伤真气。《聿》云：除癥癖，调血，消瘀，除心腹痛，落胎，快气，下乳。

《本经》云：主老癖、癥瘕、结块。《日华子》云：味甘、涩，凉。治妇人血脉不调、心腹痛、落胎，消恶血，补劳，通月经，治气胀，消扑损瘀血、产后腹痛、血运并宿血不下。《象》云：治老癖、癥瘕、结块、妇人血脉不调、心腹刺痛，须炮用。丹溪云：《珍》云破积气，损真气，虚者勿用。《液》云：又治气胀、血脉不调，补五劳，通月经，消瘀血。色白，破血中之气。《𫮃》云：三棱专主消癥癖，更治阴人血不通，治气削坚③除扑损，产余腹痛亦能攻。即《局方》。京三棱、蓬莪

①　秖（zhī 之）：同"祇"，只。
②　漩：回旋的水流。此指小便。
③　削坚：《本草歌括》八卷本卷之三"京三棱"条作"补劳"。

术，破血，消癥，宁心脾腹痛。

蓬莪茂

火炮，醋炒用，得酒、醋良。茂在根下，九月采，削去粗皮黑色。

味苦、辛，气温，无毒。《东》云：疗心疼，破积聚。《垚》云：治心腹疼痛，及快气，通妇人血气，治冷气、宿食、奔豚。

《本经》云：主心腹痛、中恶、疰忤、鬼气、霍乱、冷气、吐酸水、解毒、食饮不消，酒研服之。又疗妇人血气、丈夫奔豚。《药性论》云：亦可单用，治女子血气心痛，破痃癖冷气，以酒、醋摩服效。《日华子》云：得酒、醋良。治一切气，开胃，消食，通月经，消瘀血，止扑损痛，下血及内损恶血等。《图经》云：治积聚诸气为最要之药，与京三棱同用之良，妇人药中亦多使。《象》云：治心膈痛、饮食不消，破痃癖气最良，炮用。丹溪云：止痛醋妙用，余同。《液》云：色黑，破气中之血。入气药，能发诸香。虽为泄剂，亦能益气，故孙用和治气短不能接续，所以大小乳香丸、集香丸散及汤内多用此也。《局》云：治心脾痛，理内伤。

车前子

一名虾蟆衣。君也，常山为使。五月采苗，七、八月采实。《局》云：微炒燥。

味甘、咸，气寒，无毒。《汤》云同。《东》云：止泻，利小便，明目。《垚》云：明目，益精，止淋痛。叶疗鼻衄及刀伤，且消瘀，而又除湿。

《本经》云：主气癃，止痛，利水道，通小便，除湿痹，男子伤中，女子淋沥，不欲食，养肺，强阴，益精，令人有子，明目，疗赤痛，久服轻身耐老。《药性论》云：车前子，君，味甘，平。能去风毒、肝中风热毒、风冲眼目赤痛、障翳、脑痛、泪出，压丹石毒，去心胸烦热。肖炳云：车前养肝。《日华子》云：常山为使。通小便淋沥，壮阳，治脱精心烦，下气。《图经》云：车前子治妇人难产入药最多。驻景丸用车前、菟丝二物，蜜丸，食下服，古今为奇方。今生研，水解饮之，治衄甚善。《秘录》云：治泻，车前子为末，米饮下二钱匙。云此药利水道而不动气，水道利则清浊分，谷脏自止矣。《象》云：主气癃闭，利水道，通小便，除湿痹、肝中风热冲目赤痛。丹溪云同。东垣云：能利小便而不走气，与茯苓同功。《局》云：车前子性能通利，治泻能令水谷分，明目去风除热毒，妇人难产用为君。车前子、地肤子，除热去风明眼目，能令膀胱水谷分。

车前叶及根

味甘，气寒。

《本经》云：主金疮，止血衄、鼻衄血、血瘕下血、小便赤，止烦，下气，除小虫。五月五日采，阴干。《药性论》云：主泄精，治尿血，能补五脏，明目，利小便，通五淋。《图经》云：生研，水解饮之，治衄甚善。《衍义》云：陶隐居云其叶捣取汁服疗泄精，大误矣。此药甘滑，利小便，走泄精气。有人作菜食，小便不禁，几为所误。

牡丹皮

畏菟丝。二、八月采根，阴干，色赤者为好。用之去心。

服忌蒜。《局》云：去心，酒拌①蒸，日干。

味辛、苦，气寒，微寒，无毒。《汤》云：气寒，味苦、辛。阴中微阳，辛、苦，微寒，无毒。手厥阴经、足少阴经。《东》云：除结气，破瘀血。《珍》云：主寒热风及妇人寒热血气癥坚、瘀血留肠胃，排脓，通经，凉骨蒸。《聿》云：破血，通经，消扑损，惊痫，风痹，又排脓，亦且下胎。

《本经》云：主寒②热中风、瘛疭、痉、惊痫邪气，除癥坚、瘀血留舍肠胃，安五脏，疗痈疮，除时气头痛、客热、五劳劳气、头腰痛、风噤癫疾。《药性论》云：能治冷气，散诸痛，治女子经脉不通、血沥、腰疼。《日华子》云：除邪气，悦色，通关腠血脉，排脓，通月经，消扑损瘀血，续筋骨，除风痹，落胎，下胞，产后一切女人冷热血气。《图经》云：主血，仍去癥滞。《广利方》疗因伤损血淤不散者，取牡丹皮八分，合虻虫二十一枚，熬过，同捣筛，每日温酒和散，方寸匙服，血当化为水下。《象》云：治肠胃积血及衄血、吐血必用之药。《珍》云：凉骨蒸。易老云：治神志不定、神不足者，手少阴。志不足者，足少阴，故仲景八味丸用之。牡丹乃天地之精、群花之首，叶为阳发生，花为阴成实，丹为赤即火，故能泻阴中之火。牡丹皮，手厥阴、足少阴，治无汗骨蒸；地骨皮，足少阴、手少阳，治有汗骨蒸也。丹溪云：治肠胃积血及衄血、吐血之要药，及治无汗骨蒸。一名百两金，惟山中单叶红花者为佳。《衍义》云：用其根上皮。市人或以枝梗皮售于人，其乖殊甚。《制》云：牡丹皮能凉骨热，肠胃积血亦能平，止吐衄蔑泻

① 拌：原作"伴"，据《本草歌括》卷之三"牡丹"条改。
② 寒：原作"风"，据《政和本草》第九卷"牡丹"条改。

阴火，无汗虚劳之骨蒸。《局》云：牡丹止痛除邪气，主疗惊痫及中风，通利月经消瘀血，续筋理骨疗痈脓。牡丹，可行经下血。

肉豆蔻

君也。用须用汤搜米面粉，裹灰火中煨黄熟，去米面用。油色肥实者佳。

味辛，气温，无毒。《汤》云：入手阳明经。《东》云：温中，止霍乱，助脾。《垣》云：止泻，补中，消膨，开胃，治痰饮及冷气，解酒毒及心疼。

《本经》云：主鬼气、温中，治积冷心腹胀痛、霍乱、中恶、冷痃、呕沫、冷气、消食，止泄、小儿乳霍。《药性论》云：肉豆蔻，味苦、辛。主小儿吐逆不下乳、腹痛，治宿食不消、痰饮。《日华子》云：调中，下气，止泻痢，开胃，消食。皮外络，下气，解酒毒，治霍乱，味珍力更殊。丹溪云：属金与土，温中，补脾。《日华子》称其下气，以其脾得补而善运化，气自下也。非若陈皮、香附之快泄。《衍义》不详其实，谩①亦因之以为不可多服。又云：多服则泄气，得中则和平其气。《集》云：主脾胃虚冷气并冷热虚泄、赤白痢。凡痢以白粥饮服，霍乱气并生姜汤服，小儿伤乳吐逆泄泻之要药。《衟》云：肉豆蔻温能止痢，解醒消食更调中，主除霍乱心膨痛，益气消脾虚冷攻②。即《局方》。肉豆蔻，补脾，治痢，尤调冷泻。

---

① 谩（màn慢）：随意，胡乱。张相《诗词语辞汇释》："谩，本为谩不经意之谩，为聊且义或胡乱义……字亦作谩。"
② 益气消脾虚冷攻：《本草歌括》八卷本卷之三"肉豆蔻"条作"亦治脾虚冷气攻"。

缩沙蜜

君也。八月采。得诃子、鳖甲、豆蔻、白芜荑等良。《局》云：和皮慢火炒。

味辛，气温，无毒。《汤》云：入手足太阴经、阳明经、太阳经、足少阴经。《东》云：止吐泻，安胎，化酒食。《疌》云：主消食、下气及和中、下痢，治霍乱转筋及奔豚、咳逆。

《本经》云：主虚劳、冷泻、宿食不消、赤白泄痢、腹中虚痛、下气。《药性论》云：缩沙蜜，君，味苦、辛。能主冷气腹痛、止休息痢、劳损、消化水谷、温暖脾胃，治冷滑下痢不禁、虚羸。陈藏器云：味酸，主上气咳嗽、奔豚、鬼疰、惊痫、邪气。《日华子》云：治一切气、霍乱转筋、心腹痛，能起酒香味。《象》云：治脾胃气结滞不散，主劳虚冷泻心腹痛，下气消食。《液》云：与白檀、豆蔻为使则入肺，与人参、益智为使则入脾，与黄檗、茯苓为使则入肾，与赤、白石脂为使则入大小肠。《海药》云：妊娠胎动不安，缩砂不计多少，熨斗内盛，慢火炒令热透，去皮用仁，捣末，服二钱，热酒调下，即安。丹溪云：安胎、止痛、行气故也。《日华子》云：治一切气、霍乱、心腹痛。又云：止休息痢。《制》云：缩砂下气能消食，主疗虚劳冷气①频，暖胃温脾能止痢②，炒除腹痛保妊娠。即《局方》。缩砂，消食，化气，暖胃，温脾，乃妇人要药。

玄 参

使也，恶黄芪、干姜、大枣、山茱萸，反藜芦。三、四月采根，暴干。用时勿犯铜。《局》云：采后用蒲萍叶隔蒸一

---

① 气：《本草歌括》八卷本卷之三"缩砂蜜"条作"泻"。
② 痢：原作"利"，据《本草歌括》八卷本卷之三"缩砂蜜"条改。

晒时。

味苦、咸，气微寒，无毒。《汤》同。《象》云：足少阴肾经之君药也，治本经须用。《东》云：治结热毒痈，清利咽膈。《珍》云：下寒血，益肾，开咽，消肿毒，止烦，下水，治狂邪、骨蒸、风热。

《本经》云：主腹中寒热积聚、女子产乳余疾，补肾气，令人目明，主暴中风伤寒身热、支满、狂邪、忽忽不知人、温疟洒洒、血瘕，下寒血，除胸中气，下水，止烦渴，散颈下核痈肿、心腹痛坚癥，定五脏。久服补虚、明目、强阴。《药性论》云：玄参，使，味苦。能治暴结热，主热风喉痛、伤寒复劳，散瘿瘤瘰疬。《日华子》云：治头风，热毒，游风，补虚劳损，心惊，烦躁，劣乏，骨蒸，传尸，邪气，止健忘，消肿毒。易老云：玄参乃枢机之剂，管领诸气，上下肃清而不浊，风药中多用之。故《活人书》治伤寒阳毒玄参升麻汤，治汗下吐后毒不散，则知为肃清枢机之剂。以此论之，治空中氤氲之气、无根之火，以此为圣药。《今注》：疗诸毒鼠瘘。根生青白，干即紫黑，新者润腻，合香用之，俗呼为馥草。丹溪云同易老。《局》云：玄参寒苦除风热，补肾令人眼目明，散核消痈攻腹痛，更医喉痛去坚癥。玄参，攻喉痛，又可消痈，破癥结。

艾 叶

使也。以苗短者为佳。三月三日、五月五日采叶，暴干，经陈久方可用。日未出时不语采。

味苦，气微温，无毒。《汤》云：气温，味苦，阴中之阳。《东》云：温崩漏，安胎，医红痢。《珍》云：温胃。《珍》云：暖阴，治蜃疮、下痢、吐血并崩漏，止霍，除心痛，安胎有子，及转筋。

《本经》云：主灸百病。可作煎，止下痢、吐血、下部䘌疮、妇人漏血，利阴气，生肌肉，辟风寒，使人有子。三月三日采，暴干。作煎，勿令见风。陶云：捣叶以灸百病，亦止伤血。汁又杀蛔虫。苦酒煎叶，疗癣甚良。《别录》云：艾生寒、熟热，主下血、衄血、脓血痢，水煮及丸、散任用。《药性论》云：艾叶，使。能止崩血，安胎，止腹痛，醋煎。作煎治癣，止赤白痢、五脏痔、泻血。煎叶主吐血。初生取作干菜食之又除鬼气。炒艾作馄饨，吞三五枚，以饭压之，良。长服，止冷痢。又心腹恶气，取叶捣汁饮。又捣末，和干姜末为丸，一服三十丸，饭压，治一切冷气、鬼邪毒气，最去恶气。实，主明目。孟诜云：艾实与干姜为末，蜜丸，消一切冷气。《日华子》云：止霍乱转筋，治心痛、鼻洪并带下。患痢人后分寒热急痛，和蜡并诃子烧熏，神验。艾实，暖，无毒。壮阳，助水脏、腰膝及暖子宫。《图经》云：生捣叶，取汁饮，止心腹恶气。古方用熟艾拓金疮及中风掣痛、不仁不随。亦有单服艾者，或用蒸木瓜丸之，或作汤空腹饮之，甚补虚羸。艾亦有毒，其毒发，则热气冲上，狂躁不能禁，至攻眼有疮出血者，诚不可妄服也。《食疗》云：干者并煎者，金疮崩中，霍乱，止胎漏。春初采为干饼子，入生姜煎服，止泻痢。《心》云：温胃。《㓥》云：艾叶生寒熟则温，灸除百病可延生，温中暖胃和肝气，调血能令下吐平。《局》云：艾叶依稀遍野田，灸除百病炷为丸，安胎漏血偏宜熟，下痢呕红可用生。艾叶，可生可熟，漏血，安胎，呕吐、衄红还可止。

常山

畏玉札，忌葱及菘菜。实黄者呼为鸡骨常山，用最胜。蜀漆根也。《局》云：剉碎，酒浸一昼夜，蒸过。

味苦、辛，气微寒，有毒。《东》云：理痰结，治温疟。《焘》云：除水，治寒热瘿瘤并鬼毒，吐疟，除蛊膨、水胀及搜痰。

《本经》云：主伤寒寒热、热发、温疟、鬼毒、胸中痰结、吐逆，疗鬼蛊、往来水胀、洒洒恶寒、鼠瘘。八月采根，阴干。《药性论》云：常山，忌葱，味苦，有小毒。治诸疟，吐痰涎，去寒热，下瘤瘿。不可进多，令人大吐。肖炳云：得甘草，吐疟。《日华子》云：忌菘菜。丹溪云：常山，属金，性暴悍，善驱逐。能伤人真气，切不可过，病人稍近虚怯，不可用也。惟雷公云老人与久病切忌之，而不明言其害。《外台秘要》乃用三两作一服，煎顿服，以治疟子。恐世人因《秘要》之言，而不知雷公之意。《刽》云：常山味苦性微寒，治疟功[1]多大吐涎，黄细形如鸡骨胜，苗名蜀漆一般看。常山，吐涎，截疟。

蜀 漆

使也，栝楼、桔梗为之使，畏橐吾。常山苗。

味辛，气微温，有毒。《汤》云：纯阳，辛，平，有毒。《珍》云：消积聚及邪气、癥瘕，破坚痞并瘴鬼、久疟，导胆。洗去腥，须同酒用。

《本经》云：主疟及咳逆寒热、癥坚、痞结、积聚、邪气、蛊毒、鬼疰，疗胸邪结气，吐出之。常山苗也。五月采叶，阴干。《药性论》云：蜀漆，使，味苦，有小毒。治瘴鬼疟多时不差，去寒热癥，治温疟寒热。不可多进，令人吐逆。主坚癥，下肥气积聚。《日华子》云：治癥瘕。《图经》云：根、叶二味

---

① 功：原作"切"，据《药性指掌》"常山"条、《本草歌括》八卷本卷之四"常山"条改。

为治疟之最要。仲景蜀漆散，用蜀漆、云母、龙骨等分，杵末，患者至发前，以浆水和半钱服之。温疟加蜀漆半分，临发时服一钱匙。《珍》云：破血。《心》云：洗去腥，与苦酸同用，导胆。成无己注云：火邪错逆，加蜀漆之辛以散之。

草 果

味辛，气温，无毒。《东》云：益脾胃，止呕吐。《疌》云：化疟毒①，除湿，温脾，及吐酸，消气胀，解瘟，辟瘴，逐寒痰。《本草》原缺。《制》云：草果味辛消气胀，主除湿胜治脾寒，解瘟辟瘴化疟毒，散逐寒痰及吐酸。草果仁，益气，温中，共常山攻疟。

马兜铃

土青木香子也。只取向里面子，去隔②膜，入药炒用。味苦，气寒，无毒。《汤》云：苦，阴中微阳。

味苦，气寒，无毒。《汤》云：苦，阴中微阳。味苦，寒，无毒。《东》云：治嗽。《珍》云：安肺经，去肺热，及补益肺气。胸中痰结可解，咳嗽喘促皆除。《疌》云：定喘，消痰，止嗽，通气，除血蛊，医痔瘘，兼主咳逆。

《本经》云：主肺热、咳嗽、痰结、喘促、血痔、瘘疮。《药性论》云：平。能主肺气上急、坐息不得，主咳逆连连不可。《日华子》云：治痔瘘疮，以药于瓶中烧熏病处。入药炙用。是土青木香独行根子。《图经》云：亦名青木香。七、八月采实，暴干，主肺病。三月采根，治气下膈，止刺痛。《圣惠方》：治五种蛊毒。《制》云：马兜铃子如铃状，根即名为土木

---

① 毒：原作"母"，据《诸品药性赋》"草果"条改。
② 隔：原作"革"，据《政和本草》第十一卷"马兜铃"条引雷公改。

香，肺热咳痰成喘促，瘘疮血痔用之良。即《局方》。马兜铃，主热生嗽喘。

独行根

名为土木香，一名兜铃根。

味辛、苦，气冷，有毒。

《本经》云：主鬼疰、积聚、诸毒、热肿、蛇毒，水摩为泥，封之，日三四，立差。水煮一二两，取汁服，吐蛊毒。《唐本注》云：疗疔肿，大效。《别本注》云：不可多服，吐痢不止。《日华子》云：无毒，治血气。

刘寄奴

又名金寄奴。茎似艾蒿，叶似兰草，子似稗而细。六、七、八月采，苗、花、子通用。《局》云：酒蒸晒。一云去茎叶，只用实。

味苦，气温，无毒。《东》云：散血，疗汤火金疮。《垚》云：治心痛、水胀兼肠痛。又治刀伤，主通经破血，疗汤火、产后瘀疼。

《本经》云：主破血、下胀，多服令人痢。《别本注》云：疗金疮、止血为要药，产后余疾、下血、止痛极效。《日华子》云：金寄奴，无毒。治心腹痛、下气、水胀、血气，通妇人经脉、癥结，止霍乱、水泻。《经验方》：治汤火疮，至妙。先以糯米浆鸡翎扫汤著处，后糁①寄奴末在上，并不痛，亦无痕。大凡汤著处，先用盐末糁之，护肉不坏，然后药末傅之。《局》云：刘寄奴温能破血，妇人经闭最能行，并医汤火金疮妙，多

---

① 糁（sǎn 散）：混杂。《篇海类编·食货类·米部》："糁，杂也。"

服令人痢疾生。刘寄奴，破血，行经，金疮最妙。

蘹香子

亦名茴香。得酒良，入药炒用，阴干。《局》云：酒浸一宿，焙干。

味辛，气平，无毒。《汤》云：入手足少阴经、太阳经药。《东》云：治疝气、肾疼。《垂》云：开胃，调中，主胎、腹疼、霍乱，通膀胱肾气。

《本经》云：主诸瘘、霍乱及蛇伤。《今注》：主膀胱、肾间冷气及盲肠气，调中，止痛，呕吐。《药性论》云：亦可单用，味苦、辛，和诸食中甚香。破一切臭气，又卒恶心腹中不安，取茎叶煮食之，即差。《日华子》云：得酒良。治干湿脚气，并肾劳癫疝气，开胃，下食，治膀胱痛、阴疼，入药炒。《图经》云：古方疗恶毒痈肿、或连阴髀间疼痛、急挛牵入小腹不可忍、一宿则杀人者，用茴香苗叶捣汁服之，其滓以贴肿上。冬中根亦可用。《象》云：破一切臭气，调中，止呕，下食，炒黄色，碎用。《液》云：茴香本治膀胱药，以其先丙，故云小肠也。能润丙燥，以其先戊，故从丙至壬。又手足少阴二药，以开上下经之通道，所以壬与丙交也。丹①同。《衍义》曰：治膀胱冷气及肿痛，亦调和胃气，治小肠甚良。《衂》云：蘹香子是小茴香，开胃调中得酒良，主治腹疼并霍乱，更通肾气及膀胱。即《局方》。茴香，治霍乱转筋，通肾气。

石龙刍

俗名龙须草，今人以为席者。五、七月采茎，八、九月采

---

① 丹：指朱丹溪《本草衍义补遗》。

根，暴干。

味苦，气微寒，微温，无毒。

《本经》云：主心腹邪气、小便不利、淋闭、风湿、鬼疰、恶毒、补内虚不足、痞满、身无润泽、出汗，除茎中热痛，杀鬼疰恶毒气。久服补虚赢，轻身，耳目聪明，延年。九节、多味者良。《别录》云：主疗蛔虫，又不消食。陈藏器云：龙须作席弥败有垢者，取方尺煮汁服之，主淋及小便卒不通。

灯心草

或云即龙刍重出。

味甘，气寒，无毒。

《本经》云：根及苗，主五淋，生煮服之。茎圆细而长直，人将为席，败席煮服，更良。丹溪云：属土，火烧为灰，取少许吹喉中，治喉痹，甚捷。《经验方》：治小儿夜啼，烧灰涂乳上与吃。《胜金方》：治破伤，多用灯心草，烂嚼，和唾贴之，用帛裹，血止。又治小虫蚁入耳挑不出者，以灯心浸油钩出虫。《局》云：灯心无毒味甘平，水煮根苗治五淋，儿子夜啼烧末服，破伤捣傅直①千金。灯心，去尿，烧灰善止夜啼童。

菖　蒲

君也，秦艽为之使，恶地胆、麻黄，忌饴糖、羊肉。石涧所生、坚小、一寸、九节者良，露根不可用。五月、十二月采根，阴干。一名菖阳。不可犯铁。雷公云：凡使勿用泥菖、夏菖，二件相似，如竹根鞭，形黑，气秽，味腥，不堪用。石上生者、根条嫩黄紧硬、节密、长一寸、有九节者真。《图经》

---

①　直：值、价格。《正字通·目部》："直，物价曰直。"

云：又有水菖蒲，生溪涧水泽，叶无脊，干后轻虚，多滓，不及石菖蒲，不堪入药。相杂尤难辨。《局》云：剉碎微炒用。

味辛，气温，无毒。《东》云：开心气，散冷，更治耳聋。《聿》云：主风湿痹疮，及诛虫，暖血，断鬼。又温中，开心，通窍。专治耳聋。

《本经》云：主风寒湿痹、咳逆上气、开心孔、补五脏、通九窍、明耳目、出音声，主耳聋、痈疮、温肠胃、止小便利、四肢湿痹不得屈伸。小儿温疟，身积热不解，可作浴汤。久服轻身，聪耳，明目，不忘，不迷惑，延年，益心智，高志，不老。《药性论》云：菖蒲，君，味苦、辛，无毒。治风湿痛痹、耳鸣、头风、泪下、鬼气，杀诸虫，治恶疮疥瘙。石涧所生、坚小、一寸、有九节者上。《日华子》云：除风下气，丈夫水脏、女人血海冷败，多忘，长智，除烦闷，止心腹痛、霍乱转筋，治客风疮疥，涩小便，杀腹脏虫及蚤虱。耳痛，作末炒，承热裹罨，甚验。《图经》云：治心腹冷气搊①痛者，取一、二寸，捶碎，同吴茱萸煎汤饮之，良。《衍义》云：有人遍身生热毒疮，痛而不痒，手足尤甚，然至颈而止，粘著衣被，晓夕不得睡，痛不可任。有下俚教以菖蒲三斗剉，日干之，椿②罗为末，布席上，使病疮人恣卧其间，仍以被衣覆之，既不粘著衣被，又复得睡，不五、七日之间，其疮如失。《局》云：菖蒲一本号昌阳，去湿风寒可作汤，下气开心聪耳目，寸生九节者为良。

菟丝子

君也。得酒良，酒浸，暴干，再浸，再暴，杵末用，宜丸

---

① 搊（chōu 抽）：拘紧。《博雅》："搊，拘也。"
② 椿（chōng 充）：撞击。《广韵·钟韵》："椿，撞也。"

不宜煮。薯蓣、松脂为之使，恶瓘菌。九月采实，暴干。《衍义》曰：附丛木中，即便蔓延，花实无绿叶，此为草中之异。其上有菟丝、下有茯苓之说未必耳。已于茯苓条中具言之。

味辛、甘，气平，无毒。《东》云：补肾，明目。《疌》云：兴阳，补髓[1]，添精，主血寒、溺血，治膝冷、腰冷。

《本经》云：主续绝伤、补不足、益气力、肥健，汁去面䵍、养肌、强阴、坚筋骨，主茎中寒精自出、溺有余沥、口苦燥渴、寒血为积，久服明目轻身延年。陶云：其茎挼以浴小儿，疗热痱用。《药性论》云：菟丝子，君。治男子女人虚冷，添精，益髓，去腰疼膝冷。久服延年，驻悦颜色。又主消渴、热中。《日华子》云：补五劳七伤，治鬼交泄精、尿血，润心肺。《图经》云：久服明目。其苗生研汁，涂面班[2]，神效。雷公云：菟丝子，禀中和，凝正阳气受结，偏补人卫气，助人筋脉。《经验方》：治丈夫腰膝积冷痛，或顽麻无力，菟丝子一两，牛膝一两，同浸银器内，酒过一寸，五日暴干，为末，将元酒再入少醇酒作糊，搜和丸梧子大，空心酒下二十丸。又固阳丹，菟丝子二两，酒浸十日，水淘，焙干为末，更入杜仲一两，蜜炙捣，用薯蓣末酒煮为糊，丸梧子大，空心用酒下五十丸。丹溪云：未尝与茯苓相共种类，分明不相干涉。女萝附松而生，遂成讹而言也。余同《本经》。《衈》云：菟丝子味辛无毒，驻色延年治热中，主疗虚寒余沥病，添精补髓去腰疼。即《局方》。菟丝子、巴戟天，添精补髓主延年，解去腰疼诚有救。

牛 膝

君也，恶龟甲，畏白前。二、八、十月采根，阴干。有雌

---

① 髓：《诸品药性赋》"菟丝子"条作"损"。
② 班：《政和本草》第六卷"菟丝子"条引《图经》作"斑"。

雄，雄者茎紫色而节大为胜，长大而柔润者佳。用之须酒洗。忌牛肉。

味苦、酸，气平，无毒。《东》云：强足，补阴，兼疗腰痛。《丰》云：理拘挛，通血，填髓，主伤损，治火，排脓，除寒湿，又堕胎。

《本经》云：主寒湿痿痹、四肢拘挛、膝痛不可屈伸，逐血气伤热火烂，堕胎，疗伤中少气、男子阴消、老人失溺，补中，续绝，填骨髓，除脑中痛及腰脊痛、妇人月水不通、血结、益精，利阴气，止发白，久服轻身耐老。《药性论》云：牛膝，臣，忌牛肉。治阴痿，补肾填精，逐恶血流结，助十二经脉，病人虚羸加而用之。《日华子》云：治腰膝软怯冷弱，破癥结，排脓，止痛，产后心腹痛，并血晕，落死胎，壮阳。《图经》云：治老疟久不断者，取茎叶一把，切，酒渍服，不过三剂。《海上方》：治疟，用水煮牛膝根，未发前服。又单用土牛膝根，净洗切，焙干，捣下筛，酒煎温服。又治妇人血块极效。丹溪云：能引诸药下行。凡用土牛膝，春夏用叶，秋冬用根，惟叶之效尤速。又《本草》云：男子阴消，老人失溺，及寒湿痿痹腰腿之疾，不可缺也。又竹木刺入肉，涂之即出。《集》云：主瘕癥、产后心腹痛并血晕，活血，生血。《制》云：牛膝为君味苦酸，主除膝痛及拘挛，月经若闭能通利，精髓如虚可补填。即《局方》。牛膝补虚挛膝痛，月经若闭亦能通。

薏苡仁

凡使，勿用糯米。颗大无味，颗小色青、味甘、咬著粘齿、实重累者良。八月采实，采根无时，用之取中仁。《局》云：糯米同炒熟，去米用。

味甘，气微寒，无毒。《东》云：理脚气，除风湿。《丰》

云：去风寒、血脓嗽，消水，舒筋，治肺痈并湿痹，利脏，益气。

《本经》云：主筋急拘挛不可屈伸、风湿痹、下气，除筋骨邪气不仁，利肠胃，消水肿，令人能食。久服轻身益气。其根下三虫。陶云：小儿病蛔虫，取根煮汁作糜食之，甚香而去蛔虫，大效。陈藏器云：薏苡，收子蒸，令气馏，暴干，磨取仁，炊作饭及作面，主不饥，温气，轻身。煮汁饮之，主消渴。《药性论》云：治热风筋脉挛急，能令人食，主肺痿、肺痈、吐脓血、咳嗽、涕唾、上气。马援煎服之，破五溪毒肿。孟诜云：性平。去干湿脚气，大效。《图经》云：古方大抵心肺药多用之。韦丹治肺痈、心胸甲错者，淳苦酒煮薏苡仁，令浓，微温，顿服之，肺有血当吐愈。葛洪治卒心腹烦满又胸胁痛者，剉根浓煮汁服，乃定。仲景治风湿身烦疼①、日晡剧者，与麻黄杏仁薏苡仁汤，麻黄三两，杏仁三十枚，甘草、薏苡各一两，水煎服。又治胸痹偏缓急者，薏苡仁附子散。丹溪云：寒则筋急，热则筋缩。急因于坚强，缩因于短促。若受湿则弛，弛因于宽而长。然寒与湿，未尝不挟热，三者皆因于湿热。外湿非内湿有以启之，不能成病。故湿之病，因酒面为多，而鱼与肉继以成之者。甘滑、陈久、烧炙、辛香、干硬皆致湿之因，戒哉！又若《素问》言因寒则筋急，不可更用此也。凡用之，须倍于他药。此物力势和缓，须倍用即见效。《衍义》曰：《本经》云微寒、主筋急拘挛。拘挛有两等，《素问注》中大筋受热则缩而短，缩短故挛急不伸，此是因热而拘挛也，故可用薏苡仁；若

---

① 身烦疼：《汤液本草》卷中"草部·薏苡仁"条引《本草》作"燥痛"。

《素问》言因寒即筋急者，不可更用此也。凡用之，须倍于他药。此物力势和缓，须倍加用即见效。盖受寒即止使人筋急，受热故使人筋挛。若但热而不曾受寒，又亦能使人筋缓，受湿则又引长无力。《局》云：薏苡甘寒治热风，筋挛骨痛大能攻，更除肺气痿痈病，马援曾收毒肿功。薏苡，治痹弱筋挛并风湿。

巴戟天

使也，覆盆子为之使，恶雷丸、丹参。宿根青色，嫩根白色，用之皆同，以连珠肉厚者为胜。今多以紫色为良，用之打去心。二、八月采根，阴干。

味辛、甘，气微温，无毒。《东》云：治阴疝、白浊，滋补肾。《洁》云：强筋，壮骨，补中津，除风，益气，除邪气，治梦泄兼腹痛。

《本经》云：主大风邪气、阴痿不起，强筋骨，安五脏，补中，增志益气，疗头面游风、小腹及阴中相引痛，下气，补五劳，益精，利男子。《药性论》云：紫巴戟天，使。治男子夜梦鬼交泄精，强阴，除头面中风，主下气、大风、血癞，病人虚损加而用之。《日华子》云：味苦。安五脏，定心气，除一切风，治邪气，疗水肿。《衍义》曰：今人欲要中间紫色，则多伪以大豆汁沃之，不可不察。外坚难染，故先从中间紫色。有人嗜酒，日须五、七杯，后患脚气甚危，或教以巴戟半两，糯米同炒，米微转色，不用米，大黄一两剉炒，同为末，熟蜜为丸，温水服五、七十丸，仍禁酒，遂愈。《局》云：连珠巴戟除风药，疗肿强筋补五劳，虚损病人如得此，梦中无复鬼相交。巴戟天、菟丝子，添精补髓主延年，解去腰疼诚有效。

漏 芦

君也，连翘为使。八月采根，阴干。《局》云：细剉，拌甘草炒，去甘草用。凡使，勿用独漏，缘似漏芦，但味苦、酸可别耳。

味苦、咸，气寒，大寒，无毒。《疌》云：主伤损，下乳，排脓，续筋骨，通血，去热，兼治肠风。

《本经》云：主皮肤热、恶疮疽痔、湿痹，下乳汁，止遗溺、热气疮痒如麻豆，可作浴汤。久服轻身益气，耳目聪明，不老延年。《药性论》云：漏芦，君。治身上热毒风、生恶疮、皮肤瘙痒、瘾疹。陈藏器云：漏芦，南人用苗，北人多用根，有毒，杀虫，洗疥疮用之。《日华子》云：连翘为使，治小儿壮热，通小肠，泄精，尿血，风赤眼，乳痈，发背，瘰疬，肠风，排脓，补血，治扑损，续筋骨，傅金疮，止血，长肉，通经脉，花、苗并同用。丹溪云：东垣云是足阳明本经药，主皮肤热、恶疮疽、通小肠、泄精、尿血、乳痈及下乳汁，俗名英菅是也。《局》云：漏芦专主通行乳，亦有医疮疗眼功，理损续筋除热毒，并消瘰疬与肠风。漏芦，行乳汁，消瘰疬、肠风。

蛇床子

君也，恶牡丹、巴豆、贝母。凡合药服食，即挼去皮壳，取仁微炒杀毒，即不辣。作汤洗病则生使。五月采实，阴干。一云有小毒。虺床，即蛇床。

味苦、辛、甘，气平，无毒，《汤》同。《疌》云：主阴湿痒麻，通血，逐瘀，兼下气，治恶疮疥，强阴，去风，又温中。

《本经》云：主妇人阴中肿痛、男子阴痿湿痒，除痹气，利关节，癫痫，恶疮，温中，下气，令妇子脏热、男子阴强。久服轻身，好颜色，令人有子。五月采实，阴干。《药性论》云：蛇床仁，君，有小毒。治男子女人虚湿痹、毒风、瘰痛。去男子腰疼，浴男女阴，去风冷，大益阳事。主大风身痒，煎汤浴之差。疗齿痛及小儿惊痫。《日华子》云：治暴冷，暖丈夫阳气，助女人阴气，扑损瘀血，腰胯疼，阴汗湿癣，四肢顽痹，赤白带下，缩小便。《局》云：苦甘无毒是蛇床，逐痹除风治恶疮，阴内肿疼并湿痒，女男浴洗好煎汤。虺床、蛇床同一种，治风湿痒及阴疮。

高良姜

使也。二、三月采根，暴干。一云味辛、苦，大热，无毒。

气大温。《汤》云：气热，味辛，纯阳。《东》云：止心气疼之攻冲。《洁》云：调心气，主腹疼，并消食，助胃，解酒毒，止吐泻，及霍乱转筋，兼除风冷。《珍》云：主胃中冷逆、霍乱、腹痛。

《本经》云：主暴冷、胃中冷逆、霍乱、腹痛。陶云：腹痛不止，嚼食亦效。陈藏器云：味辛，温。下气，益声，好颜色。煮作饮服之，止痢及霍乱。《别本注》云：二月、三月采根，暴干。味辛、苦，大热，无毒。《药性论》云：高良姜，使。治腹内久冷、胃气逆、呕逆，治风，破气，腹冷气痛，去风冷痹弱，疗下气冷逆冲心、腹痛、吐泻。《日华子》云：治转筋、泻痢、反胃、呕食，解酒毒，消宿食。《心》云：健脾胃。《局》云：高良姜本出高良，下气温中好作汤，霍乱转筋心腹痛，要知此药是仙方。

姜　黄

叶、根都似郁金，但根盘屈，类生姜而圆有节。或云真者是经种三年以上老姜，气味辛辣，种姜处有之，八月采根，片切，暴干，终是难得。性热不冷。《本经》云寒，误也。

味辛、苦，气大寒，无毒。《东》云：下气，破恶血。

《洁》云：主伤损，通经，仿佛郁金。治热风，消痈调血，破血。又云：功烈郁金。下气，通经，除壅滞，主治癥瘕，理损，消痈，止暴风。《珍》云：大寒。通月经，治癥瘕、肿毒。

《本经》云：主心腹结积疰忤，下气，破血，除风热，消痈肿，功力烈于郁金。《日华子》云：姜黄，热，无毒。治癥瘕血块、痈肿，通月经，治扑损瘀血，消肿毒，止暴风痛冷气，下食。《图经》云：治气胀及产后败血攻心，甚验。又治气为最。陈藏器云：破血，下气。西蕃亦有来者，与郁金、蒁药相似。其蒁味苦，温①，色青，主恶气疰忤、心痛、血气结积。郁金味苦，寒，色赤，主马热病。三物不同，所用各别。丹溪云：东垣云味苦、甘、辛，大寒，无毒。治癥瘕、血块、痈肿，通月经，消肿毒。又云：姜黄真者是经种三年已上老姜是也，其主治功力烈于郁金。又治气为最。《刖》云：姜黄烈似郁金功，理损消痈止暴风，主治癥瘕兼下气，月经壅滞亦能通。即《局方》。姜黄，烈似郁金功，下气，消痈，通经，破血。

郁　金

苗似姜黄，根黄赤，取四畔子根，去皮，火干。

味辛、苦，气寒，无毒。《汤》云：味苦，纯阳②。《洁》云：疗金疮，破血下气，除血淋、宿血，生肌。《珍》云：主血积、下气、阳毒入胃、便血，凉心，生肌，止血。

《本经》云：主血积、下气、生肌、止血，破恶血、血淋、尿血、金疮。《唐注》云：生蜀地及西戎，马药用之，胡人谓之马蒁，破血而补。《药性论》云：单用亦可。治女人宿血气结

---

① 温：原作“湿”，据《政和本草》第九卷“姜黄”条改。
② 阳：《汤液本草》卷中“草部·郁金”条作“阴”。

聚，温醋摩服之，亦啖。马药用，治胀痛。《图经》云：蜀中者佳。小儿方及马医多用之。《经验方》：尿血不定，捣末，用葱白相和煎服。丹溪云：《衍义》云无香，属火、属土与水，性轻扬，能致达酒气于高远也。正如龙涎无香，能散达诸香之气耳。用轻扬之性，古人用以治郁遏不能者，恐命名因此始。《周礼》：人凡祭祀之用郁鬯。《说文》曰：芳草也，今酿酒以降神。《珍》云：凉心。《局》云：郁金蝉肚者最良，下气宽中效岂常？安骥兽医多用此，生肌破血理金疮。郁金，胜似姜黄，行经下气。

款冬花

君也，杏仁为之使，得紫菀良。恶皂荚、消石、玄参，畏贝母、辛夷、麻黄、黄芪、黄芩、黄连、青葙。百草中，惟此不怕冰雪，最先春也。十一、十二月雪中开黄花，采花，阴干。如宿莼未舒者佳。

味辛、甘，气温，无毒。《汤》云：纯阳。《东》云：润肺。去痰嗽，定喘。《隶》云：治肺痈并咳逆，理肺，消痰，主惊痫，治喉痹，洗肝，明目，兼润心胸。《珍》云：治肺痿，温肺，并劳嗽，消渴，喘息。

《本经》云：主咳逆上气、善喘、喉痹、诸惊痫寒热邪气、消渴、喘息呼吸。十一月采花，阴干。《药性论》云：款冬花，君。主疗肺气、心促急、热乏、劳咳连连不绝、涕唾稠粘。治肺痿、肺痈，吐脓。《日华子》云：润心肺，益五脏，除烦，补劳劣，消痰，止嗽，肺痿吐血，心虚惊悸，洗肝，明目，及中风等疾。《珍》云：温肺，止嗽。《时习》云：仲景射干汤用之。丹溪云：温肺，止嗽。《本草》云：主咳逆上气、喘息呼吸，杏仁为之使。《日华子》云：消痰，止嗽，肺痿，肺痈，吐血，心虚惊悸。《衍义》云：有人病嗽多日，或教以燃款冬三两枝于无风处，以笔管吸其烟，满口则咽，数日效。《局》云：款冬花在雪中生，定喘消痰更治惊，劳咳肺痈为要药，洗肝可使目还明。款冬花，洗肝，明目，劳嗽尤宜。

蓝　实

君也。即今大叶蓝。其茎叶可以染青。此蓝有数种，一种菘蓝，可以为淀者，亦名马蓝，惟堪染青；一种蓼蓝，其苗似蓼子，若蓼子而大，黑色，但可染碧，而不堪作淀。按《经》所用，乃是蓼蓝实也。《衍义》曰：即大蓝实也，谓之蓼蓝非是。蓼蓝即堪揉汁染翠碧，花成长，穗细小，浅红色。

味苦，气寒，无毒。

《本经》云：主解诸毒，杀蛊蚑音其，小儿鬼、疰鬼、螫毒，久服头不白，轻身。其叶汁杀百药毒，解狼毒，射罔毒。陶云：主解毒，人卒不能得生蓝汁，乃染缣布汁以解之，亦善。以汁涂五心，又止烦闷。尖叶者为胜，甚疗蜂螫毒。《唐注》云：蓼蓝苗，而味不辛，其汁疗热毒，诸蓝非比。《药性论》云：蓝实，君，味甘。填骨髓，明耳目，利五脏，调六腑，利关节，治经络中结气，使人健，少睡，益心力。蓝汁，止心烦躁，解蛊毒。《日华子》云：吴蓝，味苦、甘，冷，无毒。治天行热狂、疗①疮、游风、热毒、肿毒、风疹，除烦，止渴，杀疳，解毒药，毒箭，金疮，血闷，虫蛇伤，毒刺，鼻洪，吐血，排脓，寒热头痛，赤眼，产后血运，解金石药毒，小儿壮热，热疳。陈藏器云：淀寒，傅热疮，解诸毒。滓傅小儿秃疮。热肿初作，上沫堪染如青黛，解毒。小儿丹热，和水服之。又甘蓝，北人

---

① 疗：原脱，据《政和本草》第七卷"蓝实"条补。

食之，去热黄也。《图经》云：蓝汁，治虫豸伤咬。《传信方》云：取大蓝汁一碗，入雄黄、麝香，随意看多少细研，投蓝汁中以点咬处。若是毒者，即并细服其汁，神异之极也。又治班蜘蛛咬、头面肿疼、大肚渐肿，捣蓝汁，入麝香、雄黄和之，点咬处，两日内平愈。《广五行记》：有僧病噎不下食，死后开视胸中，得一物，形似鱼而有两头，遍体是肉鳞，第致器中跳跃不止，戏以诸味，皆随化尽。时夏中蓝盛作淀，有一僧以淀致器中，此蛊遂绕器中走，须臾化为水。《局》云：蓝实苦寒能解毒，若研生汁用尤良，造成生①淀虽堪染，亦治丹疹热肿疮。

青 布

真者入用，假者不中。

味咸，寒。主解诸物毒、天行烦毒、小儿寒热丹毒，并水渍，取汁饮。烧作黑灰，傅恶疮经年不差者，及灸疮止血，令不中风。水和蜡熏恶疮，入水不烂。熏嗽，杀虫，熏虎狼咬疮，出水毒。又于器中烧令烟出，以器口熏人中风水恶露等疮，行下，得恶汁，知痛痒，差。又入诸膏药，疗疔肿狐刺等恶疮。又浸汁，和生姜煮服，止霍乱。丹溪云：蓝，属水而有木，能散败血，分归经络。

青 黛

君也。染瓮上池沫紫色者，用之同青黛功。

味咸，气寒，无毒。《绘》云：除热毒、小儿诸热及惊痫，主金疮、蛇犬诸虫毒，磨傅热疮。

《本经》云：主解诸药毒、小儿诸热、惊痫发热、天行头痛

---

① 生：《本草歌括》八卷本卷之二"蓝实"条作"青"。

寒热，并水研服。亦摩傅热疮、恶肿、金疮下血、蛇犬等毒、蛇虺螫毒。《药性论》云：青黛，君，味甘，平。能解小儿疳热，消瘦杀虫。陈藏器云：青黛，并鸡子白、大黄，傅疮痈蛇虺等毒。丹溪云：能收五脏之郁火，解热，泻肝，消食积。又杀恶虫物化为水。又小儿疳痢、羸瘦、毛焦。方歌曰：孩儿杂病变成疳，不问强羸女与男，恰似脊傍多变动，还如瘦病困耽耽。又歌曰：项热毛焦鼻口干，皮肤枯槁四肢瘫，腹中时时更下痢，青黄赤白一般般，眼涩面黄鼻孔赤，谷道开张不欲看，忽然泻下成疳淀，又却浓涕一团团，唇焦呕逆不乳哺，壮热增寒卧不安。《衍义》曰：青黛乃蓝为之。有一妇患脐下腹上下连二阴，遍沟生湿疮，状①如马瓜疮，他处并无，热痒而痛，大小便涩、出黄汁，食亦减，身面微肿。医作恶疮治，用鳗鲡鱼、松脂、黄丹之类药涂上，疮愈热，痛愈甚。治不对，故如此。问之此人，嗜酒贪啖，喜鱼蟹发风等物，急令用温水洗拭去膏药，寻以马齿苋四两，烂研细，入青黛一两，再研匀，涂疮上，即时热减，痛痒皆去。仍服八正②散，日三服，分败客热，每涂药一时久，药已干燥，又再涂新湿药。凡如此，二日减三分之一，五日减三分之二，自此③二十日愈。既愈而问曰：此疮何缘至此？曰：中下焦蓄风热毒气，若不出，当作肠痈内痔，仍常须禁酒及发风物。然不能禁酒，后果然患内痔。

百 合

使也。根如胡蒜重数，生数十片相累，人亦蒸煮食之。此

---

① 状：原作"壮"，据《本草衍义》第十卷"青黛"条改。

② 正：通"政"。《说文通训定声·鼎部》："正，假借为政……"。

③ 此……自此：此17字原脱，据《本草衍义》第十卷"青黛"条补。

有二种，一种细叶花红，名山丹，不堪食；一种叶大茎长，根粗花白，宜入药用。二、八月采根，曝干。

味甘，气平，无毒。《汤》同。《东》云：敛肺劳、嗽痿。《聿》云：辟鬼邪，安心，定胆，疗咳痹、心疼，治痈疽、乳痈，及蛊毒、浮肿。

《本经》云：主邪气腹胀心痛，利大小便，补中益气，除浮肿、胪胀、痞满、寒热、通身疼痛及乳难、喉痹，止涕泪。《药性论》云：百合，使，有小毒。主百邪鬼魅、涕泣不止，除心下急满痛，治脚气热咳逆。《日华子》云：白百合，安心，定胆，益志，养五脏，治癫①邪啼泣、狂叫、惊悸，杀蛊毒气，燃乳痈发背及诸疮肿，并治产后血狂运。又云：红百合，凉，无毒，治疮肿及疗惊邪。此是红花者，名连珠。《图经》云：甚益气。张仲景治伤寒坏后百合病，有百合知母汤、百合滑石代赭汤、百合鸡子汤、百合地黄汤。凡四方，病名百合，而用百合治之，不识其义。《圣惠方》：治肺脏壅热烦闷，新白合四两，蜜半盏和蒸，令软，时时含一枣大，咽津。又治伤寒百合病腹中满痛，用百合一两，炒令黄色，为末，不计时，米饮调下二钱。孙《食忌》：治阴毒伤寒，煮百合浓汁服。《汤》云：或百合病已经汗者，或未经汗下吐者，或病如初，或病变寒热，并见《活人书》。《局》云：百合甘平除热咳，安心定胆治邪癫，更攻发背痈疮疾，消胀仍通大小便。百合，宁心，可补咳痰有病。

使②君子

始因郭使君疗小儿用此物，后因名之。形如栀子，有五棱，

---

① 癫：原作"颠"，据《政和本草》第八卷"百合"条改。
② 使：原作"史"，据《政和本草》第九卷"使君子"条改。

瓣深而两头尖。七月采实，用仁或兼用壳。《局》云：热灰中和皮炮，去皮，取仁用。

味甘，气温，无毒。《疌》云：主幼子诸疳，杀虫，治泻痢、小便白浊。

《本经》云：主小儿五疳、小便白浊，杀虫，疗泻痢。《局》云：使君子乃医虫药，疗泻攻疳益小儿，因郭使君专用此，后来故以此名之。使①君子，杀虫药，疳泻如仙。

甘　遂

瓜蒂为之使，恶远志，反甘草。真甘遂，以皮赤肉白、作连珠、实重者良。白皮者，名草甘遂，殊恶。二月采根，阴干。《局》云：水浸，日干。一云用甘草水浸三日，晒干。

味苦、甘，气寒，大寒，有毒。《汤》云：气大寒，味苦、甘。甘，纯阳。有毒。《疌》云：主面浮、蛊胀，并消谷、瘕疝，治便难，消痰，及宽膈、通肠。《珍》云：逐水肿结胸，治大腹肿满，泻十二经水气。

《本经》云：主大腹疝瘕、腹满、面目浮肿、留饮宿食，破癥坚积聚，利水谷道，下五水，散膀胱留热、皮中痞、热气肿满。《药性论》云：京甘遂，味苦。能泻十三种痢疾，治心腹坚、气满、下水，去痰水，主皮肌浮肿。《图经》云：古方亦单用，下水，疗妊娠小腹满、大小便不利、气急，已服猪苓散不差者，以甘遂散下之。甘遂二两，为末，白蜜二两，和丸，豆粒大，如觉心下烦，得微利，日一服。《汤》云：可以通水，而其气直透达所结处。《珍》云：若水结胸中，非此不能除。丹溪云：甘，寒，有毒，惟用连珠者。然《衍义》云：此药专于行

---

① 使：原作"史"，据《政和本草》第九卷"使君子"条改。

水、攻决为用，入药须斟酌用之。《制》云：赤皮甘遂能消水，利饮宽膨更破癥，主疗四肢头面肿，若逢甘草便相刑。甘遂，能消肿，破癥，与甘草同用即相反。

大 戟

使，小豆为之使，恶薯蓣，反甘草、芫花、海藻，畏菖蒲、芦草、鼠屎。十二月采根，阴干。泽漆根也。《局》云：微炒。

味苦、甘，气寒，大寒，有小毒。《汤》云：气大寒，味甘、苦，阴中微阳，有小毒。《垚》云：治蛊毒、风疼①及水肿，消瘀，疗痈疮、黄病，并利肠、落产。《珍》云：泻肺。

《本经》云：主蛊毒、十二水、腹②满、急痛积聚、中风、皮肤疼痛、吐逆、颈腋痈肿、头痛、发汗、利大小肠。《药性论》云：大戟，使，反芫花、海藻，毒用菖蒲解之。味苦、辛，有大毒。破新陈，下恶血、癖块、腹内雷鸣，通月水，善治瘀血，能堕胎孕。《日华子》云：小豆为之使，恶薯蓣，泻毒药，泄天行黄病、温疟，破癥结，《图经》云：治瘾疹风及风毒脚肿，并煮水热淋，日再三，愈。《手集方》：疗水病，无问年月深浅，大戟、当归、橘皮各一两，水煮，顿服，利水，差。《液》云：与甘遂同为泄水之药。湿胜者，苦燥除之。与芫花、黄药子等分，水糊为丸桐子大，每服十丸。伤风、伤寒，葱白汤下；伤食，陈皮汤下。或十五丸，微加至二十丸，亦可。芫花别有条，《海藏》十枣汤同用。丹溪云同《本经》。《制》云：大戟苦寒除蛊毒，专工③利水治诸风，苗名泽漆同消肿，甘草

---

① 疼：《诸品药性赋》"大戟"条作"痰"。
② 腹：原作"肿"，据《政和本草》第十卷"大戟"条改。
③ 专工：《本草歌括》八卷本卷之四"大戟"条作"本功"。

逢之必反攻。大戟，利水道，除蛊毒，与甘草相刑。

泽 漆

使也，小豆为之使，恶薯蓣。三月三、七月七采茎叶，阴干。大戟苗也。一云微毒。

味苦、辛，微寒，无毒。

《本经》云：主皮肤热、大腹水气、四肢面目浮肿、丈夫阴气不足、利大小肠、明目轻身。《药性论》云：使。治皮肌热，利小便。《日华子》云：仲景治肺咳上气脉沉者，泽漆汤主之。泽漆三斤，以东流水五斗，煮取一斗五升，后用半夏半升，紫参、生姜、白前各五两，甘草、黄芩①、人参、桂各三两，内泽漆汁中煎，取五合，每服五合，日三，至夜服尽。

芫 花

使也。六月采花，阴干。

味苦、辛，气微寒，有毒。《汤》同。

《本经》云：主伤寒、温疟，下十二水，破积聚、大坚癥瘕，荡涤肠胃留癖饮食、寒热邪气，利水道，疗痰饮咳嗽。《药性论》云：使。治咳逆上气、喉中肿满、痃气、蛊毒、疝瘕、气块，下水肿等。《汤》云：《衍义》云仲景以芫花治痢者，以其行水也。水去则利止，其意如此。用时斟酌，不可太过与不及也，仍察其须有是证②方可用之。仲景小青龙汤，若微利，去麻黄，加芫花如鸡子，熬令青色用之，盖利水也。《衍》云：芫花去水消浮肿，咳逆喉鸣必用之，痰唾腰疼心腹痛，恶风痹

---

① 芩：原作"苓"，据《政和本草》第十卷"泽漆"条引《图经》改。
② 证：原作"订"，据《本草衍义》第十一卷"芫花"条改。

痒亦能医①。

草龙胆

君也，贯众为之使，又小豆为使，恶防葵、地黄。二、八月、十一、二月采根，阴干。《局》云：去芦，剉碎，甘草汤浸，漉出，日干。

味苦，气寒，大寒，无毒。《汤》云：气寒，味大苦。气味俱厚，阴也。无毒。《东》云：沉也，阴也。退肝经之邪热，除下焦之湿肿。《珍》云：用同防己除湿热，脐下之足湿肿疼，目疾药中必用之，须以柴胡为主使，上行外行酒浸之，病成脚气能通理。《壳》云：散肝经之烦热，除下焦之湿热。

《本经》云：主骨间寒热、惊痫、邪气，续绝伤，定五脏，杀蛊毒，除胃中伏热、时气温热、热泄下痢，去肠小虫，益肝胆气，止惊惕。久服益智，不忘，轻身耐老。《药性论》云：龙胆，君。主小儿惊痫入心、壮热、骨热、痘肿，治时疾热、黄口疮。《日华子》云：小豆为使，治客忤、疳气、热病狂语及疮疥，明目，止烦，益智，治健忘。《图经》云：山龙胆，味苦涩，取根细剉，用生姜自然汁浸一宿，去其性，焙干，捣，水煎一钱匙，温服，治四肢疼痛。古方治疸多用之。《集验方》：谷疸丸，苦参三两，龙胆一两，为末，牛胆和丸梧子大，每五丸，先食以麦饮服之。《删繁方》治劳疸同用此，龙胆加至二两，更增栀子仁三七枚，同筛捣，丸以猪胆，服如前法，以饮下之。其说云：劳疸者，因劳为名；谷疸者，因食而劳也。《珍》云：纯阴，酒浸上行。《心》云：除下焦之湿及翳膜之

---

① 芫花去水消浮肿……恶风痹痒亦能医：据《药性指掌》"芫花"条，所述内容实为"芫花"。

湿。《象》云：治两目赤肿睛胀、瘀肉高起、疼痛不可忍，以柴胡为主，治眼中病必用之药也。去芦。丹溪云同《珍》《象》。《雷公集》云：除黄疸，空腹勿饵，令人溺不禁。《制》云：草龙胆苦性沉寒，退散肝经之热烦，若病下焦之湿肿，服之即可得痊安。《局》云：龙胆主除温热病，亦堪止痢杀疳虫，益肝明目除惊惕，治疸尤能奏大功。草龙胆，益肝虚，惊惕无忧，疳虫可去。

牵牛子

使也。有黑、白二种，黑者炒用。一云味辛烈。一云味甘，有小毒。一云味苦、痆，得青木香、干姜良。田野人牵牛易之，故名。九月已后收子。

味苦，气寒，有毒。《汤》云：气寒，味苦，有小毒。黑、白二种。《东》云：消肿满，逐水。《疌》云：去水，除浮，又落胎，治嗽蛊胀并壅滞，须知生急熟迟。《珍》云：黑者泻真元，能去气中之湿热，饮食劳倦、血受病用之反伤气与血。

《本经》云：主下气，疗脚满水肿，除风毒，利小便。陶云：疗脚肿满、气急，利小便，无不差。《药性论》云：牵牛子，味甘，有小毒。治痃癖、气块，利大小便，除水气虚肿，落胎。《日华子》云：味苦、痆，得青木香、干姜良。治腰痛、下冷脓、泻蛊毒药，并一切气壅滞。《海藏》云：以气药引之则入气，以大黄引之则入血。张文懿云：不可耽嗜，脱人元气。余初亦疑此药不可耽嗜，后见人有酒食病痞，多服食药以导其气，及服脏用神芎丸及犯牵牛等丸。如初服即快，药过再食，其病痞依然，如前又服，其痞随药而效。药过腹，病复至，以至久服，则脱人元气，而犹不知悔，戒之！惟当益脾健胃，使元气生而自能消腐水谷，其法无以加矣。《心》云：泻元气，去气中湿热。凡饮食劳倦，皆血受病。若以此药泻之，是血病泻气，使气血俱虚损。所伤虽去，泻元气损人不知也。《经》所谓毋盛盛，毋虚虚，毋绝人长命。此之谓也。用者戒之！白者亦同。罗谦甫云：牵牛乃泻气之药。试取尝之，便得辛辣之味，久而嚼之，猛烈雄壮，渐渐不绝，非辛而何？《续注》：味苦，寒，果安在哉？又曰：牵牛乃感南方之化所生者也，血热泻气，差误已甚。若病湿胜，湿气不得施化，致大小便不通，则宜用之耳。湿去，其气周流，所谓五脏有邪，更相平也。《经》所谓一脏未平，以所胜平之。火能平金，而泻肺气者即此也。然仲景治七种湿证、小便不利，无一药犯牵牛者，仲景岂不知牵牛利小便？为湿病之根在下焦，是血分中气病，不可用辛辣气药泻上焦太阴之气故也。仲景尚不轻用如此，世医一概而用之，可乎？又曰：牵牛辛烈，泻人元气，比诸辛药尤甚，以辛之雄烈故也。丹溪云：属火，善走。有两种，黑者属水，白者属金。若非病形与证俱实者，勿用也。稍涉虚，以其驱逐之致虚，先哲深戒之。不胀满，不大便秘者，勿用。《剳》云：牵牛名以牵牛得，下水消膨①利小便②，专治腰疼并脚痛，更消水肿落胎元。即《局方》。牵牛子，退肿消风第一。

胡芦巴

或云番萝卜子。春生苗，夏结子，至秋采之。《局》云：微炒用。

味苦，气温，无毒。《汤》云：苦，纯阳。《东》云：治虚

---

① 消膨：《本草歌括》八卷本卷之四"牵牛子"条作"除风"。
② 便：原作"肠"，据《药性指掌》"牵牛"条、《本草歌括》八卷本卷之四"牵牛子"条改。

冷疝气。《洁》云：补元气虚冷，治肠胁膨胀、面皮青黑及除痰。《珍》云：治元脏虚寒、肾经冷并膀胱疝气。

《本经》云：主元脏虚冷气。得附子、硫黄治肾虚冷、腹胁胀满、面色青黑；得蘹香子、桃仁治膀胱气，甚效。《图经》云：治元脏虚冷气最要，又治膀胱冷气。《珍》云：治元气虚冷及肾虚冷。腹胁胀满、面色青黑，此肾虚证[1]也。《局》云：胡芦巴主元阳冷，硫附宜同补肾经，若得茴香桃核用，膀胱疝气自安平。胡芦巴，补元阳肾冷，蠲疝气之癥。

白附子

俗无复真者。生东海与新罗国，形似天雄，苗似附子。《本经》：生蜀郡，今不复有。三月采。入药炮用。

味甘、辛，气温，无毒。又云：大温，有小毒。《汤》云：阳，微温。《东》云：去面游风。《洁》云：主冷风、心疼，除中风失语，兼疗血痹、面疵䵟瘢。《珍》云：主血痹、行药势、中风失音。

《本经》云：主心痛、血痹、面上百病、行药势。《蜀本》云：味甘、辛，温。《日华子》云：无毒。治中风失音、一切冷风气、面䵟瘢疵，入药炮用。新罗出者佳。《海药》云：大温，有小毒。主治疥癣风疮、头面痕、阴囊下湿、腿无力、诸风冷气，入面脂皆好也。《珍》云：主血痹，行药势。《劁》云：白附子能除带下[2]，更行药势主心疼，去除面上诸般病，又治风疮及中风。即《局方》。白附子，祛逐风痰。

---

① 证：原作"订"，据《汤液本草》卷中"草部·胡芦巴"条引"《本草》云"改。

② 带下：《本草歌括》八卷本卷之四"白附子"条作"腹痛"。

紫 菀

臣也。润软者佳。一种白菀，即女菀也，疗体并同，无时亦可通用。二、三月采根，阴干。用去芦头。一云蜜水浸一宿，焙干。款冬为之使，恶天雄、瞿麦、雷丸、远志，畏茵陈蒿。《局》云：净洗去土，微炒。白菀不入药。

味苦、辛，气温，无毒。《东》云：治嗽。《垚》云：除咳逆并寒热，疗吐脓血，治结胸，止喘悸、小儿惊痫。

《本经》云：主咳逆上气、胸中寒热、结气，去蛊毒、痿躄，安五脏，疗咳唾脓血，止喘悸，五劳体虚，补不足，小儿惊痫。《药性论》云：臣，味苦，平。治尸疰，补虚，下气，及胸胁逆气，治百邪鬼魅、劳气、虚热。《日华子》云：调中及肺痿吐血，消痰，止渴，润肌肤，添骨髓。《图经》云：《传信方》用之最要，疗久嗽不差，此方甚佳。紫菀去芦头、款冬花各一两，百部半两，为末，每服三钱匙，生姜三片，乌梅一个，同煎汤调下，食后欲卧，各一服，《制》云：紫菀苦辛除咳逆，热寒胸结气皆消，疗唾脓血止喘悸，婴稚惊痫亦可调。《局》云：紫菀苦温安五脏，主通结气滞胸中，补虚止渴消痰喘，久嗽能除唾血脓。紫菀，化痰，定喘，咳唾有红涎。

草部下

紫 草

三月采根，阴干，可以染紫。去土，用茸。凡使须用蜡水蒸之，取去头，并两畔须，细剉用。

味苦，气寒，无毒。《汤》同。《垚》云：通九窍，利水道，治胀，消膨，医五疸，疗痘疹、腹心邪气。

《本经》云：主腹心邪气、五疸，补中益气，利九窍，通水道，疗腹肿胀满痛。以合膏，疗小儿疮及面皯。《药性论》云：亦可单用，味甘，平，治恶疮瘑癣。《图经》云：多用治伤寒时疾。发疮疹不出者，以此作药，使其发出。《独行方》治豌豆疮，煮紫草汤饮。后人相承用之，其效尤速。《㕮》云：紫草苦寒通九窍，腹心邪气疸皆医，消膨治胀利水道，豆疹疮危用最宜。《局》云：紫草苦寒通九窍，煎膏可疗小儿疮，更除肿疸宣淋闭，痘疹时行用煮汤。紫草，苦，寒，能制痘疹之偏。

泽兰

使也，防己为之使。三月三日采，阴干。茎方，节紫色，叶似兰草而不香。人家种者，花白，紫萼，茎圆，殊非泽兰也。又云：茎干青紫色，作四棱；叶生相对，如薄荷，微香；花紫白色，萼亦紫，亦似薄荷花。三月采苗，阴干，叶尖微有毛，不光润，方茎，紫节，七、八月初采，此为异耳。《衍义》曰：叶如兰。兰叶似麦门冬，稍阔而长一二尺，无枝梗，不与泽兰相似。泽兰才出土，便分枝梗，叶如菊，但尖长。若取其香嗅，则稍①相类。又曰：生汝南大泽傍。则其种本别，如兰之说误矣。

味苦、甘，气微寒，无毒。

《本经》云：主乳妇内衄、中风余疾、大腹水肿、身面四肢浮肿、骨节中水、金疮痈肿疮脓、产后金疮、内塞。《药性论》云：使，味苦、辛。大产后腹痛，频产血气衰冷成劳瘦羸。治通身面目大肿、孕妇人血沥腰痛。《日华子》云：通九窍，利关脉，养血气，破宿血，消癥瘕、产前产后百病，通小肠，长肉，

---

① 稍：原作"梢"，据《本草衍义》第十卷"泽兰"条改。

生肌，消扑损瘀血，治鼻洪、吐血、头风、目痛、妇人劳瘦、丈夫面黄。《图经》云：妇人方中最急用也。又有一种马兰，生水泽旁，颇似泽兰，而气臭气辛，亦主破血，补金疮，断下血，《楚词》所谓"恶草"是也。又有一种山兰，生山侧，似刘寄奴，叶无桠，不对生，花心微黄赤，亦破血，皆可用。雷公云：大泽兰，形叶皆圆，根青黄，能生血调气，养荣，合小泽兰迥别，采得后，香①，叶上班，根须尖，此药能破血，通久积。《刦》云：泽兰甘苦能行血②，痈肿疮脓可内消，更治损伤并打扑，并除身面四肢浮。泽兰，行损伤之血。

白 及

使也，紫石英为之使，恶理石，畏李核、杏仁，反乌头。根似菱，三角，白色，角头生牙。二、八月采根用。

味苦、辛，气平，微寒，无毒。一云味甘、辛。《汤》云：苦、甘，阳中之阴。《垂》云：消痈肿毒，性同白蔹。治白癣破裂，疗邪气风缓。《珍》云：主诸痈疮败疽，并发背③、肠风、痔漏、瘰疬、汤火伤。

《本经》云：主痈肿、恶疮、败疽、伤阴死肌、胃中邪气、贼风鬼击、痱缓不收，除白癣疥虫。《唐注》云：此物山野人患手足皲音军折，嚼涂之，有效。《药性论》云：白及，使。治结热不消，主阴下痿，治面上野疱，令人肌滑。《日华子》云：味甘、辛。止惊邪、血邪、痫疾、赤眼、癥结、发背、瘰疬、肠风、痔瘘、刀箭疮、扑损、温热疟疾、血痢、汤火疮，生肌，

---

① 香：《政和本草》第九卷"泽兰"条引雷公作"看"。

② 血：《本草歌括》八卷本卷之三、二卷本上卷"草部·泽兰"条同，《药性指掌》《诸品药性赋》"泽兰"条作"气"。

③ 背：原作"痹"，据下"白蔹治证同"及"白蔹"条改。

止痛，风痹。《图经》云：治金疮及痈疽方中多用之。《经验方》：治鼻衄不止。甚者，白及为末，津调涂山根上，立止。《珍》云：止肺涩。白蔹治证同。《集》云：白蔹、白及①，古今服饵方少用，多用于敛疮方中。即《衍》。《剉》云：白及主消痈肿毒，性同白蔹反乌头，去除白癣并皲裂，更疗邪风缓不收。白及，破痈疽，合皲裂，与乌头相反。

白　蔹

使也，代赭为之使，反乌头。一云有小毒。二、八月采根，暴干。根似天门冬，一株下有十许根，皮赤黑，肉白如芍药。

味苦、甘，气平，微寒，无毒。《珍》云：疗一切痈疽、火灼，及发背、疔疮、肿毒，或涂或傅俱有功。

《本经》云：主痈肿疽疮，散结气，止痛，除热目中赤、小儿惊痫、温疟、女子阴中肿痛，下赤白，杀火毒。《药性论》云：白蔹，使。杀火毒。味苦，平，有小毒。恶乌头。主气壅肿。用赤小豆、莔草为末，鸡子白调，涂一切肿毒，治面上疱疮子，治温疟，主寒热结壅热肿。《日华子》云：止惊邪、血邪、发背、瘰疬、肠风、痔瘘、刀箭疮、扑损、温热疟疾、血痢、汤火疮，生肌，止痛。《图经》云：治风金疮及面药方多用之。一种赤者，功用与白蔹同。《圣惠方》：治疔疮，并汤火灼烂，并发背，俱用白蔹末傅之。《局》云：白蔹止惊除目赤，专攻痈肿恶疽疮，肠风痔瘘尤能治，女子阴中肿痛良。白蔹，治肠风、痈肿，与乌头相反。

---

① 　及：原下衍"及"字，据《本草集要》卷之三"白蔹"条删。

补骨脂

一名破故纸。恶甘草，禁食芸薹并血。九月采，入药微炒用。雷公云：性本大燥毒，用酒浸一宿，漉出，用东流洗，蒸半日，日干。舶上来者佳。《局》云：酒浸蒸，日干，盐炒亦得。

味平，气大温，无毒。《东》云：温肾，补精髓与劳伤。《洁》云：主攻血气及劳伤，阳衰肾冷与精流，合胡桃服之良。

《本经》云：主五劳七伤、风虚冷痹、骨髓伤败、肾冷精流及妇人血气堕胎。《药性论》云：味苦、辛。主男子腰疼、膝冷、囊湿，逐诸冷痹顽，止小便利、腹中冷。《日华子》云：兴阳事，治冷劳，明耳目，入药微炒用。《图经》云：主卑湿伤于内外众疾俱作、阳气衰绝服乳石补益之药百端不应。破故纸十两，净择去皮，洗过，为细末，用胡桃瓤二十两，汤浸去皮，细研如泥，即入前末，以好蜜和匀如饴糖，盛于瓷器中，旦日以暖酒二合调药一匙，服之，便以饭压。如不饮人，熟汤调服。弥久，则延年益气，悦心明日，补添筋骨。但禁食芸薹、羊血。《经验后①方》：治腰疼，神妙。故纸为末，温酒下三钱匙。又治男子女人五劳七伤，下元久冷，乌髭须，一切风病，四肢疼痛，驻颜壮气。补骨脂一斤，酒浸一宿，放干，即用乌油麻一升和炒，令麻子声绝，即播去，只取骨脂为末，醋煮面糊丸梧子大，早辰②温酒盐汤下二十丸。《削》云：补骨脂名破故纸，主攻血气理劳伤，阳衰肾冷精流出，研烂胡桃合服良。即《局方》。补骨脂，名破故纸，扶肾冷，治梦泄精流。

---

① 后：原脱，据《政和本草》第九卷"补骨脂"条补。
② 辰：通"晨"，《说文通训定声·屯部》："辰，假借为晨。"

阿 魏

捣根汁日煎作饼者为上，截根穿暴干者为次，体性极臭而能止臭，亦奇物也。又云：断其树枝，汁出如饴，久乃凝结，名阿魏。又云：取其汁和米豆屑合成。《海药》云：是木津液如桃胶状，其色黑者不堪，黄散者为上。雷公云：凡使，多有讹伪。有三验：一将半铢安于熟铜器中一宿，至明，沾阿魏处白如银，永无赤色；一将半铢置于五斗草自然汁中一夜，至明如鲜血色；一将一铢安于柚树上，树立干，便是真。凡使，先于净钵中研如粉了，于热酒器上裛①过，任入药用。一云气热。

味辛，气平，无毒。《东》云：除邪气，破积。《建》云：臭能止臭，破癥瘕并下气，杀虫，除邪，治传尸及辟瘟。

《本经》云：主杀诸小虫，去臭气，破癥积，下恶气，除邪鬼蛊毒。《日华子》云：阿魏，热。治传尸，破癥癖冷气，辟温，治疟，兼主霍乱心腹痛、肾气温瘴，御一切蕈菜毒。《海药》云：主风邪鬼注并心腹冷。《制》云：阿魏无真却有真，臭而止臭乃为珍，杀虫下气除癥积，及治传尸更辟瘟。即《局》。阿魏有真有假，杀虫破积传尸，亦可保天年。

远 志

君也。得茯苓、冬葵子、龙骨良。杀天雄、附子毒。畏真珠、藜芦、蜚蠊、齐蛤。四月采根叶，阴干。凡使先去心，否则令人闷。去心了，用熟甘草汤浸一宿，漉出曝干，用之。

味苦，气温，无毒。《东》云：宁心。《建》云：除咳逆，祛邪，利窍，壮心神，补气，益精，并止惊悸，强志聪明。

---

① 裛（yì 臆）：通"浥"，沾湿。《说文通训定声·临部》："裛，假借为浥。"

《本经》云：主咳逆伤中、补不足、除邪气、利九窍、益智慧、耳目聪明不忘、强志倍力、利丈夫、定心气、止惊悸、益精、去心下膈气、皮肤中热面目黄，久服轻身不老，好颜色，延年。《药性论》云：治心神健忘，安魂魄，令人不迷，坚壮阳道，主梦邪。《日华子》云：主膈气惊魇、长肌肉、助筋骨、妇人血噤失音、小儿客忤，服无忌。《剉》云：远志苦温除咳逆，益精补血壮心神，祛邪利窍止惊悸，强志聪明智慧人。《局》云：远志能令智慧生，去除膈气定心惊；叶名小草尤堪用，一体能收梦泄精。

小 草

远志叶名。收梦里遗精。

《本经》云：主益精，补阴气，止虚损梦泄。四月采根叶，阴干。《图经》云：治胸痹、心痛、逆气、膈中饮不下。小草、蜀椒去汗，干姜、细辛各三分，附子二分，炮为末，和蜜丸梧子大，先食米汁，下三丸，日三，不知稍增，以知为度。禁猪肉、冷水、生葱菜。《东》云：有宁心之妙。

射 干

使也。即乌翣根。三月三日采根，阴干。花紫碧色，根如高良姜者是也。雷公云：凡使，先以米泔水浸一宿，漉出日干用。一云二、八月采根去皮，日干用。或云是扁蓄根，更详之。

味苦，气平，微温，有毒。《汤》同。《东》云：疗咽闭，消痈肿。《珍》云：主咳逆上气并喉痹，通月经，消瘀肿毒及咽疼。

《本经》云：主咳逆上气、喉痹咽痛不得消息、散结气、腹中邪逆并食饮大热，疗老血在心脾间、咳唾、言语气臭，散胸中热气，久服令人虚。《药性论》云：使，有小毒。治喉痹、水浆不及通、女人月闭，治疰[1]气，消瘀血。《日华子》云：消痰，破癥结、胸膈满、腹胀、气喘疰癖，开胃，下食，消肿毒，镇肝明目。《衍义》云：治肺气、喉痹为佳。仲景云：治咽中动气或闭塞，乌扇汤中用。《时习》云：仲景射干汤用之。《心》云：去胃痈。丹溪云：属金而有木与火，行太阴、厥阴之积痰，使结核自消，甚捷。又治便毒，此足厥阴湿气因疲劳而发。取射干三寸，与生姜同煎，食前服，利三两行，效。又治喉痛，切一片噙之，效。紫花者是，红花者非。又云：此即乌翣根，叶为乌翣，又为乌扇，又名草姜。《外台》云：治喉痹甚捷。《局》云：射干一本名乌扇，主疗咽喉痹痛差，散血通经消肿毒，清痰明目镇肝家。射干，主通经，散肿，明目开喉。

百 部

使也。凡使用竹刀劈破，去心皮，须火炒、酒浸用。二、三月、八月采根，暴干用。

味甘、苦，气微温，无毒。一云微寒，有小毒。《东》云：治肺热。《图》云：疗三十年嗽，煎如饴，服方寸匕，日三。

《本经》云：主咳嗽上气。陶云：百部根疗咳嗽，亦去虱。煮作汤洗牛犬，虱即去。陈藏器云：百部根，火炙、浸酒空腹饮，去虫蚕咬，兼疗疥疮。《药性论》云：百部根，味甘，无毒。治肺家热、上气咳逆，主润益肺。《日华子》云：味苦，无

---

① 治疰：原倒，据《政和本草》第十卷"射干"条引"《药性论》"乙正。

毒。治痈蛔及传尸骨蒸劳，杀蛔虫、寸白蛲虫并一切树蛙虹，炘之亦可杀蝇蠓。《图经》云：古今方书治嗽多用。葛洪主卒嗽，以百部根、生姜二物，各绞汁合煎，服二合。张文仲单用百部根，酒渍再宿，大温服一升，日再。《千金方》：疗三十年嗽，以百部根二十根，捣绞取汁煎。《局》云：百部微寒除肺热，久年咳嗽用尤良，痈疣疥癣皆能治，去虱仍堪煮作汤。百部，除肺热、久年劳嗽。

淫羊藿

俗名仙灵脾。薯蓣、紫芝为之使，得酒良。五月采叶，晒。根叶俱堪使。陶云：服此使人好为阴阳。《局》云：用羊脂拌炒。

味辛，气寒，无毒。一云温。又云甘，平。《东》云：疗风寒之痹，补阴虚而助阳。

《本经》云：主阴痿绝伤、茎中痛，利小便，益气力，强志，坚筋骨，消瘰疬、赤痛、下部有疮，洗出虫。丈夫久服，令人无子。《蜀本》云：淫羊藿，温。生处不闻水声者良。《药性论》云：亦可单用。味甘，平，主坚筋，益骨。《日华子》云：治一切冷风劳气，补腰膝，强气力，丈夫绝阳不起，女子绝阴无子。筋骨挛急，四肢不任，老人昏弱，中年健忘。《局》云：仙灵脾是淫羊藿，羊食多淫故有名，主病冷风劳气病，绝阳不起亦能兴。淫羊藿，即仙灵脾，补肾虚，兴阳绝不起。

茅 根

臣也。即白花茅根。六月采。夏生白花。

味甘，气寒，无毒。《东》云：止血与吐衄。

《本经》云：主劳伤虚羸，补中益气，除瘀血、血闭、寒热，利小便，下五淋，除客热在肠胃，止渴，坚筋，妇人崩中，久服利人。陶云：即今白茅菅，其根如渣芹，甜美，服食此断谷甚良。俗方稀用，惟疗淋及崩中。《药性论》云：白茅，臣。能破血，主消渴。根治五淋，煎汁服之。《日华子》云：茅根，主妇人月经不匀，通血脉淋沥。是白花茅根也。《局》云：茅根通血除烦渴，通利溲便治五淋，吐衄炙疮花更效，金疮按①傅用茅针。白茅花，止吐血、衄血。

茅根苗

《本经》云：其苗主下水。陈藏器云：屋茅，主卒吐血，酒浸煮服。屋上烂茅和酱汁，研傅班疮、蚕啮疮。茅屋滴溜水，杀云母毒。《图经》云：屋苫茅经久者，主卒吐血，细剉，酒浸，煮服，良。《日华子》云：屋角茅，平，无毒，主鼻洪。

茅 花

《唐本注》云：菅花，味甘，温，无毒。主衄血、吐血、金疮。《日华子》云：花罯刀箭疮，止血并痛。《图经》同。

茅 针

陈藏器云：味甘，平，无毒。主恶疮肿未溃者，煮服之。服，一针一孔，二针二孔。生授，傅金疮，止血。煮服之，主鼻衄及暴下血成白花者，功用亦同。针即茅笋也。《日华子》云：茅针，凉。通小肠痈毒，软疖②不作头，浓煎和酒服。《图经》云：春生芽，布地如针，谓之茅针，可啖，甚益小儿。夏生白花，茸茸然，至秋而枯。其根至洁白，甚甘美。六月采根，

---

① 按：《本草歌括》八卷本卷之三"茅根"条作"授"。
② 疖：原作"节"，据《政和本草》第八卷"茅根"条改。

人取茅针，授以傅金疮，塞鼻洪，止暴下血及溺血者，殊效。

石 韦

使也，杏仁为之使，得菖蒲良。一名石皮。用之去黄毛，毛射人肺，令人咳不可疗。生华阴山谷石上，不闻水及人声者良。二月采叶，阴干。入药，须微炙用。

味苦、甘，气平，无毒。一云微寒。《汤》云：此一条与《本经》无一字同，恐别是一物，有误，姑存之。名远墨子①、血见愁、鹿经草也。《东》云：通淋于小肠。

《本经》云：主劳热邪气、五癃闭不通，利小便水道，止烦，下气，通膀胱满，补五劳，安五脏，去恶风，益精气。《唐本注》云：此物丛生石傍阴处。生古瓦屋上，名瓦韦，用疗淋亦好。《药性论》云：使，微寒。治劳及五淋、胞囊结热不通、膀胱热满。《日华子》云：治淋沥遗溺，入药须微炙用。《图经》云：南中医人炒末，冷酒调服，疗发背，甚效。《局》云：石韦主热除邪气，通透膀胱利小便，若不去毛射人肺，令人咳嗽病难痊。石韦，透膀胱之便。

贯 众

使也，藋菌、赤小豆为之使。得之草鸱头。二月、八月采根，阴干。

味苦，微寒，有毒。《东》云：除毒热，杀虫。

《本经》云：主腹中邪热气、诸毒，杀三虫，去寸白，破癥瘕，除头风，止金疮。花疗恶疮，令人泄。《药性论》云：贯众，使，治腹热。赤小豆为使，杀寸白虫。《蜀图经》云：苗似

---

① 远墨子：原作"远黑李"，据《汤液本草》卷中"草部·石韦"条改。

狗脊，状如雉尾，根直多枝，皮黑肉赤。曲者名草鸱头，疗头风用之。《图经》云：南人取根为末，水调服一钱匙，止鼻洪，有效。《局》云：贯众苦寒能散热，主除寸白杀三虫，破癥仍治金疮痛，细末汤调止鼻洪。贯众，杀寸白诸虫。

萱草根

五月采花，八月采根。

气凉，无毒。一云：味甘，子无毒。《东》云：治五淋而消乳肿。

《本经》云：治沙淋，下水气，主酒疸黄色通身者，取根捣绞汁，亦取嫩苗煮食之。又主小便赤涩、身体烦热，一名鹿葱。花名宜男，怀妊妇人佩其花，生男。《图经》云：味甘，子无毒。安五脏，利心志，令人好欢乐无忧，轻身，明目。今人多采其嫩苗及花跗作菹，云利胸膈甚佳。嵇康《养生论》云：合欢蠲忿，萱草忘忧。丹溪云：属木，性下走阴分。《衍义》云：根，洗净，研汁一大盏，生姜汁半盏相和，时时细呷，治大热衄血。又取根细切，酒煎服，治破伤风，神效。《局》云：萱草治淋通酒疸，鹿葱亦是一般名，其花孕妇如能佩，宜有男子早降生。萱草，治淋，孕带其花生男子。

莎草根

一名香附子，一名雀头香。二月、八月采，阴干，石臼捣碎，勿犯铁。用须童便浸，或醋煮。

味甘，气微寒，无毒。《汤》云：阳中之阴。《珍》云：治霍吐泻，消食，下气，兼除胃热，主利气、腹痛、肾气膀胱冷及长皮毛。

《本经》云：主除胸中热，充皮毛，久服利人益气，长须眉。《唐本注》云：大下气，除胸腹中热。《东》云后世人用治崩漏，《本草》不言治崩漏。《图经》云：膀胱两胁气妨，常忧愁不乐，饮食不多，皮肤瘙痒瘾疹，日渐瘦损，心怯[1]少气，以是知血中之益气药也[2]。方中用治崩漏，是益气而止血也。又能逐去凝血，是推陈也。与巴豆同治泄泻不止，又能治大便不通，同意。《珍》云：快气。丹溪云：必用童便浸。凡血气药必用之，能引血药至气分而生血，此阳生阴长之义也。《集》云：大能下气开郁，又逐去凝血，炒黑能止血，治崩漏。血中之气药，凡血气药必用之。能引血药至气分而生血，妇人之仙药也。妇人乳肿痛，捣末醋煮，厚傅之。《衍义》曰：亦能走气，其味苦。《㕮》云：莎草根名香附子，主除胸腹热无时，妇人得此为仙药，下气宽中用最[3]宜。即《局方》。香附，消食，下气，暖胃温痹，乃妇人要药。

地肤子

君也。又名落帚。八、十月采实，阴干。二、四、五月采叶。

味苦，气寒，无毒。《东》云：利膀胱，洗皮肤之风。

《本经》云：主膀胱热，利小便，补中，益精气，去皮肤中热气，散恶疮疝瘕，强阴。久服耳目聪明，轻身耐老，使人润泽。《别录》云：捣绞取汁，主赤白痢，洗目，去热暗雀盲涩

---

① 怯：《汤液本草》卷中"草部·香附子"条引"《图经》云"作"松"。

② 血中之益气药也：《汤液本草》卷中"草部·香附子"条引"《图经》云"作"益血中之气药也"。

③ 最：《本草歌括》二卷本上卷"草部·莎草根"条同，八卷本卷之三"莎草根"条作"更"。

痛。《药性论》云：君。与阳起石同服，主丈夫阴痿不起，补气，益力。治阴卵癀疾，去热风，可作汤淋浴。《日华子》云：治客热，丹肿。《局》云：地肤子即落帚子，主疗膀胱利小便，更治热风明眼目，益精补气入汤圆。地肤子、车前子，除热，去风，明眼目，能令膀胱水谷分。

地肤叶

《图经》云：味苦，气寒，无毒。主大肠泄泻，止赤白痢，和气，涩肠胃，解恶疮毒。三、四、五月采。

山豆根

生剑南，广西亦有，以忠万州者佳。

味甘，气寒，无毒。《东》云：解热毒，止咽喉之痛。

《本经》云：主解诸药毒，止痛，消疮肿、人及马急黄发热咳嗽，杀小虫。《图经》云：寸截含，以解咽喉肿痛，极妙。《经验》云：患秃疮，以水研傅。五种痔，水研傅。齿痛，取一片含。头风，捣末油调涂之。疮癣，捣末，腊月猪脂调涂。头上白屑，捣末，油浸涂。《局》云：山豆根能消肿毒，急黄热嗽用宜先，咽喉肿痛含津咽，五痔头疮和水研。山豆根，疗咽痛、头疮、五痔。

白鲜皮

臣也，恶螵蛸、桔梗、茯苓、萆薢。四月、五月采根，阴干。根皮良。

味苦、咸，气寒，无毒。《东》云：去风，治筋弱，疗足顽痹。

《本经》云：主头风、黄疸、咳逆、淋沥、女子阴中肿痛、湿痹、死肌、不可屈伸起止行步，疗四肢不安、时行腹中大热、饮水大呼、小儿惊痫、妇人产后欲走余痛。《药性论》云：臣。治一切热毒风、恶风、风疮疥癣赤烂、眉发脱脆、皮肤急、壮热恶寒。主解热黄、酒黄、急黄、谷黄、劳黄等良。《日华子》云：通关节，利九窍血及脉，并一切风痹、筋骨弱乏，通小肠水气、天行时疾、头痛、眼疼。根皮良，花功用同上。亦可作菜食。又名金雀儿椒。《图经》云：治鼠瘘已有口脓血出者，白鲜皮煮汁，服一升，当吐鼠子乃愈。《手集方》疗肺嗽，有白鲜皮汤。《局》云：白鲜除痀通淋沥，主疗风瘫起止难，又治疥疮诸热毒，女人阴肿小儿痫。白鲜，治疥疮，利小便。

昆 布

一云有小毒。陶解乃是马尾海藻。

味咸，气寒，无毒。《东》云：破疝气，散瘿瘤。

《本经》云：主十二种水肿、瘿瘤聚结气、瘘疮。陶云：凡海中菜皆疗瘿瘤结气，青苔紫菜亦然。干苔性热，柔苔甚冷也。陈藏器云：主阴癀，含之咽汁。《药性论》云：微有小毒。利水道，去面肿，治恶疮鼠瘘。陈云：主颓卵肿毒，煮汁咽之。又云：紫菜，味甘，寒。主下热烦气，多食令人腹痛，发气，吐白沫，饮少热醋，消之。肖炳云：海中菜有小螺子，损人，不可多食。《局》云：昆布咸酸性冷寒，能消水肿利溲难，瘿瘤结硬真良剂，海藻同科气自宽。昆布，消水肿、结硬、瘿瘤。

荜 茇

凡使，先去挺，用头，以刀刮去皮，粟子令净方用，免伤人肺。生波斯国，岭南亦有。

味辛，气大温，无毒。《汤》同。《东》云：温中。

《本经》云：主温中，下气，补腰脚，杀腥气，消食，除胃冷、阴疝痃癖。其根名荜茇没，主五劳七伤、阴汗、核肿。《日华子》云：治霍乱、冷气、心痛、血气。陈藏器云：荜茇没，味辛，温，无毒。主冷气呕逆、心腹胀满、食不消、寒疝核肿、妇人内冷无子，治腰肾冷，除血气。似柴胡，黑硬，荜茇根也。《图经》云：其子治气痢，神良。《海药》云：舶上来者，味辛，温。主老冷心痛、水泻、虚痢、呕逆、醋心、产后泻痢，与阿魏和合良。亦滋食味。得诃子、人参、桂心、干姜，治脏腑虚冷、肠鸣、泻痢，神效。《衍义》云：走肠胃中冷气、呕吐、心腹满痛，多服走泄真气，令人肠虚下重。《局》云：荜茇温中仍下气，比之蒟酱味尤辛，主除泻痢心胸痛，更搐头疼效若神。荜茇，味加良姜辣，转筋霍乱，心痛连巅。

续　断

君也，地黄为之使，恶雷丸。七、八月采干。陶云：采根。今皆用茎叶。但以节节断、皮黄皱者为真，用须酒浸。

味苦、辛，气微温，无毒。《东》云：治崩漏，益筋，强脚。

《本经》云：主伤寒、补不足、金疮、痈伤、折跌、续筋骨、妇人乳难、崩中漏血、金疮血、内漏、止痛、生肌肉及踠伤、恶血、腰痛、关节缓急，久服益气力。《药性论》云：君。主绝伤，去诸温毒，能通宣经脉。《日华子》云：助气，调血脉，补五劳七伤，破癥、瘀血，消肿毒、肠风、痔瘘、乳痈、瘰疬、扑损、妇人产前后一切病、面黄、虚肿，缩小便，止泄精、尿血、胎漏、子宫冷。《局》云：烟尘续断除腰痛，主疗劳伤破毒痈，又治金疮并折跌，更安胎产与崩中。烟尘续断，安胎产，疗金疮。

卷 柏

君也。五、七月采，阴干，用之去下近石有沙土处。生用破血，炙用止血。

味辛、甘，气温，平，微寒，无毒。《东》云：破癥瘕、血闭。

《本经》云：主五脏邪气、女子阴中寒热痛、癥瘕、血闭、绝子，止咳逆，治脱肛，散淋结、头中风眩、痿蹶，强阴，益精。久服轻身，和颜色，令人好容体。《药性论》云：君。治月经不通、尸疰、鬼疰、腹痛，去百邪鬼魅。《日华子》云：镇心，治邪啼泣，除面皯、头风，暖水脏。《局》云：卷柏强阴温水脏，主除邪气治头风，女人寒热阴中痛，血闭癥瘕最有功。

肉苁蓉

臣也。五月五日采，阴干。凡使，先用清酒浸一宿，刷去砂土、浮甲，劈破中心，去白膜一重如竹丝①草样，却用酒蒸，又用酥油涂炙得所。五月恐老，多三月采之。

味甘、酸、咸，气微温，无毒，《汤》云同。《东》云：填精益肾。

《本经》云：主五劳七伤、补中，除茎中寒热痛，养五脏，强阴，益精气，多子，妇人癥瘕，除膀胱邪气、腰痛，止痢。久服轻身。《药性论》云：臣。益髓，悦颜色，延年。治女人血崩，壮阳，日御过倍，大补益，赤白下，补精败、面黑劳伤。《日华子》云：治男绝阳不兴，女绝阴不产，润五脏，长肌肉，暖腰膝，男子泄精，尿血，遗沥，带下，阴痛。陈藏器云：强

---

① 丝（mì 秘）：细丝。《说文·丝部》："丝，细丝也。"

筋，健髓。《液》云：命门相火不足，以此补之。丹溪云：属土而有水与火，峻补精血，骤用反致动大便滑。河西自从混一之后，人方知其真形，何曾有所谓鳞甲者？以酒洗净，去黑汁，黑汁既去，气味皆尽。然嫩者方可，老者苦，入药少，则不效。《局》云：肉苁蓉是马精生，主疗劳伤补益精，女子绝阴令有子，男人阳绝亦能兴。苁蓉，扶女子阴绝，兴男子阳绝，补精，养肾。生自马精。

锁　阳

酥油涂炙。

味甘、咸。丹溪云：可啖，煮粥亦佳。补阳气，益精。治虚而大便燥结者用，虚而大便不燥结者勿用。亦可代苁蓉也。

荜澄茄

嫩胡椒，青时就树采摘造之，有柄、粗而蒂圆是也。凡使，去柄及皱皮，用酒浸蒸。

味辛，气温，无毒。《汤》同。《东》云：散肾冷，助脾胃。

《本经》云：主下气、消食、皮肤风、心腹间气胀，令人能食，疗鬼气，能染发及香身。《日华子》云：治一切气并霍乱泻、肚腹痛、肾气膀胱冷。《海药》云：主心腹卒痛、霍乱吐泻、痰癖、冷气。古方偏用染发，不用治病。《局》云：荜澄茄子能消食，下气宽膨用最良，不特多除脾胃病，亦能温肾与膀胱。

红豆蔻

是高良①姜子。

味辛,气温,无毒。《汤》同。《东》云:止吐酸。

《本经》云:主肠虚水泻、心腹搅痛、霍乱、呕吐酸水、解酒毒。不宜多服,令人舌粗,不思饮食。云是高良姜子。《药性论》云:亦可单用。味苦、辛。治冷泻腹痛、疟瘴、雾气毒,去宿食,温腹肠吐泻、痢疾。《液》云:用红豆蔻复用良姜,如用官桂复用桂花同意。

薯蓣

即山药。臣也,二门冬、紫芝为之使,恶甘遂。以北都四明者为佳,白色者为上,青黑者不堪。二、八月采根,暴干,生用。凡使,勿用平田生者。山中生、皮赤、四面有髭生者妙。

味甘,气温、平,无毒。《汤》云:手太阴经药。《东》云:治腰湿。

《本经》云:主伤中,补虚羸,除寒热邪气,补中,益气力,长肌肉,主头面游风、风头、眼眩、下气,止腰痛,补虚劳羸瘦,充五脏,除烦热,强阴。久服耳目聪明,轻身不饥延年。《药性论》云:臣。补五劳七伤,去冷风,止腰疼,镇心神,安魂魄,开达心孔,多记事,补心肺不足,患人体虚羸加而用之。《日华子》云:助五脏,强筋骨,长志,安神,主泄精、健忘。《汤》云:手太阴药,润皮毛燥,凉而能补,与二门冬为之使。东垣云:仲景八味丸用干山药,以其凉而能补也。亦治皮肤干燥,以此物润之。丹溪云:属土而有金与水火,补

---

① 良:原脱,据《汤液本草》卷中"草部·红豆"条引"《液》云"补。

阳气，生者能消肿硬。《经》曰：虚之所在，邪必凑之。而不去其病为实，非肿硬之谓乎？故补其气，则留滞自不容不行。又干之意，盖生湿则滑，不可入药。熟则只堪啖，亦滞气也。《局》云：薯蓣俗名山药是，能安魂魄镇心神，补虚下气强筋骨，又治腰疼又益身。薯蓣，补中，下气，仍止腰疼。

菓耳实

即苍耳子。实熟时采，七月七、九月九可采，日干用。忌食猪肉、米泔。入药炒用，古今方书多单用。

味苦、甘，气温。叶味苦、辛，气微寒，有小毒。《东》云：透脑止涕。

《本经》云：主风头寒痛、风湿周痹、四肢拘挛痛、恶肉死肌、膝痛、溪毒，久服益气，耳目聪明，强志轻身。《唐本注》云：苍耳，三月已后、七月已前刘，日干为散，夏水服，冬酒服。主大风癫痫、头风湿痹、毒在骨髓，除诸毒螫，杀疳湿蜃，主腰膝中风毒，主猘狗毒。陈藏器云：菓耳叶，挼安舌下，令涎出，去目黄浮肿。子，炒令香，捣去刺，使腹破，浸酒，去风，补益。又烧作灰，和腊月猪脂，封疗肿出根。叶，煮服之，主狂狗咬。《药性论》云：菓耳，亦可单用，味甘，无毒。主肝家热，明目。孟诜云：苍耳，温。主中风伤寒头痛。又疗肿困重，生捣苍耳根叶，和小儿尿，绞取汁服，甚验。《日华子》云：治一切风气，填髓，暖腰脚，治瘰痛疥癣及瘙痒，入药炒用。《局》云：菓耳实名苍耳是，主除挛痹湿风寒，凉肝明目攻头痛，单治诸风叶一般。苍耳，即菓耳子，能明目。叶，解风缠。

茵 芋

使也。三月三日采叶，阴干，或云日干。入药炙用。

味苦，气温，微温，有毒。《东》云：疗风湿痛。

《本经》云：主五脏邪气、心腹寒热、羸瘦如疟状发作有时、诸关节风湿痹痛、疗久风湿走四肢脚弱。《药性论》云：使，味苦、辛，有小毒。治五脏寒热似疟、诸关节中风痹拘急挛痛，治男子女人软脚毒风，治温疟发作有时。《日华子》云：治一切冷风、筋骨怯弱羸颤。《局》云：茵芋主除心腹病[①]，热寒如疟发无时，更通关节诸风湿，痹痛何忧走四肢？茵芋，理热寒似疟。

骨碎补

使也。本名猴姜。惟根入药，采无时，削去毛用之。《局》云：刮去黄皮毛，令净，酒拌蒸晒。

味苦，气温，无毒。《东》云：疗折伤。

《本经》云：主破血，止血，补伤折。《药性论》云：使。主骨中毒气、风血疼痛。五劳六极、口手不收、上热下冷悉主之。《日华子》云：猴姜，平。治恶疮，蚀烂肉，杀虫。是树寄生草，苗似姜。《图经》云：唐明皇以其主损伤有奇[②]效，故名。治闪折筋骨伤损，取根捣末，煮黄米粥和之，裹伤处，良。又治耳聋，削作细条，火炮，乘热塞耳。亦入妇人血气药用。《局》云：骨碎补能补骨碎，折伤得效故因名，更除血气诸般痛，又治牙疼及耳鸣。骨碎补，补折伤及耳鸣聋。

何首乌

以采人为名，一名交藤，一名夜合。茯苓为使，忌猪羊血、

---

① 病：《本草歌括》八卷本卷之四、二卷本上卷"草部·茵芋"条皆作"痛"。

② 奇：原作"寄"，据《政和本草》第十一卷"骨碎补"条改。

无鳞鱼。春夏采根，以苦竹刀切，米泔浸经宿，暴干，木杵臼捣之，忌铁。有雌雄二种，雄者色赤，雌者色白，凡修合，须雌雄相合有验。《衍》云：与萝卜相恶，令人髭鬓早白，治肠风热多用。

味苦、涩，气微温，无毒。一云味甘。《东》云：治疮疥。

《本经》云：主瘰疬，消痈肿，疗头面风疮、五痔，止心痛，益血气，黑髭须，悦颜色，久服长筋骨，益精髓，延年不老。亦治妇人产后及带下诸疾。《日华子》云：味甘。久服令人有子，治腹脏宿疾、一切冷气及肠风，须合雌雄服之。《图经》云：春秋采根，九蒸九暴，乃可服。又云：春末、夏中、初秋三时，候晴明日，兼雌雄采之，烈日暴干，散服，酒下，良。采时尽其根，乘润以布帛拭去泥土，勿损皮，密器贮之，每月再暴。偶日，二、四、六、八日是。服讫，以衣覆汗出导引，尤忌者羊血。《局》云：何首乌能乌髭鬓，因人采食得其名，至消瘰疬攻痈肿，久服延年更益精。何首乌，消疮肿，久服延年。

仙 茅

忌铁及牛乳、黑牛肉。二月、八月采根。以米泔浸去赤汁，出毒。一云乌豆水浸。

味辛，气温，有毒。《东》云：益肾，补元气，虚弱。

《本经》云：主心腹冷气不能食、腰脚风冷挛痹不能行、丈夫虚劳、老人失溺、无子，益阳道，久服通神，强记，助筋骨，益肌肤，长精神，明目。《日华子》云：治一切风气，延年益寿，补五劳七伤，开胃下气，益房事。彭子单用法：以米泔浸去赤汁，出毒，无妨。《局》云：仙茅有毒味辛温，主疗风挛脚不伸，更治虚劳并冷气，益阳坚骨长精神。仙茅，伸风者之脚挛，补虚，坚骨。

狗　脊

萆薢为之使，恶败酱。细剉，酒拌蒸。二、八月采根，暴干。今方亦用金毛者。《局》云：猛火燎去毛净，酒浸。

味苦、甘，气平，微温，无毒。《东》云：强腰脚，壮筋骨。

《本经》云：主腰背强、关机缓急、周痹寒湿，颇利老人。疗失溺不节、男子脚弱、腰痛、风邪淋露、少气、目暗，坚脊，利俯仰、女子伤中、关节重。《药性论》云：味苦、辛，微热，治男子女人毒风、软脚、邪气湿痹、肾气虚弱，补益男子，续筋骨。《局》云：狗脊其形如狗脊，主除寒湿痹周身，更攻脚弱腰疼痛，补益诸虚利老人。狗脊，扶老，补虚，腰疼，脚弱，与湿痹牵缠。

木　贼

四月采，去节，剉，以水润湿，火上烘用。

味甘，微苦，无毒。《东》云：去目翳，治崩漏。

《本经》云：主目疾，退翳膜，又消积块，益肝胆，明目，疗肠风，止痢，及妇人月水不住。得牛角䚡、麝香，治休息痢历久不差；得禹余粮、当归、芎䓖，疗崩中赤白；得槐鹅、桑耳，肠风下血服之效。又与槐子、枳实相宜，主痔疾出血。《图经》云：主明目，治风，止痢，又治肠痔多年不差、下血不止，木贼、枳壳各二两，干姜一两，大黄一分，并剉一处，于铫子内炒黑色，存三分性，细末，温粟米饮调，食前服二钱匕，效。《广利方》：治泻血不止，水煎，空心服。丹溪云：用发汗至易，去节，剉，以水润湿，火上烘用。《本草》不言，传写之误也。

《局》云：木贼苦甘除目疾，益精去翳可还明，更攻积块肠风痢，并治阴人赤白崩。木贼，开眼翳。

决明子

茺实为之使，恶大麻子。十月十日采，阴干百日。又有草决明，是萋蒿子，在下品中。又有石决明，是蚌蛤类，皆主明目，并有决明之名。

味咸、苦、甘，气平，微寒，无毒。《东》云：和肝气，治眼疾。

《本经》云：主青盲目、淫肤赤白膜、眼赤痛泪出、疗唇口青。久服益精光，轻身。《药性论》云：利五脏，常可作菜食之。又除肝家热，朝朝取一匙，挼令净，空心吞之，百日见夜光。《日华子》云：马蹄决明，助肝气，益精，水调末涂，消肿毒，协太阳穴治头痛。又贴脑心，止鼻洪。作枕胜黑豆，治头明目也。《图经》云：萋蒿子，亦谓之草决明，未知孰为入药者，然今医家但用子如绿豆者。其石决明是蚌蛤类，当在虫兽部。丹溪云：能解蛇毒。《衍义》曰：苗高四、五尺，春亦为蔬，秋深结角，其子生角中，如羊肾。今湖南北人家，园圃所种甚多，或在村野成段种。蜀本《图经》言叶似苜蓿而阔大，甚为允当。《局》云：决明能主肝家热，明目驱风最有功，涂贴太阳除脑痛，鼻洪则贴脑心中。草决明，泻肝热，明目，驱风，兼贴鼻洪。

青葙子

子名草决明。三月采茎叶，阴干，五、六月采子。凡使，勿用思囊子并鼠细子，二件相似，但味不同，思囊子味龃，煎之有涩。一名萋蒿子，一云白鸡冠花子。

味苦，气微寒，无毒。

《本经》云：主邪气皮肤中热、风瘙身痒，杀三虫、恶疮疥虱痔，蚀下部䘌疮。子名草决明，疗唇口青。《药性论》云：味苦，平，无毒。治肝脏热毒冲眼赤障、青盲翳肿，主恶疮疥瘙，治下部虫䘌疮。《日华子》云：治五脏邪气，益脑髓，明耳目，镇肝，坚筋骨，去风寒湿[①]痹。苗止金疮血。《衍义》曰：《经》中并不言治眼。《药性论》云：《日华子》始言之。肖炳亦云理眼。今人多用之治眼，殊不与《经》意相当。《局》云：青葙子主皮肤热，又治肝经热上冲，明目去风除瘙痒，并攻疮痔杀三虫。青葙子，开眼翳。

石 斛

君也，陆英为之使，恶凝水石、巴豆，畏僵蚕、雷丸。七、八月采茎，阴干，色如金。或云：以酒洗，捋蒸炙成，不用桑灰汤沃之。惟生石上者胜。亦有生栎木上者，名木斛，不堪用。凡使去头土。《衍义》云：石斛细若小草，长三四寸，柔韧，折之如肉而实。木斛折之中虚，长尺余，但色深黄光泽而已。

味甘，气平，无毒。《东》云：平胃气而补肾虚，更疗脚弱。

《本经》云：主伤中，除痹下气，补五脏虚劳羸瘦，强阴，益精，补内绝不足，平胃气，长肌肉，逐皮肤邪热、痱气、脚膝疼冷、痹弱。久服厚肠胃，轻身延年，定志除惊。《药性论》云：君。益气，除热。治男子腰脚软弱，健阳，逐皮肌风痹、骨中久冷、虚损，补肾，积精，腰痛，养肾气，益力。《日华子》云：治虚损劣弱，壮筋骨，暖水脏，轻身益智，平胃气，

---

① 湿：原作"温"，据《政和本草》第十卷"青葙子"条改。

逐虚邪。《衍义》云：除胃中虚热有功。《局》云：金钗石斛平无毒，温壮元阳入肾家，膝痛腰疼为要药，更平胃气逐虚邪。金钗石斛，壮元阳，主腰疼膝痛。

甘松香

八月采。

味甘，气温，无毒。《汤》云：味甘，温，气平。《东》云：理恶气，止痛。

《本经》云：主恶气、卒心腹痛满，兼用合诸香。《日华子》云：治心腹胀，下气。作浴汤，令人身香。《海药》云：主黑皮黚𪑗、风疳、齿䘌、野鸡痔。得白芷、附子良，合诸香及裹衣妙。《剉》云：甘松无毒味甘香，浴体令香可浴汤，下气更能除恶气，腹心痛满是奇方。《局》同。甘松青，浴体令香，专辟恶气。

蒺藜子

君也，乌头为之使。子有三角刺，有黑、白二种，白者不入汤用。入药不计丸散，并炒去刺用。七、八月采实，暴干。《局》云：春去刺，酒浸，炒用。

味苦、辛，气温，微寒，无毒。一云味甘，有小毒。《东》云：疗风疮，明目。

《本经》云：主恶血、破癥结积聚、喉痹、乳难、身体风痒、头痛、咳逆伤肺、肺痿、止烦、下气、小儿头疮、痈肿、阴㿗，可作摩粉。久服长肌肉，明目轻身。其叶主风痒，可煮以浴。《药性论》云：白蒺藜子，君，味甘，有小毒。治诸风疬疡，破宿血，疗吐脓，主难产，去燥热，不入汤用。《日华子》云：治奔豚、肾气、肺气、胸膈满，催生，并堕胎，益精，疗肿毒及水脏冷、小便多，止遗沥、泄精、溺血。《图经》云：马薸子醋相类，微大，不堪入药，须细辨之。古方云：蒺藜子，皆用有刺者，治风、明目最良。《神仙方》亦有单饵蒺藜，云不问黑白，但取坚实者春去刺用。兼主痔漏、阴汗及妇人发乳带下。《衍义》曰：有两等，一等杜蒺藜，即今之道傍布地而生，或生墙上，有小黄花，结芒刺，此正是"墙有茨①"者，花收摘，阴干，为末，每服三二钱，饭后以温酒调服，治白癜风。又有一种白蒺藜，出同沙苑牧马处，黄紫花，作荚结子如羊内肾，补肾药，今人多用。风家惟用刺蒺藜。《局》云：蒺藜味苦消痈肿，风痒阴疼作浴汤，破血催生除积聚，更攻头痛治头疮。蒺藜，阴痛煎汤，头痛煎酒。

白 前

臣也。生州渚沙碛之上，根白色，长于细辛，大而易脆。二、八月采根，暴干，根似牛膝、白薇。

味甘，气微温，无毒。一云味辛。蔓生者，味苦，非真也。一云微寒。《汤》云：气微温，味甘，微寒，无毒。

《本经》云：主胸胁逆气、咳嗽上气。《药性论》云：味辛，主一切气。《日华子》云：治奔豚、肾气、肺气、烦闷及上气。《图经》云：疗久咳逆上气、体肿、短气、胀满昼夜倚壁不得卧、常作水鸡声者。白前汤，白前二两，紫菀、半夏洗各三两，大戟七合，水煎服，禁食羊肉。《衍义》云：保定肺气、治嗽多用。若以温药相佐使，则尤佳。

---

① 墙有茨：墙上有蒺藜。茨，蒺藜。语出《诗经·国风·墉风·墙有茨》。

白 薇

臣也，恶黄芪、大黄、大戟、干姜、干漆、山茱萸、大枣。三月三日采根，阴干。《局》云：去苗，糯米泔浸，蒸过用。如葱管者佳。

味苦、咸，气平。大寒，无毒。《汤》同。

《本经》云：主暴中风、身热肢满、忽忽不知人、狂惑邪气、寒热酸疼、温疟洗洗发作有时，疗伤中淋露，下水气，利阴气，益精，久服利人。陶云：根状似牛膝而短小，疗惊邪风狂痓病。《药性论》云：臣。治忽忽睡①不知人、百邪鬼魅。《局》云：白薇葱管者为奇，主治风狂忽不知，更疗伤中淋露病，并除温疟发无时。白薇，本消淋露，治风狂，除温疟。

沙 参

臣也，恶防己，反藜芦。二、八月采根，阴干。一云半天狗根。

味苦，气微寒，无毒。《汤》云：味苦、甘。

《本经》云：主血积惊气，除寒热，补中，益肺气，疗胃痹、心腹痛、结热邪气、头痛、皮间邪热，安五脏，补中，久服利人。《药性论》云：去皮肌浮风、疝气下坠，治常欲眠，养肝气，宜五脏风气。《日华子》云：补虚，止惊烦，益心肺，并一切恶疮疥癣及身痒，排脓，消肿毒。《图经》云：卒得诸疝、小腹及阴中相引痛如绞、自汗出、欲死者，捣末，酒服方寸匕，立差。《集》云：肺寒用人参，肺热用沙参。人参补五脏之阳，沙参补五脏之阴。《局》云：沙参主血攻寒热，益气除惊又②补

---

① 睡：原作"肿"，据《政和本草》第八卷"白薇"条改。
② 又：《本草歌括》八卷本卷之二"沙参"条作"及"。

中，大止头疼心腹痛，又消疮肿又排脓。

紫 参

使也，畏辛夷。三月采根，火炙使紫色。

味苦、辛，气寒，微寒，无毒。《汤》同。

《本经》云：主心腹积聚、寒热邪气，通九窍，利大小便，疗肠胃大热、唾血、衄血、肠中聚血、痈肿诸疮，止渴益精。《药性论》云：使，味苦。能散瘀血，主心腹坚胀，治妇人血闭不通。《图经》云：仲景治痢紫参汤，用紫参半斤，甘草二两，以水五升煎紫参，取二升，内甘草煎，取半升，分温三服。

苦 参

玄参为之使，恶贝母、菟丝，反藜芦。少入汤用，多作丸服，或浸酒。三、八、九月采根，暴干。《局》云：用米泔浸，漉出焙干。

味苦，气寒，无毒。《汤》云：气寒，味苦，气沉，纯阴。《珍》云：去湿除热毒，主皮风烦躁疮，和呕逆，治赤癞眉毛脱。

《本经》云：主心腹结气、癥瘕积聚、黄疸、溺有余沥，逐水，除痈肿，补中，明目，止泪，养肝胆气，安五脏，定志益精，利九窍，除伏热肠澼，止渴，醒酒，小便黄赤，下部䘌，平胃气，令人嗜食轻身。陶云：根味至苦，恶病人酒渍饮之，多差。患疥者，一两服亦除，盖能杀虫。《药性论》云：能治热毒风、皮肤烦燥，杀虫，疮疥，赤癞眉脱，主除大热、嗜睡[1]，治腹中冷痛、中恶腹痛，除体闷。治心腹积聚，不入汤。《日华

---

① 睡：原作"唾"，据《政和本草》第八卷"苦参"条改。

子》云：杀疳。炒带烟出，为末，饭饮下，治肠风泻血并热痢。《图经》云：古今方治疮疹最多，亦可治癫疾。《心》云：除湿。《衍义》云：有人遍身病风热细疹，痒痛不可任，连胸胫脐腹近阴处皆然，涎痰亦多，皂角二两，水一升，揉滤取汁，银器内熬成膏，和苦参为丸如梧子大，食后温水下二十丸至三十丸，次日便愈。《时习》云：苦参揩齿，久能病腰。丹溪云：属水而有火，能峻补阴气。或得之而反腰重者，以其气降而不升也，非①伤肾之谓。治大风有功，况风热细疹乎！《局》云：苦参味苦杀疳虫，逐水消痈更补中，止渴疗疮通结气，又除积聚治肠风。苦参，攻肠风，又可消痈破癥结。

莨菪子

一名天仙子。虽有毒，得甘草、升麻、犀角并能解之。

味苦、甘，气寒有毒。

《本经》云：主齿痛出虫、肉痹、拘急、使人健行、见鬼，疗癫狂风痫、颠倒拘挛。多食令人狂走。久服轻身，走及奔马，强志益力通神。《局》云：莨菪苦辛诚有毒，天仙子即共②苗根，风痫挛搐癫狂治，多食令人强走行。莨菪，止搐拦风。

芦 根

使也。二、八月采，日干，用之当取水底甘、辛者，其露出及浮水中者并不堪用。今北地谓苇者，皆可通用也。

味甘，气寒。《汤》同。

《本经》云：主消渴客热，止小便利。《唐注》云：疗呕逆不下食、胃中热、伤寒患者弥良。其花名蓬蕽，水煮汁服，主

---

① 非：原作"升"，据《本草衍义补遗》"苦参"条改。

② 共：《本草歌括》八卷本卷之四"莨菪"条同，疑为"其"之误。

霍乱大善，用验。《药性论》云：使，无毒。能解大热，开胃，治噎哕不止。《日华子》云：治寒热时疾、烦闷、妊孕人心热并泻痢人渴。《图经》云：葛洪疗呕哕，切根水煮，顿服。其花名蓬茸，主卒得霍乱、气息危急者，取一把煮浓汁，顿服二升差。兼主鱼蟹中毒，服之尤佳。其笋味小苦，堪食，法如竹笋，但极冷耳。丹溪云：《金匮》《玉①函方》治五噎、心膈气滞、烦闷、吐逆不下食，芦根五两，剉，以水三大盏，煮取二盏，去滓，不计时温服。

败　酱

臣也。叶似稀莶及水莨、薇衔，根紫似柴胡，作陈败豆酱气，故名。八月采根，暴干。《局》云：陈良甫《妇人方》说是苦荬菜，最益妇人。

味苦、咸，气平，微寒，无毒。《汤》云：入足少阴经、手厥阴经。

《本经》云：主暴热火疮赤气、疥瘙疽痔、马鞍热气，除痈肿结热风痹、不足、产后疾痛。《药性论》云：臣，味辛、苦，微寒。治毒风瘻痹，主破多年凝血，能化脓为水，及产后诸病，止腹痛，破癥结，产前后诸疾，除疹，烦渴。《日华子》云：味酸。治赤眼、障膜、努肉、聤耳、血气心腹痛，破癥结，产前后诸疾，催生，落胞，血运，排脓，补瘘，鼻洪，吐白，赤白带下，疮痍，疥癣，丹毒。《图经》云：仲景治腹痈有脓者，薏苡仁附子败酱汤，薏苡仁十分，附子二分，败酱五分，为末，取方寸匙，以水二升煎取一升，顿服之，小便当下，愈。《局》云：败酱只因陈腐气，气同酱败始因名。妇人产后方宜用，仲

景将来疗腹痛。败酱，妇人产后用。

蚤 休

即紫河车也，俗呼重楼金线。四、五月采根，日干用。花蕊上系有金线垂下。

味苦，气微寒，有毒。

《本经》云：主惊痫摇头弄舌、热气在腹中、癫疾、痈疮、阴蚀，下三虫，去蛇毒。《唐注》云：醋摩，疗痈肿，傅蛇毒，有效。《日华子》云：治胎风搐手足，能吐泻瘰疬。《局》云：紫河车即线重楼，《本草》编名曰蚤休，主治癫痫惊热疾，何忧弄舌与摇头？紫河车即蚤休，主痈疽至圣。

败蒲席

当以人卧久者为佳。

气平。

《本经》云：主筋溢、恶疮。《药性论》云：亦可单用。主破血、从高坠下损瘀在腹刺痛。此蒲合破败者良，取蒲黄、赤芍、当归、大黄、朴硝煎服，血当下。《圣惠方》：治霍乱转筋垂死，水煎温服。

茜 根

畏鼠姑。可以染绛。即今茜草也。二、三月采根，暴干。凡使，勿犯铁并铅，炒用。

味苦，气寒，无毒。《汤》云：阴中微阳。《珍》云：去死血。

《本经》云：主寒湿风痹、黄疸、补中、止血、内崩、下血、膀胱不足、痿跌、蛊毒。久服益精，益轻身。《药性论》云：味甘。主治六极伤心肺、吐血泻血用之。陈藏器云：茜根，主蛊，煮汁服之。《周礼》：庶氏掌除蛊毒，以嘉草攻之①。即襄荷与茜，主蛊为最也。《日华子》云：味酸。止鼻洪，带下，产后血运，乳结，月经不止，肠风痔瘘，排脓，治疮疖，泄精，尿血，扑损瘀血，酒煎服。杀蛊毒。入药剉，炒用。《图经》云：医家治蛊毒尤胜。雷公云：赤柳草根，真与茜根相似，只味酸涩，不入药用，伤眼。《局》云：茜根味苦性微寒，中蛊能消吐烂肝，吐血不宁罗末服，风寒湿痹尽调痊。染绛茜根，理风寒，止吐血。

王不留行

又名禁宫花、剪金花。二、八月采，根、苗、花、子并通用。《局》云：酒蒸，浆水浸一宿，焙干。

味苦、甘，气平，无毒。《汤》云：阳中之阴。《珍》云：主金疮、乳痈。

《本经》云：主金疮，止血，逐痛出刺，除风痹内寒，止心烦、鼻衄、痈疽、恶疮、瘘乳、妇人难产。久服轻身耐老，增寿。《药性论》云：治风毒，通血脉。《日华子》云：治发背、游风、风疹、妇人月经不匀及难产，根、苗、花、子通用。《图经》云：仲景治金疮八物王不留行散，小疮粉其中，大疮但服之，产妇亦服。《广利方》：疗诸风痓有王不留汤最效，下乳、引导用之。《局》云：王不留行味苦平，剪金花即是其名，金疮止血仍除痛，妇女催生利月经。王不留行，金疮止血，又名剪金花。

羊　蹄

取根用。俗呼为秃菜。

---

① 　庶氏掌除蛊毒，以嘉草攻之：语出《周礼·秋官司寇·庶氏》。

味苦，气寒，无毒。一云有小毒。

《本经》云：主头秃疥瘙、除热、女子阴蚀浸淫、疽痔、杀虫。《唐注》云：实，味苦涩，平，无毒，主赤白杂痢。根，味辛、苦，有小毒。《日华子》云：羊蹄根，治癣，杀一切虫肿毒，醋摩贴叶。治小儿疳虫，杀鱼毒，亦可作菜食。丹溪云：羊蹄菜，属水，走血。叶似荚，甘而不苦，多食亦令人大腑泄滑，亦取为菜。羊蹄，《经》不言根，《图经》加"根"字。今人生采根，醋摩，涂癣疮立效。俗呼为秃菜，又《诗》"言采其蓫①"正谓此草。《局》云：羊蹄寒苦除头秃，世俗呼为秃菜根，疗痔杀虫攻疥癣，女人阴蚀水和煎。羊蹄，杀三虫。

苎 根

使也。二、八月采。

味甘，气寒。一云味甘，平。一云味甘，滑，冷，无毒。

《本经》云：主小儿赤丹。其渍苎汁，疗渴。《别录》云：根，安胎，贴热丹毒肿有效。沤苎汁，主消渴。陈藏器云：苎，破血。渍苎与产妇温服之，将苎麻与产妇枕之，止血晕。产后腹痛，以苎安腹上，则止。蚕咬人，毒入肉，取苎汁饮之。今以苎近蚕种，则蚕不生。《药性论》云：使，味甘，平。主怀妊安胎。《日华子》云：味甘，滑冷，无毒。治心膈热、漏胎、下血、产前后心烦闷、天行热病、大渴、大狂、服金石药人心热，署毒箭蛇虫蛟。《图经》云：白丹煮水浴之，日三四，差。韦宙疗痈疽发背、初觉未成脓者，以苎根叶熟捣傅上，日夜数易之，

---

① 言采其蓫（zhú 竹）：原作"言采其蓄"，据《诗经·小雅·我行其野》改。蓫，羊蹄菜。

肿消则差。《纂要》云：苎根，烧存性，止血。《局》云：苎皮渍①布苎根良，补血安胎味可尝，止渴须求渍苎汁，小儿丹毒亦根凉。苎根，凉小儿之丹毒，安护胎宫。

蓖麻子

夏采茎叶，秋采实，冬采根，日干。勿使黑天赤利子，两头尖，有毒，不可用。《局》云：和皮用盐汤煮，去皮，研用。

味甘、辛，气平，有小毒。

《本经》云：主水癥，水研服，吐恶沫，差则止。又主风虚寒热、身体疮痒浮肿、尸疰恶气，笮②取油涂之。《日华子》云：治水胀腹满，细研，水服，壮人可五粒。催生，傅产人手足心，产后速拭去。疮痍疥癞亦可研傅。《图经》云：《海上方》治难产及胞衣不下，取蓖麻子七枚，研如膏，涂脚心底，子及衣才下，便速洗去，不尔肠出，即用此膏涂顶，肠当自入。《局》云：蓖麻子主催生产，涂脚心中速去之，疮痒浸③油搽傅妙，水癥研服更为奇。蓖麻子，善主催生，捣膏傅脚板④。

蓖麻叶

《本经》云：主脚气风肿不仁，捣蒸傅之。《唐注》云：油涂叶炙热，熨囟上，止衄尤验。丹溪云：属阴，能出有形质之滞物，故取胎产胞衣、剩骨、胶血者用之。余同《本经》《唐注》。

---

① 渍：《本草歌括》八卷本卷之四"苎根"条作"绩"。
② 笮（zé 责）：压榨。《玉篇·竹部》："笮，压也。"
③ 浸：《本草歌括》八卷本卷之四"蓖麻子"条作"承"。
④ 板：原作"版"，据文义改。

茺蔚子

即益母草。茎五月采，子九月采。医方中稀见用实者。

味辛、甘，气微温，微寒，无毒。

《本经》云：主明目益精，除水气，疗血逆、大热、头痛、心烦，久服轻身。茎主瘾疹痒，可作浴汤。《唐注》云：捣茺蔚茎，傅疗肿，服汁，使疗肿毒内消。又下子死腹中，主产后血胀闷、诸杂毒肿、丹油等肿。取汁如豆滴耳中，主聤耳。中虺蛇毒，傅之良。陈藏器云：本功外，苗子入面药，令人光泽。亦捣苗傅乳痈、恶肿痛者。又捣苗绞汁服，主浮肿下水，兼恶毒肿。《日华子》云：治产后血胀，苗叶同功。乃益母草子也，作节节生花，如鸡冠子黑色，九月采。《图经》云：《广济方》疗小儿疳痢、困垂死者，取益母草煮食之，取足差止。韦丹治女子因热病胎死腹中，捣此草并苗令熟，以少许暖水和绞取汁，顿服，良。又主难产，捣取汁七大合，煎半，顿服，立下。无新者，以干者一大握，水七合煎服。又名郁臭草，亦主马啮。细切此草，和醋炒傅，良。丹溪云：主产前后诸疾、行血、养血、难产，作膏服。其苗捣取汁，主浮肿下水。其子入紧面药，令人光泽。《衍义》曰：九烧此灰，入紧面药。九烧之义，已具冬灰条中。《局》云：茺蔚子能明眼目，益精更下死胎良，捣苗消肿涂痈毒，瘾疹①煎茎作浴汤。

水 萍

是水大萍，五月有白花，非今沟渠所生者。叶圆阔寸许，背紫色，三月采，暴干。

---

① 瘾疹：《本草歌括》八卷本卷之二、二卷本上卷"草部·茺蔚子"条作"痓涂"。

味辛、酸，气寒，无毒。

《本经》云：水萍，应是小者。主暴热身痒，下水气，胜酒，长须发，止消渴，下气，以沐浴，生毛发，久服轻身。陈藏器云：水萍有三种，大者曰蘋，叶圆阔寸许，叶下有一点如水沫。一名芣莱。暴干，与栝楼等分，以人乳为丸，主消渴；捣绞汁饮，主蛇咬毒入腹，亦可傅热疮。小萍子是沟渠间者，末傅面䵟，捣汁服之，主水肿，利小便。又人中毒，取萍子暴干，末，酒服方寸匙。又为膏，长发。《日华子》云：治热毒、风热、疾热、在煠肿毒、汤火疮、风疹。《图经》云：大蘋，今医方鲜用。浮萍，俗医用治时行热病，亦堪发汗，甚有功。又治恶疾遍身疮者，取水中浮萍浓煮汁，渍浴半日，多效。丹溪云：发汗尤甚麻黄，是水中大萍。又高供奉采萍歌云：不在山不在岸，采我之时七月半，选甚瘫风与瘫风，些小微风都不算，豆淋酒内下三丸，铁幞头上也出汗。《局》云：水萍大小分三种，止渴仍能治火疮，通利小便消水气，更涂瘾疹热风狂。水萍三种，热风瘾疹共权衡。

大　青

茎叶兼用。三、四月采，阴干。

味苦，气大寒，无毒。

《本经》云：主疗时气头痛大热、口疮。《图经》云：古方治伤寒黄汗、黄疸等有大青汤，又治伤寒头身强、腰脊痛葛根汤亦用大青，时疾药多用之。《局》云：大青草本出荆南，最疗时行口渴干，热毒头疼腰脊强，古方以此治伤寒。

马鞭草

节生紫花如马鞭。七、八月采苗，日干。

味苦，微寒，无毒。又云：有毒。

《本经》云：主下部䘌疮。陈藏器云：主癥癖、血瘕、久疟破血，作煎如糖。《药性论》云：亦可单用。味苦，有毒。生捣，水煎，去滓，成煎如饴，空心酒服一匙，主破腹中恶血皆下，杀虫良。《日华子》云：味辛，凉，无毒。通月经，治妇人血气肚胀、月候不匀，茎并叶用。丹溪云：治金疮，行血，活血，通妇人月经及血气肚痛。《局》云：马鞭草穗类鞭鞘，湿䘌阴疮效最高，月水不行须觅服，癥瘕癖块有功劳。马鞭草，通月水不行，破癥瘕之癖。

夏枯草

王瓜为之使。三、四月开紫白花，结子。四月采，五月枯。

味苦、辛，气寒，无毒。

《本经》云：主寒热、瘰疬、鼠瘘、头疮，破癥，散瘿结气、脚肿湿痹，轻身。《简要》云：治肝虚、目睛疼、冷泪不止、筋脉痛及眼羞明怕日。补肝散，夏枯草半两，香附子一两，为末，每一钱，腊茶调下，不计时候。丹溪云：有补养血脉之功。盖禀纯阳之气，得阴气则枯也。与臭草即芜蔚全别，明是两物，俱生于春，但夏枯草先枯而无子，郁臭草后枯而结黑子。《局》云：夏枯草至夏来枯，医治头疮不可无，散瘿破癥通结气，鼠疮瘰疬更能除。夏枯草，治头疮、瘰疬瘿瘤。

蒲公草

一名地丁。四、五月采。三月开黄花似菊，麦熟时有之，断其茎有白汁。

味甘，气平，无毒。

《本经》云：主妇人乳痈肿，水煮汁饮之及封之，立消。

《图经》云：捣以傅疮佳。又治恶刺及狐尿刺，捣取根茎白汁，多涂之，差止。丹溪云：属土。化热毒，消恶肿结核，有奇功。解石毒，散滞气。入阳明经、太阴经。洗净细剉，同忍冬藤煎浓汤，入少酒佐之，以治乳痈。又治疔肿，有奇功。

兰　叶

即兰草。四、五月采。

味辛，气平，无毒。

《本经》云：主利水道，杀蛊，辟不祥，除胸中痰癖。久服益气轻身，不老，通神明。丹溪云：禀金水之清气而似有火，盖其叶能散久积陈郁之气甚有力，入药煎煮用之。东垣方尝用。又云：味甘，性寒，其气清香。生津，止渴，益气，润肌。《内经》云消诸痹，治之以兰是也。消渴证非此不除，胆痹必用。即今人栽植座右，花开满室尽香。《衍义》云：即春秋开花之兰香。丹溪云与《唐本注》不同，陈藏器云不合，更考之。

生　姜

使也，秦椒为之使。杀半夏、莨菪毒，恶黄芩、黄连、天鼠粪。去皮则热，留皮则冷。生者尤良。

味辛，气微温。《汤》云：味辛，气温。辛而甘，微温。气味俱轻，阳也。无毒。《东》云：升也，阳也。制半夏有解毒之功，佐大枣有厚肠之力，温经散表邪之风，益气止翻胃之哕。又云：发散。《珍》云：下气，消痰，益脾胃，温中，去湿，散风寒，行阳，散气，呕者灵丹。《疌》云：主咳逆、痰涎、呕吐，开胃，除痰，治头痛、鼻塞。

《本经》云：主伤寒头痛、鼻塞、咳逆、上气、止呕吐，久服去臭气，通神明。陶云：归五脏，去痰，下气，止呕吐，除风邪寒热。久服少志、少智、伤心气，不可多食，长御有病者所宜。《唐注》云：久服通神明，主风邪，主痰气，生者尤良。《经》云：久服通神明，即可常啖也。今云少智、伤心气者，谬。《药性论》云：使。主痰水气满，下气。生与干并治嗽，疗时冷，止呕逆，不下食。生和半夏，主心下急痛。若中热不能食，捣汁和蜜服。又汁和杏仁作煎，下一切结实、心胸壅隔冷热气，神效。孟诜云：谨按，止逆，散烦闷，开胃气。又姜屑末，和酒服之，除偏风。汁作煎，下一切结实，冲胸膈恶气。陈藏器云：本功外，汁解毒药、自余破血，调中，去冷，除痰，开胃。须热即去皮，要冷即留皮。《图经》云：治痢方以生姜切如麻粒大，和好茶一两碗，呷任意，便差。若是热痢即留皮，冷即去皮。《象》云：治痰嗽。生与干同治。与半夏等分，治心下急痛，剪细用。《心》云：能制半夏、厚朴毒，发散风寒，益元气，大枣同用。辛，温，与芍药同用，温经散寒①，呕家之圣药也。辛以散之，呕为气不散也，此药行阳而散气。《珍》云：益脾胃，散风寒。久服去臭气，通神明。孙真人云：为呕家之圣药。或问：东垣曰生姜辛温入肺，入肺如何是入胃口？曰：俗皆以心下为胃口者，非也。咽门之下，受有形之物，系胃之系，便为胃口，与肺同处，故入肺而开胃口也。又问曰：人云夜间勿食生姜，食则令人闭气何也？曰：生姜辛温，主开发。夜则气本收敛，反食之开发其气，则违天道，是以不宜食。此以平人论之可也，若有病则不然。姜屑比之干姜不热，比之生姜不润，以干生姜代干姜者，以其不僭故也。丹溪云：主伤

_____

　　① 寒：原作"气"，据《汤液本草》卷下"菜部·生姜"条引"《心》云"改。

卷之一

一五九

寒头痛鼻塞、咳逆上气，止呕吐之圣药。治咳嗽痰涎多用者，此药能行阳而散气故也。若破血调中，去冷，除痰，开胃，须热即去皮，要冷即留皮。《剞》云：生姜辛制半夏毒，佐大枣有厚肠功，温经散表除风气，止哕之能效最工。《局》云：生姜为使味辛温，下气除痰治胃翻，发散伤寒除咳逆，呕家圣药不虚言。辛姜大热，生者则呕家圣药，干者除霍乱心疼。

干 姜

臣也，秦椒为之使，恶黄芩、黄连、天鼠粪。《局》云：炮令裂用。

味辛，气温，大热，无毒。《汤》云：气热，味大辛。辛，大热。味薄，气厚，阳中之阳也。辛，温，无毒。《东》云：生则味辛，炮则味苦。可升可降，阳也。生则逐寒邪而发表，炮则除胃冷而守中。又云：暖中。《珍》云：温中，治霍乱，去脏腑沉寒，或寒在诸经并复感，或成咳嗽痛疼时，通心气，助阳又破血，去风，多用则耗散元气。《垂》云：逐风湿气痹，止吐血，主霍乱咳逆，通肢节，治腹冷疼，消胀破血。

《本经》云：主胸满咳逆上气、温中、止血、出汗，逐风湿痹、肠澼下痢、寒冷腹痛、中恶、霍乱、胀满、风邪、诸毒、皮肤间结气，止唾血，生者尤良。《唐本注》云：治风，下气，止血，宣诸络脉微汗，久服令眼暗。《药性论》云：臣，味苦、辛。治腰肾中疼冷、冷气，破血，去风，通四肢关节，开五脏六腑，去风毒冷痹，夜多小便。干者治嗽，主温中。用秦艽为使，主霍乱不止、腹痛，消腹满、冷痢，治血闭，病人虚而冷宜加用之。《日华子》云：消痰，下气，治转筋、吐泻、腹脏冷、反胃、干呕、瘀血、扑损，止鼻洪，解热毒，开胃，消宿食。《图经》云：近世方有主脾胃虚冷不下食、积久羸弱成瘵者，以温州白干姜一物，浆水煮令透心润湿，取出焙干，捣末，陈廪米煮粥饮，丸桐子大，一服三、五十枚，汤使任用，神效。《象》云：治沉寒痼冷、肾中无阳、脉气欲绝，黑附子为引用，水煎二物，名姜附汤。亦治中焦有寒，水洗，慢火炮。《心》云：发散寒邪。如多用，则耗散元气。辛以散之，是壮火食气故也，须以生甘草缓之。辛热散里寒，散阴寒、肺寒与五味同用，治嗽以胜寒。正气虚者散寒，与人参同补药温胃。腹中寒，其平以辛热。《珍》云：寒淫所胜，以辛散之。经炮则味苦。东垣云：主胸满，温脾，燥胃。所以理中，其实主气而泄脾。易老云：干姜能补下焦，去寒，故四逆汤用之。干姜本味辛，及见火候稍苦，故止而不移，所以能治里寒，非若附子行而不止也。理中汤用此者，以其四顺也。或云：干姜味辛热，人言补脾，今言泄而不言补者，何也？东垣谓："泄"之一字，非泄脾之正气也，是泄脾中寒湿之邪，故以姜辛热之剂燥之，故曰泄脾也。丹溪云：治血虚发热，故产后发热必用之。炮之与补阴药同用，入肺中利肺气，入肾中燥下湿，入气分引血药入气分，生血。几止血，须炒令黑。生尤良。余同《心》云、《象》云、易老云。《卸》云：干姜生辛炮则苦，利肺气入气血行，生逐寒邪而发表，炮除胃冷可调中。《局》云：干姜治咳除胸满，逐散浑身湿痹风，止痢温中仍止血，更除霍乱腹心疼。

石龙芮

大戟为之使，畏蛇蜕皮、吴茱萸。

味苦，气平，无毒。

《本经》云：主风寒湿痹、心腹邪气、利关节、止烦满、平肾胃气、补阴气不足、失精、茎冷。久服轻身明目，不老，令人皮肤光泽，有子。五月五日采子，二、八月采皮，阴干。

《局》云：石龙芮苦辛无毒，湿痹风寒并主治，关节不通平胃气，遗精肾冷亦能医。石龙芮，主风寒湿痹、肾冷与遗精。

营 实

即是蔷薇子。以白花者为良。花有白、有赤。

味酸，气温，微寒，无毒。

《本经》云：主痈疽恶疮、结肉跌筋、败疮、热气、阴蚀不瘳，利关节，久服轻身益气。根止泄痢、腹痛、五脏客热，除邪逆气、疽癞、诸恶疮、金疮伤挞，生肉复肌。《局》云：营实草本即蔷薇，疡毒痈疽性可追，兼疗金疮伤挞肉，肠风血痢亦能祛。

瞿 麦

臣也，蘘草、牡丹为之使，恶螵蛸。立秋采实，阴干。《局》云：只用实壳，不用茎叶。

味苦、辛，气寒，无毒。《汤》云：气寒，味苦、辛，阳中微阴也。《东》云：治热淋之有血。《珍》云：独利小便。为君。取穗。《垂》云：除淋病，治吐蛔，决痈明目并疗痿，催产通经又堕胎。

《本经》云：主关格诸癃结、小便不通，出刺，决痈肿，明目去翳，破胎堕子，下闭血，养肾气，逐膀胱邪逆，止霍乱，长毛发。《药性沦》云：臣，味甘，主五淋。《日华子》云：催生。《图经》云：古今方通心经、利小肠为最要。仲景治小便不利有水气，栝楼瞿麦丸主之。《珍》云：利小便，为君主之用。丹溪云：味辛，阳中微阴，利小便，为君。《衍义》曰：八政散用瞿麦，今人为至要药。若心经虽有热而小肠虚者，服之则心热未退而小肠别作病矣。料其意者，不过为心与小肠为传送，故用此入小肠药。按《经》，瞿麦并不治心热。若心无大热，则当止治其心。若或制之不尽，当求其属以衰之。用八正者，其意如此。《局》云：瞿麦主通关格病，小便癃结可宣行，决痈明目能除翳，堕子催生利月经。瞿麦，开通关格，宣癃，堕子，更催生。

黄　精

君也。三月采，阴干。单服，九蒸九暴。入药生用。今通八月采，以嵩山、茅山者为佳。花叶相对者是，不对者名偏精。钩吻与黄精相似，误采用之，杀人至死，须细认之。

味甘，气平，无毒。

《本经》云：主补中益气，除风湿，安五脏，久服轻身延年不饥。《药性论》云：黄精，君。《日华子》云：补五劳七伤，助筋骨，止饥，耐寒暑，益脾胃，润心肺。单服，九蒸九暴。食之驻颜。入药生用。《抱朴子》云：黄精，断谷不及术。术饵，令人肥健，可以负重涉险，但不及黄精甘美易食。凶年可以与老小休粮，人食之谓为米脯也。《别本注》云：今人服用，以九蒸九暴为胜。而云阴干者，恐为烂坏。《图经》云：根如嫩生姜，黄色。二月采根，蒸过，暴干用。今通八月采。《博物志》天老曰：太阳之草名曰黄精，饵之可以长生。太阴之草名曰钩吻，不可食之，入口立死。人信钩吻之杀人，不信黄精之益寿，不亦甚乎！《局》云：黄精无毒味甘平，久服延年不老神，益气补中安五脏，勿将钩吻误伤人。黄精，俗字山姜，久服延年不老。

丹　参

臣也，畏碱水，反藜芦。五月采根，暴干。一云夏采良，冬采虚恶。

味苦，气微寒，无毒。

《本经》云：主心腹邪气、肠鸣幽幽如走水、寒热积聚，破癥除痕，止烦满，益气，养血，去心腹痼疾、结气、腰脊强、脚痹，除风邪留热，久服利人。陶云：时人服之多眼赤，故应性热。今云微寒，恐谬。《药性论》云：臣，平。治脚弱疼痹，主中恶，治百邪鬼魅、腹痛、气作声音鸣吼，能定精。肖炳云：酒浸服之，治风软脚，可逐奔马，故名奔马草。《日华子》云：养神，定志，通利关脉，治冷热劳、骨节疼痛、四肢不遂，排脓，止痛，生肌长肉，破宿血，补新生血，安生胎，落死胎，止血崩带下，调妇人经脉不匀，血邪，心烦，恶疮疥癣，瘰疬，肿毒，丹毒，头痛，赤眼，热温狂病。《局》云：丹参益气攻烦满，补血安胎利月经，更治肠鸣如走水，去除积聚破痕癥。丹参，补胎气，兼利月经。

大小蓟根

五月采，阴干。《衍义》曰：皆相似，花如髻。但大蓟高三二尺，叶皱；小蓟高一尺许，叶不皱。以此为异。小蓟，山野人共取为蔬，甚通用。虽有微芒，亦不能害人。

味甘，气温。一云苦，平。一云凉，俱无毒。

《本经》云：主养精、保血。大蓟主女子赤白沃，安胎，止吐血衄鼻，令人肥健。《唐本注》云：大、小蓟叶相似，功力有殊，并无毒，亦非虎猫蓟也。大蓟生山谷，根疗痈肿。小蓟生平泽，俱能破血，小蓟不能消肿也。陈藏器云：小蓟，破宿血，止新血、暴下血、血痢、惊疮出血、呕血等，绞取汁，温服。作煎和糖，合金疮，及蜘蛛蛇蝎毒，服之亦佳。《药性论》云：大蓟亦可单用。味苦，平。止崩中血下，生取根，捣绞汁，服半升许，多立定。《日华子》云：小蓟根凉，无毒。治热毒风，并胸膈烦闷、开胃下食、退热、补虚损。苗去烦热，生研汁服。小蓟力微，只可退热，不似大蓟能补养下气。又云：大蓟叶凉，治肠痈、腹脏瘀血、血运、扑损，可生研，酒并小便任服。恶疮疥癣，盐研罨傅。《图经》云：小蓟亦生捣根绞汁饮，以止吐血、衄血、下血，皆验。大蓟根苗与此相似，但肥大耳，而功力有殊，破血之外，亦疗痈肿。小蓟专主血疾。《局》云：蓟根大者治崩中，吐衄能除更疗癥①。小蓟养精仍保血，热风研汁有奇功。大蓟功同小蓟，治痈肿、血崩、吐衄。

羊踯躅

羊误食其叶踯躅而死，故名。恶诸石及面，不入汤服。

味辛，气温，有大毒。

《本经》云：主贼风在皮肤中淫淫痛、温疟、恶毒、诸痹、邪气、鬼疰、蛊毒。《局》云：羊能误食其苗叶，踯躅而死得其名。消除蛊②毒攻诸痹，风贼皮肤理烂淫。羊踯躅，主贼风攻皮肤。

鸡冠子

入药炒用。今医方皆用白者。

气凉，无毒。

《本经》云：止肠风泻血、赤白痢、妇人崩中、带下。

王　瓜

使也。即《月令》云"王瓜生者"是也。三月采根，阴

---

① 癥：《本草歌括》八卷本卷之三"大小蓟"条作"痈"。
② 蛊：原作"古"，据《本草歌括》八卷本卷之四"羊踯躅"条改。

干。五月开黄花，花下结子如弹丸，生青，熟赤。一名土瓜。

味苦，气寒，无毒。

《本经》云：主消渴、内痹、瘀血、月闭、寒热、酸疼，益气，愈聋，疗诸邪气热结、鼠瘘、散痈肿留血、妇人带下不通，下乳汁，止小便数不禁，逐四肢骨节中水，疗马骨刺人疮。《唐本注》云：疗黄疸，破血。陈藏器云：主蛊毒、小儿闪癖、痞满并疟，取根及叶捣绞汁服，当吐下。宜少进之，有小毒故也。《日华子》云：王瓜根，通血脉，天行热疾，酒黄病，壮热，心烦闷，吐痰，痰疟，排脓，热劳，治扑损，消瘀血，破癥瘕，落胎。《药性论》云：土瓜根，使，平。一名王瓜子。主蛊毒，治小便数遗不禁。《局》云：王瓜本即土瓜名，主疗阴人乳不行，治渴散痈除疸病，并消癥血及通经。王瓜，导乳汁之泉。

王瓜子

《日华子》云：润心肺，治黄病，生用。肺痿、吐血、肠风、泻血、赤白痢，炒用。

甘蔗根

芭蕉花。君也。根可生用，不入方。

气大寒。一云味甘，寒，无毒。

《本经》云：主痈肿结热。陶云：惟根捣烂傅热肿，甚良。《唐本注》云：甘蔗根，味甘，寒，无毒。捣汁服，主产后血胀闷，傅肿去热毒亦效。岭南者子大，味甘，冷，不益人。北间但有花汁，无实。《今注》云：按此花叶与芭蕉相似而极大，子形圆长及生青熟黄，南人皆食之而多动气疾。其根捣傅热肿，尤良。《药性论》云：甘蔗，君。捣傅一切痈肿上，干即更上，无不差者。《日华子》云：生芭蕉根，治天行热狂烦闷、消渴。

患痈毒并金石发热闷、口干人，并绞汁服。及梳头，长益发。肿毒、游风、风疹、头痛，并研罯傅。《图经》云：甘蔗乃是有子者，叶大抵与芭蕉相类，但花出瓣中，极繁。红者如火炬，谓之红蕉；白者如蜡色，谓之水蕉。其花大类象牙，故谓之牙蕉。其实亦有青、黄之别，品类亦多。食之大甘美，亦可暴干寄远，北土得之以为珍果。闽人灰理其皮，令锡①滑②，绩以为布，如古之锡衰③焉。其根极冷，捣汁以傅肿毒，蓐妇血妨亦可饮之。又芭蕉根，性亦相类，俚医以治时疾狂热及消渴、金石发动躁热，并可饮其汁。

芭蕉油

《日华子》云：冷，无毒。治头风热并妇人发落，止烦渴及汤火疮。《图经》云：治暗风痫病、涎作晕闷欲倒者，饮之得吐，便差，极有奇效。取之用竹筒插皮中，如取漆法。

天名精

垣衣为之使。一名麦句姜，一名虾蟆蓝。

味甘，气寒，无毒。

《本经》云：主瘀血血瘕欲死，止血痢、小便，除小虫，去痹，除胸中结热，止烦渴，逐水，大吐下，久服轻身耐老。《局》云：天名精本出平原，瘀血癥瘕破令宽，更疗金疮攻瘘痔，消除烦渴利溲难。

---

① 锡：通“缌”，对麻布进行加工。《玉篇·纟部》：“缌，治麻布也。”

② 滑：原作“偦”，据《政和本草》第十一卷“甘蔗根”条改。

③ 锡衰：古代丧服的一种。《周礼·春官宗伯·司服》“王为三公六卿锡衰”郑玄注：“君为臣服吊服也。”

豨莶

夏采叶，暴干用。又云：五、六、九月采，九蒸九晒，丸服。一云：五月五日采者佳。

味苦，气寒，有小毒。

《本经》云：主热蜃、烦满不能食，生捣服三、四合，多则令人吐。《图经》云：近世多有单服者，云甚益元气。蜀人服之法，五月五日、六月六日、九月九日采其叶，去根、茎、花、实，净洗，暴干，入甑中，层层洒酒与蜜，蒸之又暴，如此九过则已。气味极香美，熬，捣筛，蜜丸服之。云治肝肾风气、四肢麻痹、骨间疼、腰膝无力者，亦能行大肠气。惟文州高邮军云：性热，无毒。服之补虚，安五脏，生毛发。兼主风湿疮、肌肉顽痹、妇人久冷，尤宜服用之。去粗茎，留枝、叶、花、实，蒸暴。两说不同。岂单叶乃寒而有毒，并枝、花、实则热而无毒乎？抑系土地所产而然邪[①]？《局》云：本草豨莶即火枚，谁知至贱有奇能？知州张咏尝经进，湿痹诸风尽绝根。豨莶，除湿痹诸风。

草薢

薏苡为之使，畏葵根、大黄、柴胡、牡蛎。二、八月[②]采根，暴干。《尾》云：净洗，酒浸一宿，焙。须用川者。

味苦、甘，气平，无毒。

《本经》云：主腰背痛强、骨节风寒湿周痹、恶疮不瘳、热气伤中、恚怒、阴痿、失溺、关节老血、老人五缓。《药性论》云：治冷风瘃痹、腰脚不遂。主男膐腰痛久冷，是肾有膀胱宿

---

① 邪：语气助词。《文韵·麻韵》："邪，俗作耶，亦语助。"

② 月：原脱，据《政和本草》第八卷"草薢"条补。

水。《日华子》云：治瘫缓软风、头旋痫疾，补水脏，坚筋骨，益气，失音。《图经》云：《广利方》疗丈夫腰脚痹缓急行履不稳者，以萆薢二十四分，合杜仲八分，捣末，每旦温酒和服三钱匙。《局》云：萆薢主除腰背痛，治风寒温痹周身，补温①水脏坚筋骨，失溺阴萎治②老人。萆薢，扶老，补虚，腰疼、脚弱与湿痹牵缠。

零陵香

得酒良。又名熏草，即香草也。三月采，阴干，脱节者良。味甘，气平，无毒。

《本经》云：主恶气疰、心腹痛满、下气，令体香，和诸香作汤丸用之。《山海经》云：熏草，麻叶方茎，气如蘼芜，可以止疠，即零陵香也。陈藏器云：明目，止痰，疗泄精，去臭恶气、伤寒头痛。《日华子》云：治血气腹胀，酒煎服茎叶。《图经》云：古方但用熏草而不用零陵香，今合香家及面膏、澡豆诸法皆用之，都下市肆货之甚多。《唐本注》云：可和诸香煮汁饮之，亦宜衣中香。《海药》云：味辛，温，无毒。主风邪冲心、牙车肿痛、虚劳、疟蛊。凡是齿痛，煎含良。得升麻、细辛善。不宜多服，令人气喘。《集》云：妇人浸油栉发，香无以加。

芦 荟

生波斯国。似饧③。木生山野中，滴脂泪而成，采之不拘时月。一云似黑饧。

---

① 温：原作"湿"，据《本草歌括》八卷本卷之三"萆薢"条改。

② 治：《本草歌括》八卷本卷之三"萆薢"条作"益"。

③ 饧：原作"锡"，据《政和本草》第九卷"芦荟"条改。

味苦，气寒，无毒。雷公云：是白象胆干之，更考。

《本经》云：主热风烦闷、胸膈间热气、明目、镇心、小儿癫痫惊风，疗五疳，杀三虫及痔病疮瘘，解巴豆毒。《药性论》云：亦可单用。杀小儿疳蛔。主吹鼻，杀脑疳，除鼻痒。《图经》云：刘禹锡云患癣在颈项间延上耳成湿疮，用芦荟一两，研，炙甘草半两，末，相和令匀，先以温浆水洗癣，乃用旧干帛子拭干，便以二味合和傅之，立干差，神奇。又治䘌齿。《海上方》云：取芦荟四分，杵末，先以盐揩齿，令净，然后傅少末于上，妙。《局》云：芦荟俗呼为象胆，以其味苦故为名，小儿惊热癫痫病，疮痔疳虫必用之。芦荟，俗呼为象胆，主惊热，杀疳虫。

海金沙

七月收采。

《本经》云：主通利小肠。得栀子、马牙消、蓬沙，共疗伤寒热狂。七月收采，收时全科，于日中暴之，令小干，纸衬，以杖击之，有细沙落纸上，旋收之，且暴且击，以沙尽为度，用之或丸或散。《图经》云：治小便不通、脐下满闷方，海金沙一两，蜡面茶半两，二味捣碾令细，每服三钱，煎生姜甘草汤调下，服无时，未通再服。《局》云：海金沙用日中收，通利便溲细末调，若疗伤寒强热病，蓬砂栀子马牙硝。海金沙，用日中收，攻伤寒热病。

荠苨

根似桔梗，以无心为异。二、八月采根，暴干。今多以蒸压扁，乱人参，但味淡尔。

味甘，气寒。一云无毒。

《本经》云：主解百药毒。陶云：根茎都似人参而叶小，然根味甜，绝能杀毒。以其与毒药共处，而毒皆自然歇，不正①入方家用也。《日华子》云：杀蛊毒，治蛇虫咬、热病、温疾，署毒箭。《图经》云：人家收以为梁菜，或作脯啖，味甘佳。古方解五石毒，多生服荠苨汁，良。又《小品方》治蛊，取荠苨根捣末以饮，服方寸匕，立差。《金匮玉函方》：钩吻叶与芹叶相似，误食之杀人。荠苨八两，水六升，煮取一升，为两服，解之。

狼　毒

使也，大豆为之使，恶麦句姜。二、八月采根，阴干，陈而沉水者良。

味辛，气平，有大毒。

《本经》云：主咳逆上气、破积聚饮食、寒热水气、胁下积癖、恶疮、鼠瘘、疽蚀、鬼精、蛊毒，杀飞鸟走兽。蜀《图经》云：根似玄参，浮虚者为劣也。《药性论》云：使，味苦、辛，有毒。治痰饮癥瘕，亦杀鼠。《局》云：狼毒味辛平有毒，陈而沉水者为良。主除咳逆并心痛，蛊毒虫蛆鼠瘘疮。狼毒，除九种心痛。

鬼　臼

使也，畏垣衣。不入汤。二、八月采。陶云：九臼相连有毛者良。《图经》云：一年一臼生而一臼腐，陈新相易，及八、九年则八、九臼矣。鬼臼如天南星，侧比相叠，而色理正如射干。

---

① 正：仅仅。《北史·刘璠传附刘行本》："行本怒其不能调护，每谓三人曰：'卿等正解读书耳。'"

味辛，气温，微温，有毒。

《本经》云：主杀蛊毒、鬼疰、精物，辟恶气不祥，逐邪，解百毒，疗咳嗽、喉结、风邪、烦惑失魄妄见，去目肤翳，杀大毒，不入汤。《药性论》云：使，味苦。能主尸疰、㿔瘵劳疾、传尸瘦病，主辟邪。

鹤虱

七月开黄花似菊，八月结实，子极坚细，干即黄黑色。采无时，合茎叶用之。

味苦，气平，有小毒。一云凉，无毒。

《本经》云：主蛔蛲虫。用之为散，以肥肉臛汁服方寸匙，亦丸散中用。《别本注》云：心痛，以淡醋和半钱匙服，立差。《日华子》云：凉，无毒。杀五脏虫，止疟，及傅恶疮。《图经》云：疗蛔咬心痛，取鹤虱十两，捣末，蜜和丸梧子大，以蜜汤空腹吞四十丸，日增至五十丸，忌酒肉。又治患心痛十年不差，于杂方内见，合服便愈。又治小儿蛔蛊啮心腹痛，亦单服。鹤虱细研，以肥猪肉下，五岁一服二分，虫出便止，余以意增减。《局》云：鹤虱苦平微有毒，火枕草即是其苗。蛔虫咬啮心疼痛，为末汤和淡醋调。鹤虱，杀三虫。

水 蓼

生于浅水泽中，其叶大于家蓼。

辛，冷，无毒。

《本经》云：主蛇毒，捣傅之，绞汁服。止蛇毒入内心闷，水煮渍。捋脚，消气肿。

白 药

又名白药子。九月枝折，采根，日干。

味辛，气温，无毒。一云味苦。又云冷。

《本经》云：主金疮，生肌。《别本注》云：解野葛、生金、巴豆、百药毒，刀斧折伤，能止血痛，干末傅之。《药性论》云：亦可单用。味苦。能治喉中热塞、噎痹不通、胸中隘塞、咽中常痛、肿胀。《日华子》云：白药，冷。消痰止嗽，治渴并吐血、喉闭，消肿毒。又云：蓊草，凉，无毒，治恶疮疥癣风瘙，根名白药。《图经》云：取根，并野猪尾二味，洗净，去粗皮，焙干等分，停捣筛酒，调服钱匙，疗心气痛，解热毒，甚效。又诸疮痈肿不散者，取生根烂捣，傅贴，干则易之。无生者，用末水调涂之，亦可。

干 苔

即海中苔菜。

味咸，气寒。一云温。

《本经》云：主痔，杀虫，及霍乱、呕吐不止，煮汁服之。又心腹烦闷者，冷水研如泥，饮之即止。又发诸疮疥，下一切丹石，杀诸药。不可多食，令人痿黄，少血色。杀木蠹虫，内木孔中。但是海族之流，皆下丹石。

草 蒿

即青蒿也。四、五月采苗，日干。八、九月采子，阴干。根、茎、子、叶并入药用。四者若同，反以成疾。童子小便浸之良。又云：采叶不计多少，用七岁童子溺浸七日夜，后漉出，晒干用之。春夏用苗，秋冬用子。

味苦，气寒，无毒。一云子，味甘，冷，无毒。

《本经》云：主疥瘙痂痒、恶疮、杀虫、留热在骨节间、明目。《唐本注》云：生挼傅金疮，大止血，生肉，止疼痛，良。

陈藏器云：主鬼气尸疰伏连、妇人血气腹内满及冷热久痢，秋冬用子，春夏用苗，并捣绞汁服。亦暴干为末，小便中服。如觉冷，用酒煮。又烧为灰，纸八、九重，淋取汁，和石灰，去息肉黡子。《日华子》云：补中，益气，轻身，补劳，驻颜色，长毛发，发黑，不老。兼去蒜发[①]、心痛、热黄，生捣汁服，并傅之。泻痢，饭饮调末五钱匙，烧灰和石灰煎。治恶毒疮，并茎亦用。又云：子，味甘，冷，无毒。明目，开胃，炒用。治劳壮，健人小便浸用。治恶疮疥癣风疹，杀虱，煎洗。又云：臭蒿子，凉，无毒。治劳，下气，开胃，止盗汗及邪气鬼毒。《图经》云：得童子小便浸之，良。治骨蒸热为最。古方多单用者。又《海上方》疗骨蒸、鬼气，取童子小便五大斗，澄过，青蒿五斗，八、九月采，带子者最好，细剉，二物相和，内好大釜中，以猛火煎，取三大斗，去滓，净洗釜，令干，再泻汁安釜中，以微火煎，可二大斗，取猪胆十枚相和，煎一大斗半，除火待冷，以新瓷器盛。每欲服时，取甘草二三两，熟炙，捣末以煎和，捣一千杵为丸，空腹粥饮下二十丸，渐增至三十丸，止。又治金刃初伤，取生青蒿捣傅上，以帛裹创，血止即愈。《食疗》云：青蒿，寒。益气，长发，轻身，补中，不老，明目，煞风毒。捣傅疮上，止血生肉。又治骨蒸，以小便渍一、两宿，干，末为丸，甚去热劳。又鬼气，取子为末，酒服之方寸匙，差。烧灰淋汁和石灰煎，治恶疮瘢黡。《斗门方》：治丈夫妇人劳瘦，青蒿细剉，水三斗，童子小便五升，同煎，取二升半，去滓，入器中煎成膏，丸如梧子大，空心，临卧温酒下

---

① 蒜发：壮年人花白头发，亦泛指斑白的头发。宋·张淏《云谷杂记·蒜发》："今人言壮而发白者，目之曰蒜发，犹言宣发也。"《北齐书·慕容绍宗传》："吾自年二十已还，恒有蒜发，昨来蒜发忽然自尽。"

二十九。《局》云：草蒿一本作青蒿，能疗骨蒸更补劳，风疹洗疮除疥虱，秋冬用子夏春苗。草蒿，一本作青蒿，去骨蒸劳热。

蘵葛_{觅子}

得荆实、细辛良，恶干姜、苦参。

味辛，气微温，无毒。

《本经》云：主明目、目痛、泪出，除痹，补五脏，益精光，疗心腹腰痛，久服轻身不老。《药性论》云：治肝家积聚、眼目赤肿。《局》云：蘵葛微温味气辛，末之点眼令光明，能安五脏轻身体，心腹腰疼益妇人。

藜芦

使也，黄连为之使，反细辛、芍药、五参，恶大黄。三月采根，阴干。用之止剔取根，微炙之。又云：凡采得，去芦头，用糯米泔汁煮出，晒干用之，不入汤。

味辛、苦，气寒，微寒，有毒。

《本经》云：主蛊毒、咳逆、泄痢、肠澼、头疡、疥瘙、恶疮，杀诸虫毒，去死肌，疗哕逆、喉痹不通、鼻中息肉、马刀烂疮，不入汤。《药性论》云：使，大毒。主上气，去积年脓血、泄痢，治恶风疮疥癣、头秃，杀虫。《图经》云：此药大吐上膈风涎，暗风痫病，小儿㻯騆，用钱匙一字，则恶吐人。又用通顶，令人嚏。而古经本草云疗呕逆，其效未详。《简要》云：治中风不省人事、牙关紧急者，藜芦一两，去芦头，浓煎，防风汤浴过，焙干，碎切，炒微褐色，捣为末①，每服半钱，温水调下，以吐出风涎为效。《局》云：藜芦主杀诸虫毒，吐出

---

① 末：原作"未"，据《政和本草》第十卷"藜芦"条改。

风涎不入汤，疗瘰恶疮为要药，更除息肉及头疡。藜芦，为疥疮之药。

百草灰

《本经》云：主腋臭及金疮。五月五日采，露取之一百种，阴干，烧作灰，以井华水为团，重烧令白，以酽醋和为饼，腋下挟之，干即易，当抽一身痛闷，疮出即止。以水、小便洗之，不过三两度。又主金疮，止血，生肌，取灰和石灰为团，烧令白，刮傅疮上。

金星草

喜生阴石中上净处，及竹箐中不见日处，或大木下，或古屋上。惟单生一叶，色青，长一二尺，至冬大寒，叶背生黄星点子，两行相对如金色，故得名。其根盘屈如竹根而细，折之有筋，如猪马鬃，陵冬不凋，无花实。五月和根采之，风干用。

味苦，气寒，无毒。

《本经》云：主痈疽疮毒，大解硫黄及丹石毒、发背痈肿结核，用叶和根酒煎服之，先服石药悉下。又可作末，冷水服。及涂发背疮肿上，殊效。根，碎之，油浸涂头，大生毛发。《图经》云：性至冷，服后下利，须补治乃平复，老年不可辄服。《局》云：金星草有金星点，专治痈疽发背疮，为末水调乘冷服，可除丹毒解硫黄。金星草，治丹毒、发背、诸痈。

谷精草

二、三月于谷田中采之。花白而小，圆似星，故名。

味辛，气温，无毒。

《本经》云：主疗喉痹、齿风痛及诸疥疮，饲马主虫颡毛焦等病。《局》云：谷精草治咽喉痹，疗齿仍堪去痛风。有马若还能喂饲，长毛更治颡间虫。谷精草，破翳膜遮睛。

山慈菰根

一名鹿蹄草。

《本经》云：有小毒。主痈肿、疮瘘、瘰疬、结核等，醋摩傅之。亦剥人面皮，除奸黶。《经验方》：贴疮肿，取茎叶捣为膏，入蜜，贴疮口上，候清血出，效。《局》云：山慈菰是鬼灯檠，花即金灯湿地生。疮肿痈疽瘰疬核，毒消万病醋摩傅。山慈菰，诸疮解毒最雄。

苘　实

苘麻子也。今人作布及索，苘麻也，实似大麻子。热结痈肿无头，吞之则为头，易穴。九、十月采实，阴干。

味苦，气平，无毒。

《本经》云：主赤白冷热痢，散服饮之。吞一枚，破痈肿。《图经》云：古方亦用根。

忍　冬

此草藤生，绕覆草木上，其嫩茎有毛。十二月采，阴干。《局》云：开花五出，微香，蒂带红。花①初开则色白，经一二日则色黄，故名金银花。一名鹭鸶藤。

味甘，气温，无毒。一云小寒。

《本经》云：主寒热身肿，久服轻身长老益寿。陈藏器云：忍冬，主热毒血痢、水痢，浓煎服之。小寒。本条云温，非也。《药性论》云：忍冬，亦可单用。味辛。主治腹胀满，能止气下澼。《局》云：忍冬草即鹭鸶藤，花比金银蔓左缠。疮肿痈疽为

---

① 花：原脱，据《本草歌括》八卷本卷之二"忍冬"条补。

要药，谁知至贱有高能。忍冬草，散肿，消痈。

灯笼草

八月采枝干。高三四尺，有花红色，状若灯笼，内有子，红色可爱。

味苦，气大寒，无毒。

《本经》云：主上气咳嗽风热，明目。所在有之，根、茎、花、实并入药使。丹溪云：气寒，治热痰嗽。佛耳草治寒嗽。

蠡 实

即马兰子也。五月采实，阴干。

味甘，气平，温，无毒。一云寒。

《本经》云：主皮肤寒热、胃中热气、风寒湿痹，坚筋骨，令人嗜食，止心烦满，利大小便，长肌肤，肥大，久服轻身。花叶，去白虫，疗喉痹，多服令人溏泄。《日华子》云：马兰，治妇人血气烦闷、产后血运，并经脉不止、崩中带下，消一切疮疖肿毒，止鼻洪，通小肠，消酒毒，治黄病，傅蛇虫咬。《局》云：蠡实一名为马兰，去风寒湿痹周身，更除胃热攻喉痹，血气崩中治妇人。蠡实，即马兰，去湿，医崩。

莳 萝

生佛誓国。

味辛，气温，无毒。

《本经》云：主小儿气胀、霍乱呕逆、腹冷、食不下、两肋痞满。《图经》云：今人多以和五味，不闻入药用。

鳢 肠

即莲子草也，俗谓之旱莲子。二、八月采，阴干。亦谓之金陵草。

味甘、酸，气平，无毒。

《本经》云：主血痢、针灸疮发洪血不可止者，傅之立已。汁涂发眉，生速而繁。《日华子》云：排脓，止血，通小肠，长鬓发，傅一切疮并蚕瘑。《图经》云：孙思邈《千金月令》云：益髭发，变白为黑。金陵草，煎方用之。

茅香花

正、二月采根，五月采花，八月采苗。其茎叶黑褐色而花白者，名白茅香也。

味苦，气温，无毒。一云味甘，平。

《本经》云：主中恶，温胃，止呕吐，疗心腹冷痛。苗叶可煮作浴汤，辟邪气，令人身温。《日华子》云：白茅香花，塞鼻洪，傅久不合炙疮，署刀箭疮，止血，并痛。煎汤止吐血、鼻衄。陈藏器云：白茅香，味甘，平，无毒。主恶气，令人身香美。煮服之，主腹内冷痛。生安南，如茅根。《局》云：茅香熏体可令香，辟恶应须煮作汤，止呕温脾除中恶，腹心冷痛用之良。

地 笋

即泽兰根。

气温，无毒。

《本经》云：利九窍，通血脉，排脓，治血，止鼻洪，吐血，产后心腹痛，一切血病。肥白人、产妇可作蔬菜食，甚佳。

鹢 草

根名白药。二、三月采，暴干用。

气凉，无毒。一云味苦，平，有毒。

《本经》云：治恶疮疥癣风瘙。《图经》云：主诸疮疥痂瘘及牛马诸疮。《局》云：蒴草专治疥癣疮，婺州产者最为良。根名白药金疮用，末调鸡子傅胎伤。蒴草，入疥疮之药。

灯花末

《本经》云：傅金疮，止血，生肉，令疮黑。今灯花落有喜事，不尔，得钱之兆也。

萹蓄

使也。亦名萹竹。五月采苗，阴干。

味苦，气平，无毒。一云味甘。

《本经》云：主浸淫疥瘙疽痔，杀三虫，疗女子阴蚀。

佛耳草

味酸，气热。《象》云：治寒嗽及痰，除肺中寒，大升肺气。少用。款冬花为使，过食损目。

屋游

青苔衣，生瓦屋上阴处。八、九月采，去泥，煮服。

味甘，气寒。

《本经》云：主浮热在皮肤、往来寒热，利小肠膀胱气。《局》云：瓦上青苔号屋游，喜生阴处尚轻浮。皮肤寒热闲来往，逐利膀胱齿衄优。屋游，断齿衄之踪。

防葵

凡使，勿用狼毒。但置水沉者，为狼毒也。生临淄川谷及嵩高、太山、少室。

味辛、甘、苦，气寒，无毒。

《本经》云：主疝瘕、肠澼、膀胱热结溺不散、咳逆、温疟、癫痫、惊邪狂走，疗五脏虚气、小腹支满膨胀、口干，除

肾邪，强志，久服坚骨髓，益气轻身。中火者不可服，令人恍
惚见鬼。《局》云：防葵疗疟攻肠澼，通利膀胱治疝瘕，大止癫
痫并咳逆，更除头痛及惊邪。

络 石

杜仲、牡丹为之使，恶铁落，畏贝母、菖蒲。生太山川谷，
或石山之阴，或高山岩石上，或生人间。今在处有之，生阴湿
处、寺院及人家亭圃山石间，种以为饰，叶圆如细橘，长冬夏
不凋，其茎蔓延，根节着处即生根，须包络石上，故名。

味苦，气温，微寒，无毒。

《本经》云：主风热、死肌、痈伤、口干舌焦、痈肿不消、
喉舌肿不通、水浆不下、大惊入腹，除邪气，养肾，主腰髋痛，
坚筋骨，利关节，久服轻身，明目延年，通神。《局》云：络石
为君即石鲮①，龙鳞薜荔亦其名。主除风热痈疮肿，通利咽喉
去大惊。络石，治痈疮，消热毒。苗似龙鳞薜荔。

景 天

今南北皆有。人家多种于中庭，或以盆盎植于屋上，云以
辟火，谓之慎火草。

味苦、酸，气平，无毒。

《本经》云：主大热、火疮、身热烦、邪恶气、诸蛊毒、痈
疽、寒热、风痹、诸不足。花主女人漏下赤白，轻身明目。
《局》云：景天即是慎火草，主治劳烦大热疮，风疹赤丹研汁
服，女人漏下用花良。景天，主风疹赤丹。即慎火草。

---

① 鲮：原作"绫"，据《政和本草》第七卷、《本草歌括》八卷本卷之
二"络石"条改。

续随子

一名联步,一名千金子。人家园亭多种以为饰。实入药,下水最速,有毒,损人,不可过多。用须去壳,研,以纸裹,用物压出油,重研。

味辛,气温,有毒。

《本经》云:主妇人血结、月闭、癥瘕疹癣、瘀血、蛊毒、鬼疰、心腹痛、冷气胀满,利大小肠,除痰饮积聚,下恶滞物。茎中白汁,剥人面皮,去皯黯。《局》云:联步元来即续随,宣通恶滞有奇功,癥瘕虫毒兼痰癣,水气蛇伤用更宜。续随子,消癥荡滞,虫①毒尤攻。

酸　浆

处处有之。苗似水茄而小,叶亦可食,实作房如囊,中有子如李梅大,皆赤黄色,小儿食之,尤宜益。

味酸,气平、寒,无毒。

《本经》云:主热烦满,定志,益气,利水道。产难,吞其实立产。《局》云:酸浆主热除烦满,通利诸淋及治崩,妇人产难胎不下,若吞其实即时生。酸浆,催产易为生。

庵䕡子

荆实、薏苡为之使。处处有,人家种此辟蛇。

味苦,气微寒,微温,无毒。

《本经》云:主五脏瘀血、腹中水气、胪胀、留热、风寒湿痹、身体诸痛,疗心下坚、膈中寒热、周痹、妇人月水不通,

---

① 虫:原作"古",据《补遗药性赋》卷之三"草部下·续随子"条改。

消食，明目，久服轻身，延年不老。《局》云：庵䕡子味苦微寒，瘀血能消水气宽，久服轻身明眼目，风寒湿痹尽皆痊。庵䕡子，主风寒湿痹，水气皆宽。

卷之二

木 部

槟 榔

君也。尖长而有紫文者名槟，圆而矮者名榔。今医家不复细分，但取鸡心状、存坐正稳、心不虚、破之作锦文者为佳。心虚者不入药，用勿经火。

味辛，气温，无毒。《汤》云：气温，味辛、苦。味厚气轻，阴中阳也。纯阳，无毒。《东》云：降也，阴也。坠诸药性若铁石，治后重验如奔马。又云：豁痰，逐水谷、寸白虫。《珍》云：破滞气下行。《洯》云：消食除痰，并逐水下气，开胸健脾，治后重、诸风、诸积。

《本经》云：主消谷逐水，除痰癖，杀三虫、伏尸，疗寸白。《唐本注》云：其中仁主腹胀，生捣末服，利水谷道，傅疮生肌肉，止痛。烧为灰，主口吻白疮。《药性论》云：白槟榔，君，味甘，大寒。能主宣利五脏六腑拥滞，破坚满气，下水肿，治心痛、风血积聚。《日华子》云：味涩，除一切风，下一切气，通关节，利九窍，补五劳七伤，健脾调中除烦，破癥结，下五隔气。《药谱》云：槟榔人赤者味苦，杀虫，兼补。《图经》云：白味苦涩，得扶留藤、南瓦屋子灰，同咀嚼之，则柔滑而甘美。岭南人，啖之以当果实。其俗云：南方地湿，不食此无以祛瘴疠。其大腹所出，与槟榔相似，但茎、叶、根、干小异。并皮收之，谓之大腹槟榔。《海药》云：陶弘景云向阳曰槟榔，向阴曰大腹。味涩，温，无毒。主奔豚诸气、五膈气、风冷气、宿食不消。《脚气论》云：以沙牛尿一盏，磨一枚，空心暖服，治脚瘫毒、水肿浮气。《象》云：治后重如神。性如铁石之沉重，能坠诸药至于下极，杵细用。《心》云：苦以破滞，辛以散邪，专破滞气下行。《珍》云：破滞气，泄胸中至高之气。丹溪同《象》云、《珍》云。《衟》云：槟榔苦辛气性温，滞气攻开又杀虫，坠诸药性若铁石，治后重时如马奔。《局》云：槟榔下气更除风，宣利能令脏腑通，逐水消痰破癥结，更攻脚气杀三虫。槟榔，攻脚气，杀三虫，宣通脏腑。

吴茱萸

蓼实为之使，恶丹参、消石、白垩，畏紫石英。九月九日采，阴干。凡用，先于汤中浸去苦汁，凡六七过，然后用。

味辛，气温，大热，有小毒。《汤》云：味辛、苦，气热。气味俱厚，阳中阴也。入足太阴经、少阴经、厥阴经。《东》云：可升可降，阳也。咽嗌寒气噎塞而不通，胸中冷气闭塞而不利，脾胃停冷腹痛而不任，心气刺痛成阵而不止。又云：疗小腹冷气。《珍》云：温中下气，兼痰满、腹痛、心疼及感寒。佐豆蔻能解宿醒。少用之，不刑元气。《丰》云：血痹、风寒并咳逆，兴阳、杀鬼又通关，兼治阴湿、冷气、肠风。

《本经》云：主温中下气，止痛，咳逆，寒热，除湿血痹，逐风邪，开腠理，去痰冷、腹绞痛、诸冷实不消、中恶心腹痛、逆气，利五脏。《药性论》云：味苦、辛，大热，有毒。主心腹疾、积冷、心下结气、疰心痛，治霍乱转筋、胃中冷气、吐泻腹痛不可胜任者，可愈。疗遍身痹痹、冷食不消，利大肠拥气。孟诜云：主心痛、下气，除呕逆、脏冷。又患风瘙痒痛者，茱萸、清酒和煮，去滓，以汁暖洗。中贼风口偏不能言者，茱萸、清酒和煮四五沸，冷服之，日三，得少汗，差。杀鬼痓气。又斗目者不堪食。又鱼骨在人腹中刺痛，煮一盏汁服之，止。又骨在肉中不出者，嚼封之，骨当烂出。脚气冲心，和生姜汁饮之，甚良。《日华子》云：健脾，通关节，治霍乱、泻痢，消痰，破癥癖，逐风，治腹痛、肾气、脚气，下产后余血。《图经》云：《风俗记》曰俗尚九日，谓为上九。茱萸到此日，气烈熟，色赤，可折其房以插头，云辟恶气，御冬寒。世传茱萸气好上，言其冲膈，不可为服食之药也。仲景治呕而胸满者，茱萸汤主之。吴茱萸、枣、生姜、人参四物水煎服，日三。干呕、吐涎沫而头痛者亦主之。《象》云：食则令人口开目瞪，寒邪所隔，气不得上下。此病不已，令人寒中，腹满膨胀，下利寒气，诸药不可代也。洗去苦味，日干，杵碎用。《心》云：去胸中逆气，不宜多用。辛，热，恐损元气。《珍》云：温中，下气，温胃。入足太阴、少阴、厥阴，震、坤合见，其色绿。仲景云：吴茱萸汤、四逆汤、大温脾汤及脾胃药，皆用此也。《衍义》云：此物下气最速，肠虚人服之愈甚。《钊》云：吴茱萸味苦辛热，除咽嗌塞寒气噎，脾胃停冷冷闭胸，心腹作痛而不歇。《局》云：茱萸下气消痰冷，脚气穿心有大功，主疗转筋心腹痛，更除咳逆逐邪风。吴茱萸，下气消痰，治转筋霍乱。

茱萸根

南行、东行者为胜。

《本经》云：杀三虫。根白皮，杀蛲虫，治喉痹、咳逆，止泻泄、食不消、女子经产余血，疗白癣。《图经》云：《删繁方》疗脾劳热、有白虫在脾中为病、令人好呕者，取东行根大者一尺、天麻、橘皮三物，哎咀①，以酒浸一宿，微火上薄暖之，三下绞去滓，平旦空腹服，取尽，虫便下出。

茱萸皮

《药性论》云：削皮能疗漆疮，主中恶、腹中刺痛、下痢不禁，治寸白虫。孟诜云：皮止齿痛。

茱萸叶

《日华子》云：热，无毒。治霍乱下气，止心腹冷气，内外肾钓痛，盐研窨，神验。干即又浸复窨。霍乱转筋，和艾以醋汤拌窨。

茱萸南行枝

《图经》云：主大小便、卒关格不通，取之断度如手第二指中节，含之立下。

藿　香

六、七月采之，暴干，乃芬香。须黄色，然后可收。用叶，去枝梗。入手足太阴经。

味甘、辛，气微温，阳也。甘、苦，纯阳。无毒。《东》云：可升可降，阳也。开胃口能进饮食，止霍乱仍②除呕逆。又云：辟恶气，定霍乱。《珍》云：开胃，助胃气，止呕，又进食。《洁》云：散风邪心疼霍乱，祛恶气风水肿浮，脾胃吐逆通能治之。

《本经》云：疗风水毒肿，去恶气，疗霍乱心痛。《图经》

---

① 哎咀（fǔjǔ 府举）：以口将物咬碎。
② 仍：原脱，据《诸品药性主治指掌》"藿香"条补。

云：治脾胃吐逆，为最要之药。《象》云：治风水，去恶气，治脾胃吐逆、霍乱心痛，去枝梗，用叶。《心》云：芳馨之气助脾、开胃、止呕。《珍》云：补卫气，益胃进食，温中快气，治口臭、上焦壅，煎汤漱口。入手足太阴经。入顺气乌药则补肺，入黄芪四君子汤则补脾。《刟》云：藿香叶甘气本温，温中快气治心疼，开胃口能进饮食，止霍乱除呕逆攻。《局》云：藿香去恶仍消肿，主治心疼霍乱良。近世医家除吐逆，用为要药载医方。藿香，止霍乱、吐呕、痛连心腹。

黄蘗

使也，恶干漆。二、五月采皮，日干。紧厚二三分、鲜黄者上。凡使，用刀削去上粗皮子，用生蜜水浸半日，漉出晒干，再用蜜涂，文武火炙，令蜜尽为度。

味苦，气寒，无毒。《汤》云：苦厚，微辛，阴中之阳，降也。足太阳经引经药，足少阴经之剂。《东》云：沉也，阴也。泻下焦隐伏之龙火，安上焦①出虚哕之蛔虫，脐下痛单制而能除，肾不足生用而能补，痿厥除湿药中不可缺。又云：疗疮。《珍》云：泻膀胱火，解小便热，下焦湿肿，痢先见血，补益骨髓，肾气或索②，治脐下痛，又去蛔虫。用在三焦，制否须别。《𨘗》云：退疸杀虫并治衄，胃中结热又能疏，兼医疮癣及热在肤。

《本经》云：主五脏肠胃中结热、黄疸、肠痔，止泄痢、女子漏下赤白、阴伤蚀疮，疗惊气在皮间、肌肤热赤起、目热赤

---

① 焦：原脱，据《诸品药性主治指掌》"黄蘗"条补。

② 索：离散。《玉篇·索部》："索，散也。"

痛、口疮，久服通神。陈藏器云：主热疮疱起、虫疮、痢①下血，杀蛀虫。煎服主消渴。《药性论》云：使，平。主男子阴痿，治下血如鸡鸭肝片，及男子茎上疮，屑末傅之。《日华子》云：安心除劳，治骨蒸，洗肝，明目，多泪口干，心热，杀疳虫，治蛔、心痛、疥癣。蜜炙治鼻洪、肠风泻血、后分急、热肿痛。身皮力微次于根。《图经》云：《独行方》主卒消渴、小便多，黄檗水煮三五沸，渴即饮之，恣意饮数日，便止。《象》云：治肾水膀胱不足、诸痿厥脚膝无力，于黄芪汤中少加用之，使两膝中气力涌出，痿即去矣。瘫痪必用之药。蜜炒此一味为细末，治口疮如神。《珍》云：泻膀胱之热，利下窍。《心》云：太阳经引药。泻膀胱经火，补本经及肾不足。苦，寒。安蛔，疗下焦虚，坚肾。《经》曰：苦以坚之。《液》云：足少阴剂。肾苦燥，故肾停湿也。栀子、黄芩入肺，黄连入心，黄②檗入肾，燥湿所归，各从其类也。《活人书》解毒汤，上下内外通治之。《集》云：清小便，降相火，主吐血下血、虚哕蛔出、小肠虚痛。丹溪云：本属金而有水与火，走手厥③阴而有泻火补阴之功。配细辛，治口疮，有奇功。《衄》云：黄檗苦寒调痿厥，下焦伏火大能除④，上安虚哕蛔虫出，下腹消疼补肾虚。《局》云：黄檗能降肠胃热，凉肝明目治痈疮，更除血痢并黄疸，女子崩中用亦良。

---

① 痢：原作"酒"，据《政和本草》第十二卷"檗木"条改。

② 黄：原脱，据《汤液本草》卷下"木部·黄檗"条引"《液》云"补。

③ 手厥：原作"乎险"，据《本草衍义补遗》"檗皮"条改。

④ 除：原作"攻"，据《药性指掌》"黄檗"条改。

檀 柏

即黄檗根。《本经》云：主心腹百病，安魂魄，不饥渴，久服轻身延年通神。

枳 壳

使也。九、十月采，阴干。凡使勿用枳实，缘性效不同。入药浸软，去瓤核，麸炒令熟，待麸焦黑，遂出，用布拭上焦黑。要陈久年深者为上。

味苦、酸，气微寒，无毒。《汤》云：气寒，味苦而酸，微寒。味薄气厚，阳也。阴中微阳。《东》云：沉也，阴也。消心下痞塞之痰，泄腹中滞塞之气，推胃中隔宿之食，削腹内连年之积。又云：宽中，下气缓。《珍》云：破气，利胸中，化痰，并消食，心下坚痞能消，多用损胸中清气。《辈》云：通关去风及止呕，利痰宽肠并快气。除麻木，逐水，宽妊胎，利肺。

《本经》云：主风痒麻痹、通利关节、劳气咳嗽、背膊闷倦、散瘤结、胸膈痰滞，逐水，消胀满、大肠风，安胃，止风痛。《药性论》云：使，苦、辛。治遍身风疹、肌中如麻豆恶痒①，主肠风痔疾、心腹结气、两胁胀虚、关膈壅塞。根，浸酒煎含，治齿痛，消痰，有气加而用之。《日华子》云：健脾开胃，调五脏，下气，主呕逆，消痰，治反胃、霍乱、泻痢，消食，破癥结、痃癖、五隔气，除风，明目，及肺气、水肿，利大小肠。皮肤痒、痔肿，可炙熨。入药浸软，剉炒令熟。《象》云：治脾胃痞塞，泄肺气，麸炒用。《心》云：利胸中气，胜湿化痰。勿多用，损胸中至高之气。《珍》云：破气。枳壳高，主

---

① 痒：原作"疮"，据《汤液本草》卷下"木部·枳壳"条引"《药性论》云"改。

皮毛胸膈之病；枳实低，主心胃之病。其主治大同小异。丹溪同《衍义》云。《集》云：除寒热结，止痢，长肌肉，利五脏，走大肠，泄肺气。又治遍身①风痛、大风在皮肤中。《制》云：枳壳微寒味苦酸，消心下痞化痰涎，胃中宿食兼壅气，去逐仍消积聚坚。《局》云：枳壳《图经》名枳实，豁痰逐水更除风，又攻痔瘘消癥癖，下气宽膨散结胸。枳壳，主结胸，散痞，宽膨，兼调风逐水。

枳 实

臣也。九、十月采，阴干。凡使，以皮厚而小者为实，皆以翻肚如盆口、唇状，须陈久者为良。用当去瓤核，麸炒微黄，令香。

味苦、酸，气寒，微寒，无毒。《汤》云：气寒，味苦、酸、咸，纯阴。《东》云：沉也，阴也。消胸中之虚痞，逐心下之停水，化日久之稠痰，削年深之坚积。又云：宽中下气速。《珍》云：破积散败血，泄除内热，余功与壳同。《洁》云：下痰宽膈，消瘀散痔，除胀逐饮，消食下气。

《本经》云：主大风在皮肤中如麻豆苦痒，除寒热结，止痢，长肌肉，利五脏，益气轻身，除胸胁痰癖，逐停水，破结实，消胀满、心下急痞痛、逆气胁风痛，安胃气，止溏泄，明目。生河内川泽、商州者佳。《药性论》云：臣，味苦、辛。解伤寒结胸，入陷胸汤用。主上气喘咳、肾内伤冷、阴痿，疾而有气加而用之。《图经》云：仲景治心下坚大如盘，水饮所作，枳实白术汤主之。枳实七枚，术三两，以水一斗，煎取三升，分三服。腹中软，即稍减之。又胸痹、心中痞坚、留气结胸、

---

① 又治遍身：原脱，据《本草集要》卷之四"枳壳"条补。

胁下逆气抢心，枳实薤白桂汤主之。陈枳实四枚，厚朴四两，薤白半斤切，栝楼一枚，桂一两，以水五升，先煎枳实、厚朴，取二升，去滓，内音纳余药于汤中，煎三两沸，分温三服，当愈。又有橘皮枳实汤、桂生姜枳实汤，皆主胸痹心痛。葛洪治卒胸痹痛，单用枳实一物，捣末服方寸匕，日三夜一。《象》云：除寒热，破结实，消痰癖，治心下痞、逆气胁痛，麸炒用。《心》云：洁古用去脾经积血，故能去心下痞。脾无积血，则心下不痞。治心下痞，散气，消宿食。苦，寒。炙用，破水积，以泄里除气。《珍》云：去胃中湿。益气则佐之以人参、干姜、白术，破气则佐之以大黄、牵牛、芒硝。此《本经》所以言益气而后言消痞也。非白术不能去湿，非枳实不能除痞。壳主高，而实主下。高者主气，下者主血。主气者在胸膈，主血者在心腹。仲景治心下坚大如盘，水饮所作，枳实白术汤主之。服后腹中软，即消。《衍义》云：枳壳、枳实一物也。小则性酷而速，大则性详而缓。故仲景治伤寒仓卒之病，承气汤中用枳实，此其意也。皆取其疏通决泄破结实之义。他方但导败风壅之气、可常服者，故用枳壳。故胸中痞，有桔梗枳壳汤；心下痞，有枳实白术汤。高低之分，易老详定为的也。丹溪云：泻痰滑窍、冲墙倒壁、泻气之药。余同《衍义》。《制》云：枳实苦酸能削积，胸中虚痞又能除，心间宿水宜斯逐，日久稠痰亦可祛。

白茯苓

臣也，恶白蔹，畏牡蒙、地榆、雄黄、秦艽、龟甲，凡药有茯苓，皆忌米醋及酸物。得松之余气而成者。二月、八月采，阴干者良。皮黑细皱，内坚白，有白、赤二种。中有赤筋，最能损目，用宜去之。又要去黑皮。

味甘，气平，无毒。《汤》云：气平，味淡，味甘而淡，阳也。白者入手太阴、足太阳、少阳三经，赤者入足太阴、手太阳、少阴三经。《东》云：降也，阳中阴也。利窍而除湿，益气而和中，小便多而能止，小便塞①而能通，心惊悸而能保，津液少而能生。白者入壬癸，赤者入丙丁。又云：补虚劳，益心脾。《珍》云：补阳益脾，生津导气，能开腠理，祛除虚热，通利小便，止泄泻，除湿之圣药也。《塃》云：开胃，止泄，益气，安胎，定经，暖腰膝，利水，伐肾邪。

　　《本经》云：主胸胁逆气、忧恚惊邪恐悸、心下结痛、寒热烦满、咳逆、口焦舌干，利小便，止消渴、好唾②、大腹淋沥、消膈中痰水、水肿、淋结，开胸腑，调脏气，伐肾邪，长阴益气力，保神守中，久服安魂养神，不饥延年。陶云：白色者补，赤色者利。《仙经》服食，亦为至要。云其通神而致灵，和魂而练魄，明窍而益肌，厚肠而开心，调荣而理胃，上品仙药也。善能断谷不饥，为药无朽蛀。《药性》云：臣，忌米醋。能开胃，止呕逆，善安心神，主肺痿痰壅，治小儿惊痫，疗心腹胀满、妇人热淋。赤者，破结气。《日华子》云：补五劳七伤，安胎暖腰膝，开心益智，止健忘，忌醋及酸物。《象》云：止渴利小便，除湿益燥，和中益气，利腰脐血为主，治小便不通、溺黄，或赤而不利。如小便利或数，服之则大损人目。如汗多人服之，损真气，夭人寿。医云赤泻白补，上古无此说。去皮用。《心》云：淡能利窍，甘以助阳，除湿之圣药也。味甘，平。补阳益脾，逐水。湿淫所胜，小便不利。淡味渗泄，阳也。治水缓脾，生津导气。《珍》云：甘，纯阳。渗泄止渴。《液》云：

---

① 塞：原作"结"，据《诸品药性主治指掌》"白茯苓"条改。
② 唾：《政和本草》第十二卷"茯苓"条作"睡"。

入足少阴、手足太阳。色白者入壬癸，赤者入丙丁。伐肾邪，小便多能止之，小便涩能利之。与车前子相似，虽利小便而不走气。酒浸，与光明朱砂同用，能秘真。味甘，平，如何利小便？丹溪云：得松之余气而成，属金，仲景利小便多用之。此暴新病之要药也。若阴虚者，恐未为相宜。又云：其上有菟丝、下有茯苓之说，甚难轻信。《剉》云：白茯苓温味甘淡，和中益气湿能行，安惊利窍生津液，白入壬癸赤丙丁。《局》云：茯苓渗泄除寒湿，止渴消痰利小便，更顺三焦分水谷，补虚治悸定强言。白茯苓，补虚定悸。

赤茯苓

气味《经》同白茯苓。《疌》云：利水破气。《东》云：破结血，利水道，其余功用与白同。赤茯苓，通利小便。

茯　神

君也。《局》云：去粗皮及心中木。此物行水之功多。益心脾，不可阙也。

味甘，气平，无毒。《汤》云：味甘而淡，阳也。《东》云：宁心益智，除惊悸。《珍》云：止惊，辟不祥、心虚及风眩，开心定魄，兼养精神。

《本经》云：其有抱根者名茯神。茯神，平。主辟不祥，疗风眩、风虚、五劳、口干，止惊悸、多恚怒、善忘，开心益智，安魂魄，养精神。《药性论》云：君，味甘，无毒。主惊痫，安神定志，补劳乏，主心下急痛、坚满，人虚而小肠不利加而用之。其心名黄松节，偏治中偏风、口面㖞斜、毒风、筋挛不语、心神惊掣、虚而健忘。《局》云：茯神多是抱根生，主疗风虚性却平，更治五劳并健忘，开心益智又除惊。茯神，健志，除惊，开心益智。

厚 朴

臣也，干姜为之使。恶泽泻、寒水石、硝石。三、九月采皮，阴干。肉紫色、味辛、多润者佳，薄而白者不堪入药。去粗皮，生姜汁炒用。忌豆，食之动气。

味辛，气温，大温，无毒。《汤》云：气温，味辛，阳中之阴，苦而辛。《东》云：可升可降，阴中阳也。苦能下气，去实满而泄腹胀；温能益气，除湿满，散结调中。又云：温胃，去呕胀，消痰。《珍》云：治腹满肿胀，能厚肠胃，平胃气，除邪气，孕妇最忌。《隶》云：消痰益气又消瘀，逐水宽肠又宽腹。止呕宽脾胃，霍乱亦能除。

《本经》云：主中风伤寒头痛、寒热、惊悸、血痹、死肌，去三虫，温中益气，消痰下气，疗霍乱及腹痛胀满、胃中冷逆、胸中呕不止、泄痢淋露，除惊，去留热、心烦满，厚肠胃。其子名逐折，疗鼠瘘，明目，益气。《药性论》云：臣。忌豆，食之者动气。味苦、辛，大热。疗积年冷气、腹内雷鸣虚吼、宿食不消，除痰饮，去结水，破宿血，消化水谷，止痛，大温胃气，呕吐酸水，主心腹满、病人虚而尿白。《日华子》云：健脾，主反胃、霍乱转筋、冷热气，泻膀胱，泄五脏一切气，妇人产前后腹脏不安，调关节，杀腹脏虫，除惊，去烦闷，明耳目。入药去粗皮，姜汁炙，或姜汁炒用。《图经》云：仲景治杂病厚朴三物汤，主腹胀、脉数。厚朴半斤，枳实五枚，以水一斗二升煎二物，取五升，内大黄四两再煎，取三升，温服一升，腹中转动，更服，不动勿服。又厚朴七物汤，主腹痛胀满。厚朴半斤，甘草、大黄各三两，枣十枚，大枳实五枚，桂二两，生姜五两，以水一斗，煎取四升，去滓，温服八合，日三。呕者加半夏五合，下利者去大黄，寒多者加生姜至半斤。陶隐居治霍乱厚朴汤，厚朴四两，炙，桂心二两，枳实五枚，生姜三两，切，以水六升，煎取二升，分三服。《象》云：能治腹胀。若虚弱人，虽腹胀，宜斟酌用之。寒胀是大热药中兼①用，结者散之神药。误用脱人元气，切禁之。紫色者佳。去皮，姜汁制，微炒。《珍》云：去腹胀，厚肠胃。《心》云：味厚，阴也。去腹胀满，去邪气。《本经》云：治中风、伤寒头痛，温中益气，消痰下气，厚肠胃，去腹胀满。果为泄气乎？果为益气乎？若与枳实、大黄同用，则能泄实满，《本经》谓消痰下气者是也；若与橘皮、苍术同用，则能除湿满，《本经》谓温中益气者是也。与解利药同用，则治伤寒头痛；与泄利药同用，则厚肠胃。大抵苦温，用苦则泄，用温则补。《衍义》云：平胃散中用之最调中，至今盛行。既能温脾胃，又能走冷气。《海藏》云：加减随证，如五积散治疗同。丹溪云：属土而有火，气药之温而能散，泻胃中之实也。平胃散用之，佐以苍术，正谓泻上焦之湿、平胃土，不使之太过，而复其平以致于和而已，非谓温补脾胃。习以成俗，皆谓之补，哀哉！人云能治腹胀，因其味辛以提其气。《集》：散结之神药。《倒》云：厚朴用之随气味，苦除湿满胀而膨，性温益气能攻湿，散结调中可济生。《局》云：厚朴能令肠胃厚，通经下气更温中，又除霍乱宽膨胀，消谷仍安腹脏虫。厚朴，主温中，除霍乱，兼疗胀满。

桂

桂心，君也，忌生葱，杀草木毒。生桂阳。二、八、十月

---

① 兼：原作"结"，据《汤液本草》卷下"木部·厚朴"条引"《象》云"改。

采皮，阴干。桂心，即是削除皮上甲错、取其近里辛而有味者。凡使勿薄者，要紫色厚者，去上粗皮，取中心味辛者。《局》云：去粗皮，不见火。

味甘、辛，气大热，有小毒。《汤》云：入手少阴经。桂枝入足太阳经。《东》云：浮也，阳中之阳也。气之薄者，桂枝也；气之厚者，肉桂也。气薄则发泄，桂枝上行而发表；气厚则发热，桂肉下行而补肾。此天地亲上亲下之道也。行血，疗心痛，止汗。《珍》云：温中发表，宣利肺气，秋冬治下部腹痛。《走》云：能通关节，行血止汗又舒筋，治冷气腹①疼、脚痹手麻兼霍乱。

《本经》云：主温中，利肝气肺气、心腹寒热冷疾，治霍乱转筋、头痛、腰痛、出汗，止烦、止唾，咳嗽、鼻衄，能堕胎，坚骨节，通血脉，理疏不足，宣导百药，无所畏忌，久服可神仙不老。得人参、麦门冬、甘草、大黄、黄芩调中益气，得柴胡、紫石英、干地黄疗吐逆。《药性论》云：桂心，君。亦名紫桂。杀草木，忌生葱。味苦、辛，无毒。主治九种心痛，杀三虫，主破血，通利月闭，治软脚痹不仁，治胞衣不下，除咳逆结气、拥痹，止腹内冷气痛不可忍，主下痢，治鼻息肉。《日华子》云：桂心，治一切风气，补五劳七伤，通九窍，利关节，益精明目，暖腰膝，破痃癖癥瘕，消瘀血，治风痹、骨节挛缩，续筋骨，生肌肉。《汤》云：有菌桂、牡桂、木桂、筒桂、肉桂、板桂②、桂心、官桂之类，用者罕有分别。《衍义》："官"之名，考《本草》有出观宾诸州者，世人懒书，故只作"官"

---

① 腹：原脱，据《诸品药性赋》"桂皮"条改。

② 桂：后原衍"桂"字，据《汤液本草》卷下"木部·桂"条引"《本草》云"删。

也。菌桂生交趾山谷，牡桂生南海山谷，木桂生桂阳。从岭至海，尽有桂树，惟柳州、象州最多。《本草》所说菌桂、牡桂、板桂，厚薄不同。大抵细薄者，为枝为嫩；厚脂者，为肉为老；处其身者，为中也。不必色黄为桂心，但不用皮与里，止用其身中者为桂心。不经水而味薄者亦名柳桂，易老用此以治虚人，使不生热也。《衍义》谓桂大热，《素问》谓辛甘发散为阳，故张仲景桂枝汤治伤寒表虚皆须此药，是专用辛甘之意也。又云疗寒以热，故知三种之桂不取菌桂、牡桂者，盖此二种性止温而已，不可以治风寒之病。独有一字桂，《本经》谓甘辛大热，正合《素问》甘辛发散为阳之说，尤知菌桂、牡桂不及也。然《本经》止言桂，而仲景又言桂枝者，盖亦取其枝上皮也。其本身粗厚处，亦不中用。又有桂心，此则诸桂之心，不若一字桂也。《别说》：交广商人所贩者，及医家见用，惟陈藏器之说最是。然菌①桂厚实、气味厚重者，宜入治脏及下焦药；轻薄者，宜入治眼目发散药。《本经》以菌桂养精神，以牡桂利关节。仲景伤寒发汗用桂枝，桂枝者，桂条也，非身干也，取其轻薄而能发散。一种柳桂，乃小嫩枝条也，尤宜入上焦药。仲景《汤液》用桂枝发表、用肉桂补肾，本乎天者亲上，本乎地者亲下，理之自然，性分之所不可移也。一有差易，为效弥远，岁月既久，习以成弊，宜后世之不及古也。桂心通神，不可言之。至于诸桂数等，皆大小老壮之不同。"观"作"官"也。《本草》所言有小毒，或云久服神仙不老。虽云小毒，亦从类化，与黄连、黄芩为使，小毒何施？与乌、附为使，止是全得热性。若

---

① 菌：原作"简"，据《汤液本草》卷下"木部·桂"条引"《别说》"改。

与有毒者同用，则小毒既去，大毒转甚。与人参、麦门冬、甘草同用，能调中益气，则可久服。可知此药能护荣气而实卫气，则在足太阳经也。桂心入心，则在手少阴经也。若指"荣"字立说，止是血药，故《经》言通血脉也。若与巴豆、硇砂、干漆、川山甲、水蛭、虻虫如此有毒之类同用，则小毒化为大毒，其类化可知矣。《汤液》发汗用桂枝，补肾用肉桂，小柴胡止云加桂何也？《药象》谓肉桂太辛，补下焦热火不足，治沉寒痼冷及治表虚自汗，春夏二时为禁药。《珍》云：秋冬治下部腹痛，非桂不能止也。《心》云：桂枝气味俱轻，故能上行发散于表。内寒则肉桂，补阳则柳桂。桂辛热，散经寒，引导阳气。若正气虚者，以辛润之，散寒邪，治奔豚。《丹》云：虚能补，此大法也。《剉》云：官桂味辛热有毒，堕胎止汗补劳伤，桂枝气薄能开表，用肉生温补肾良。《局》云：桂本能为诸药聘，主除风气补劳伤，下胞破癖行经脉，有孕须知炒过良。桂肉主劳伤，桂枝须敛汗，俱可行经破癖，炒过免堕胎儿。薄桂味淡，能横行手臂。

桂 枝

枝条轻薄者，非身干也。

味甘、辛，气大热，有小毒。《汤》云：入足太阳经。《珍》云：解表风寒治头痛，引导阳气开腠理，除皮肤风湿，兼治奔豚。《丹》云：仲景救表用桂枝，非表虚以桂补之。表有风邪，故病自汗，以桂发其邪，微和则表密、汗自止，非桂枝能敛汗而用之。今《衍义》乃谓仲景治表虚，误矣。《本草》止言出汗，正《内经》辛甘发散之意。后人用桂止汗，失《经》旨矣。曰官桂者，桂多品，取其品之高者而名之，贵之之辞也。曰桂心者，桂之肉厚，去其粗皮而无味者，止留近水一层而味辛甘者，而名之心，美之之辞也。

牡　桂

生南海山谷。君也。板薄者即牡桂。

味辛，气温，无毒。

《本经》云：上气咳逆，结气喉痹，吐吸，心痛，胁风，胁痛，温筋通脉，止烦出汗，利关节，补中益气，久服通神，轻身不老。《药性论》云：牡桂，君，味甘、辛。能去冷风疼痛。

菌　桂

生交址、桂林山谷间。无骨，正圆如竹。立秋采。

味辛，气温，无毒。

《本经》云：主百病，养精神，和颜色，为诸药先聘通使。久服轻身不老，面生光华媚好，常如童子。《别说》云：按诸家所说，桂之异同，几不可周考。今交广南人所贩，及医家见用，唯陈藏器之一说为最近。然筒厚实、气味重者，宜入治脏及下焦药；轻薄者，宜入治头目发散药。故《本经》以菌桂养精神，以牡桂利关节。仲景《伤寒论》发汗用桂枝，桂枝者，枝条，非身干也，取其轻薄而能发散。今又有一种柳桂，乃桂之嫩小枝条也，亦宜入治上焦药也。《丹》云：桂固知三种之桂，不取菌桂、牡桂者，盖此二种性止温而已，不可治风寒之病。独有一字桂，《经》言甘辛大热，正合《素问》辛甘发散为阳之说。余同《别说》。《集》云：按三种之桂，所出各异，为治亦稍别。世俗所用者，单桂也。枝条轻薄者为桂枝，宜入治头目发表散风寒。身干厚实者为肉桂①，宜入治脏，补肾气及下焦寒

---

① 桂：原作"肉"，据《本草集要》卷之四"菌桂"条改。

冷，秋冬下部腹痛非此不除。刮去粗厚，用近里者为桂心。又有嫩①小枝条为柳桂，味淡，尤宜入治上焦药，及横行手臂。

栀 子

入药者，山栀子，皮薄而圆小，刻皮七棱至九棱者为佳。其大而长者，乃作染色，又谓之伏尸栀子。及园圃种者，俱不堪入药用。九月采实，暴干，或炒用。又云：如雀脑并须长、有火路赤色者为上。一名越桃。或去皮取仁用。

味苦，气寒，大寒，无毒。《汤》云：气寒，味微苦、味苦，性大寒，味薄，阴中阳也。《东》云：沉也，阴也。疗心中懊憹颠倒而不得眠，治脐下血滞小便而不得利。易老云：轻飘②而象肺，色赤而象火，又能泻肺中火。又云：凉心肾，治鼻衄。《珍》云：去心中懊憹，并肺热、心经客热、烦燥风热、上焦虚热。《聿》云：利五淋，除胃热，解心胸、赤疮火眼，治诸疸、酒鼻、疮疡，入手太阴经。

《本经》云：主五内邪气、胃中热气、面赤、酒疱、齄鼻、白癞、赤癞、疮疡，疗目热赤痛、胸心大小肠大热、心中烦闷、胃中热气。《药性论》云：杀䗪虫毒，去热毒风，利五淋，主中恶，通小便，解五种黄病，明目，治时疾，除热，及消渴口干、目赤肿病。《图经》云：仲景《伤寒论》及古今诸名医，治发黄皆用栀子、茵陈、香豉、甘草等四物作汤饮。又治大病起劳复，皆用栀子鼠矢③等汤，并小便利而愈。其方极多，不可悉载。栀子亦疗血痢挟毒热下者，葛洪方以十四枚去皮，捣蜜丸

① 嫩：后原衍"枝"，据《本草集要》卷之四"菌桂"条删。
② 飘：原作"浮"，据《诸品药性主治指掌》"栀子"条改。
③ 矢：通"屎"。《庄子·人间世》："夫爱马者，以筐盛矢。"陆德明《经典释文》："矢，或作屎，同。"

服，如梧子三丸，日三，大效。又治霍乱转筋，烧栀子二枚，末服，立愈。时行重病后劳发，水煮十枚，饮汁，温卧彻汗乃愈。挟食加大黄，别煮汁，临熟，内之合饮，微利，遂差。《象》云：治心烦懊侬而不得眠、心神颠倒欲绝、血滞、小便不利，杵细用。《心》云：去心中客热，除烦躁，与豉同用。《珍》云：止渴，去心懊侬烦躁。仲景用栀子治烦，胸为至高之分也。故易老云：轻浮而象肺，色赤而象火，故能泻肺中之火。《本草》不言吐，仲景用此为吐药，栀子本非吐药，为邪气在上，拒而不纳，故令上吐，邪因得以出。《经》曰"其高者，因而越之"，此之谓也。或用栀子利小便，非利小便，清肺也。肺气清而化，膀胱为津液之府，小便得此气化而出也。《本经》谓治大小肠热，辛与庚合，又与丙合，又能泄戊，其先入中州故也。入手太阴，栀子豉汤治烦躁，烦者气也，躁者血也。气主肺，血主肾，故用栀子以治肺烦，用香豉以治肾躁。躁者，懊侬不得眠也。少气虚满者，加甘草。若呕哕者，加生姜、橘皮。下后腹满而烦，栀子厚朴枳实汤。下后身热微烦，栀子甘草干姜汤。栀子大而长者染色，不堪入药。皮薄而圆、七棱至九棱者，名山栀子，所谓越桃者是也。《衍义》云：仲景治伤寒发汗吐下后、虚烦不得眠，若剧者必反复颠倒、心中懊侬，以栀子豉汤治虚烦，故不用大黄，以有寒毒故也。栀子虽寒无毒，治胃中热气，既亡血亡津液，脏腑无润养，内生虚热，非此不可除。又治心经留热、小便赤涩，去皮山枝子火煨、大黄、连翘、甘草炙，等分，末之，水煎三钱匕服之，无不效。用仁去心胸中热，用皮去肌表热。《丹》云：栀子屈曲下行降火，又能治块中之火。余同《衍义》。《集》云：治湿热发黄，加茵陈、豆豉；治呕哕，加生姜、橘皮；治心腹久痛，加生姜汁。善去心中客热、虚烦不得眠、反复颠倒、心中懊恼。又治大病汗下后劳复，既亡血亡津液，脏腑无润养，内生虚热，非此不除①。又能屈曲下行降火，善开郁，治块中之火，丹溪六郁方用之。《制》云：栀子大寒其味苦，疗心胸闷不能眠，通脐下血滞便秘，象肺资阴降火炎。《局》云：栀子苦寒除胃热，专攻黄病及疮疡，更医目赤心烦闷，又治诸淋利小肠。山栀主烦闷、通淋解热并赤眼黄疸。《衍义》曰：仲景治发汗吐下后、虚烦不得眠，若剧者必反复颠倒、心中懊恼，栀子豉汤治之，虚故不用大黄。

猪 苓

臣也。二、八月采，阴干。肉白而实者佳。用之削去黑皮。

味甘、苦，气平，无毒。《汤》云：气平，味甘、苦，甘，寒。甘苦而淡，甘重于苦，阳也。《东》云：降也，阳中阴也。除湿肿体用兼备，利小水气味俱长。又云：利水。《垫》云：利小便，消膨，伏瘟疫，解蛊毒，消肿，治子淋。《珍》云：治小便懊恼。

《本经》云：主痎疟，解毒蛊痊不祥，利水道，久服轻身耐老。《药性论》云：臣，微热。解伤寒温疫大热发汗，主肿胀满腹急痛。《图经》云：治渴。仲景治伤寒诸病在脏加渴者，猪苓汤主之。猪苓、茯苓、泽泻、滑石、阿胶各一两，以水四升，煮四物，取二升，内胶，每服七合，日三。呕而思水者，亦主之。又治消渴、脉浮、小便不利、微热者，猪苓散发其汗。病欲饮水而复吐之，为水逆。冬时寒栗如疟状，亦与猪苓散，此即五苓散也。猪苓、术、茯苓各三分，泽泻五分，桂二分，细

---

① 除：原作"降"，据《本草集要》卷之四"栀子"条改。

捣筛，水服方寸匕，日三，多饮暖水，汗出即愈。利水道，诸汤剂无若此驶，今人皆用之。又黄疸病及狐惑病，并猪苓散主之。猪苓、术、茯苓等分，杵末，每服方寸匕，与水调下。《象》云：除湿，比诸淡渗药大燥。亡津液，无湿证勿服。去皮用。《心》云：苦以泄滞，甘以助阳，淡以利窍，故能除湿、利小便。《珍》云：利小便。《本草》云：能疗妊娠淋，又治从脚上至腹肿、小便不利。仲景少阴渴者猪苓汤，入足太阳、少阴。《衍义》云：行水之功多。久服必损肾气，昏人目。果欲久服者，更宜详审。《蒯》云：猪苓味淡更甘平，大燥功为治湿能，利小水还除湿肿，常人多服肾虚增。《局》云：猪苓解毒攻痎疟，消肿能令水道行，又治伤寒并中暑，更除消渴及遗精。猪苓消渴，利漩，治伤寒中暑。

枸　杞

臣也。冬采。根名地骨。用皮，去骨。春夏采叶，秋采茎叶，阴干。白色无刺者良。

味苦，气寒，根大寒，子微寒，无毒。《汤》云：地骨皮，气寒，味苦，阴也。大寒，足少阴经、手少阳经。《东》云：地骨，升也，阴也。疗在表无定之风邪，主传尸有汗之骨蒸。又云：退热除蒸。《珍》云：性能凉血，去皮肤骨节热。《蒯》云：地骨解肌退热并凉血，有汗传尸之骨蒸，除表无定风邪。又云：枸杞子，去风并补气，明目，益元阳。地骨皮，治寒热虚劳。

《本经》云：主五内邪气、热中消渴、周痹风湿、下胸胁气、客热、头痛，补内伤大劳嘘吸，坚筋骨，强阴，利大小肠。久服轻身不老，耐寒暑。《药性论》云：臣。子、叶同。味甘，平。能补精，益诸不足，易颜色，变白，明目安神，令人长寿。

叶和羊肉作羹，益人，甚除风明目。若渴，可煮作饮，代茶饮之。白色无刺者良。与奶酪相恶。发热，诸毒烦闷，可单煮汁解之，能消热面毒。又根皮，细剉，面拌，熟煮吞之，主治肾家风良。又益精气，主患眼风障、赤膜昏痛，取叶捣汁，注眼中妙。《日华子》云：地①仙苗，除烦益志，补五劳七伤，壮心气，去皮肤骨节间风，消热毒，散疮肿。即枸杞也。《象》云：地骨皮，解骨蒸肌热，主风湿痹、消渴，坚筋骨，去骨用根皮。《心》云：又去肌热，及骨中之热。《珍》云：又凉血凉骨。《衍义》云：枸杞当用梗皮，地骨当用根皮，枸杞子当用其红实。实微寒，皮寒，根大寒。《剉》云：枸杞子功能补气②，去风明目益元阳，根名地骨皮堪用，寒热虚劳各载方。即《局方》。《剉》云：地骨皮寒味苦平，除风无定表间乘，解肌退热能凉血，有汗传尸之骨蒸。枸杞，益阳明目。地骨皮，退虚劳寒热。

桑根白皮

使也，续断、桂心、麻子为之使，恶铁及铅。用东行根佳，出土上者杀人。采无时，刮去青黄薄皮，勿令皮上涎落。入药炒用。

味甘，气寒，无毒。《汤》云：气寒，味苦、酸。甘而辛。甘厚，辛薄。入手太阴经。《东》云：可升可降，阳中阴也。益元气不足而补虚，泻肺气有余而止咳。又云：主喘息。《珍》云：泄肺，补元气。《洁》云：清肺化痰并止嗽，水肿漏下及金

① 地：原作"他"，据《政和本草》第十二卷"枸杞"条改。
② 枸杞子功能补气：《本草歌括》八卷本卷之五"枸杞"条作"枸杞子寒能有补"。

疮，兼主癥瘕、血气。

《本经》云：主伤中、五劳六极、羸瘦、崩中脉绝，补虚益气，去肺中水气、唾血热渴、水肿腹满胪胀，利水道，去寸白，可以缝金疮。《药性论》云：桑白皮，使，平。能治肺气喘咳、水气浮肿，主伤绝、利水道、消水气、虚劳客热、头痛、内补不足。孟诜云：煮汁饮，利五脏。又入散用，下一切风气水气。又云：煮汁可染褐色，久不落。《日华子》云：温。调中下气，益五脏，消痰，止渴，利大小肠，开胃下食，杀腹脏虫，止霍乱吐泻，此即山桑根皮。又云：家桑东行根，暖，无毒。研汁，治小儿天吊惊痫客忤，及傅鹅口疮，大验。《图经》云：皮中白汁，主小儿口疮，傅之便愈。又以涂金刃所伤燥痛，须臾血止。更剥白皮裹之，令汁得入疮中良。冬月用根皮，皆验。白皮作线以缝金疮肠出者，更以热鸡血涂上。唐安金藏剖腹，用此法便愈。《心》云：甘以固元气，辛以泻肺气之有余。余同《本经》。《象》云亦同。丹溪云：须炒而用之。余亦同《心》、《象》云。《䂂》云：桑白皮寒其味甘，补虚益气保神全，有余肺气宜斯泻，嗽有痰红必此蠲。《局》云：桑白皮寒能泻肺，补虚益气主伤中，更堪利水消浮肿，并杀肠间寸白虫。桑白皮，泻肺，补虚，益气。

桑　叶

味苦、甘，气寒，有小毒。

《本经》云：主除寒热出汗。汁解蜈蚣毒。《唐本注》云：水煎取浓汁，除脚气水肿，利大小肠。陈藏器云：桑叶汁主霍乱腹痛吐下，冬月用干者浓煮服之。研取白汁，合金疮。又主小儿吻疮。细剉，大釜中煎，取如赤糖，去老风及宿血。叶桠者，名鸡桑，最堪入用。肖炳①云：炙煮饮，止霍乱。又炙煎饮之，止渴，一如茶法。《日华子》云：家桑叶，暖，无毒。利五脏，通关节，下气。煎服，除风痛，出汗，并扑损瘀血。并蒸后窨蛇虫蜈蚣咬，盐挼傅上。春叶未开枝，可作煎酒服，治一切风。《图经》云：以夏秋再生者为上，霜后采之，煮汤淋渫②手足，去风痹殊胜。

桑耳

使也。

味甘，有毒。

《本经》云：墨者主女子漏下赤白汁、血病癥瘕积聚、阴痛、阴阳寒热、无子、疗月水不调。其黄熟陈白者，止久泄，益气不饥。其金色者，治癖饮、积聚腹痛、金疮。一名桑菌。《药性论》云：桑耳，使。一名桑臣，又名桑黄。味甘、辛，无毒。治女子崩中带下、月闭血凝、产后血凝、男子痃癖，兼疗伏血、下赤血。又云：木耳亦可单用，平。《日华子》云：桑耳，温，微毒。止肠风泻血、妇人心腹痛。

蕈耳菌子

《药性论》云：蕈耳亦可单用，古槐桑树上者良。能治风，破血，益力。其余树上多动风气，发痼疾，令人肋下急损、经络背膊闷。又煮浆粥，安槐木上，草覆之，即生蕈，次柘木者良。孟诜云：菌子，寒。发五脏风，壅经脉，动痔病，令人昏昏多睡，背膊四肢无力。又，菌子有数般，槐树上生者良。野田中者恐有毒，杀人，又多发冷气，令腹中微微痛。《图经》

---

① 炳：原作"柄"，据本书《通考姓氏》改。
② 渫（xie 泄）：同"泄"。《集韵·薛韵》："渫，漏也。或作泄、泄。"

云：桑耳一名桑黄，有黄熟、陈白者，又有金色者，皆可用，碎切酒煎，主带下。

五木耳

名檽音软。六月多雨时采，即暴干。生犍为山谷。

《本经》云：益气不饥，轻身强志。陶云：五木耳而不显四者是何木。按：老桑树生①燥耳，有黄、赤、白者。又多时雨亦生软湿者。人采以作菹，皆无复药用。《唐本注》：楮耳人常食，槐耳用疗痔，榆、柳、桑耳，此为五耳。软者并堪啖。

桑 椹

《唐本注》：味甘，寒，无毒。单食主消渴。陈藏器云：利五脏关节，通血气，久服不饥。多收暴干，捣末蜜和为丸，每日服六十丸，变白不老。取黑椹一升，和科斗②子一升，瓶盛封闭，悬屋东头一百日，尽化为黑泥，染白鬓如漆。又取二七枚，和胡桃脂，研如泥，拔去白发，点孔中，即生黑者。《图经》云：有白、黑二种③，暴干，皆主变白发。

桑 灰

《唐本注》云：味辛、寒，有小毒。蒸淋，取汁为煎。与冬灰等同灭痣疣黑子，蚀恶肉。煮小豆大，下水胀，傅金疮，止血生肌。孟诜云：柴烧灰，淋汁，入炼五金家用。《图经》云：柴烧灰，淋汁，医家亦多用之。

桑薜花

《图经》云：皮上白薜花，亦名桑花，状似地钱。刀削，取

---

① 生：原脱，据《政和本草》第十三卷"桑根白皮"条补。
② 斗：原脱，据《政和本草》第十三卷"桑根白皮"条补。
③ 种：原作"汗"，据《政和本草》第十三卷"桑根白皮"条改。

炒黄，以止衄吐血等。

桑上蠹虫

《图经》云：主暴心痛、金疮肉生不足。

桑条作煎

《图经》云：见《近效方》云，桑煎疗水气、肺气、脚气、痈肿兼风气，桑条二两，用大秤大两，一物细切如豆，以水一大升，煎取三大合。如欲得多造，准此增加。先熬令香，然后煎，每服肚空时吃，或茶汤，或羹粥，每服半大升，亦无禁忌也。本方：桑枝，平，不冷不热，可以常服。疗遍体风痒、干燥、脚气、风气、四肢拘挛、上气、眼晕、肺气嗽，消食，利小便。久服轻身，聪明耳目，令人光泽，兼疗口干。

桑上寄生

臣也。桑木气厚、生意浓而无采戕者自然生出。三月三日采茎叶，阴干，凡槲、栎、柳木、杨、枫等树上，皆有寄生，惟桑上者佳，假桑之气耳。生树枝间，寄根在皮节之内，然非自采，即难以别。可断茎而视，以色深黄者为验。七、九月结子黄绿色，如小豆，以汁稠粘者真也。

味苦、甘，气平，无毒。《东》云：益血，安胎，止腰痛。《恚》云：治腰痛背寒并麻顽、痈肿，助筋骨，下乳，及金疮，益血安胎。

《本经》云：主腰痛、小儿背强、痈肿、安胎、充肌肤、坚发齿、长须眉，主金疮、去痹、女子崩中、内伤不足、产后余疾、下乳汁。其实明目轻身通神。《药性论》云：臣。能令胎牢固。《日华子》云：助筋骨，益血脉。次即枫树上，力同。《图经》云：是乌鸟食物，子落枝节间，感气而生。惟桑上者堪用。

丹溪云：药之要品也。自《图经》以下失之，而医人不谙其的，惜哉！以于近海州邑及海外，其地暖，不蚕，由是桑木得气厚，生意浓，而无采戕之苦，但树上自然生出，且所生处，皆是光燥皮肤之上，何曾有所为节可容①化树子也？此说得之于海南北道金宪公云。又《衍义》云：以难得真者。若得真桑寄生下咽，必验如神。有人伪以他木寄生送之，服之逾年而死，哀哉！《局》云：桑上寄生名寓木，主除腰痛及金疮，胎前产后皆宜用，并治崩中补内伤。桑寄生，治风，敛金疮，除腰痛。

苏方木

即苏木。凡使，去上粗皮并节。一云寒。

味甘、咸，气平，无毒。《汤》云：气平，味甘、咸。甘而酸、辛，性平。甘胜于酸、辛，阳中之阴也。《东》云：可升可降，阴也。破疮痍死血，非此无功；除产后败血，有此立验。《珍》云：破除死血，发散表里风。《聿》云：可升可降，逐产停败血，行疮痍死血，散血，滋生新血。

《本经》云：主破血、产后血胀闷欲死者，水煮苦酒，煮五两，取浓汁，服之效。陈藏器云：苏方，寒。主霍乱呕逆及人常呕吐，用水煎服之。破血，可用酒煮为良。《日华子》云：治妇人血气心腹痛，月水不调及蓐劳，排脓止痛，消痈肿、扑损瘀血，女人失音，血噤赤白痢，并后分急痛。《心》云：性平，甘胜于酸、辛。去风与防风同用。《珍》云：破死血及血晕口噤。丹溪云：味辛、甘、咸，乃阳中之阴。主破血、产后血胀满欲死，排脓止痛，消痈肿、瘀血，月经不调及血晕口噤，极

---

① 容：通"熔"，清·朱琦《说文假借义证·宀部》："容亦可为熔之省借。"

效。《觯》云：苏木甘咸升可降，产停败血逐能行，疮疡死血用之散，散处还滋新血生。《局》云：苏木本功能破血，更除扑损更消痈，血迷产后闷欲死，苦酒浓煎有大功。苏方木，专调产后血迷。

干漆

臣也。用漆桶内自然干者及竹筒内干者。半夏为之使，畏鸡子，又忌油脂，又畏蟹，见之则不干。入药，捣碎炒熟。夏至后采，干之。

味辛，气温，无毒，有毒。《汤》云：气温、平，味辛，无毒，有毒。《东》云：降也，阳中阴也。削年深坚结之沉积，破日久秘①结之瘀血。又云：消血，杀虫。《珍》云：生漆去长虫。《聿》云：削年深积，破坚癥，除停留血、血气攻心。

《本经》云：主绝伤，补中，续筋骨，填髓脑，安五脏，五缓六急，风寒湿痹，疗咳嗽，消瘀血、痞结腰痛、女子疝瘕，利小肠，去蛔虫。生漆去长虫，久服轻身耐老。陶云：生漆毒烈，人以鸡子和服之，犹有啮肠胃者，畏漆人乃致死。外气亦能使身肉疮肿，自别有疗法。《药性论》云：干漆，臣，味辛、咸。杀三虫，主女人经脉不通。《日华子》云：治传尸劳，除积，入药须捣碎炒熟，不尔损人肠胃，若是温漆煎干更好。或毒发，饮铁浆并黄芦汁，及甘豆汤，吃蟹，并可制。《汤》同《本草》。丹溪云：属金而水与火，性急能飞补，用为去积滞之药。若中病积去后，补性内行，人不知也。《觯》云：干漆味辛温有毒，削年深积破癥坚，更除秘结停留血，血气攻心亦可蠲。《局》云：干漆损肠宜熟炒，去癥续骨杀三虫，并除血气攻心

① 秘：《诸品药性主治指掌》"干漆"条作"闭"。

痛，经脉愆期亦可通。干漆，有生熟两般，生则损人肠胃，炒熟通月水愆期。

杜　仲

状如厚朴、折之多白丝为佳。用之，薄削去上横理粗皮，切令丝断，炒去丝。二、五、六、九月采皮。恶蛇蜕皮、玄参。《局》云：姜汁炒，以无丝为度。

味辛、甘，气平，温，无毒。《汤》云：味辛、甘，平温，无毒。降也，阳也。《东》云：降也，阳也。强志，壮筋骨，滋肾，止腰疼。酥炙去丝。又云：益肾添精，去腰膝重。《珍》云：壮筋骨，治足弱无力。《垾》云：壮筋骨，补虚益气脚酸软；治阴痒，小便淋沥及腰疼。

《本经》云：主腰脊痛，补中，益精气，坚筋骨，强志，除阴下痒湿、小便余沥、脚中酸疼不欲践地，久服轻身耐老。《药性论》云：味苦，治肾冷臎腰病人。虚而身强直，风也。腰不利，加而用之。《日华子》云：暖。治肾劳、腰脊挛伛，入药炙用。《汤》同《本草》《日华》。丹溪云：洁古云性温，味辛、甘，气味冲薄，沉而降，阳也。壮筋骨及弱无力以行。东垣云：杜仲使骨强。一名思仙。治肾冷臎①疼痛。患腰病人虚而身强直，风也。腰不利，加而用之。《制》云：杜仲甘辛其性温，壮筋骨脉强精神，止腰疼痛滋阴肾，酥炙除丝用自灵。《局》云：银丝杜仲除风冷，强志坚筋补益伤，主治肾劳腰脊痛，更除脚痛不能行。杜仲，坚筋补损伤，兼主肾虚腰脊痛。

巴　豆

使也，芫②花为之使，恶蘘草，畏大黄、黄连、藜芦。八

---

① 臎（kuì 愦）：腰痛。《玉篇》：腰忽痛也。

② 芫：原作"尢"，据《政和本草》第十四卷"巴豆"条改。

月采，阴干用之，去心皮，新者佳。忌芦笋、酱、豉、冷水，得火良。又熬令黄黑，别捣如膏，乃和丸散。《局》云：去皮、心膜及油用。

味辛，性气温，生温，熟寒，有大毒。《汤》同。《东》云：浮也，阳中阳也。削坚积，荡脏腑之沉寒；通闭塞，利水谷之道路。斩关夺门之将，不可轻用。又云：利痰水，破积热。《珍》云：导气，消积，荡涤脏腑停寒。《珔》云：通五脏，破癥，逐水，除蛊毒，排脓，开胃及消痰，性极通利，因名江子。

《本经》云：主伤寒、温疟寒热，破癥瘕结聚坚积、留饮痰癖、大腹水胀，荡涤五脏六腑，开通闭塞，利水谷道，去恶肉，除鬼毒蛊疰邪物，杀虫鱼，疗女子月闭、烂胎、金疮脓血不利、丈夫阴痿，杀斑蝥毒，可练饵之。益血脉，令人色好，变化与鬼神通。陶云：道方亦有练饵法，服之乃言神仙。人吞一枚便欲死，而鼠食之三年重三十斤，物性乃有相耐如此。陈藏器云：主癥癖痃气、痞满、腹内积聚冷气、血块、宿食不消、痰饮吐水。《药性论》云：使。中其毒，用黄连汁、大豆汁解之。忌芦笋、酱、豉、冷水，得火①良。杀斑蝥蛇虺毒，主破心腹积聚结气，治十种水肿、痿痹、大腹，能落胎。《日华子》云：通宣一切病，泄壅滞，除风，补劳，健脾开胃，消痰，破血，排脓，消肿毒，杀腹脏虫，治恶疮息肉，及疥癞疔肿。凡合丸散，炒不如去心膜，煮五度，换水又煮一沸。易老云：斩关夺门之将。大宜详悉，不可轻用。雷公云：得火则良。若急治，为水谷道路之剂，去皮、心膜、油，生用；若缓治，为消坚磨积之剂，炒烟去，令紫黑，研用。可以通肠，可以止泄，世所不知也。

---

① 火：原作"大"，据《政和本草》第十四卷"巴豆"条改。

仲景治百病客忤，备急丸主之。巴豆、杏仁例，及加减、寒热、佐使、五色并余例，并见《元戎》。《珍》云：去胃中寒湿。丹溪云：去胃中寒积，无寒积者勿用。《衍》云：巴豆大毒味辛热，脏腑沉寒坚积结，治之水谷道能通，戒慎方中勿轻设。《局》云：巴豆本功通闭塞，主除温疟及伤寒，破瘕逐积消痰癖，水胀心膨病可安。巴豆，破结宣肠，理心膨、水胀。

竹叶　　董竹叶

董竹为上，淡竹、苦竹次之。竹之类甚多，而入药者惟此三种，余不入。

味苦，气平，大寒，无毒。《汤》云：气平，味辛又苦，大寒。辛平，无毒。《东》云：可升可降，阳中阴也。除新旧风邪之烦热，止喘促气胜之上冲。《珍》云：凉心除热，止渴缓脾，益元治狂，兼压金石毒。《洁》云：除烦止渴，疗痰热、喉风，消毒，清便，除咳逆、风痹，兼杀小虫。

《本经》云：止咳逆上气、溢筋急、恶疡，杀小虫，除烦热、风痉、喉痹、呕吐。仲景竹叶汤用淡竹叶。《心》云：除烦热，缓皮而益气。《珍》云：阴中微阳，凉心经。《衍》云：竹叶性寒其味苦，风邪烦热服能除，上冲气胜令人喘，进此安宁气自舒。《局》云：竹叶解烦除咳逆，胸中痰热更能消，若还止呕皮堪刮，如欲攻风沥可烧。竹皮刮下止吐呕，叶解烦躁，烧沥御风痰①。

竹　根

《本经》云：作汤益气，止渴，补虚，下气，消毒。汁主风

---

① 痰：原作"伊"，据《补遗药性赋》卷四"木部·竹皮"条改。

痓。实通神明，轻身益气。陈藏器云：淡竹根，煮取汁，主丹石发热渴，除烦热。《别说》云：竹间时见开花，小白如枣花，结实如小麦子，无气味而涩，号为竹米，以为荒年之兆，及①其竹即死，信非鸾②风之所食也。彼有竹实大如鸡子，竹叶层层包裹，味甘胜蜜，食之令人发汗清凉。生深竹林茂盛蒙密③处④。《食疗》云：苦竹根，细锉一斤，水五升，煮取汁一升，分三服，大下心肺五脏热毒气。

淡竹叶

一云味甘。一云甘冷。一云今方中用淡竹叶，又是一种，丛小叶柔，微有毛，其根生子如麦门冬子。

味辛，气平，大寒。《汤》云：气寒。味辛，平。《东》云：疗伤寒，解虚烦。《本经》云：主胸中痰热、咳逆上气。《药性论》云：淡竹叶，味甘，无毒。主吐血、热毒风，压丹石毒，止消渴，止肺痿、唾血、鼻衄，治五痔。《日华子》云：淡竹并根，味甘，冷，无毒。消痰，治热狂烦闷、中风失音不语、壮热头痛，并怀妊人头旋倒地，止惊悸、温疫迷闷、小儿惊痫天吊，茎叶同用。

竹 沥

惟用三种竹烧。一云今人取竹作沥者，又谓之淡竹。

气大寒。《东》云：治中风声音之失。《丹》云：味甘，性缓。

---

① 及：原作"乃"，据《政和本草》第十三卷"竹叶"条改。
② 鸾：下原衍"皇"字，据《政和本草》第十三卷"竹叶"条删。
③ 密：原作"蜜"，据《政和本草》第十三卷"竹叶"条改。
④ 处：原脱，据《政和本草》第十三卷"竹叶"条补。

《本经》云：疗暴中风、风痹、胸中大热，止烦闷。《药性论》云：淡竹沥，治卒中风、失音不语。苦者治眼赤。孟诜云：慈竹沥，疗热风，和食饮服之良。《食疗》云：淡竹沥，大寒。主中风、大热、烦闷、劳复。丹溪云：《本草》言大寒，泛观其意，以与石膏、芩、连等同类。而诸方治胎前产后诸病，及金疮口噤，与血虚自汗，消渴屎多，皆阴虚之病，无不用。《内经》曰：阴虚发热，大寒而能补。正与病对。薯蓣，寒而能补，世或用之。惟竹沥因大寒真①疑。竹沥味甘，性缓，能除阴虚之有大热者。大寒者，言其功也，非以气言也。若曰不然，世人吃笋，自幼至老，可无一人因笋而病？沥则笋之液也，况假于火而成者，何寒如此之甚！《集》云：安胎，治子烦。除阴虚发大热，消虚痰。痰盛人、气虚少食者宜用之。又痰在四肢，非此不能开。

竹皮茹

使也。一云味甘。一云竹皮多种，取皮止呕吐者，南人呼为江南竹。

味辛，平。甘，寒，无毒，肉薄。气微寒。《汤》云：气微寒，味苦。《东》云：治虚烦，除呕哕。《走》云：止呕咳逆，除寒热，吐血，崩中，利小便，兼治五般热病。

《本经》云：主呕哕、温气寒热、吐血、崩中、溢筋。《药性论》云：青竹茹，使，味甘。止肺痿、唾血、鼻衄，治五痔。《食疗》云：苦竹茹主下热壅，淡竹茹主噎膈鼻衄。

---

① 真（zhì 治）：置。《玉篇·宀部》："真，置也。"

苦竹叶及沥

《日华子①》云：味苦，冷，无毒。

《本经》云：疗口疮、目痛，明目，利九窍。《日华子》云：苦竹味苦，冷，无毒。治不睡，止消渴，解酒毒，除烦热，发汗，治中风失音。作沥，功用与淡竹同。《食疗》云：淡竹上，甘竹次。主咳逆、消渴、痰饮、喉痹、鬼疰、恶气，杀小虫，除烦热。苦竹叶，主口疮、目热、喑哑。

竹　笋

作诸笋。

味甘，无毒。一云寒。

《本经》云：主消渴，利水道，益气，可久食。陈藏器云：苦竹笋，主不睡，去面目并舌下热黄，消渴，明目，解酒毒，除热气，健人。诸笋皆发冷血及气。孟诜云：笋寒，主逆气，除烦热。又动气，发冷癥，不可多食。越有芦及箭笋，新者稍可食，陈者不可食。其淡竹及中母笋，虽美，然发背闷、脚气。《食疗》云：苦笋不发痰。《蜀图经》云：竹节间黄白者，味甘，名竹黄，尤制石药毒发热。

蜀　椒

即川椒。使也，杏仁为之使，畏款冬、雄②黄、恶栝蒌③、防葵。八月采实，阴干。用须微炒，令出汗。取红去黄壳，去

---

① 子：原脱，据《政和本草》第十三卷"竹叶"条补。

② 雄：《汤液本草》卷下"木部·川椒"条引"《本草》云"作"雌"。

③ 蒌：原作"萎"，据《汤液本草》卷下"木部·川椒"条引"《本草》云"改。

白。口闭者杀人。《衍义①》云：去壳之法，先微炒，乘热入竹筒中，以梗椿②之，播取红。如末尽，更拣更桩，以尽为度。凡用椒须如此。

味辛，气温，大热，有毒。《汤》云：气热、温，味大辛。辛，温，大热，有毒。《东》云：浮也，阳中阳也。用之于上，退两目之翳膜；用之于下，除六腑之沉寒。又云：达下。《珍》云：温中，润心寒，明目，去汗，逐骨节皮肤死肌、寒湿痹痛。《洁》云：温中去冷，上除两目云翳，下治六腑沉寒。

《本经》云：主邪气咳逆，温中，逐骨节皮肤死肌、寒湿痹痛，下气，除六腑寒冷、伤寒温疟、大风汗不出、心腹留饮宿食、肠澼下痢、泄精、女子字乳余疾，散风邪、瘕结、水肿、黄疸、鬼疰蛊毒，杀虫鱼毒，久服之，头不白，轻身增年，开腠理，通血脉，坚齿发，调关节，耐寒暑，可作膏药。多食令人乏气。《药性论》云：蜀椒，使，有小毒。治冷风、头风、下泪、腰脚不遂、虚损、留结，破血，下诸石水，能治嗽，主腹内冷而痛，除齿痛。《日华子》云：汉椒，破癥结，开胃，治天行时气、温疾、产后宿血，治心腹气，壮阳，疗阴汗，暖腰膝，缩小便。《食疗》云：温辛，有毒。主风邪、腹痛、痹寒，温中，去齿痛，坚齿发，明目，止呕逆，灭瘢，生毛发，出汗，下气，通神不老，益血，利五脏，治生产后诸疾，下乳汁，久服令人气喘促。十月勿食，及闭口者大忌。子细黑者是，秦椒白色也。《象》云：主邪气，温中，除寒痹，坚齿发，明目，利五脏，须炒去汗。《心》云：去汗，辛热以润心寒。《丹》云：

---

① 义：原脱，据《政和本草》第十四卷"蜀椒"条补。

② 椿（chōng 充）：冲击、撞击。《晋书·宣帝纪》："凡攻敌，必扼其喉而椿其心。"

凡使，以蜀椒为佳。《衍》同。《剡》云：川椒味辛热有毒，温中去冷服之安，上除两目之云膜，下治六腑之沉寒。《局》云：蜀椒辛热除寒痹，下气温中散冷风，并治泄精肠澼痢，子名椒目水能通。蜀椒，主涩精，止澼，温中，下气，兼风痹。

椒　目

使也。

《唐本注》云：味苦、寒，无毒。陶云：冷。《药性论》云：味苦、辛，有小毒。陶云：椒目别入药用，不得相杂。《唐本注》云：主水腹胀满，利小便。《药性论》云：椒目，使。治十二种水气，味苦、辛，有小毒，主和巴豆、菖蒲、松脂。以蜡溶为筒子，内耳中，抽肾气虚耳中如风水鸣，或如打钟磬之声，卒暴聋，一日一易，若神验。《日华子》云：主膀胱急。丹溪云：治盗汗有功，又能行水。

椒　叶

《日华子》云：热，无毒。治奔豚伏梁气、内外肾钓，并霍乱转筋，和艾及葱研，以醋伴下，并得。

秦　椒

君也，恶栝蒌①、防葵，畏雌黄。八、九月采实，去闭口者。一云蜀椒出武都，赤色者善。秦椒出天水陇西，细者善。一云当以实大者为秦椒。

味辛，气温，生温，熟寒，有毒。一云味苦、辛。《东》云：攻痛，治风。

《本经》云：主风邪气，温中，除寒痹，坚齿发，明目，疗

---

① 蒌：原作"蒌"，据《政和本草》第十三卷"秦椒"条改。

喉痹、吐逆、疝瘕，去老血、产后余疾、肿痛，出汗，利五脏。久服轻身，好颜色，耐老增年，通神。《药性论》云：君，味苦、辛。治恶风、遍身四肢瘭痹、口齿浮肿摇动，主女人月闭不通，治产后恶血痢、多年痢，主生发，疗腹中冷痛。孟诜云：温。灭瘢，长毛，去血。若齿痛，醋煎含之。《图经》云：椒气好下，言饵之益下不上冲也。服食药，当用蜀椒。丹溪云：属火而有水与金，所以有下达之能，所以其子名为椒目，正行渗、不行谷道。世人服椒者，无不被其毒，以其久则火自水中起，能下肿湿。凡使，以蜀椒为佳。子谓椒目，治盗汗有功，又能行水。《局》云：秦椒主治风邪气，除痹温中有大功，明目通喉攻腹痛，醋煎灌嗽治牙疼。秦椒，主明目通喉，温中下气，兼风痹。

胡　椒

凡使，只用内无壳者，力大。汉椒使壳，胡椒使子，须石槽中碾碎成粉用。

味辛，气大温，无毒。《汤》同。《东》云：去痰除冷。

《本经》云：主下气温中，去痰，除脏腑中风冷。调食用之，味甚辛辣。《日华子》云：调五脏，止霍乱、心腹冷痛，壮肾气，及主冷痢，杀一切鱼肉鳖蕈毒。《海药》云：去胃口气虚冷、宿食不消、霍乱气逆、心腹卒痛、冷气上冲，和气，不宜多服，损肺。一云向阴者荜①澄茄，向阳者胡椒也。《食疗》云：治五脏风冷、冷气、心腹痛、吐清水，服之佳，亦宜汤服。《衍义》云：去胃中寒痰，吐水，食已即吐，甚验。过剂则走

①　荜：原脱，据《汤液本草》卷下"木部·胡椒"条引"《本草》云"补。

气。大肠寒滑亦用，须各以他药佐之。丹溪云：属火而有金，性燥，食之快膈，喜食者大伤脾胃肺气，积久而气则伤。凡痛气疾，大其祸也。《局》云：胡椒下气除风冷，卒患心疼腹痛良，止痢去痰除霍乱，用之调食辣堪尝。胡椒，下气，逐风冷，兼除霍乱昏迷。

秦　皮

大戟为之使，恶吴茱萸、苦瓠、防葵。二、八月采皮，阴干。取皮渍水便碧色，书纸着之青色，此为真也。

味苦，气寒，大寒，无毒。《汤》云：气寒，味苦。《东》云：沉也，阴也。风寒邪合湿成痹，青白色幻翳遮睛，女子崩中带下，小儿风热惊痫①。《珍》云：主热痢下重、下焦虚，此为苦坚之剂。《洁》云：治小儿惊痫、青白遮睛幻②翳，除风寒湿痹、女子带下崩中。

《本经》云：主风寒湿痹、洗洗③寒气，除热、目中青翳白膜，疗男子少精、妇人带下、小儿痫身热，可作汤洗目。汤久服，头不白，皮肤光泽，肥大有子。《药性论》云：秦白皮，平。主明目，去肝中久热、两目赤肿疼痛、风泪不止，治小儿身热，作汤浴差。皮一升，水煎，澄清，冷洗赤眼，极效。《日华子》云：洗肝，益精，明目，小儿热惊，皮肤风痹退热。《铡》云：秦皮寒苦治惊痫，女子崩中带下难，青白遮睛睛细④翳，风寒湿痹治居安。《局》云：秦皮洗眼除昏热，大治风寒湿

---

①　惊痫：原作"痫惊"，据《诸品药性主治指掌》"秦皮"条乙转。

②　幻：《诸品药性赋》"秦皮"条作"幼"。

③　洗洗：同"洒洒"，寒冷貌。

④　睛细：《药性指掌》"秦皮"条作"之幻"、《诸品药性赋》"秦皮"条作"并幼"。

痹踪，男子少精宜补益，妇人带下却收功。《液》云：主热痢下重、下焦虚。《经》云"以苦坚之"，故用白头翁、黄檗、秦皮苦之剂也。治风寒湿痹、目中青翳白膜、男子少精、妇人带下、小儿惊痫，宜作汤洗目。俗①呼为白桪木。取皮渍水，浸出青蓝色，与紫草同用，以增光晕，尤佳。秦皮，洗眼磨昏，男子添精，女人收带下。

大　腹

槟榔皮。鸩鸟多栖此树上。宜先酒洗，仍以大豆汁洗，方可用。

气微温，无毒。一云味辛。《东》云：治水肿之泛溢。《聿》云：下气冷热攻心腹，健脾安胃更通肠。

《本经》云：主冷热气，攻心腹大肠壅毒、痰膈醋心，并以姜、盐同煎，入疏气药良。所出与槟榔相似，茎、叶、根、干小异。《日华子》云：下一切气，止霍乱，通大小肠，健脾开胃调中。《制》云：大腹皮功专下气，健脾开胃更通肠，气因②冷热攻心腹，煎用姜盐入药良。即《局方》。大腹皮，通肠，健胃开脾。

大腹子

《汤》云：气微温，味辛，无毒。《东》云：去膨下气，亦令胃和。《汤》云：《本草》云主冷热气攻心腹、大肠壅毒、痰膈醋心，并以姜、盐同煎。《时习》谓是气药也。孙真人云：先酒洗，后大豆汁洗，仲景用。《日华子》云：下一切气，止霍

① 俗：原脱，据《汤液本草》卷下"木部·秦皮"条引"《液》云"补。

② 因：《本草歌括》八卷本卷之五"大腹皮"条作"分"。

乱，通大小肠，健脾开胃调中。

山茱萸

使也，蓼实为之使，恶桔梗、防风、防己。九、十月采实，阴干。核能滑精，用须去之。一名蜀枣。

味酸，气平，微温，无毒。《汤》云：入足厥阴经、少阴经。《东》云：治头晕、遗精。《珍》云：温肝，逐湿，通邪气，帮助水脏，暖腰膝。《聿》云：除风，逐痹，通邪气，调经，补肾，更添精，兼疗耳鸣。

《本经》云：主心下邪气寒热，温中，逐寒湿痹，去三虫、肠胃风邪寒热、疝瘕、头风、风气去来、鼻塞、目黄、耳聋、面疱，温中，下气，出汗，强阴益精，安五脏，通九窍，止小便利，久服轻身明目，强力长年。《药性论》云：山茱萸，使，味咸、辛，大热。治脑骨痛，止月水不定，补肾气，兴阳道，坚长阴茎，添精髓，疗耳鸣，除面上疮，能发汗，止老尿不节。《日华子》云：暖腰膝，助水脏，除一切风，破癥结，治酒齇。《汤》云：《本草》云主温中，逐寒湿痹，强阴益精，通九窍，止小便，入足少阴、厥阴经。《圣济经》云：滑则气脱，涩剂所以收之。山茱萸之涩以收其滑，仲景八味丸为君主，如何涩剂以通九窍？雷公云：用之去核，一斤取肉四两，缓火熬用，能壮元气秘精。核能滑精，故去之。《珍》云：温肝。

《本经》云止小便利，以其味酸也。观八味用为君主，其性味可知矣。《药性论》亦云：补肾添精。《日华子》亦云：暖腰膝，助水脏也。《制》云：山茱萸主通邪气，逐痹除风疗耳鸣，妇女得之调月水，男人补肾更添精。即《局方》。山茱萸，补肾添精，兼疗风痹。

乌　药

八月采根。以天台者为胜。作车毂、形如连珠状者佳。

味辛，气温，无毒。《汤》云：入足阳明经、少阴经。《东》云：治冷气。《洁》云：医黄并治蛊，治气又补中。主妇人血气、瘴疫，疗霍乱吐泻、疮痈。

《本经》云：主中恶心腹痛、蛊毒疰忤鬼气、宿食不消、天行疫瘴、膀胱肾间冷气攻冲背膂、妇人血气、小儿腹中诸虫。其叶及根，嫩时采作茶片，炙碾煎服，补中益气，偏止小便滑数。《日华子》云：治一切气，除一切冷霍乱，及反胃吐食泻痢、痈疖疥癞，并解冷热，其功不可悉载。猫犬百病，并可摩服。《斗门方》云：治阴毒伤寒，乌药炒令黑，烟起投水中，煎三五沸，候汗出回阳，立差。《衍》云：和来气少，走泄多，但不甚刚猛。与沉香同磨作汤，治胸腹冷气。《局》云：乌药主除心腹痛，补中益气最为先，更攻血气并翻胃，逐冷宽膨利小便。乌药，主宽膨顺气、血气相攻及诸疼。

益　智

用须去皮。

味辛，气温，无毒。《汤》云：气热，味大辛。辛温，无毒。主君相二火，入手足太阴经、足少阴经，本是脾经药。《东》云：安神，治小便频数。《洁》云：调诸气，治余淋，止溺而有神，除呕逆，更补精，益气及安神。

《本经》云：主遗精虚漏、小便余沥，益气安神，补不足，安三焦，调诸气。夜多小便者，取二十四枚，碎入盐同煎服，有奇验。陈藏器云：止呕哕。益智，含之，摄涎秽。《图经》云：摄涎唾。采无时。《象》云：治脾胃中受寒邪，和中益气，治多唾。当于补中药内兼用之，勿多服，去皮用。《液》云：主君相二火，手足太阴、足少阴，本是脾药。在集香丸则入肺，在四君子汤则入脾，在大风髓丹则入肾，脾、肺、肾互有子母相关。《刬》云：益智和中仍暖胃①，主除虚漏②及遗精，若人夜起多便溺，捶碎盐煎效更奇。即《局方》。益智子，涩精益气，止小便多遗。

琥 珀

君也。松脂所化，如血。以手摩热，可以拾芥者真。

味甘，气平，无毒。《汤》云：阳也。《东》云：安神，散血。《珍》云：消瘀血而治五淋，利小便而安五脏，兼定魂魄，又杀精魅。《𢘅》云：安魄，消瘀，辟鬼妖，明睛去翳，除心痛，消膨，治狂，又疗蛊毒。

《本经》云：主安五脏，定魂魄，杀精魅邪鬼，消瘀血，通五淋。陈藏器云：止血生肌，合金疮。《药性论》云：君。治百邪、产后血疾痛。《日华子》云：疗蛊毒，壮心，明目，摩翳，止心痛、癫邪，破结癥。《海药》云：是松木中津液，初若桃③胶，后若凝结。温，主止血生肌、镇心明目、破癥瘕气块、产后血晕闷绝、儿枕痛等，并宜饵此方。琥珀一两，鳖甲一两，京三棱一两，延胡索半两，没药半两，大黄六铢，熬捣为散，空心酒服三钱匕④，日再服，神验。若及产后，即减大黄。丹溪云：能利小便，以燥脾土有功。若血少而小便不利者，反致

---

① 益智和中仍暖胃：《本草歌括》八卷本卷之五"益智子"条作"益智安神仍益气"。

② 漏：原作"满"，据《本草歌括》八卷本卷之五"益智子"条改。

③ 桃：原作"挑"，据《政和本草》第十二卷"琥珀"条改。

④ 匕：原作"巳"，据《政和本草》第十二卷"琥珀"条改。

燥急之苦。茯苓、琥珀二物，皆自松出，而所禀各异。茯苓生成于阴者也，琥珀生于阳而成于阴，故皆治荣而安心利水也。《剚》云：琥珀元来是木脂，千年入地化而为，镇心定魄仍消血，若治诸淋效更奇。即《局方》。琥珀，镇心定魄，淋病偏宜。

茗苦茶

早采者为槚，晚采者为茗，今通谓之茶。《汤液》云：茗苦茶，一名蜡茶。

味甘、苦，气微寒，无毒。《汤》云：入手足厥阴经。《疌》云：消痰热渴，并治头痛，疗瘘疮，清心下气，兼利小便，澄化气。

《本经》云：茗苦槚，味甘、苦，微寒，无毒。主瘘[①]疮，利小便，去痰热渴，令人少睡，春采之。苦槚，主下气，消宿食，作饮，加茱萸、葱、姜等良。陈藏器云：寒。破热气，除瘴气，利大小肠。食之宜热，冷即聚痰。槚是茗嫩叶，捣成饼，并得火良。久食令人瘦，去人脂，使不睡。《图经》云：真茶性极冷，惟雅州蒙山出者温。大都饮茶，少则醒神思，过多则致疾病，故《唐母景茶饮》序云"释滞消壅，一日之利暂佳；瘠气侵精，终身之累斯大"是也。《别说》云：蔡襄密学所述极倍。闽中唯建州、北苑数处产此，性味独与诸方略不同，今亦独名蜡茶。研治作饼，日得火愈良。近人以建茶治伤暑，合醋治泄泻，甚效。今建州上供，品第备见《茶经》。《液》云：茗苦茶，腊茶是也。清头目，利小便，消热渴，下气消食，令人少睡。中风昏愦，多睡不醒，宜用此。入手足厥阴经。茗苦茶，

---

① 瘘：原作"瘿"，据《政和本草》第十三卷"茗苦茶"条改。

苦、甘，微寒，无毒。主瘘疮，利小便，去痰热渴。治阴证①汤药内用此，去格拒之寒及治伏阳，大意相似茶苦。《经》云"苦以泄之"，其体下行，如何是清头目？《剉》云：茶茗苦消痰热渴，清心②能治卒头疼，瘘疮可疗兼下气，利小便令化气澄。《局》云：苦菜元来即苦茶，旗枪芽发胜仙葩，除痰下气攻头痛，宿食能消痢更佳。苦菜，主头疼、痢生腹痛，同姜服。

蔓 荆

臣也。恶乌头、石膏。蔓生者为蔓荆，大如梧子而轻虚。作树生者细如麻子，则为牡荆，乃小荆实也。一云今之所有，并非蔓生。用须去蒂子下白膜一重，酒浸晒干用。

味苦、辛，气微寒，平温，无毒。《汤》云：气清，味辛，温，苦、甘，阳中之阴，太阳经药。《走》云：通关窍，治痹，坚牙，杀白虫，疗头风，益气，明眸，收眼泪。《珍》云：凉诸经血，治头疼目暗。

《本经》云：主筋骨间寒热湿痹拘挛，明目，坚齿，利九窍，去白虫、长虫，主风头痛、脑鸣、目泪出，益气，久服轻身耐老，令人光泽脂致。小荆实亦等。《药性论》云：蔓荆子，臣。治贼风，长须发。《日华子》云：利关节，治赤眼、痫疾。六、七、八月采。《象》云：治太阳经头痛昏闷、除目暗、散风邪药。胃虚人勿服，恐生痰疾。拣净，杵碎用。《珍》云：凉诸经血，止头痛，主目睛内痛。《局》云：蔓荆实主风头痛，利窍通关去白虫，坚齿轻身攻赤眼，并除筋骨热寒攻。蔓荆子，攻

---

① 证：原作"订"，据《汤液本草》卷下"木部·茗苦茶"条引"《液》云"改。

② 心：原作"神"，据《诸品药性赋》"茶茗"条改。

赤目，清头风，坚齿，轻身。

丁 香

臣也。二、八月采。大者为母丁香，小者为丁香，用须去丁香盖。

味辛，气温，无毒。《汤》云：气温，味辛，纯阳，无毒。入手太阴经、足阳明、少阴经。《东》云：快脾胃，止吐逆。《洁》云：除寒呕翻胃及霍乱奔豚，治腰疼，温胃，及兴阳去冷，兼疗蛊气。《珍》云：纯阳。治胃寒霍乱。

《本经》云：主温脾胃，止霍乱、拥胀、风毒诸肿、齿疳䘌，能发诸香。其根疗风热毒肿。《蜀本注》云：疗呕逆。《药性论》云：丁香，臣。主冷气腹痛。《日华子》云：治口气、反胃、鬼疰、蛊毒，及疗肾气、奔豚气、阴痛，壮阳，暖腰膝，治冷气，杀酒毒，消疰癖，除冷劳。陈藏器云：丁香于①其母丁香，主变白，以生姜汁研，拔去白须，涂孔中，即异常黑也。《海药》云：主风疳䘌、骨槽②劳臭，治气，乌髭发，杀虫，疗五痔，辟恶去邪，治奶头花，止五色毒痢，正气，止心腹痛，树皮亦能治齿痛。《象》云：温脾胃，止霍乱，消疰癖、气胀、反胃、腹内冷痛，壮阳，暖腰膝，杀酒毒。《液》云：与五味子、广茂同用，亦治奔豚之气。能泄肺，能补胃，大能疗肾。丹溪云：属火而有金，补泻能走。口居上，地气出焉。肺行清令，与脾气相③和，惟有润而甘芳自适焉。有所谓口气病者，令口气有而已自嫌之。以其脾有郁火，溢入肺中，失其清和甘美之

---

① 于：疑为"与"之误。
② 槽：原作"糟"，据《政和本草》第十二卷"丁香"条改。
③ 相：后原衍"火"字，据《本草衍义补遗》"丁香"条删。

意，而浊气上下，此口气病也。以丁香含之，扬汤止沸耳①。惟香薷治之甚捷，故录之。又《今注》云：子如钉，长三四分，紫色，中有粗大如山茱萸者，俗②呼为母丁香，可入腹心之药耳。以旧本丁香根③注中有"不入心腹之用"六字，恐其根必是有毒，故云"不入心腹"也。《衍义》云：有大如枣核者，名母丁香。实纱囊，如小指，纳阴中，主阴冷病。《刲》云：丁香除肿消风毒，治气温中用最堪，非特益脾能止呕，更攻齿痛病风疳。即《局方》。丁香，下气温中，益脾止吐。

沉 香

坚黑紧实不枯者，如嘴角硬重，沉于水下，为上也。凡入丸散中用，须候众药出，即入拌和用之。虽沉水而中空有朽路者，则是鸡骨香也，不佳。《局》云：有青桂香、鸡骨香、马蹄香、笺香、生结香、黄熟香之名。气微温。

味辛，热，无毒。《汤》云：气微温，阳也。《东》云：下气，补肾，治霍乱、心疼。《聿》云：降气调中，去湿风、癥癖及白痢，追邪，暖胃，治风麻，吐泻及转筋。《珍》云：调中，补肾，兼补五脏，暖腰膝，益精，壮阳，治风水毒肿邪恶气。

《本经》云：疗风水毒肿，去恶气。陶云：疗恶核毒肿。《日华子》云：味辛，热，无毒。调中，补五脏，益精壮阳，暖腰膝，去邪气，止转筋吐泻，冷气，破癥癖，冷风，麻痹，骨节不任，湿风，皮肤痒，心腹痛，气痢。《海药》云：味苦，温，无毒。主心腹痛、霍乱、中恶邪鬼疰、清人神，并宜酒煮

---

① 扬汤止沸耳：原作"涤荡正沸耳"，据《本草衍义补遗》"丁香"条改。

② 俗：原作"浴"，据《政和本草》第十二卷"丁香"条改。

③ 根：原脱，据《政和本草》第十二卷"丁香"条补。

服之。诸疮肿，宜入膏用。东垣云：能养诸气，上而至天，下而至泉。用为使，最相宜。《珍》云：补右命门。《集》云：散滞气，保和卫气。《刣》云：沉香疗除风水肿，顺气调中用最良，又止转筋心腹痛，去除恶气壮元阳。即《局方》。沉香，顺气调中，心腹绞痛。

檀 香

有数种，青、黄、白、紫之异。

《日华子》云：气热，无毒。《汤》云：气温，味辛，热，无毒。入手太阴经、足少阴经，通行阳明经药。《东》云：定霍乱，治心气疼。《坰》云：主霍乱，治肾气、心痛、腰疼，消风热，杀鬼，追虫。《珍》云：疗霍乱、中恶。阳中之微阴。开胃，进食，导引胃气之上升。陶云：白檀，消风热肿。陈藏器云：主心腹痛、霍乱、中恶、鬼气、杀虫。白檀树如檀。《日华子》云：檀香，热，无毒。治心痛霍乱、肾气、腹痛，浓煎服，水磨傅外肾并腰肾痛处。东垣云：能调气而清香，引芳香之物上行至极高之分，最宜橙、橘之属，佐以姜、枣，将以葛根、豆蔻、缩砂、益智，通行阳明之经。在胸膈之上，处咽嗌之中，同为理气之药。《珍》云：主心腹霍乱、中恶，引胃气上升，进食。《刣》云：檀香不特清风肿，抑且能收霍乱功，肾气上攻心腹[①]痛，浓煎服饵即能通。即《局方》。檀香，止霍乱吐呕、痛连心腹。

紫真檀

味咸，气微寒。一云无毒。

---

① 腹：原作"气"，据《本草歌括》八卷本卷之五"檀香"条改。

《本经》云：主恶毒、风毒。陶云：摩以涂风毒诸肿，亦效。然不及青木香。又主金疮，止血，亦疗淋用之。陈藏器云：治心腹痛、霍乱、中恶、鬼气，杀虫。又止血，止痛，至妙。又治一切肿，以紫檀细碎，大醋和傅肿上。又治金疮，止血，急刮真紫檀末傅之。

乳　香

乳头香，即薰陆香，是波斯松树脂也。紫赤如樱桃者为上。入丸散，微炒，不粘。

气微温。《汤》云：苦，阳。《日华子》云：味辛，热，微毒。《东》云：疗痈，止痛。《疌》云：和气止痛，除霍乱，医痈，益精，暖肾，主中风口噤。《珍》云：治诸经疼，除恶气，疗风水肿毒、心腹痛。

《本经》云：疗风水毒肿，去恶气，疗恶核毒肿。《日华子》云：味辛，热，微毒。下气，益精，补腰膝，治肾气，吐霍乱，冲恶，中邪气，心腹痛，疰气。煎膏止痛、长肉。入丸散微炒，杀毒，得不粘。《广志》云：盖薰陆之类也，其性温。疗耳聋、中风口噤、妇人血气，能发酒，理风冷，止大肠泄澼，疗诸疮疖冷、内冷。《海药》治疗与《志》同。以红透明者为上。《珍》云：定诸经之痛。《剷》云：乳香止痛消风肿，邪气能除补益精，主疗诸疮收泄澼，又调血气又催生。即《局方》。乳香，消风止痛，疮毒流离。

没　药

生波斯国。似安息香，其块大小不定，黑色，木膏液流滴在地结成。一云：味苦、辛。又云：味苦、辛，温。采无时。

味苦，气平，无毒。《汤》云同。《东》云：治疮，散血。

《夬》云：治痈疮癥结，破血止痛，主腹心上痛、金刀伤。

《本经》云：主破血，止痛，疗金疮、杖疮、诸恶疮、痔漏、卒下血、目中翳、晕痛、肤赤。《药性论》云：没药，单用亦得。味苦、辛。主打磕损、心腹血瘀、伤折踒跌瘀痛、金刃所损痛不可忍，皆以酒投饮之，良。《日华子》云：破癥结宿血，消肿毒。《图经》云：治妇人内伤痛楚，又治血晕，及脐腹疗刺者，没药一物，研细，温酒调一钱便止。又治历节诸风、骨节疼痛、昼夜不可忍者，没药半两研，虎脑骨三两，涂酥炙黄色，先捣罗为散，与没药同研令细，温酒调二钱，日二服之。《海药》云：味苦、辛，温，无毒。主折伤马坠，推陈致新，能生好血。凡服皆须研烂，以热酒调服。堕胎，心腹俱痛，及野鸡漏痔，产后血气痛，并宜丸散中服。《剉》云：没药止痛仍破血，主除折跌治金疮，更宜产后诸余疾，推致新陈理内伤。即《局方》。没药，主折跌金疮、血气相攻及诸疼。

苏合香

此香从西域及昆仑来。紫赤色，与紫真檀相似，坚实，极芬香。惟重如石、烧之灰白者好。

味甘，气温，无毒。《汤》同。《夬》云：除温疟，辟恶，消蛊毒，杀鬼，又去虫，令人无梦魇，久服达神明。

《本经》云：主辟恶、杀鬼精物、温疟、蛊毒、痫痓，去三虫，除邪，令人无梦魇，久服通神明，轻身长年。生中台川谷。禹锡云：中天竺国出苏合香，是诸香汁煎之，非自然一物也。《剉》云：苏合香油能辟恶，去虫杀鬼达神明，更消蛊毒除温疟，久服令人梦不生。即《局方》。苏合香，辟恶，去虫，杀鬼，蛊毒消除。

安息香

出西戎。似松脂，黄黑色，为块，新者亦柔韧。刻其树皮，其胶如饴坚凝，取之。

味辛、苦，气平，无毒。《东》云：辟恶，止心腹之痛。

《本经》云：主心腹恶气鬼痓。肖炳云：烧之，去鬼来神。《杂俎》云：烧之，通神，辟众恶。《日华子》云：治邪气、魍魉鬼胎、血邪，辟蛊毒、肾气霍乱、风痛，治妇人血噤，并产后血晕。《海药》云：妇人夜梦鬼交，以臭黄合为丸，烧熏丹穴，永断。又主男子遗精，暖肾，辟恶气。《局》云：安息香能除恶气，烧之去鬼更来神，辟邪暖胃①攻遗泄，血噤仍堪治妇人。安息香，辟恶，去虫，杀鬼，蛊毒消除。

枫香脂

味辛、苦，气平，无毒。一云：皮，辛，平。又云：性涩。《丹》云：性疏通。

《本经》云：主瘾疹风痒浮肿、齿痛。一名白胶香。其树皮，味辛，平，有小毒。主水肿，下水气，煮汁用之。陈藏器云：枫皮本攻外，性涩，止水痢。苏云下水肿，水肿非涩药所疗，误矣。又云有毒，转明其谬。水煎，止下痢为最。《日华子》云：枫皮，止霍乱、刺风、冷风，煎汤浴之。《图经》云：其皮性涩，止水痢，水煎饮之。《简要》云：治吐血不止，白胶香不以多少，细研为散，每服二钱，新汲水调下。丹溪云：枫香，属金而有水与火，性疏通，故木易有虫穴。其液名曰白胶香，为外科家要药。近世不知，误以松精之清莹者，甚失《本

---

① 胃：《本草歌括》八卷本卷之五"安息香"条作"肾"。

经》初意也。又陶云：枫树菌，食之，令人笑不止，以地浆解之。大枫子，主风疮疥癣，杀虫。《局》云：枫香本即白胶香，瘾疹风搔齿痛良，皮味辛平微有毒，虚浮水气煮汤尝。枫香，消风，止痛，疮毒流离。

龙脑香及膏香

出婆律国，形似白松脂，作杉木气、明净者善。久经风日、或如雀屎者不佳。云合糯米炭、相思子贮之，则不耗。龙脑是根中干脂，似豆蔻皮、有甲错香、似龙脑状、若梅花瓣者甚佳。膏是树下清脂。又云：树瘦者出龙脑香在木心，肥者出膏香在木端，砍树作坎而承之。清香为百药先，万物中香无出其右者。

味辛、苦，气微寒。一云：温平，无毒。《集》云：气温，属阳。

《本经》云：主心腹邪气、风湿积聚、耳聋明目，去目赤肤翳。膏，主耳聋。《唐本注》云：下恶气，消食，散胀满，香人口。《药谱》云：龙脑油，性温，味苦。陈藏器云：相思子，平，有小毒，通九窍，治心腹气，令人香，止热闷头痛风疾，杀腹脏及皮肤内一切虫。又主虫毒，取二、七枚，末服，当吐出。生岭南，子赤黑间者佳。《图经》云：今海南龙脑，多用火煏①成片，其中亦容杂伪。入药惟贵生者，状若梅花瓣甚佳也。丹溪云：龙脑属火，世知其寒而通利，然未达其暖而轻浮飞阳。《局方》但喜其香而贵细，动辄与麝同用，为桂、附之助。然人身，阳一动，阴易亏，幸思之。《集》云：龙脑，性大辛，善走，故能散热，通利结气。古今方目痛、喉痹、下疳多用之者，取辛散也。人欲死者，吞之，气散尽也。世人误以为寒，不知

---

① 煏（bì 必）：用火烘干。《玉篇·火部》："煏，火干也。"

辛散性甚，似乎凉耳。诸香皆属阳，岂有香之至者而反寒乎？又云：通利关膈热塞，大人小儿风涎闭壅及暴惊热。《局》云：龙脑能令九窍通，大除恶气滞心胸，其香透顶攻头痛，明目消风治耳聋。龙脑，清头明目，凉惊搐小儿。

降真香

出黔南并大秦国。

《本经》云：伴和诸杂香烧，烟直上天，召鹤得盘旋于上。《海药》云：味温、平，无毒。主天行时气、宅舍怪异，并烧，悉验。《仙传》云：烧之或引鹤降。醮星辰，烧此香，甚为第一。度绿烧之，功力极验。小儿带之，能辟邪恶之气。

薰陆香

合香家要，不正入药。盛夏树胶流出沙上，形似白胶。出天竺单于国。

《本经》云：微温，疗风水毒肿，去恶气伏尸。《图经》云：薰陆、乳香，今人无复别，通谓乳香为薰陆耳。《唐本》云：微温，去恶气恶疮。似松脂黄白色。治齿虫痛不可忍，嚼陆香，咽其汁，立差。

鸡舌香

合香家要用，不正入药。树有雌雄。

《本经》云：微温，疗风水毒肿，去恶气，疗霍乱心痛。《图经》云：老医或有谓与丁香同种，此乃是母丁香，疗口臭最良，治气亦可。盖出陈氏《拾遗》，亦未知的否。《千金》疗疮痈，连翘五香汤方用丁香。一方用鸡舌香，以此似近之。《药性论》云：使，味辛，无毒。入吹鼻散子中用杀脑疳，入诸香令人身香。

郁金香

生大秦国，二、三月有，状如红蓝，四、五月采，花即香也。

《本经》云：味苦，气温，无毒。主蛊野诸毒、心气鬼疰、鸦鹘等臭。陈氏云：其香为百草之英。陈藏器云：味苦，平。主一切臭，除心腹间恶气、鬼疰，入诸香用之。《说文》：郁金香，芳草也，十二叶为贯，将以煮之，用为鬯①，为百草之英。合而酿酒，以降神也。以此言之则草也，不当附木部。

芫　花

使也，决明为之使，反甘草。三月三日采花，阴干。用之微熬，不可近眼。

味辛、苦，气温，微温，有小毒。《聿》云：主水肿蛊胀并气块，破积，搜肠，又化痰。

《本经》云：主咳逆上气、喉鸣喘急、咽肿短气、蛊毒鬼疰、疝瘕痈肿，杀虫鱼，消胸中痰水、喜音戏唾、水肿、五水在五脏皮肤及腰痛，下寒毒、肉毒，久服令人虚。其根名蜀桑根，疗疥，可用毒鱼。《药性论》云：使，有大毒。治心腹胀满，去水气，利五脏寒痰涕唾如胶者，主通利血脉，治恶疮风痹湿、一切毒风、四肢挛急不能行步，能泻水肿胀满。《日华子》云：疗嗽、瘴疟。《图经》云：仲景治太阳中风吐下呕逆者可攻，十枣汤主之。芫花熬、甘遂、大戟三物等分，停各筛末，取大枣十枚，水一升半，煮取八合，去滓，纳诸药，强人一钱匕，羸人半钱匕，温服之，不下，明旦更加半匕，下后糜

---

①　鬯（chàng 畅）：古代祭祀、宴饮用的香酒，以郁金草合黑黍酿成。《说文·鬯部》："鬯，以秬酿郁草，芬芳攸服，以降神也。"

粥自养。病悬饮者，亦主之。《液》云：胡洽治痰癖，加以大黄、甘草、五物同煎，以相反主之，欲其大吐也。治之大略，水者肺、肾、胃三经所主，有五脏六腑十二经之部分，上而头，中而四肢，下而腰脐，外而皮毛，中而肌肉，内而筋骨，脉有尺寸之殊、浮沉之异，不可轻泻，当知病在何经何脏，误用则害深，然大意泄湿。内云五物者[①]，即甘遂、大戟、芫花、大黄、甘草也。《局》云：芫花去水消浮肿，咳逆喉鸣必用之，痰唾腰疼心腹痛，恶疮风痹亦能医。又云：芫花有毒味辛温，咽肿能消喘息闻，汁渍线丝堪系痔，身浮水气决然分。芫花，消浮，逐水，系瘤痔。

紫葳

即凌霄花。畏卤碱，臣也。

味酸，气微寒，无毒。《汤》同。《珍》云：治淋、癥瘕、瘀血，行经，主游风、乳疾、崩中、带下。

《本经》云：主妇人产乳余疾、崩中、癥瘕、血闭、寒热、羸瘦、养胎。茎叶，味苦，无毒。主痿蹶益气。《药性论》云：紫葳，臣。一名女葳。畏卤碱。味甘，主热风、风痫、大小便不利、肠中结实，止产后奔血不定、淋沥，安胎。《日华子》云：根治热风身痒、游风风疹，治瘀血带下，花叶功用同。又云：凌霄花，治酒齄、热毒风、刺风、妇人血膈、游风、崩中带下。《图经》云：今医家多采其花干之，入妇人血崩、风毒药。又治少女血热、毒、四肢皮肤生瘾疹，并行经脉。方：凌霄花不以多少，捣罗为散，每服二钱，温酒调下，食前服甚妙。

---

① 五物者：原脱，据《汤液本草》卷下“木部·芫花”条引“《液》云”补。

《衍义》云：木也，紫葳花是也。丹溪云：治血中痛之要药也，且补阴甚捷。盖有守而能行，妇人方多用。又云：即凌霄花也。善治酒齇、热毒，甚良。《局》云：紫葳花本凌霄是，血闭癥瘕用即通，更治风痫风热病，并攻产乳及崩中。紫葳，磨癥，下乳，行经。

酸　枣

恶防己。八月采实，阴干，四十日成。仁有生用、熟用。

味酸，气平，无毒。《汤》同。《东》云：治怔忡①。《隶》云：安五脏，除风痹，补中益气，坚筋骨，宁心志，更治虚烦不眠。

《本经》云：主心腹寒热邪结气聚、四肢酸疼湿痹、烦心不得眠、脐上下痛、血转久泄、虚汗烦渴，补中，益肝气，坚筋骨，助阴气，令人肥健。久服安五脏，轻身延年。《图经》云：今医家两用之，睡多生使，不得睡炒熟，生熟便尔顿异。胡洽治振悸不得眠有酸枣仁汤，酸枣仁二升，白茯苓、白术、人参、甘草各二两，生姜六两，六物切，以水八升，煮取三升，分四服。深师主虚不得眠、烦不可宁有酸枣仁汤，酸枣仁二升，知母、干姜、茯苓、芎䓖各二两，甘草一两炙，并切，以水一斗，先煮枣，减三升，后内五物，煮取三升，分服。《圣惠方》：胆虚不眠，寒也。酸枣仁炒香，竹叶汤调服。《济众方》：胆实多睡，热也。酸枣仁生用，末，茶、姜汁调服。又治骨蒸劳、心烦不得眠卧，用酸枣仁二两，水二大盏半，研绞取汁，下米二合煮粥，候熟，下地黄汁一合，更渐煮过，不计时服。《制》云：酸枣仁平安五脏，除风去痹骨能坚，补中益气宁心志，更

---

① 忡：原作"冲"，据文义改。

治虚烦不得眠。即《局方》。酸枣，治虚烦，敛汗。

木　鳖

七、八月采之。

味甘，气温，无毒。《辈》云：治腰痛、乳痈及消酒①，主疗疮、散肿并折肌。

《本经》云：主折伤，消结肿、恶疮，生肌，止腰痛，除粉刺𪒟𪒟、妇人乳痈、肛门肿痛。治痔方：以木鳖子三枚，去皮杵碎，砂盆内研如泥，以百沸汤一大碗，以上入盆器内，坐上熏之，至通手即洗，一日不过三四次。《局》云：鳖子形真似鳖同，因形故得以名为。乳痈腰痛肛门肿，伤折痒疮用最宜。木鳖，治疮痒腰痛。

密蒙花

凡使，先拣令净，用酒浸一宿，漉出候干，却拌蜜，令润蒸，日干。二、三月采花。

味甘，气平，微寒。《辈》云：主明目、肤翳、青盲、小儿麸豆毒、热疳入眼。

《本经》云：主青盲肤翳、赤涩多眵泪，消目中赤脉、小儿麸豆及疳气攻眼。《剉》云：密蒙花主能明目，虚②翳青盲用最宜。若是小儿麸豆毒，热疳入眼亦能医。密蒙花，总督眼科之要领。

① 酒：《诸品药性赋》"木鳖"条作"肿"。

② 虚：《诸品药性赋》"密蒙花"条同，《本草歌括》八卷本卷之五"密蒙花"条作"肤"。

卷之二

二三九

五倍子

一名文蛤。九月采子，暴干。

味苦、酸，气平，无毒。《甄》云：主齿蟹、疮脓并五痔，治便血，洗眼，去热风。

《本经》云：疗齿宣疳蟹、肺脏风毒流溢皮肤作风湿癣疮瘙痒脓水、五痔下血不止、小儿面鼻疳疮。《图经》云：主津液最佳。陈藏器云：五倍子，治肠虚泄痢，热汤服，收敛之剂。《博济方》：治风毒上攻、眼肿痒涩、痛不可忍者，或上下睑①皆赤烂、浮翳、瘀肉侵睛，神效。驱风散，五倍子一两，蔓荆子一两半，同为末，每服二钱，水二盏，铜石器内煎及一盏，澄滓，热淋洗。留滓二服，又依前煎淋洗，大能明目，去涩痒。丹溪云：属金与水，噙口中，善收顽痰有功，且解诸热毒。口疮以末掺之，便可饮食。即文蛤也，其内多虫，又名百虫疮。《衍》云：五倍一名文蛤是，主除齿蟹及疮脓，更攻五痔多便血，洗眼犹能去热风。即《局方》。五倍子，主五痔、肠风。

诃梨勒

使也。俗名诃子、随风子。六棱、黑色、肉厚者良，取皮去核用。文止有六路，或多或少，并是杂路勒，不入用。七、八月实熟时采。

味苦，气温，无毒。《汤》云：气温，味苦。苦而酸，性平。味厚，阴也，降也。苦重，酸轻，无毒。肖炳云：苦、酸。《海药》云：味酸涩，温。《东》云：生津，止渴，疗滑泄。《珍》云：泻肺无补功，嗽药不为用。《甄》云：主开胃、消

---

① 睑：原作"脸"，据《政和本草》第十三卷"五倍子"条改。

食、化痰及冷气，除崩漏、肠风、奔豚及止痢。

《本经》云：主冷气、心腹胀满，下食。肖炳云：苦酸下宿物，止肠澼久泄、赤白痢。波斯舶上来者、六路黑色、肉厚者良。《药性论》云：诃梨勒，使。亦可单用。味苦、甘。能通利津液，主破胸膈结气，止水道，黑髭发。《日华子》云：消痰下气，除烦治水，调中，止泻痢，霍乱，奔豚，肾气，肺气喘息，消食，开胃，肠风泻血，崩中带下，五膈气，怀孕未足月人漏胎及胎动欲生，胀闷气喘，并患痢人后分急痛，并产后阴痛，和蜡烧熏及热煎汤熏，通手后洗。《图经》云：诃梨勒，主痢。《本经》不载。张仲景治气痢，以诃梨勒十枚，面裹，糖灰火中煨之，令面黄熟，去核，细研为末，和粥饮顿服。唐·刘禹锡《传信方》云：予曾苦赤白下，诸药服遍，久不差，转为白脓，用诃梨勒三枚上好者，两枚炮取皮，一枚生取皮，同末之，以沸浆水一两，合服之，淡水亦得。若空水痢，加一钱匕甘草末。若微有脓血，加二匕；若血多，加一匕，皆效。又取其黑人，白蜜研，注目中，治风赤涩痛，神良。其子未熟时风飘堕者，谓之随风子，暴干收之，彼人尤珍贵，益小者益佳，治痰嗽咽喉不利，含三数殊胜。《海药》云：味酸涩，温，无毒。主五膈气结、心腹虚痛、赤白诸痢及呕吐咳嗽，并宜使。皮其主嗽。肉炙治眼涩痛。方家使六路诃梨勒，即六棱是也。《象》云：主腹胀满、不下饮食，消痰下气，通利津液，破胸膈结气，治久痢赤白、肠风，去核捣细用。《心》云：《经》曰肺苦气上逆，急食苦以泄之，以酸补之。苦重泻气，酸轻不能补肺，故嗽药中不用。俗名诃子。《衍义》云：气虚人亦宜缓缓煨熟少服。此物能涩肠而又泄气，盖其味苦涩故尔。丹溪云：下气，以其味苦而性急喜降。《经》曰：肺苦急，急食苦以泻之。谓降而下走也。气实者宜之，若气虚者似难轻服。《衍义》云：此物虽涩肠，又泄气，其味苦涩。又云：治肺气因火伤极，遂郁遏胀满。盖其味酸苦，有收敛降火之功。《剿》云：诃梨勒苦能开胃，冷气奔豚是本功，消食化痰并止痢，更除崩漏及肠风。即《局方》。诃梨勒，泻痢有功。

楝　实

俗谓苦楝子，又名川楝子，又名金铃子，又名石茱萸，以蜀者为佳。十二月采实，采根无时。有雌、雄二种，根白有子为雌，微毒，服食用之；根赤无子为雄，有毒，误服吐泻杀人。用须去核。

味苦，气寒，有小毒。《汤》云：气寒。味苦，平，有小毒。《东》云：金铃子，味酸、苦，无毒。《汤》云：金铃子，酸、苦，阴中之阳。《东》云：治疝气而补精血。《珍》云：主下部腹痛、心暴疼。

《本经》云：主温疾、伤寒大热烦狂，杀三虫、疥疡，利小便水道。根微寒，疗蛔虫，利大肠。《药性论》云：楝实亦可单用，主人中大热狂失心躁闷，作汤浴，不入汤服。《日华子》云：楝皮，苦，微毒。治游风热毒、风疹恶疮疥癞、小儿壮热，并煎汤浸洗。服食须是生子者，雌树皮一两，可入五十粒糯米，煎煮杀毒。泻多，以冷粥止；不泻者，以热葱粥发。无子雄树，能吐泻杀人，不可误服。陶云：其根以苦酒摩涂疥，甚良。煮汁作糜食之，去蛔虫。《珍》云：入心，主上下部腹疼。又云：心暴痛非此不能除。即川楝子也。《局》云：楝实金铃子一同，膀胱冷气大能通，又除脏毒并寒热，若用根皮最杀虫。川楝子，主膀胱冷气。

柏　实

即柏子仁。君也，牡蛎及桂瓜子为之使，畏菊花、羊蹄草、诸石及面曲，入药微炒。用须偏叶者，名侧柏。其花柏叶①、丛柏叶、有子圆柏叶不入药中用。八月收子叶，余采无时。干州者最佳。

味甘，气平，无毒。《汤》云：气平，味甘、辛，无毒。《东》云：养心神而有益。

《本经》云：主惊悸，安五脏，益气，除风湿痹，疗恍惚、虚损吸吸、历节腰中重痛，益血，止汗，久服令人润泽，美颜色，耳目聪明，不饥不老，轻身延年，柏叶尤良。《药性论》云：君，恶菊花，畏羊蹄草，味甘、辛。治腰肾中冷、膀胱冷脓宿水，兴阳道，益寿，去头风，治百邪鬼魅，主小儿惊痫。《日华子》云：治风，润皮肤。此是侧柏子，入药微炒用。《汤》云：用之则润肾之药，古方十精丸用之。《局》云：柏实主惊安脏气，除风湿痹及腰疼，若人吐衄崩中病，用叶烧来有大功。柏子，安脏镇惊，须去壳。

侧柏叶

君也。四时各依方面采，阴干。

味苦，气微温，无毒。《汤》同。一云：味苦、辛，性涩。《东》云：治血山崩漏之疾。

《本经》云：柏叶尤良。主吐血、衄血、痢血、崩中、赤白，轻身益气，令人耐寒暑，去湿痹，止饥。四时各依方面采，阴干。《唐本注》云：柏枝节烧取末，疗病及癞疮良。《药性

---

① 花柏叶：原作"花叶柏"，据《政和本草》第十二卷"柏实"条引《雷公》乙转。

论》云：君。与酒相宜，止尿血。味苦、辛，性涩，能治冷风历节疼痛。《日华子》云：灸罯冻疮，烧取汁涂头，黑润鬓发。《图经》云：仲景方疗吐血不止者，柏叶汤主之。青柏叶一把，干姜三片，阿胶二铤①，灸，三味以水二升煮一升，绵滤，一服尽之。山东医工亦多用侧柏，然云性寒止痛。其方采叶，入臼中湿捣，令极烂如泥，冷水调作膏，以治大人及小儿汤荡火烧。涂傅于伤处，用帛子系定，三两日疮当敛，仍灭瘢。又取叶焙干为末，与川黄连二味同煎为汁，服之以疗男子妇人小儿大腹，下黑血茶脚色，或脓血如淀色。所谓虫痢者，治之有殊效。又能杀五脏虫。道家多用柏叶汤，常点益人。丹溪云：属阴与金，性善守。故采其叶，随月建方，以取月令之气也。此补阴之要药，其性多燥，久得之，大益脾土，以涩其肺。柏叶，止衄吐崩。

柏白皮

《本经》云：主火灼烂疮，长毛发。《日华子》云：无毒。

槐 实

臣也，景天为之使。七月七日采嫩实，十月上巳日采老实，入药。皮根采无时。陶云：以子相连多者为好。雷云：去单子并五子者，只取两子、三子者。

味苦、酸、咸，气寒，无毒。《汤》同。《珍》云：除五内邪热、大肠热，治妇人乳瘕、口齿风，兼疗涎唾。

《本经》云：主五内邪气热、止涎唾、补绝伤、五痔、火疮、妇人乳瘕、子脏急痛，以七月七日取之，铜器盛之，日煎，

---

① 铤（dìng 定）：量词，用于块状物。《旧唐书·薛收传》："今赐卿黄金四十铤，以酬雅意。"

令可作丸，大如鼠屎，内窍中，三易乃愈。又堕胎，久服明目益气，头不白，延年。《药性论》云：槐子，臣。主治大热难产。陈藏器云：槐实本功外杀虫去风。合房折取，阴干，煮服，一如茶。明目，除热泪、头脑心胸间热风烦闷、风眩欲倒、心头吐涎如醉、瀁瀁①如船车上者。子生房，七月收之，染皂。木为灰，长毛发。《日华子》云：槐子治丈夫、女人阴疮湿痒。催生，吞七粒。《图经》云：七月七月采嫩实，捣取汁作煎。十月采老实入药。今医家用槐者最多。《珍》云：与桃仁治证②同。《图经》云：折取嫩房角，作汤以当茗，主头风，明目补脑。《局》云：槐实主除邪热气，更攻五痔火烧疮，用皮灌嗽风疳齿，若治阴癞③作浴汤。槐角，主五痔肠风。

槐 枝

《本经》云：主洗疮及阴囊下湿痒。《别录》云：八月断槐大枝，使生嫩蘖④，煮汁酿酒，疗大风痿痹甚效。又枝炮熨，止蝎⑤毒。《图经》云：春采嫩枝，煅⑥为黑灰以揩齿，去蚛。烧青枝取沥，以涂癣。

槐白皮

《本经》云：主烂疮。《药性论》云：槐白皮，味苦，无

---

① 瀁瀁（yǎngyǎng 养养）：广大无边貌。《玉篇·水部》："瀁，瀁瀁，无涯际也。"

② 证：原作"订"，据《汤液本草》卷下"木部·槐实"条引"《珍》云"改。

③ 癞：《本草歌括》八卷本卷之五"槐实"条作"癞"。

④ 蘖：通"櫱"，树木再生的枝节。《吕氏春秋·辩土》："厚土则櫱不通。"

⑤ 蝎：原作"歇"，据《政和本草》第十二卷"槐实"条改。

⑥ 煅：原作"煆"，据文义改。

毒。主治口齿风疳䘌，以煎浆水煮含。又煎淋浴男子阴疝卵①肿，又皮煮汁淋阴囊坠肿气痛。《日华子》云：槐皮，平。治中风、皮肤不仁、喉痹，浸洗五痔，并一切恶疮、妇人产门痒痛及汤火疮。煎膏止痛、长肌肉、消痈肿。《图经》云：煮白皮汁，以治口齿及下血。

槐根

《本经》云：主喉痹、寒热。

槐耳

《别录》云：味苦、辛，平。无毒，主五痔、心痛、妇人阴中疮痛。槐树菌也，当取坚如桑耳者。《图经》云：木上耳，取末，服方寸匕，治大便血及五痔脱肛等，皆常用有殊效者。

槐胶

《本经》云：主一切风，化涎，治肝脏风、筋脉抽掣及急风、口噤，或四肢不收、顽痹，或毒风周身如虫行，或破伤风、口眼偏斜、脊强硬，任作汤散丸，煎杂诸药用之，亦可水煮，和诸药为丸，及作汤下药。

槐花

味苦，气平，无毒。《汤》云：苦薄，阴也。《东》云：治肠风，亦疗痔痢。《珍》云：凉大肠皮风，治肠风泻血。

《本经》云：治五痔、心痛、眼赤，杀腹脏虫及热，治皮肤风并肠风泻血、赤白痢，并炒服。

槐叶

气平，无毒。

---

① 卵：原作"卯"，据《本草集要》卷之四"槐实"条改。

《本经》云：煎汤，治小儿惊痫、壮热、疥癣及疔肿，皮、茎同用。《珍》云：疗大肠热。

麒麟竭

一名血竭。凡使，勿用海母血，真相似，只是味咸而气腥。其血竭咸而甘、似栀子气、嚼之不烂如蜡者上也。得蜜陀僧良。勿与众药同捣，化作飞尘。

味甘、咸，气平，有小毒。《东》云：止血出，疗金疮、伤折。

《本经》云：主五脏邪气、带下、止痛、破积血、金疮生肉。紫铆与麒麟二物，大同小异。《别本注》云：紫铆、麒麟竭二物同条，功效全别。紫铆色赤而黑，其叶大如盘，铆从叶上出。麒麟色黄而赤，味咸，平，无毒。主心腹卒痛，止金疮血，生肌肉，除邪气。叶如樱桃三角，成竭从木中出，如松脂。《日华子》云：紫铆，无毒。治驴马蹄漏，可熔补。又云：麒麟竭，暖，无毒，得蜜陀僧良。治一切恶疮疥癣久不合者，傅此药。性急，亦不可多使，却引脓。《图经》云：木液流下成竭，赤作血色，故谓之血竭。采无时。其味咸而气腥者是海母血，不可用。真竭微咸而甘，作栀子气味。旧说与紫铆大都相类，而别是一物，功力亦殊。《海药·南越志》云：是紫矿树之脂也。其味甘，温，无毒。主打伤折损、一切疼痛、补虚及血气搅刺、内伤血聚，并宜酒服。欲验真伪，但嚼之不烂如蜡者上也。《局》云：麒麟竭本出南番，血竭元来只一般。止痛生肌除血晕，勿将紫铆误同看。麒麟竭，止痛生肌。

金樱子

有刺，黄赤色，形似小石榴。十一二月采，不可太熟，却失本性，今取半黄时采之妙。

味酸、涩，气平、温，无毒。《东》云：涩遗精。

《本经》云：疗脾泄下痢，止小便利，涩精气，久服令人耐寒，轻身，方术多用。《日华子》云：花平，止冷热痢，杀寸白蛔虫等。和铁粉研，拔白发，傅之，再出黑者。亦可染发。又云：东行根，平，无毒。治寸白虫，剉二两，入糯米三十粒，水一升，煎五合，空心服，须臾泻下，神验。又云：皮，平，无毒。炒，止泻血及崩中带下。《图经》云：江南蜀中人，熬作煎酒服，云补治有殊效。又和鸡头实，作水陆丹，益气补真，甚佳。孙真人《食忌》云：樱子煎，经霜后，以竹夹子摘取，于木臼中杵去刺，勿损之，劈为两片，去其子，以水淘洗过，烂捣，入大锅水煎，约水耗半，取出澄滤过，仍重煎，似稀饧，每服取一匙，用暖酒一盏调服，其功不可具载矣。沈存中云：止遗泄，取其温且涩。世之用者，待红熟取汁熬膏，大误也。红熟则却失本性，今取半黄时采用妙。丹溪云：属土而有金与水。经络隧道以通畅为和平，昧者取涩性为快，遂熬煎食之，咎归诸谁？又云：沈存中云止遗泄，取其温且涩，须十月熟时采，不尔复令人利。《局》云：金樱黄实赭然花，下痢遗精用子佳，捣汁煮膏投酒服，轻身奈①老入仙家。金樱子，养精益肾，轻身，调和五脏。凡入大锅煎时，勿绝火。

皂荚

使也，柏实为之使，恶麦门冬，畏空青、人参、苦参。九、十月采荚，阴干。去皮弦子，酥炙用，不入汤。有三种。《本

---

① 奈：经得起、受得了。张相《诗词曲语辞汇释》卷二："奈，犹耐也。奈、耐二字通用。"

经》云：形如猪牙者良。陶云：长尺二者良。《唐本注》云：长六寸、圆厚者好。

味辛、咸，气温，有小毒。《汤》云：引入厥阴经药。《东》云：治风痰。

《本经》云：主风痹、死肌、邪气、风头泪出，利九窍，杀精物，疗腹胀满，消谷，除咳嗽、囊缩、妇人胞不落，明目益精，可为沐药，不入汤。《药性论》云：使。主破坚癥、腹中痛，能堕胎。又云：将皂荚投酒中，尽取其精，火内煎成膏，涂帛，贴一切肿毒，兼止疼痛。《日华子》云：通关节，除头风，消痰，杀劳虫，治骨蒸，开胃，及中风口噤。入药去皮子，以酥炙用。《图经》云：今医家作疏风气丸煎，多用长皂荚。治齿及取积药，多用猪牙皂荚。所用虽殊，大抵性味不相远。又云：仲景治杂病方，咳逆上气、唾浊、但坐不得卧，皂角丸主之。皂荚杵末，一物以蜜丸，大如梧子，枣膏汤服一丸，日三夜一服。又米醋熬嫩刺针，作浓煎，以傅疮癣，有奇功。孙尚药云：治卒中风昏昏若醉，形体惛①闷，四肢不收，或倒或不倒，或口角似利，微有涎出。斯须不治，便为大病，故伤人也。此证②风涎潮于上膈，痹气不通，宜用救急稀涎散。猪牙皂荚四挺，须是肥实不蚛，削去黑皮，晋矾一两，光明通莹者，二味同捣，罗为细末，再研为散，如有患者，可服半钱，重者三字匕，温水调灌下，不大呕吐，只是微微涎稀冷出，或一升二升，当时惺惺③，次缓而调治，不可便大服之，恐过伤人命，累经效。丹溪云：皂角刺，治痈疽已溃，能引至溃处，甚验。

---

① 惛（hūn 昏）：糊涂。《广韵·魂韵》："惛，不明。"

② 证：原作"订"，据《政和本草》第十四卷"皂荚"条改。

③ 惺惺（xīngxīng 星星）：醒悟。《集韵·迥韵》："惺，悟也。"

又《神仙传》：崔①言者，职隶左亲骑军，一旦得疾，双眼昏，咫尺不辨人物，眉发自落，鼻梁崩倒，肌肤有疮如癣，皆为恶疾，势不可救。因遇一道流自谷中出，不言名姓，授其方曰皂荚刺，二斤为灰，蒸久，晒研，为末，食上浓煎大黄汤调一钱匕服，一旬鬓发再生，肌肤悦泽，愈。又铁砧，以煅金银，虽百十年不坏；以捶皂荚，则一夕破碎。《汤》云：《活人书》：治阴毒，正阳散内用皂荚，引入厥阴也。用之有蜜炙、酥炙、烧灰之异，等分依方。《局》云：皂荚消痰除咳嗽，贴涂肿痛去头风，口呙鬼压并昏塞，搐鼻应知有大功。皂荚，为末，搐鼻嚏，应释②妖迷。

郁李仁

臣也。五、六月采根并实，取核中仁用，汤浸去皮尖用。人家所种郁李，不入药。

味酸，气平，无毒。《汤》云：味苦、辛，阴中之阳。辛、苦，阴也。《东》云：润肠，宣水，去浮肿。《珍》云：主头面四肢浮肿、大腹水肿，破血，润燥。

《本经》云：主大腹水肿、四肢浮肿，利小便水道。根，主齿龈③肿、齲齿，坚齿，去白虫。《药性论》云：臣，味苦、辛。治肠中结气、关格不通。根，治齿痛，宣结气，破结聚。《日华子》云：通泄五脏，膀胱急痛，宣腰胯冷脓，消宿食，下气。又云：根凉，无毒。治小儿热发，作汤浴。风蚛牙，浓煎汁，含嗽之。《图经》云：《韦宙独行方》疗脚气浮肿、心腹

---

① 崔：原作"五"，据《政和本草》第十四卷"皂荚"条改。
② 释：原作"什"，据《补遗药性赋》卷之四"木部·皂荚"条改。
③ 龈：原作"断"，据《政和本草》第十四卷"郁李仁"条改。

满、大小不通、气急喘息者，以郁李仁十二分，捣碎，水研，取汁，薏苡仁捣得如粟米，取三合，以汁煮米作粥，空腹食之佳。《珍》云：破血润燥。《局》云：郁李仁通关格病，主除大腹四肢浮。若还齿痛并虫证，须用根皮病乃瘳。郁李仁，荡浮肿四肢。

椿木叶

无花不实者为椿，有花而荚者为樗。

味苦，有毒。

《本经》云：主洗疮疥、风疽，水煮叶汁用之。孟诜云：椿温，动风，熏十二经脉、五脏六腑，多食令人神不清、血气微。又女子血崩及产后血不止、月信来多，可取东引细根一握洗之，以水一大升煮，分再服，便断。亦止赤带下，疗小儿疳痢，可多煮汁灌之。又取白皮一握，仓粳五十粒，葱白一握，甘草三寸炙，豉两合，以水一升煮，取半升，顿服之，小儿以意服之。枝叶与皮，功用皆同。《图经》云：椿木实而叶香，可啖。樗木疏而气臭。丹溪云：樗木皮臭。椿根其性凉，而能涩血。樗木臭疏，椿木香实。其樗用根、叶、荚。故曰：未见椿上有荚，惟樗木上有荚。以此为异。

椿　皮

《东》云：椿根白皮，味苦，有毒，主泻血。

《本经》云：主疳䘌。

樗　木

一名臭椿。

味苦，有小毒。《药性论》云：樗白皮，使，味苦，微热，无毒。一云温。

《本经》云：根叶尤良。陈藏器云：主赤白久痢、口鼻中疳虫，去疥䘌，主鬼疰、传尸、蛊毒、下血，根皮去鬼气。《药性论》云：樗白皮，治赤白痢肠滑、痔疾泻血不住。肖炳云：樗皮主疳痢，得地榆同疗之，根皮尤良。《日华子》云：樗皮，温，无毒。止泻，肠风，缩小便，入药蜜炙用。《图经》云：樗根煮汁，主下血及小儿疳痢。亦取白皮，和仓秔米、葱白、甘草、豉同煎饮服，血痢便断。唐刘禹锡著《樗根馄饨法》云：每至立秋前后即患痢，或是水谷痢兼腰疼等，取樗一大两，捣筛，以好面捻作馄饨子如皂荚子大，清水煮，每日空腹服十枚，并无禁忌，神良。《局》云：椿樗两木性同良，樗臭难为椿树香，叶汁洗疮除疥虱，白皮主痢止儿疳。樗白皮，止痢断疳，叶汁洗疮，除疥虱。《衍义》曰：治大肠风虚、饮酒过度、挟热下痢、脓血疼痛多日不差，樗根白皮一两，人参一两，为末，每用二钱匕，空心以温酒调服。如不酒，以温米饮代。忌油腻湿面、青菜果子、甜物、鸡猪鱼腥等。

五加皮

远志为之使，畏蛇皮、玄参。五月七日采茎，十月采根，阴干。五叶者良。一名豺漆，一名豺节，生汉中及冤句。陶云：四叶者亦好。

味辛、苦，气温，微寒，无毒。《东》云：坚筋骨立行。

《本经》云：主心腹疝气腹痛、益气、疗躄、小儿不能行、疽疮、阴蚀、男子阴痿、囊下湿、小便余沥、女人阴痒及腰脊痛、两脚疼痹、风弱、五缓、虚羸、补中益精、坚筋骨、强志意，久服轻身耐老。《药性论》云：有小毒，破逐恶风血，四肢不遂，贼风伤人，软脚，瘮腰。主多年瘀血在皮肌，治痹，温内不足，主虚羸。小儿三岁不能行，用此便行走。《日华子》

云：明目，下气，治中风骨节挛急，补五劳七伤。叶治皮肤风，可作蔬菜食。《图经》云：今江淮间所生乃为真者，类地骨、轻脆芬香是也。香气如橄榄，春时结人如豆粒而扁，春青，得霜乃紫黑。亦可以酿酒，饮之治风痹四肢挛急。陈藏器云：五加皮，花者治眼瞳人，捣末，酒调服，自正。《煮石经》云：何以得长久，何不食石蓄金盐？何以得长寿，何不食石用玉豉？即五加皮、地榆。五加、地榆，皆是煮石而饵，得长生之药也。昔孟绰子、董士固共相与言曰：宁得一把五加，不用黄金满车；宁得一斤地榆，不用明月宝珠。张子声、杨建始、王叔才、于出彦等皆服此酒，而房室不绝，得寿三百年，有子二十人，世世有得服五加酒散而获延年不死者，不可胜计。或只为散以代汤茶而饵之，验亦然也。大王君谓五加云：盖天有五车之星精也，金应五湖，人应五德，位应五方，物应五车。故青精入茎，则有东方之液；白气入节，则有西方之建；红气入华①，则有南方之光；玄精入相，则有北方之人；黄烟入皮，则有戊己之灵。五神镇生②，相转育③成，用之者真仙，服之者反婴也。《局》云：五加皮主风寒痹，心痛坚筋更益精，并治阴疮通疝气，又医幼小不能行。五加皮，舒筋展痹。蜀《图经》云：树生小丛，赤蔓，茎间有刺，五叶生枝端，根若荆根，皮黄黑，肉白，骨硬，今所在有之。《图经》云：今江淮湖南州郡皆有之。春生苗，茎叶青，作丛。赤茎又似藤蔓，高三五尺，上有黑刺。叶生五叉、作蕨者良。四叶、三叶者最多，为次。每一叶下生一刺。今所用乃有数种，京师、北地者大片类秦皮、黄

---

① 华：花。《诗经·周南·桃夭》："桃之夭夭，灼灼其华。"
② 生：原作"主"，据《政和本草》第十二卷"五加皮"条改。
③ 育：原作"盲"，据《政和本草》第十二卷"五加皮"条改。

檗辈，平直如板而色白，绝无气味，疗风痛颇效，余不入用。吴中乃剥野椿根为五加皮，柔韧而无味，殊为乖失。今江淮所生为真，茎叶有刺，长者至丈余，叶五出如桃花，江淮吴中往往以为藩，正似蔷薇、金樱辈。

石　南

臣也，五加皮为之使，恶小蓟。二、四月采叶，八月采实，阴干。

味辛、苦，气平，有毒。《东》云：利筋骨与皮毛。

《本经》云：主养肾气、内伤阴衰，利筋骨皮毛，疗脚弱、五脏邪气，除热，女子不可久服，令思男。实杀蛊毒，破积聚，逐风痹。《药性论》云：臣。主阴热。恶小蓟。无毒。能添肾气，治软脚、烦闷疼，杀虫，逐诸风。虽能养肾内伤，令人阴痿。《局》云：石南叶出石之南，养肾除风用最堪，更利皮毛筋骨病，女人久服便思男。石楠叶，养肾除风。

梓白皮

梓之入药，当用有子者为使。木似桐而叶小花紫。

味苦，气寒，无毒。《汤》同。

《本经》云：主热，去三虫，疗目疾。叶捣傅猪疮。饲猪，肥大三倍。陶云：叶疗手脚火烂疮。《日华子》云：煎汤，洗小儿壮热、一切疮疥、皮肤瘙痒。梓树皮有数般，惟楸梓佳，余即不堪。

胡桐泪

又名胡桐律。出肃州以西。形似黄矾而坚实。有夹烂木者云胡桐树，滋沁入土石，硷卤地作之。又为金银焊①药，得水便消，如消石也。古方稀用，今治口齿为最要物。

味咸、苦，气大寒，无毒。《汤》同。《珍》云：主毒热，充心腹，兼治瘰疬。

《本经》云：主大毒热、心腹烦满，水和服之，取吐。又主牛马急黄黑汗，水研三二两，灌之立差。《日华子》云：治风蚛牙齿痛。有二般，木律不中，入药用石律。形如小石子、黄土色者为上，即中入齿药用，兼杀火毒并面毒。《图经》方云：古今稀用，合治口齿家为最要之物。《海药》云：出波斯国。主风疳䘌齿牙疼痛、骨槽②风劳，能软一切物，多服令人吐。《珍》云：瘰疬非此不能除。《局》云：胡桐无毒泪咸寒，心腹膨脝取吐宽，风蛀牙疼为最要，形须夹石似黄矾。胡桐泪杀风牙蛀，膨脝胀满吐堪施。

松 脂

使也。六月采。以通明如薰陆香者为胜。一名松膏，一名松肪。

味苦、甘，气温，无毒。

《本经》云：主疽恶疮、头疡白秃、疥瘙、风气，安五脏、除热、胃中伏热、咽干、消渴及风痹死肌，炼之令白。其赤者，主恶痹，久服轻身，不老延年。陶云：服食方中，以桑灰汁或酒煮软，挼内寒水中，数十过，白滑则可用。其有自流出者，乃胜于凿树及煮用膏也。其实不可多得。《药性论》云：使，味甘、平，杀虫用之。主耳聋。牙有蚛虫，少许咬之，不落，虫

---

① 焊：原作"旱"，据《政和本草》第十三卷"胡桐泪"条改。
② 槽：原作"槽"，据《政和本草》第十三卷"胡桐泪"条改。

自死。能治诸疮脓血。煎膏，生肌，止痛，抽风。《日华子》云：润心肺，下气，除邪。煎膏，治瘘烂，排脓。又云：治脚软骨节风。又疗历节诸风、恶风癫疾。《图经》云：道人服饵，或合茯苓、松柏实、菊花作丸，皆先炼治，其法用大釜加水置甑，和白茅藉甑底，又加黄砂于茅上厚寸许，然后布松脂于上，炊以桑薪，汤减即添热水，常令满，候松脂尽入釜中，乃出之，投于冷水，既凝，又蒸，如此三过，其白如玉，然后入药。《局》云：松脂除热除风气，又主头疡恶毒疮，治渴杀虫攻疥瘙，风虚脚痛节尤良。松脂，主疮疡杀疥。

松 实

九月采，阴干。

味苦，气温，无毒。

《本经》云：主风痹寒气、虚羸少气，补不足。

松 叶

味苦，气温。《日华子》云：无毒。

《本经》云：主风湿疮，生毛发，安五脏，守中，不饥延年。陶云：惟叶正是断谷所宜，细切如粟，以水及面饮服之，亦有阴干捣为屑丸服者。人患恶病，服此无不差。《日华子》云：炙，主冻疮、风湿疮佳。又切如粟，酒服方寸匕，日三，辟瘟疫，除湿病。多取①青叶捣烂，用酒浸七日，取酒服，治脚气风痹不能行及诸历节风。

松 节

《本经》云：气温，主百节久风、风虚、脚痹疼痛。陶云：

① 取：原作"服"，据《本草集要》卷之四"松脂"条改。

苦脚弱人，酿松节酒服之。《丹》云：松属阳金，其节炒焦，治筋骨病，能燥血中之湿也。浸酒服。

松根白皮

味苦，气温，无毒。

《本经》云：主辟谷不饥。《日华子》云：补五劳益气。

松　花

《唐本注》云：松花名松黄，拂取似蒲黄，酒服轻身疗病。《丹》云：多食发上焦热病。其花上黄粉名松黄。《衍义》云：治产后热渴烦燥病，更详之。

松　皮

《唐本注》云：树皮绿衣名艾蒳，合和诸香烧之，其烟团聚，青白可爱也。《丹》云同。《纂要》云：老松皮，烧，存性为末，能住刀口杖疮。一切痛不止者，亦能止之。

合　欢

采皮及叶用，不拘时。即夜合树。

味甘，气平，无毒。

《本经》云：主安五脏，利心志，令人欢乐无忧，久服轻身明目，得所欲。陈藏器云：合欢皮，杀虫，捣为末，和铛下墨、生油调，涂蜘蛛咬疮。及叶，并去垢。叶至暮即合，故云合昏也。《日华子》云：夜合杀虫，煎膏消痈肿并续筋骨。叶可洗衣垢。《图经》云：《韦宙独行方》胸心甲错，是为肺痈，黄昏汤主之，取夜合皮，水煎服。丹云：属土而有水与金，补阴之有捷功也，长肌肉，续筋骨，概可见矣。而外科家未曾录用，何也？又名夜合，人家多植庭除①间，蠲人之忿。

墨

粗者不堪，非松烟者不入药。

味辛，无毒。陈云：墨温。

《本经》云：止血，生肌肤，合金疮，主产后血运、崩中、卒下血，醋摩服之。亦主睽目、物芒入目，摩点瞳子上。又止血痢及小儿客忤，捣筛和水温服之。好墨入药，粗者不堪。丹溪云：属金而有火，入药甚助补性。当松烟为之者入药，能止血，及产后血运，崩中，卒下血，醋摩服之。又主睽目、物芒入目，摩点瞳②子。又鄜延界内，有石油，燃之，烟甚浓，其煤可为墨，黑光如漆，松烟不及。其识文曰延川石液者，是不可入药，当附于此。

杉 材

须是油杉及臭者良。

气微温，无毒。《日华子》云：味辛。

《本经》云：主疗漆疮。陶云：削作屑，煮以洗漆疮，无不差。《唐本注》云：杉木，水煮汁，浸捋③脚气肿满。服之，疗心腹胀痛，去恶气。《日华子》云：味辛，治风毒、奔豚、霍乱、上气，并煎汤服，并淋洗，须是油杉及臭者良。《图经》云：唐柳州方治脚气、痞绝、胁有块大如石且死不知人，杉木汤服半食顷大下，三下气通块散。杉木节一大升，橘叶一④大

---

① 除：台阶。《玉篇·阜部》："除，殿阶也。"
② 瞳：原作"童"，据《政和本草》第十三卷"墨"条改。
③ 捋：原作"将"，据《政和本草》第十四卷"杉材"条改。
④ 一：原作"切"，据《政和本草》第十四卷"杉材"条改。

升，无叶可以皮代①之，大腹槟榔七枚（合子碎之），童子小便三大升，共煮，取一大升半，分两服。若一服得快利，即停后服。又杉菌出宜州，生积年杉②上，若菌状，云味苦，性微温，主心脾气疼及暴心痛，采无时。

椰子皮

皮入药炙用。

味苦，气平，无毒。

《本经》云：止血，疗鼻衄、吐逆、霍乱，煮汁服之。壳中肉，益气去风。浆服之，主消渴。涂头，益发令黑。《海药》云：内有浆似酒，饮之不醉，主消渴、吐血、水肿，去风热。丹溪云：属土而有水，生南海极热之地，土人赖此解夏月暍渴，天之生物盖可见矣。《海药》云：多食动气也。《衍义》云：取其壳为酒器，如酒中有毒，则酒沸起。今人皆漆其里，则全失用椰子之意。

乌臼木根皮

味苦，气微温，有毒。

《本经》云：主暴水癥结积聚。陈藏器云：叶好染皂。子多取压为油，涂头令黑变白，为灯极明，服一合，令人下痢，去阴下水。《日华子》云：乌臼根皮，凉。治头风，通大小便。以慢火炙，令脂汁尽，黄干后用。又云：子，凉，无毒。压汁梳头，可染发；炒作汤，下水气。《斗门方》：治大便不通，用乌臼木方停一寸，劈开水煎，取小半盏服之立通。不用多吃。其功神圣，兼能取水。丹溪云：解蛇毒。

---

① 代：原脱，据《政和本草》第十四卷"杉材"条补。
② 杉：原作"大"，据《政和本草》第十四卷"杉材"条改。

楮　实

八、九月采实，日干，四十日成。采时水浸去皮穰，取中子，日干用。即今谷树也。

味甘，气寒，无毒。

《本经》云：主阴痿、水肿，益气，充肌肤，明目，久服不饥不老。《日华子》云：壮筋骨，助阳气，补虚劳，助膝，益颜色。皮班者是楮，皮白者是谷。《局》云：楮实补虚明眼目，主除水肿治阴痿，疹风茎叶煎汤浴，树汁生涂癣最宜。楮实，补虚，明眼目。叶洗疹风，树汁生涂癣。

楮　叶

味甘，无毒。一云凉。

《本经》云：主小儿身热、食不生肌，可作浴汤。又主恶疮、生肉。《药性论》云：叶干炒末，溲①面作饼饦②食之，主水痢。《日华子》云：楮叶，凉，无毒。治刺风身痒。此是班谷树。《图经》云：叶主鼻洪。《小品》云：鼻衄数升不断者，取楮叶捣取汁，饮三升，不止，再三饮，神良。久衄亦差。又治瘴痢，无问老久，日夜百余度者，取干楮叶三两，熬捣为末，煎乌梅汤，服方寸匕，日再，兼取羊肉里末，内谷道，痢出即止。

楮树皮

味甘，气平，无毒。

---

①　溲：以液体调和粉状物，多指调面。《礼记·内则》："去其皽为稻粉，糔溲之以为酏。"

②　饼饦（bótuō 脖脱）：也作"博饦""不托"，一种面食。《通雅·饮食》："《五代史李茂贞传》：'朕与官人，一日食粥，一日食不托。'不托，当时语也。后加饼饦，又作餺飥。"

《本经》云：主逐水，利小便。《药性论》云：谷树皮，亦可单用，能治水肿气满。《图经》云：江南人绩其皮以为布，又捣以为纸，光泽甚好。又食其嫩芽，以当菜茹。主四肢风痹，赤白下痢。纸亦入药，见《传信方》。治女子月经不绝、来无时者，取案纸三十张，烧灰，以清酒半升，和调服之，顿定。如冬月，即暖酒服。蓐中血晕，服之立验。今楮纸用之最博，或用其灰，止金疮出血甚效。楮布不见有之，医方但贵楮实，余亦稀用。

楮 茎

《本经》云：主瘾疹痒，单煮洗浴。

楮皮间白汁

《本经》云：疗癣。《日华子》云：谷树汁，傅蛇虫伤、犬咬。能合朱砂为团，名曰五合胶漆。《图经》云：取木枝中白汁，涂癣甚效。

女贞实

或云：即今冬青木也。极茂盛，凌冬不凋①；花细，青白色；其实九月熟，黑似牛李子。立冬采，日干。其皮可以浸酒。味苦、甘，气平，无毒。

《本经》云：主漏中，安五脏，养精神，除百疾，久服肥健，轻身不老。《局》云：女贞实是冬青子，安和五脏养精神，若能久服常轻健，百疾消除不老人。冬青子，养精益肾，轻身，调和五脏。

---

① 凋：原作"调"，据《政和本草》第十二卷"女贞实"条改。

榆　皮

即今榆树。二月采皮，取白，暴干。八月采实，并勿令中湿，湿则伤人。

味甘，气平，无毒，性滑利。

《本经》云：主大小便不通，利水道，除邪气、肠胃邪热气，消肿，久服轻身不饥。陶云：断谷，乃屑其皮并檀皮服之，即令人不饥。陈藏器云：江东有刺榆，无大榆，皮入用不滑。刺榆秋实，故陶错误也。《药性论》云：榆白皮，滑。主利五淋，治不眠，疗齁，取白皮阴干，后焙忤为末①，每日朝夜，用水五合，末二钱，煎如胶服，差。孟诜云：生皮，主暴患赤肿，以皮三两，捣和二年醋滓封之，日六七易，亦治女人妒乳肿。《日华子》云：榆白皮，通经脉，涎傅癣。《图经》云：白榆皮入药，今孕妇滑胎方多用之。小儿白秃，发不生，捣末，苦酒调涂之。刺榆有针刺如柘，则古人所茹者，云美于白榆。荒岁农人食之以当粮，不损人。《食疗》云：生榆皮，利小便，主石淋。人多捣白皮为末，和菜菹食之甚美。令人能食，仙家长服，服丹石人亦食之，取利关节故也。《局》云：榆皮利水能消肿，性滑通行大小便，幼小用之除白秃，妇人得此下胎元。榆皮，通利大小便，消浮肿。

榆　实

味少辛。

《本经》云：疗小儿头疮、痂疕。孟诜云：子作酱食，能助肺，杀诸虫，下气，令人能食。消心腹恶气、卒心痛，食之良。

---

① 末：原作“木”，据《政和本草》第十二卷“榆皮”条改。

《食疗》云：榆人可作酱，食之亦甚香美。有少辛味，能助肺气，杀诸虫，下气，令人能食。又心腹间恶气，内消之，尘者尤良。又涂诸癣疮，妙。又卒患冷气心痛，食之差。并主小儿痫、小便不利。陶云：初生荚，人以作糜羹，令人多睡。陈藏器云：榆荚，主妇人带下，和牛肉作羹食之。

榆 花

《本经》云：主小儿痫、小便不利、伤热。

榆 叶

陈藏器云：嫩叶作羹食之，压丹石，消水肿。孟诜云：服丹石人，采叶生服一两，顿佳。

卫 矛

拭去赤毛，酥炒用。凡使，勿用石茆根头，真似鬼箭，只上叶不同，味各别。一名鬼箭。

味苦，气寒，无毒。

《本经》云：主女子崩中下血、腹满汗出、除邪、杀鬼毒、蛊疰、中恶、腹痛，去白虫、消皮肤风毒肿，令阴中解。《药性》云：使也。破陈血，落胎。《日华子》云：味甘、涩。通月经，破癥结，止血崩、带下，杀腹脏虫及产后血咬肚痛。《局》云：卫矛即是鬼箭羽，主治阴人下血崩，杀鬼除邪攻腹痛，又除癥结又通经。卫矛，杀鬼，决经闭，兼疗带下。

牡荆实

此即作棰①杖者，俗名黄荆是也。以青者为佳。防风为之使，恶石膏。八、九月采实，阴干。有青、赤二种。

---

① 棰（chuí 垂）：马鞭。《说文·竹部》："棰，击马也。"

味苦，气温，无毒。

《本经》云：主除骨间寒热，通利胃气，止咳逆，下气。得术、柏实、青葙共疗头风。《别录》云：荆叶，味苦，平，无毒。主久痢、霍乱、转筋、血淋、下部疮湿慝、薄脚，主脚肿满。其根，味甘、苦，平，无毒。水煮服，主心风头风、肢体诸风，解肌发汗。有青、赤二种，以青者为佳。今人多以牡荆为蔓荆，极误也。陈藏器云：荆木取茎，截于火上烧，以物取沥饮之，去心中烦热、头风旋、目眩、心头漾漾欲吐、卒失音、小儿心热惊痫，止消渴，除痰唾，令人不睡。丹溪云：虚痰用竹沥，实痰用荆沥，二味开经络，行血气，俱用姜汁助送。《局》云：牡荆味苦即黄荆，棰杖茎条是本身，采实酒擂①敷乳肿，头风眩目也堪凭。牡荆子，酒擂敷乳肿。

辛　夷

臣也，芎䓖为之使，恶五石脂，畏菖蒲、蒲黄、黄连、石膏、黄环。用之去心及外毛，毛射人肺，令人咳。九月采实，暴干。陈云：今时所用者，是未发花时、如小桃子有毛、未折时取之。所云用花开者及在二月，殊误尔。初发如木笔，北人呼为木笔。取花欲开者胜，入药微炙。已开者劣，谢者不佳。《衍义》云：有红、紫二本，入药当用紫色者，仍须未开时收取，入药去毛苞。

味辛，气温，无毒。

《本经》云：主五脏、身体寒热、风头脑痛、面皯，温中，解肌，利九窍，通鼻塞涕出，治面肿引齿痛、眩冒身几几如在

① 擂（léi 雷）：研磨。《玉篇·手部》："擂，研物也。"

车船之上者，生须发，去白虫，久服下气，轻身明目。《药性论》云：臣，治面生黚疱。面脂用，生光泽。《日华子》云：通关脉，明目，治头痛、憎寒、骨噤、瘙痒，入药微炙。已开者劣，谢者不佳。《局》云：辛夷南地①号迎春，久服轻身奈老容。木笔花开同一种，头眩鼻塞善能通。木笔花，主头眩鼻塞。

钩 藤

臣也。叶细长、茎间有刺、若钓钩者是。三月采。

气微寒，无毒。一云味苦。又云味甘，平。

《本经》云：主小儿寒热、十二惊痫。《药性论》云：臣，味甘，平。主小儿惊啼、瘛疭、热拥。《日华子》云：治客忤、胎风。《图经》云：葛洪治小儿方多用之。其赤汤治卒得痫，用吊藤、甘草炙，各二分，水五合，煮取二合服，如小枣大，日五夜三，大良。又《广济》及《雀氏方》疗小儿惊痫诸汤饮，皆用吊藤皮。《局》云：钩藤无毒味甘平，似钓钩形故得名，专治小儿风瘛疭，更攻客忤卒痫惊。钩藤，主瘛疭、儿生客忤。

仙人杖

此是笋欲成竹时立死者，色黑如漆。五、六月收之。苦桂多生此。

味咸，气平，无毒。一云冷。

《本经》云：主哕气呕逆、辟痎、小儿吐乳、大人吐食，并水煮服，小儿惊痫及夜啼，安身伴睡良久。主痔病，烧为末，服方寸匕。又成一种仙人杖，味甘，小温，无毒，久服长生，坚筋骨，令人不老。作茹食之，去痰癖，除风冷。生剑南平泽。

---

① 地：原作“北”，据《本草歌括》八卷本卷之五“辛夷”条改。

莽草

臣也。五月采叶，阴干，不入汤服。

味辛、苦，气温，有毒。

《本经》云：主风头、痈肿、乳痈、疝瘕，除结气、疥瘙，杀虫鱼，疗喉痹不通、乳难、头风痒。可用沐，勿令入眼。《局》云：莽草辛温疗乳痈，善开喉痹不能通，诸疮瘰疬偏宜此，风蛀牙疼最有功。莽草，主牙痛、乳痈。

天竺黄

一名竹膏，人多烧诸骨及葛粉等杂之。生天竺国，今诸竹内往往得之，乃竹内所生，如黄土着竹成片者。入药，须用真的。

味甘，气寒，无毒。

《本经》云：主小儿惊风、天吊，镇心明目，去诸风热，疗金疮，止血，滋养五脏。《日华子》云：平。治中风壅痰、卒失音不语、小儿客忤及痫痰。此是南海边竹内尘沙结成者。《集》云：小儿药最宜，和缓故也。《局》云：天竺黄生天竺国，今诸竹内亦生黄。小儿天吊惊风候，明目清心疗刃疮。天竺黄，理天吊，止惊风，清心明目。

棕榈子

九月、十月采。结实作房如鱼子，黑色，人采熟淹①食，皮可烧灰入药用。

气平，无毒。

《本经》云：涩肠，止泻痢、肠风、崩中、带下，及养血。

---

① 淹：浸渍。《玉篇·水部》："淹，渍也。"

棕榈皮

九月、十月采。

气平，无毒。一云味苦涩。

《本经》云：止鼻洪吐血，破癥，治崩中带下、肠风、赤白痢。入药烧灰，不可绝过。作绳入土，千年不烂。《衍义》云：治妇人血露及吐血，仍佐之他药。《局》云：棕榈止痢止肠风，养血消癥疗鼻洪，更治崩中并带下，烧灰入药有神功。棕榈，主肠风、崩带。

柳 华

使也。一名柳絮。此人间柳树是也。初生有黄蕊者为花，及花干，絮方出，絮之下有小黑子，随絮而飞。

味苦，气寒，无毒。

《本经》云：主风水、黄疸、面热、黑痂疥、恶疮、金疮。陶云：柳华，宜贴炙疮。《药性论》云：苦柳华，使。主止血，治湿痹、四肢挛急、膝痛。

柳 叶

《本经》云：主马疥痂疮，取煎煮以洗马疥，立愈。又疗心腹内血，止痛。陶云：皮叶疗漆疮。《日华子》云：治天行热病、疔疮、传尸、骨蒸劳、汤火疮、毒入①腹热闷、服金石药人发大热闷，并下水气。煎膏续筋骨，长力，止痛，煎含。

柳 实

《本经》云：主溃痈，逐脓血。柳子汁，疗渴。

---

① 毒入：原作"火人"，据《政和本草》第十四卷"柳华"条改。

柳树枝皮

《唐本注》云：枝皮，味苦，寒，无毒。主痰热淋，可为吐。汤煮洗风肿痒，酒煮含主齿痛。木中虫屑可为浴汤，主风瘙痒瘾疹，大效。《图经》云：枝皮及根亦入药，葛洪治痈疽肿毒妒乳等多用之。《韦宙独行方》：主疔疮及反花疮，并煎柳枝叶作膏涂之。今人作浴汤、膏药、齿牙药，亦用其枝，为最要之药。

橡 实

栎木子也。入药，并捣炒焦。

味苦，气微温，无毒。

《本经》云：主下痢，厚肠胃，肥健人。其壳为散及煮服，亦主痢，并堪染。《日华子》云：栎树皮，平，无毒。治水痢，消瘰疬并恶疮。橡斗子，涩肠，止泻，煮可止饥。壳止肠风、崩中、带下、冷热泻痢并染须发。《局》云：橡实元来名栎子，大能止痢厚人肠，崩中便血偏宜壳，并染髭须发鬓良。

芜 荑

使也。状如榆荚，气息如狋①。三月采实，阴干，陈者良。《局》云：微炒用。有大小二种，小芜荑即榆荚也。入药当用大芜荑。得诃子、豆蔻良。方云：用须去扇。

味辛，气平，无毒。一云味苦、辛。

《本经》云：主五内邪气，散皮肤骨节中淫淫温行毒，去三虫，化食，逐寸白，散肠喔喔②喘息。《药性论》云：使，味

---

① 狋（xìn 信）：兽名。狸属，似猫而小。《广韵·震韵》："狋，小兽，有臭，居泽，色黄，食鼠。"

② 喔喔（wàwà 袜袜）：吞咽貌。《说文·口部》："喔，咽也。"

苦、辛。能主积冷气、心腹癥痛，除肌肤节中风淫淫如虫行。孟诜云：主五脏皮肤、肢节邪气。又热疮，捣和猪脂涂，差。又和白蜜，治湿癣；和沙牛酪，疗一切疮。陈者良，可少食之。伤多发热、心痛，为辛故也。秋天食之尤宜人，长食，治五痔，诸病不生。《日华子》云：治肠风痔瘘、恶疮疥癣。《图经》云：《传信方》治久患脾胃气泄不止，芜荑五两捣末，以饭丸，每日空心午饭前，各用陈米饮下二十丸，增至四十丸，久服去三虫，益神驻颜。陈藏器云：作酱食之，主五鸡病，除疮癣，其气膻者良。此山榆人也。《海药》云：味辛，温，无毒。治冷痢、心气，杀虫，止痛。又妇人子宫风虚，孩子疳泻，得诃子、豆蔻良。《千金方》：主脾胃有虫，食即痛，面黄无色，疼痛无时，必效。以芜荑人二两，和面炒令黄色，为末，非时米饮，调二钱匕，差。《局》云：芜荑逐冷除心痛，兼散皮肤骨节风，更主肠风并痔瘘，疗疮治癣杀三虫。

海桐皮

堪作绳索，入水不烂。

味苦，气平，无毒。

《本经》云：主霍乱、中恶、赤白久痢，除甘䘌、疥癣、牙齿虫痛，并煮服及含之。水浸洗目，除肤赤。《日华子》云：温。治血脉麻痹疼痛，及目赤煎水。《局》云：海桐主痢仍除疥，更疗浑身痹痛风，洗眼能消风眼赤，漱牙可治蛀牙疼。海桐皮，漱牙洗目。

雷　丸

君也，荔实、厚朴为之使，恶葛根。赤者杀人。八月采根，暴干。入药炮用。

味苦、咸，气寒，微寒，有小毒。

《本经》云：主杀三虫、逐毒气、胃中热。利丈夫，不利女子。作摩膏，除小儿百病。逐邪恶气、恶风、汗出，除皮中热结、积蛊毒、白蛊、寸白自出不止，久服令阴痿。《今注》云：《本经》云利丈夫、不利女子，《别录》云久服令阴痿，于事相反。按此则疏利男子元气，不疏利女子脏气，其义显矣。《药性论》云：雷丸，君，恶葛根，味苦，有小毒，能逐风。芫花为使。主癫痫狂走，杀蛔虫。《局》云：雷丸味苦寒微毒，主杀三虫寸白虫，若作摩膏如法用，小儿百病最能攻。雷丸，杀寸白三虫。

白 棘

一名棘针，小枣也。《衍义》曰：乃是酸枣未大时枝上刺也。

味辛，气寒，无毒。

《本经》云：主心腹痛、痈肿、溃脓，止痛，决刺结，疗丈夫虚损阴痿、精自出，补肾气，益精髓。《图经》云：白棘茎白如粉子，叶与赤棘同。有钩、直二种，直者宜入补药，钩者入痈肿药。针采无时。

桐 叶

桐有四种，未详孰是此用者。青桐、梧桐、白桐、岗桐。

味苦，气寒，无毒。

《本经》云：主恶蚀疮著阴。皮主五痔，杀三虫，疗奔豚气病。花主傅猪疮，饲猪肥大三倍。《药性论》云：白桐皮，治五淋，沐发去头风，生发滋润。《日华子》云：桐油，冷，微毒。傅恶疮疥及宣水肿，涂鼠咬处能辟鼠。《图经》云：南人作油者，乃岗梧也。岭南有刺桐，主金疮止血，殊妙。又，桐白皮亦主痔。《衍义》曰：《经注》不指定是何桐，致难执用。一种白桐，可斫琴者，叶三杈，开白花，亦不结子，《药性论》云是也。一种荏桐，早春先开淡红花，状如鼓子花成筒子，子或作桐油，《日华子》云是也。一种梧桐，四月淡开黄小花，一如枣花，枝头出丝，堕地成油，沾渍衣履，五、六月结桐子，今人收炒作果，动风气，《月令》云"桐始华"是也。一种岗梧，无花，不中作琴，体重。

榀实

一名榀子。

味甘，无毒。一云平。

《本经》云：主五痔，去三蛊虫毒鬼疰。孟诜云：平。多食一二升佳，不发病，令人能食消谷，助筋骨，行荣卫，明目轻身。《食疗》云：治寸白虫，日食七颗，其虫化为水。《衍义》云：五痔人食之愈，过多则滑肠。

食茱萸

畏紫石英。颗粒经久色黄黑，乃是食茱萸。颗粒紧小，即是吴茱萸。

味辛、苦，气大热，无毒。

《本经》云：功用与吴茱萸同，少为劣尔。疗水气，用之乃佳。陈藏器云：杀鬼魅及恶虫毒，起阳，杀牙齿虫痛。《药性论》云：治冷痹腰脚软弱、通身刺痛、肠风痔疾，杀肠中三虫，去虚冷。陈又云：树皮，杀牙齿虫，止痛。《食疗》云：温。主心腹冷气痛、中恶。又齿痛，酒煎含之。又杀鬼毒，中贼风口偏不语，同豉酒煎服，差。又，皮痒肉痛，酒水煎，去滓，微烧洗之立止。又，鱼骨在腹中刺痛，煎汁一盏服之，其骨软出。又，脚气冲心，和生姜煮汁饮之。又，闭目者，名櫠子，不堪食。

黄 药

藤生，根茎似小桑。其根初采湿时红赤色，曝干即黄。

味苦，气平，无毒。

《本经》云：主诸恶肿、疮瘘、喉痹、蛇犬咬毒，取根研服之，亦含亦涂。《局》云：黄药主除喉痹痛，并攻恶肿及涂疮，犬蛇伤咬研根服，治马方中用更良。黄药，通喉豁痹，主蛇伤，医马是神枢。

龙 眼

味甘，气平，无毒。

《本经》云：主五脏邪气，安志，厌食，除蛊，去毒，久服强魂，聪明，轻身不老，通神明。一名益智。《今注》云：七月始熟。《本经》云：一名益智者，盖甘味归脾而能益智，非今益智子尔。《蜀本》云：除蛊毒，去三虫。

松 萝

使也。以松上者为真。生松树上，五月采，阴干。

味苦、甘，气平，无毒。一云味苦、辛，微热。

《本经》云：主瞋怒邪气，止虚汗、头风、女子阴热肿痛，疗痰热、温疟，可为吐汤，利水道。一名女萝。《药性论》云：使，味苦、辛，微热。治寒热，能吐胸中客热、痰涎，去头疮，主项上瘤瘿。《日华子》云：令人得睡。《局》云：松萝无毒苦辛湿，止汗消痰吐疟瘟，好解头风瞋怒气，破除瘤瘿项边团。

桑　花

桑上白藓。

暖，无毒。

《本经》云：健脾，涩肠，止鼻洪，止血、肠风、崩中、带下。此不是桑椹花，即是桑树上白藓，如地钱花样，刀削取，入药微炒使。

虎杖根

使也。二、八月采根，日干。

微温。一云味甘，平，无毒。

《本经》云：主通利月水，破留血癥结。《局》云：虎杖俗名斑杖是，主通月水破瘤癥，治痈消毒攻伤损，暑月煎尝冷彻冰。

白杨树皮

味苦，无毒。一云味酸，冷。

《本经》云：主毒风脚气肿、四肢缓弱不随、毒气游易在皮肤中、痰癖等，酒渍服之。陈藏器云：去风痹、宿血、折伤、血历在骨肉间痛不可忍及皮肤瘙肿，杂五木为汤，采浸损处。北土极多，人种墟墓间。《日华子》云：味酸，冷。治扑损瘀血，并须酒服。煎膏可续筋骨。非寻常杨柳并松树，叶如梨者是也。

木天蓼

味辛，气温，有小毒。

《本经》云：主癥结、积聚、风劳、虚冷。

《药性论》云：天蓼子，使，味苦、辛，微热，无毒。治中贼风口面喝斜，主冷疢癖、气块、女子虚劳。

紫荆木

味苦，气平，无毒。一云味寒。

《本经》云：主破宿血，下五淋，浓煮服之。今人多于庭院间种者，花艳可爱。陈藏器云：紫荆，味寒。主解诸毒物、痈疽、喉痹、飞尸虫毒肿，下瘘、蛇虺、虫蚕、狂犬等毒，并煮汁服。亦煮汁洗疮肿，除血长肤。《日华子》云：通小肠，皮梗同用，花功用亦同。

楠 材

微温。一云味辛，热，微毒，治转筋。

《本经》云：主霍乱吐下不止。陶云：削作柿[①]服之，穷无他药用此。

木 槿

《衍义》云：如小葵花，淡红色，五叶成一花，朝开暮敛，花与枝两用，湖南北人家多种植为篱障。

气平，无毒。

《本经》云：止肠风泻血，又主痢后热渴，作饮服之，令人得睡。入药炒[②]用。取汁度丝使得易络。花，凉，无毒，治肠风泻血并赤白痢，炒用。作汤代茶吃，治风。

蕤 核

类五味子，六月成熟，采实，去核壳，阴干。古今方惟用治眼。蕤人，使也。

---

① 柿（fèi 沸）：削下的木片。《龙龛手鉴·木部》："柿，斫木斤零柿也。"

② 炒：原脱，据《政和本草》第十四卷"木槿"条补。

味甘，气温，微寒，无毒。

《本经》云：主心腹邪结气、明目、目赤痛伤泪出、目肿、眦烂、齆鼻，破心下结痰、痞气，久服轻身益气，不饥。《局》云：蕤核仁能通结气，主除目赤鼻中洪，若同脑子研膏用，点眼须知大有功。蕤仁，捣膏，点除热赤。

无食子

一名没石子。雷云：黑石子。出西戎波斯国，其俗以代果，番胡人呼为没食子。初青熟黄，白虫蚀成孔者正熟，皮无孔者入药用。凡使，勿犯铜铁并被火惊者，颗小文细、上无狄米者妙。使也，味苦，气温，无毒。《东》云：主泄泻。

《本经》云：土赤白痢、肠滑，生肌肉。《今注》云：主小儿疳䘌，能黑髭发，治阴疮、阴汗，温中，和气。《药性论》云：使治大人小儿大腹、冷滑痢不禁。《局》云：无食子即没石子，能收阴汗治阴疮，生肌①止痢除肠滑，染发乌髭用最良。没石子，主痢，生肌，乌髭，黑发。

---

① 肌：原作"饥"，据《本草歌括》八卷本卷之五"无食子"条改。

卷之三

果　部

橘　皮

臣也。陈久者良。十月采。

味辛，气温，无毒。《汤》云：气温，味微苦、辛。味厚，阴也。《东》云：可升可降，阳中阴也。留白者补胃和中，去白者消痰泄气。又云：开胃去痰，导壅滞逆气。《珍》云：破滞，去寒邪，益肺，开胸膈。有草有术益脾胃，多用独用损脾胃。《逄》云：宽膈快气，消痰止呕，治腰痛、膀胱肾气，兼疗嗽吁咳逆。

《本经》云：主胸中痰热逆气，利水谷，下气，止呕咳，除停水、五淋，利小便，主脾不能消谷、气冲胸中、吐逆霍乱，止泄，去寸白虫。久服去臭，下气通神，轻身长年。陶云：此是说其皮功尔，以陈者为良。其肉味甘、酸，食之多痰，恐非益也。《药性论》云：臣，味苦、辛。治胸膈间气，开胃，主气痢，消痰涩，治上气咳嗽。孟诜云：橘，止泄痢，食之下食，开胸膈痰实结气。下气不如皮。穰不可多食，止气。性虽温，止渴。又干皮一斤，捣为末，蜜为丸，每食前酒下三十丸，治下焦冷气。取陈皮一斤，和杏仁五两，去皮尖熬，加少蜜为丸，每日食前饮下三十丸，下腹脏间虚冷气、脚气冲心、心下结硬，悉主之。《日华子》云：橘，味甘、酸。止消渴，开胃，除胸中膈气。又云：皮暖，消痰止嗽，破癥瘕痃癖。《图经》云：古今方书用之最多，亦有单服者。取陈皮捣末，蜜和丸①，食前酒吞三十丸，梧桐子大，主下焦积冷。亦可并杏子仁合丸，治肠间虚冷、脚气冲心、心下结硬者，悉主之。《象》云：能益气。加青皮减半，去滞气，推陈致新。若补脾胃，不去白；若理胸中肺气，须去白。《心》云：导胸中滞气，除客气。有白术则补脾胃，无白术则泻脾胃，然勿多用也。《珍》云：益气利肺。有甘草则补肺，无甘草则泻脾。能除痰，解酒毒。《海藏》：治酒毒葛根陈皮茯苓甘草生姜汤，手太阴气逆上而不下，宜以此顺之。陈皮、白檀为之使，其芳香之气、清奇之味，可以夺橙也。丹溪云：陈皮治高，青皮治低，气虚弱者少用。治胁痛，须醋炒为佳。《集》云：去白，理肺气消痰；留白，理脾胃消食。《衍》云：陈皮味苦性辛温，留白和脾健胃经，去白消痰能泄气，膈间痰热气须凭。《局》云：橘柚元来是橘皮，宽中下气更温脾，消痰治咳除烦呕，青者须知破积宜。橘皮，则下气宽中，消痰，止嗽，更宜止吐，定呕，除膀胱留热停水。

橘 核

味甘、酸，无毒。又云治腰疼疝气。

《图经》云：凡橘核皆治腰及膀胱肾气，炒去皮，酒服之良。肉不宜多食，令人痰滞。又乳柑、橙子性皆冷，并其类也，多食亦不宜人。今人但取其核作涂面药，余亦稀用，故不悉载。丹溪云：炒，去壳为末，酒调服，治肾疰、腰痛、膀胱气痛，甚良②。《日华子》云：核治腰痛、膀胱气、肾疼。炒，去壳，酒服良。橘囊上筋膜，治渴及吐，酒炒煎汤饮，甚验也。

---

① 丸：原作"元"，据《政和本草》第二十三卷"橘柚"条改。
② 良：原作"痛"，据《本草衍义补遗》"橘柚"条改。

青橘叶

《集》云：导胸胁逆气、行肝气、乳肿痛及胁痛药中用之以行经。

柚

味辛，气温，无毒。

陶云：柚子皮乃可服，而不复入药用，此应亦下气。《唐本注》云：柚皮厚，味甘，不如橘皮味辛而苦。其肉亦如橘，有甘，有酸，酸者名胡甘。今俗人或谓橙为柚，非也。陈藏器云：橘、柚本功外，中实冷①，酸者聚痰，甜者润肺，皮堪入药，子非宜人。其类有味柑、乳柑、黄柑、石柑、沙柑，橘类有朱橘、乳橘、榻橘、山橘、黄淡子，此辈皮皆去气调中，实总堪食，就中以乳柑为上。《日华子》云：柚子无毒，治妊孕人吃食少并口淡，去胃中恶气，消食，去肠胃气，解酒毒，治饮酒人口气。《图经》云：闽中、岭外、江南皆有柚，比橘黄白色而大。襄唐间柚色青黄而实小，皆味酸皮厚，不堪入药。今医方乃用黄橘、青橘两物，不言柚，岂青橘是柚之类乎？然黄橘味辛，青橘味苦，《本经》二物通云味辛，又云一名橘皮，又云十月采，都是今黄橘也。而今之青橘，似黄橘而小，与旧说大小苦辛不类，则别是一种耳。收之，并去肉，暴干。黄橘以陈久者为良，古今方书用之最多。丹溪云：橘柚属木而有土与水，《本草》于条下叙功用至五十余字，皆言橘皮之能，非橘柚之谓也。橘、柚并有穰有浆者而名之，大者曰柚，则厚于橘。《衍义》以柚为橘，有无穷之患，何至是之甚耶！

---

① 冷：原作"橙"，据《政和本草》第二十三卷"橘柚"条改。

香橼子

《图经》云：又有一种枸音钩橼音沇如小瓜状，皮若橙而光泽可爱，肉甚厚，切之如萝卜，虽味短而香氛大胜甘橘之类，置之衣笥中，则清香馥馥数日不歇。古作五和糁素感切所用。陶隐居云：性温宜人。今闽、广、江西皆有，彼人但谓之香橼子，或将至都下，亦甚贵之。

青　皮

味辛，气温，无毒。《汤》云：气温，味辛。苦而辛，性寒。味厚，阴也。足厥阴引经药，又入手少阳经。《东》云：沉也，阴也。破滞气愈高①而愈效，削坚积愈下而愈良，引诸药至厥阴之分，下饮食入太阴之仓。又云：快膈除膨胀，且利脾胃。《珍》云：破坚癖滞气、左壁积气、下焦湿气。无气用之损元气，厥阴、少阳有病皆须用。临病用时，尤当慎之。《洁》云：削坚积，攻滞气，安脾下食。厥阴经药，治下尤良。《图经》云：主气滞、下食、破积结及膈气方用之，与黄橘全别。《象》云：主气滞、消食、破积结、膈气，去穰。《心》云：厥阴经引经药也。有滞气则破滞气，无滞气则损真气。《液》云：主气滞，下食，破积结及膈气。或云：与陈皮一种。青皮小而未成熟，成熟而大者橘也。色红，故名红皮；日久者佳，故名陈皮。如枳实、枳壳一种，实小而青未穰，壳大而黄紫色已穰，故壳高而治胸膈，实低而治心下。与陈皮治高、青皮治低同意。又云：陈皮、青皮二种，枳实、枳壳亦有二种。丹溪云：苦、辛、咸，阴中之阳。主气滞，破积结，少阳经下药。又消食也。

---

① 高：原作"低"，据《诸品药性主治指掌》"青皮"条改。

陈皮治高，青皮治低，气虚弱者少用。治胁痛，须醋炒为佳。治小腹痛，须用之泻肝气。勿多服，损人真气。《制》云：青皮苦寒攻滞气，削坚积治下宜良，厥阴经药斯能引，下食安脾得此强。

杏核仁

恶黄芩、黄芪、葛根，解锡毒，畏蘘草。得火良，汤浸去皮尖，熬令黄。两仁者杀人，用须去之，可毒狗。五月采，仍用家园种者，山杏不堪入药。

味甘、苦，气温，冷利，有毒。《汤》云：有小毒，入手太阴经。《东》云：可升可降，阴中阳也。利胸中气逆而喘促，润大肠气闭而便难。又云：润肺余，止嗽。《珍》云：润肺降气，解结润燥，治风热嗽，能消宿食。《垂》云：利痰止嗽，行风定喘，热烦头痛，开胸发汗。

《本经》云：主咳逆上气、雷鸣喉痹、下气、产乳、金疮、寒心、奔豚、惊痫、心下烦热、风气去来、时行头痛，解肌，消心下急，杀狗毒。其两仁者杀人，可以毒狗。《药性论》云：治腹痹不通，发汗，主温病，治心下急满痛，除心腹烦闷，疗邪气咳嗽，止气喘促。入天门冬煎，润心肺。可和酪作汤，益润声气，宿即动冷气。孟诜云：杏①，热。面皯者，取仁去皮，捣和鸡子白，夜卧涂面，明早以暖清酒洗之。又人患卒哑，取杏仁三分，去皮尖，熬，别杵桂一分，和如泥，取李核大，绵裹含，细细咽之，日三夜五。谨按：心腹中结伏气，杏仁、橘皮、桂心、诃梨勒为丸，空心服三十丸，无忌。又烧令烟尽，研如泥，绵裹，内罿齿孔中。亦主产门虫疮、痒不可忍者。又

---

① 杏：原作"否"，据《政和本草》第二十三卷"杏核仁"条改。

人及诸畜疮、中风，取仁去皮，熬令赤，和桂末研如泥，绵裹如指大，含之。利喉咽，去喉痹、痰唾、咳嗽、喉中热结生疮，杏酪浓煎如膏，服之。润五脏，去痰嗽，生熟吃俱得，半生半熟杀人。《图经》云：杏仁能使血溢，少误之，必出血不已，或至委①顿。故《传信方》治嗽补肺丸，杏仁二大升，山者不中，拣却双仁陈臭，以童子小便一斗浸之，春夏七日，秋冬二七日，并皮尖于砂盆子中研细，滤取汁煮，令鱼眼沸，候软如面糊，即成。仍时以柳篦搅，勿令著底，后即以马尾罗，或粗布下之，日暴，通丸即丸服之，时食前后，总须三十丸、五十丸，任意茶酒下。忌白水粥，只是为米泔耳。自初浸至成，当以纸盖之，以畏尘土也。如无马尾罗，即以粗布袋下之，如取枣穰法。《象》云：除肺燥，治风燥在胸膈，麸炒，去皮尖用。《心》云：散结润燥，散肺之风及热，是以风热嗽者用之。破气，入手太阴。王朝奉治伤寒气上喘冲逆者，麻黄汤内加杏仁、陈皮。若气不喘冲逆者，减杏仁、陈皮，知其能泻肺也。东垣云：杏仁下喘，用治气也；桃仁疗狂，用治血也。桃、杏仁俱治大便秘，当以气血分之。昼则难便，行阳气也；夜则难便，行阴血也。大肠虽属庚为白，以昼夜言之，气血不可不分也。年虚人大便燥秘，不可过泄者，脉浮在气，杏仁、陈皮；脉沉在血，桃仁、陈皮。所以俱用陈皮者，以其手阳明病与手太阴俱为表里也。贲门上主往来，魄门下主收闭，故王氏言肺与大肠为通道也。丹溪云：属土而有水与火。能坠，亦须细研用之。其性热，因寒者可用。《集》云：定喘，润心肺，散肺经风寒咳嗽，消心下急满痛。《刲》云：杏仁有毒苦甘温，定喘安惊气自任，

---

① 委：原脱，据《政和本草》第二十三卷"杏核仁"条补。

大肠闭燥能通润，冷嗽投之散肺阴。《局》云：杏仁不用双仁者，治咳通音可作汤，又治惊痫通腹痹，更医产乳疗金疮。杏仁，通肠润肺，治咳清音。

杏 花

味苦，无毒。

《本经》云：主补不足、女子伤中、寒热痹厥逆。

杏 枝

《图经》云：主坠伤，取一握，水一大升，煮半，下酒三合，分再服，大效。

杏 实

味酸。一云热，有毒。

《本经》云：不可多食，伤筋骨。《日华子》云：杏热，有毒。不可多食，伤神。《图》云、《丹》云俱同。

大 枣

杀乌头毒，不宜合生葱食。入药劈去核。八月采，暴干。

味甘，气平，无毒。《汤》云：气温，味甘。气厚，阳也。《东》云：降也，阳也。助脉强神，大和脾胃。又云：和药性，开脾。《疌》云：壮神助脉，大和脾胃，能安中脘，中满者忌。《珍》云：补胃。

《本经》云：主心腹邪气、安中养脾、助十二经、平胃气、通九窍、补少气、少津液、身中不足、大惊、四肢重、和百药、补中益气、强力、除烦闷、疗心下悬、肠澼，久服轻身，长年不饥。三岁陈核中仁，燔之，味苦，主腹痛邪气。陶云：南枣大恶，殆不堪啖。道家方药以枣为佳饵，其皮利肉补虚，所以合汤皆掰之也。孟诜云：干枣，温。主补津液，强志。三年陈者核中仁，主恶气、卒疰忤。又疗耳聋、鼻塞不闻音声香臭，大枣十五枚，去皮核，蓖麻子三百颗，去皮，二味和捣，绵裹塞耳鼻，日一度易，三十余日闻声及香臭。先治耳，后治鼻，不可并塞之。又云：洗心腹邪气，和百药毒，通九窍，补不足。生者食之过多，令人腹胀。蒸煮食，补肠胃，肥中益气。第一青州、次蒲者好，诸处不堪入药。小儿患秋痢，与虫枣食良。《日华子》云：干枣，润心肺，止嗽，补五脏，治虚劳损，除肠胃癖气。和光粉烧，治疳痢。牙齿有病人，切忌啖之。凡枣亦不宜合生葱食。《图经》云：又有仲思枣，大而长有一二寸者，正紫色，细文，小核，味甘重。北齐时有仙人仲思得之，因以为名，近世稀复有之。《珍》云：味甘，补经不足，以缓阴血。《液》云：主养脾气，补津液，强志。三年陈者核中仁，主腹痛、恶气、卒疰忤，治心悬。《经》云：助十二经脉，治心腹邪气，和百药，通九窍，补不足气。生者多食，令人腹胀注泄；蒸熟食，补肠胃，补中益气。中满者勿食甘，甘者令人中满，故大建中汤心下痞者减饴枣，与甘草同例。丹溪云：属土而有火，味甘性缓。《经》曰甘先入脾，《衍义》乃言益脾，脾土也。《经》言补脾，未尝用甘，今得此味多者，惟脾受病。习俗移人，《衍义》亦或不免。《制》云：大枣甘温可壮神，又能助脉健天真，大和脾胃安中脘，中满之时忌入唇。《局》云：河东大枣味甘平，能助人身十二经，正胃养脾能益气，调和百药有功成。大枣，养脾扶胃，助药成功，又可补气调脉。

生　枣

味甘、辛。

《本经》云：多食令人多寒热，羸瘦者不可食。孟诜云：食之过多，令人腹胀。

枣 叶

《日华子》云：温，无毒。

《本经》云：叶覆麻黄，能令出汗。《日华子》云：治小儿壮热，煎汤浴。和葛粉裛痱子佳，及治热瘤。

梅 实

是今乌梅也。五月采，火黑干，作乌梅。盐杀之，为白梅。用须去核。一云暖。

味酸，气平，无毒。《汤》云：气平，味酸。酸，温，阳也。《东》云：可升可降，阴也。收肺气，除烦止渴；主泄痢，调胃和中。又云：治便血、疟痢。《珍》云：收肺气。《聿》云：收肺气，生津止渴，及除烦，止泄痢，调胃，去热在骨间。

《本经》云：主下气，除热烦满，安心，肢体痛，偏枯不仁，死肌，去青黑痣、恶疾①，止下痢、好唾、口干。五月采，火干。陶云：用当去核。伤寒烦热，水渍饮汁。服黄精人，云禁食梅实。孟诜云：乌梅多食损齿。又大便不通，气奔欲死，以乌梅十颗置汤中，须臾挼去核，杵为丸，如枣大，内下部，少时即通。谨按：劈破水渍，以少蜜相和，止渴、霍乱、心腹不安、及赤痢、治疟方多用之。陈藏器云：梅实本功外，止渴，令人膈上热。乌梅去痰，调中，除冷热痢，止吐逆。《日华子》云：梅子，暖。止渴多痰，伤骨，蚀脾胃，令人发热。又云：乌梅，暖，无毒。治劳，治骨蒸，去烦闷，涩肠，止痢，消酒毒，治偏枯、皮肤麻痹，去黑点，令人得睡。又入建茶、干姜为丸，止休息痢，大验也。《图经》云：梅实酢而损齿伤骨，发

---

① 疾：原作"痰"，据《政和本草》第二十三卷"梅实"条改。

虚热，不宜多食之。服黄精人，尤不相宜。五月采其黄实，火黑干，作乌梅。主伤寒烦热及霍乱、躁渴、虚劳瘦羸、产妇气痢等方中多用之。南方疗劳疟劣者，用乌梅十四枚，豆豉二合，桃柳枝各一虎口握，甘草三寸长，生姜一块，以童子小便二升，煎七合，温服。《象》云：主下气，除热烦满，安心调中，治痢止①渴。以盐为白梅，亦入②除痰药。去核用。《心》云：收肺气。又《鬼遗方》：治一切恶疮肉出，以乌梅烧为灰，杵末傅上，恶肉立尽。仲景治吐蛔下痢，乌梅丸。《别录》云：梅实，利筋脉，去痹。《制》云：乌梅酸温收肺气，生津止渴更除烦，又安泄痢调和胃，去热其来在骨间。《局》云：乌梅《本草》名梅实，下气调中止口干，治产治痰仍治痢，骨蒸劳热用之安。乌梅，止嗽化痰，止下痢。

白　梅

《日华子》云：暖，无毒。治刀箭，止血，研傅之。陶云：用白梅和药，以点痣，蚀恶肉。孟诜云：刺在肉中，嚼白梅封之，刺即出。《图经》云：以盐杀为白梅，亦入除痰药中用。

梅叶根核

《日华子》云：根叶煎浓汤，治休息痢并霍乱。《图经》云：叶煮浓汁服之，止休息痢。陈藏器云：梅叶捣碎汤，洗衣易脱也。嵩阳子云：清水揉梅叶，洗焦葛衣，经夏不脆，试之验。《别录》云：梅根疗风痹。出土者杀人。《图经》同。《药

---

① 止：原作“治”，据《汤液本草》卷下“果部·乌梅”条引“《象》云”改。

② 亦入：原脱，据《汤液本草》卷下“果部·乌梅”条引“《象》云”补。

性论》云：梅核仁可以单用。味酸，无毒，能除烦热。肖炳云：今人多用烟熏为乌梅。

桃核仁

使也。七月采取仁，阴干，汤浸去皮尖，研如泥用。山桃仁不堪用。《局》云：炒赤用。

味苦、甘，气平，无毒。《汤》云：气温，味苦、甘，性平。苦重于甘，阴中阳也。入手足厥阴经。《东》云：降也，阴也。润大肠血秘[①]之便难，破大肠久蓄之血结。又云：破瘀血，治腰疼。《珍》云：去血中热，治腹中滞血，或凝皮肤，或燥痒，并治之。《聿》云：润便难，破蓄血，去滞生新，治血干。

《本经》云：主瘀血、血闭瘕、邪气，杀小虫，止咳逆上气，消心下坚，除卒暴击血，破癥瘕，通月水，止痛。陶云：桃仁作酪乃言冷，服术人大禁食桃。《药性论》云：桃仁，使。孟诜云：桃仁，温。杀三虫，止心痛。又云：桃能发丹石，不可食之，生者尤损人。每夜嚼一颗，和蜜涂手面良。《日华子》云：桃热，微毒。益色，多食令人生热。《图经》云：《千金方》桃仁煎，疗妇人产后百病诸气。《象》云：治大便血结、血[②]秘、血燥，通润大便，七宣丸中专治血结，破血。以汤浸去皮尖，研如泥用。《心》云：苦以泻滞血，甘以生新血，故凝血须用。又去血中之热。《衍义》云：老人虚秘，与柏子仁、大麻仁、松子仁等分同研，熔白蜡和丸如桐子大，以少黄丹汤下，仲景治中焦蓄血用之。《丹》云：苦重于甘，阴中阳也。治大便

① 秘：原作"闭"，据《诸品药性主治指掌》"桃仁"条改。
② 血：原作"气"，据《汤液本草》卷下"果部·桃仁"条引"《象》云"改。

血结、血秘、血燥通用。大便结血，不可无。又去血中之坚，及通月经，老人虚秘，余同《心》云、《衍》云。《制》云：桃仁甘苦性还寒，润大肠经之秘难，破经久蓄之陈血，去滞生新治血干。《局》云：桃核中仁能破血，主行月水破癥瘕，除邪止咳攻腰痛，若要宣通即用花。桃仁，通经，破癥结，止腰疼。花主下痢、脓血。

桃　花

三月三日采，阴干。勿使干叶。

味苦，气平，无毒。

《本经》云：杀疰恶鬼，令人好颜色。主除水气，破石淋，利大小便，下三虫，悦泽人面。陶云：桃花，丹方所须。方言服三树桃花尽，则面色如桃花，人亦无试之者。《唐本注》云：花，主下恶气，消肿满，利大小肠。孟诜云：女人阴中生疮如虫咬痛疼者，可生捣华，绵裹，内阴中，日三四易，差。又，三月三日收花晒干，杵末，以水服二钱匕，小儿半钱，治心腹痛。又，秃疮，收未①开花，阴干，与桑椹赤者等分，杵末，以猪脂和，先用灰汁洗去疮痂，即涂药。《图经》云：酒渍桃花饮之，除百病，益颜色。《海上方》：治面上疮黄水出并眼疮，一百五日收取桃花，不计多少，细末之，食后以水半盏调服方寸匕，日三，甚良。

桃　枭

实中者。正月采之。

味苦，气微温。

---

① 未：原作“天”，据《政和本草》第二十三卷“桃核仁”条改。

《本经》云：主杀百鬼精物，疗中恶腹痛，杀精魅、五毒不祥。一名桃奴，是实著树不落。《日华子》云：树上自干者，治肺气、腰痛，除鬼精、邪气，破血，治心痛，酒摩暖服之。《图经》云：其实已干、著木经冬不落者，名桃枭。正月采之，以中实者良。胡治中恶、毒气、蛊疰，有桃奴汤，是此也。《集》云：有人吐血，诸药不效，取此烧灰存性，米汤调服，立愈。

桃毛

《本经》云：主下血瘕、寒热、积聚、无子、带下、诸疾、破坚闭，刮取毛用之。孟诜云：毛主恶鬼邪气，胶亦然。《日华子》云：毛疗崩中，破癖气。《图经》云：其实上毛，刮取之，以治女子崩中。

桃蠹

《本经》云：杀鬼，辟邪恶不祥。食桃树虫也。《日华子》云：食之肥，悦人颜色。

桃茎白皮

味苦、辛，无毒。

《本经》云：除邪鬼、中恶腹痛，去胃中热。《图经》云：中恶方用之。

桃叶

味苦，气平，无毒。

《本经》云：主除尸虫，出疮中虫。《日华子》云：桃叶，暖。治恶气、小儿寒热客忤。

桃胶

《本经》云：炼之，主保中不饥，忍风寒。陶云：桃胶入仙家用，亦丹方所须。《唐本注》云：味苦，平，无毒。主下石淋、破血、中恶、疰忤。《图经》云：主石淋。《古今录验》著其方云：取桃木胶如枣大，夏以冷水三合，冬以汤三合，和为一服，日三，当下石，石尽即止。

桃　实

味酸。

《本经》云：多食令人有热。《图经》云：其实亦不可多食，善令人热发。

桃　符

《药性论》云：主中恶。孟诜云：桃符及奴，精魅邪气，符煮汁饮之，奴者丸散服之。

藕实茎

即今莲子。八月采。孙云：食当去心，蒸食良，生微动气。忌地黄、蒜。

味甘，气平，寒，无毒。《东》云：清心醒脾。

《本经》云：主补中，养神，益气力，除百疾。久服轻身耐老，不饥延年。孟诜云：莲子，性寒。主五不足，伤中气绝，益十三经脉血气。生食微动气，蒸食之良。又熟去心为末，蜡蜜和丸，日三十丸，令人不饥。此方仙家用尔。又雁腹中者，空腹食十枚，身轻，能登高涉远。雁食粪于田土中，经年尚生。又或于山岩之中止息，不逢阴雨，经久不坏。又诸鸟猿猴不食，藏之石室内，有得三百余年者，逢此食永不老矣。陈藏器云：藕实莲也本功外，食之宜蒸，生则胀人，腹中薏_{中心也}令人吐，食当去之。经秋正黑者名石莲，入水必沉，惟煎盐卤能浮之。石莲，山海间经百年不坏，取得食之，令发黑不老。陈士良云：

莲子心，生取为末，以米饮调下三钱，疗血渴疾、产后渴疾，服之立愈。《日华子》云：莲子，温。并石莲益气，止渴，助心，止痢，治腰痛，治泄精，安心，多食令人喜。又名莲的_莲子心，止霍乱。《图经》云：实主益气，其的至秋表皮黑而沉水者，谓之石莲。陆①机云：可磨为饭如粟饭，轻身益气，令人强健。医人炒末以止痢，治腰痛。又治哕逆，以实仁六枚，炒赤黄色，研末，冷熟水半盏和服，便止。惟苦薏_{莲心也}不可食，能令霍乱，大抵炒用，生血多效。山东有一种木生石莲，仿佛藕实、石莲子，但形细长而头光圆，黑色如漆，壳内无心，肉黄色，似豆瓣，味甚苦寒。今俗医不读《本草》，不知根源、气味何如，贾人又以远来为贵，当藕石莲出卖，以讹乱真，俗医不辨，亦误用之。若胃弱食少者误服，呕吐反增，恶食愈甚。若痢疾禁口不食者误服，胃气愈败，去死不远。若清心莲子饮，误用者不察去心之说，杀人不少。予特著此，以为俗医之戒。服饵者，可不慎乎！《局》云：藕实补心仍止痢，若除吐衄节尤宜，叶能止渴安胎产，散血庖人误削皮。藕实，止痢，补心。节，除呕衄。叶，堪止渴及安胎。

藕

味甘，寒。《别录》云：藕，主热渴，散血，和肌，久服令人心欢。《药性论》云：藕汁，亦单用。味甘。能消瘀血不散。孟诜云：藕生食之，主霍乱后虚渴烦闷不能食。其产后忌生冷物，惟藕不同，生冷为破血故也。又蒸食之，甚补五脏，实下焦。与蜜同食，令人腹脏肥，不生诸虫。亦可休粮。仙家有贮石莲子及干藕经十年者，食之至妙。陈藏器云：藕本功外消食

---

① 陆：原作"六"，据《政和本草》第二十三卷"藕实茎"条改。

止泄，除烦，解酒毒，压食，及病后热渴。《日华子》云：藕，温。止霍乱，开胃消食，除烦止闷，口干渴疾，止怒，令人喜，破产后血闷，生研服。捣罨金疮并伤折，止暴痛。蒸煮大开胃。《图经》云：生食其茎，主霍乱后虚渴烦闷不能食，及解酒食毒。

藕 节

《药性论》云：捣汁，主吐血不止，口鼻并皆治之。《日华子》云：节，冷。解热毒，消瘀血、产后血闷，合地黄生研汁，热酒并小便服，并得。

荷 鼻

即荷叶蒂。

味苦，气平，无毒。

陈藏器云：主安胎、去恶血、留好血、血痢，煮服之。《图》云同。又云：叶及房，主血胀腹痛、产后胎衣不下，酒煮服之。又主野菌毒，水煮服之。郑玄云：的中薏，食之令人霍乱。孟诜云：其房、荷叶皆破血。《日华子》云：荷叶，止渴，落胞，杀蕈毒，并产后口干、心肺躁烦闷，入药炙用之。《图经》云：止渴，杀蕈毒。今妇人药多有用荷叶者。

莲 花

暖，无毒。

《日华子》云：镇心，轻身，益色驻颜，入香甚妙。忌地黄、蒜。《图》云同。

鸡头实

一名芡。八月采。

味甘，气平，无毒。《东》云：益气，治白浊，兼补真元。

《本经》云：主湿痹、腰脊膝痛，补中，除暴疾，益精气，强志，令耳目聪明。久服轻身不饥，耐老神仙。孟诜云：鸡头作粉，食之甚妙，是长生之药。与小儿食，不能长大，故驻年耳。生食动风冷气。蒸之，于烈日晒之，其皮即开，亦可舂作粉。陈士良云：此种虽生于水，而有软根，名蓤菜。主①小腹结气痛，宜食。《日华子》云：开胃，助气。根可作蔬菜食。《图经》云：八月采实。服饵家取其实并中子，捣烂暴干，再捣下筛，熬金樱子煎，和丸服之，云补下益人，谓之水陆丹。《经验后方》：治益精气，强志意，聪利耳目。以鸡头实三合，煮令熟，去壳，研如膏，入粳一合，煮粥，空心食之。《衍义》云：食多不益脾胃气，兼难消化。《局》云：鸡头实即名为芡，煎和金樱最益人。主治痹疼腰膝痛，补中强志更轻身。鸡头实，轻身长志，止腰疼。

蓬蘽

覆盆苗茎也。《衍义》云：非覆盆也，自别是一种，虽枯败而枝梗不散。

味酸、咸，气平，无毒。

《本经》云：主安五脏，益精气，长阴令坚，强志，倍力，有子。又疗暴中风、身热、大惊。久服轻身不老。

覆盆子

五月采。蓬蘽是根名，覆盆是实名。

臣也，味甘，气平，无毒。一云微热，味甘、辛。《东》云：益精。

---

① 主：后原衍"五"字，据《政和本草》第二十三卷"鸡头实"条删。

《本经》云：主益气轻身，令发不白。《今注》云：补虚，续绝，强阴阳，悦泽肌肤，安和脏腑，温中益力，疗劳损风虚，补肝明目。《药性论》云：臣，微热，味甘、辛。主男子肾精虚竭，女子食之有子。主阴痿，能令坚长。陈藏器云：笮①取汁，合成膏，涂发不白。食其子，令人好颜色。叶，挼绞取汁，滴目中，去肤赤，有虫出如丝绵。《日华子》云：莓子，安五脏，益颜色，养精气，长发强志，疗中风身热及惊。又有树莓，即是覆盆子。《局》云：覆盆子治风虚损，益气强阴更养精，明目补肝和脏腑，一名蓬蘽是苗茎。覆盆子，益气，强阴，养精。

枇杷叶

使也。火炙，布拭去毛用。不尔，射人肺，令咳不已。

味苦，气平，无毒。《东》云：下逆气，治呕哕。

《本经》云：主卒㿉不止，下气。《唐本注》云：主咳逆、不下食。《药性论》云：叶，使，味甘。主胃气冷、呕哕不止。《日华子》云：叶疗妇人产后口干。《图经》云：四月采叶，暴干。治肺气，主渴疾，人以作饮则小冷。其木白皮，止吐逆、不下食。孙真人云：久嗽，以叶去毛，煎汤服之。《今注》云：实，味甘，寒，无毒。多食发痰热。孟诜云：枇杷，温。利五脏，久食亦发热。黄子食之，润肺热上焦。若和热炙肉及热面食之，令人发热毒黄病。《日华子》云：枇杷子，平，无毒。治肺气，润五脏，下气，止吐逆，并渴疾。《局》云：枇杷叶主能和胃，止呕元来是本功，煮汁饮之仍疗渴，治疮更理肺家风。枇杷叶，止呕，和胃，主肺风，疗渴。《杂纂》云：枇杷叶、根，敷跌扑损伤。一云山枇杷。

---

① 笮（zé 则）：压迫、压榨。《玉篇·竹部》："笮，压也。"

李核仁

臣也。核如杏子形者佳，须用苦李。

味苦，气平，无毒。

《本经》云：主僵仆跻、瘀血骨痛。《药性论》云：李核仁，臣。治女子小腹肿痛，主蹉折骨疼肉伤，利小肠，下水气，除肿满。《图经》云：《海上方》治面䵟黑子，取李核中仁，去皮，细研，以鸡子白和如饴，涂，至晚每以淡浆水洗之，后涂胡粉，不过五六日有效。

李根皮

使。《汤》云：甘李根白皮。一云用苦李根。

气大寒。

《本经》云：主消渴，止心烦、气逆、奔豚。陶云：李皮水煎，含之，疗痛齿佳。《药性论》云：李根皮，使。苦李者入用，味咸。治脚下气，主热毒烦躁。根煮汁，主消渴。《日华子》云：李树根，凉，无毒。主赤白痢，浓煎服。叶茎无毒，治小儿壮热、痞痰、惊痫，作浴汤。《时习》云：仲景奔豚汤中用之。余同《本经》。

李　实

味苦。

《本经》云：除痼热，调中。孟诜云：李，主女人卒赤白下，取李树东面皮，去外皮，炙令黄香，以水三升煮汁，去滓服之，日再，验。谨按：生子亦去骨节间劳热，不可多食。临水食之，令人发痰疟。又牛李，有毒，煮汁使浓含之，治䘌齿。脊骨有疳虫，可后灌此汁，更空腹服一盏。其子中仁，主腹胀，研和面作饼子，空腹食之，少顷当泻。《日华子》云：李，温，无毒。益气，多食令人虚热。孙真人云：肝病宜食李。《心镜》云：李不可和蜜食，损五脏。

荔枝子

味甘，气平，无毒。

《本经》云：止渴，益人颜色。《图经》云：《海上方》治喉痹肿痛，以荔枝并根共十二分，以水三升煮，去滓，含，细细咽之，差止。又云：其品闽中第一，蜀川次之，岭南为下。食小过度，则饮蜜浆一杯，便解。《食疗》云：多食则发热。丹溪云：荔子肉属阳，主散无形质之滞气，故消瘤瘰赤肿者用之。苟不明者，则错用之而不应。《衍义》云：荔枝子核，慢火烧，存性为末，酒调服，治心痛及小肠气。

栗

味咸，气温，无毒。

《本经》云：主益气，厚肠胃，补肾气，令人耐饥。陶云：患脚弱人食栗数升便能起行。此是补肾之义，然应生啖之。若饵服，宜蒸暴之。《唐本注》云：嚼生者涂疮上，疗筋骨断碎、疼痛、肿、瘀血，有效。实饲孩儿，令齿不生。孟诜云：栗子生食，治脚弱。蒸炒食之，令气壅。患风水气不宜食，以其味咸故也。谨按：日中暴干食，即下气补益。不尔，犹有木气，不补。今所食生栗，可于热灰火中煨，令汗出，食之良。不得通热，热即拥气，生即发气，故火煨杀其木气耳。《日华子》云：栗生食，破冷痃癖。又生嚼，可出箭头，亦署恶刺、五痔、瘰疬、肿毒痛。《经验方》：治肾虚腰脚无力，生栗袋盛悬干，每日平明吃十余颗。孙真人云：栗味咸，肾病宜食之。丹溪云：属水与土，陈者难化。《衍义》云：生者难化，熟者滞气，隔食生虫。所谓补肾者，以其味咸故也。

栗壳皮

《唐本注》云：毛壳疗火丹毒肿。孟诜云：壳煮汁饮之，止反胃消渴。《日华子》云：壳煮治泻血。《肘后方》：丹者恶毒之疮，五色无常，治之，煮栗皮有刺者，洗之佳。《唐本注》云：其皮捣为散，蜜和涂肉，令急缩。又树白皮，煮汁，主溪毒。孟诜云：树皮，主瘅疮毒，其上薄皮研和蜜，涂面展皱。

葡萄

君也。

味甘，气平，无毒。一云味甘、酸。

《本经》云：主筋骨湿痹，益气倍力，强志，令人肥健耐饥、忍风寒，久食轻身不老延年。可作酒，逐水，利小便。孟诜云：或云子不堪多食，令人卒烦闷、眼暗。根浓煮汁，细细饮之，止呕哕及霍乱后恶心。妊孕人子上冲心，饮之即下，其胎安。《药性论》云：君，味甘、酸。除肠间水气，调中，治淋，通小便。丹溪云：属土而有水与木火。东南食之多病热，西北食之无恙，盖性能下走渗道。《图经》云：俗呼其苗为木通。逐水，利小肠，尤佳。

樱桃

味甘。士良云：平，无毒。《日华子》云：微毒。

《本经》云：主调中，益脾气，令人好颜色，美志。孟诜云：不可多食，令人发暗风。东行根疗寸白蛔虫。《日华子》云：微毒，多食令人吐。《图经》云：虽多无损，但发壅热耳。《唐本注》云：叶捣，傅蛇毒。绞叶汁服，防蛇毒内攻。丹溪云：属火而有土，性大热而发湿，《本草》言调中益脾，《日华子》言令人吐，《衍义》发明其热能致小儿之病。旧有热病与嗽喘，得之立发，且有死者矣。

芰 实

一名菱。有两种，一四角，一两角。

味甘，气平，无毒。

《本经》云：主安中，补五脏，不饥轻身。《唐本注》云：芰作粉，极白润宜人。孟诜云：仙家蒸作粉，蜜和食之，可作粮。水族之中，此物最不能治病。又云：令人脏冷，损阳气，痿茎，可少食。多食令人腹胀满者，可暖酒和姜，饮一两盏，即消矣。《图经》云：水果中此物最治病，解丹石毒。然性冷，不可多食。

橙子皮

树似橘树而叶大，其形圆，大于橘而香，皮厚而皱。八月熟。

味苦、辛，气温。

《本经》云：作酱醋香美，散肠胃恶气，消食，去胃中浮风气。其瓤味酸，去恶心，不可多食，伤肝气。又以瓤洗去酸汁，细切，和盐蜜煎，成煎食之，去胃中浮风。士良云：暖，无毒。行风气，发虚热，疗瘿气、瘰疬，杀鱼虫毒。

柿

生柿、火柿、红柿、黄柿、酥柿、白柿日干、鹿心柿、乌柿火熏、干柿或日或火、椑音卑柿不堪干、软熟柿、牛奶柿软枣、朱柿似红柿而皮薄。

味甘，气寒，无毒。

《本经》云：主通鼻耳气、肠澼、不足。陶云：火熏乌柿，性热。断下日干者，性冷。鹿心柿尤不可多食，令人腹痛。生柿弥冷。《别录》云：火柿，主杀毒，疗金疮①火疮，生肉止痛。软熟柿，解酒热毒，止口干，压胃间热。孟诜云：柿寒，主补虚劳不足。干熬，厚肠胃，涩中，健脾胃气，消宿血。又红柿，补气，续经脉气。又醂柿，涩下膲②，健脾胃气，消宿血。作饼及糕与小儿食，治秋痢。又干柿二斤，酥一斤，蜜半升，先和酥蜜，铛中消之，下柿煎十数沸，不津器贮之，每日空腹服三五枚，疗男子女人脾腹肚薄、食不消化、面上黑点，久服甚良。陈藏器云：柿本功外，日干者温补，多食去皮肝，除腹中宿血。剡县火干者名乌柿，人服药口苦及欲吐逆，食少许，立止。黄柿和米粉作糗，蒸与小儿食之，止下痢。饮酒食红柿，令人心痛直至死，亦令易醉。陶云解酒毒，误矣。蒂煮服之，止哕气。《日华子》云：柿冷，润心肺，止渴，涩肠，疗肺痿、心热嗽，消痰，开胃，亦治吐血。又云：干柿平，润声喉，杀虫。火柿性缓，功用同前。《图经》云：诸柿食之，皆美而益人。木皮主下血不止，暴干更焙，筛末，米饮和二钱匕，食之。又有一种小柿，谓之软枣。俚俗暴干货之，谓之牛奶柿。至冷，不可多食。凡食柿，不可与蟹同，令人腹痛大泻。柿有七绝，一寿，二多阴，三无鸟巢，四无虫蠹，五霜叶可玩，六嘉实，七落叶肥大。丹溪云：属金而有土，为阴，有收之义，止血，治嗽，亦可为助。此物能除腹中宿血，又干饼治小儿痢，尤佳。《局》云：柿冷润喉通耳鼻，火干止痢涩人肠，消痰解酒仍除渴，止哕须知用蒂良。柿干，止痢，涩肠，生宜解酒渴。

---

① 疮：原作"疗"，据《政和本草》第二十三卷"柿"条改。

② 膲（jiāo焦）：通"焦"。《集韵·宵韵》："膲，三膲无形之府，通作焦。"

止哕，须教用蒂。

椑 柿

生江淮南，似柿而青黑。

味甘，气寒，无毒。

《本经》云：主压石药，发热，利水，解酒热，久食令人寒中，去胃中热。《日华子》云：止渴，润心肺，除腹脏冷热，作漆甚妙。不宜与蟹同食，令人腹痛并大泻矣。陶云：色青，惟堪生啖，性冷复甚于柿，散石热家①啖之亦无嫌，不入药用。

芋

凡食芋，并须园圃莳者可食，余者有大毒，不可容易食。

味辛，气平，有毒。

《本经》云：主宽肠胃、充肌肤、滑中。陶云：别有野芋、白芋等，并杀人，大毒，不堪啖。垂死者，以土浆及粪汁与饮之，则活矣。陈藏器云：芋本功外，食之令人肥白。小者极滑，吞之开胃及肠闭，产后煮食之破血，饮其汁止血渴。芋有八九种，功用相似。野芋生溪涧，非人所种者，根叶相类耳。取根醋摩，傅疮疥癣，入口毒人。《日华子》云：芋冷，破宿血，去死肌，园圃中种者可食，余者有大毒，不可容易食。又云：芋叶冷，无毒。除烦，止泻，疗妊孕心烦谜闷、胎动不安。又盐研傅蛇虫咬，并痈肿毒，及署傅毒箭。

乌 芋

今凫茨也。二月生叶如芋。二月三日采根，暴干。一名

---

① 散石热家：原作"散石家热"，据《政和本草》第二十三卷"柿"条改。

茨姑。

味苦、甘，气微寒，无毒。

《本经》云：主消渴痹热，温中益气。孟诜云：茨姑不可多食，误人。常食之，令人患脚[①]，又发脚气、瘫缓风，损齿，令人失颜色、皮肉干燥。卒食之，令人呕水。又云：凫茨冷，下丹石，消风毒，除胸中实热气。可作粉食，明耳目，止渴，消疸黄。若先有冷，不可食，令人腹胀气满。小儿秋食，脐下当痛。《日华子》云：凫茨无毒，消丹毒，除胸胃热，治黄疸，开胃，下食，服金石药人食之良。又云：茨菰冷，有毒，叶研傅蛇虫咬。多食发虚热及肠风痔瘘、崩中带下、疮疖，煮以生姜御之佳。怀孕人不可食。丹溪云：有二等，皮厚、色黑、肉硬白者，谓猪荸脐；皮薄、色淡、紫肉软者，谓羊荸脐。《千金》云：并下石淋。

甘　蔗

有赤、白二种，竹、荻二蔗。煎沙糖，皆用竹蔗。

炼沙糖，和牛乳为石蜜。

味甘，气平，无毒。

《本经》云：主下气，和中，助脾气，利大肠。《日华子》云：冷。利小肠，下气痢，补脾，消痰，止渴，除心烦热。作沙糖，润心肺，解酒毒。腊月窖粪坑中，患天行热狂人绞汁服，甚良。

沙　糖

味甘，气寒，无毒。

---

① 患脚：患脚病。《百喻经·师患脚付二弟子喻》："其师患脚，谴二弟子，人当一脚，随时按摩。"

《本经》云：功体与石蜜同，而冷利过之。笮甘蔗汁煎作。孟诜云：沙糖，多食令人心痛。与鲫鱼同食，成疳虫。与葵同食，生流澼。与笋同食，笋不消，成癥。丹溪云：能生胃之火，此损齿之因也。非土制水，乃湿土生火热也。食枣多者，齿病龋，亦此意也。《集》云：小儿多食损齿，发疳虫①，生蛲虫。

石　蜜

乳糖也，用牛乳汁和沙糖煎之，并作饼坚重。

味甘，气寒，无毒。

《本经》云：主心腹热胀、口干渴，性冷利。孟诜云：治目中热膜，明目。蜀中、波斯者良。东吴亦有，并不如两处者。和枣肉及巨胜末丸，每食后含一两丸，润肺气，助五脏津。丹溪云：甘喜入脾，其多之害，必生于脾。西北地高多燥，人得之有益；东南地下多湿，人得之未有不病者。亦气之厚薄不同耳。

安石榴

使也。陶云：入药惟根壳，其味有甜、醋，药家用醋者，子为服食者所忌。雷公云：凡使皮根，勿令犯铁，先用浆水浸一宿，漉出，方可用。

味甘、酸，无毒。

《本经》云：主咽燥渴，损人肺，不可多食。酸实壳，疗下痢，止漏精。东行根，疗蛔虫寸白。《药性论》云：皮，使，味酸，无毒。能治筋骨风、腰脚不遂、行步挛急、痛疼，主涩肠，止赤白下痢。一方，取汁止目泪下，治漏精。根青者，入染须

---

① 虫：《本草集要》卷之五"沙糖"条作"蜑"。

方用。陈藏器云：安石榴本功外，东引根及皮主蛔虫，煎服。子止渴。花叶干之为末，和铁丹服之，三年变毛发色黑如漆。铁丹，飞铁为丹，亦铁粉之属也。孟诜云：石榴，温。多食损齿，令黑。皮炙令黄，杵末，以枣肉为丸，空腹三十丸，三服。治赤白痢腹痛者，取醋者一枚，并子捣汁顿服。《杂俎》云：石榴甜者谓之天浆，能理乳石毒。《图经》云：花百叶者，主心热、吐血、衄血等。干之作末，吹鼻中，立差。《海上方》：疗金疮刀斧伤破血流，以石灰一升，石榴花半斤，捣末，取少许傅上，揉少时，血断，便差。丹溪云：味酸，病人须戒之。性滞，其汁恋膈成痰。榴者，留也。余同《本经》《图经》。《局》云：石榴实壳能收痢，更治筋挛脚痛风，花合石灰为捍药，根皮可去腹间虫。石榴，舒筋，止痢，去腹中虫，根皮煎汁服。

梨

味甘，微酸，气寒。《日华子》云：梨冷，无毒。

《本经》云：多食令人寒中，金疮、乳妇尤不可食。《唐本注》云：削梨贴汤火疮，不烂，止痛，易差。又主热嗽，止渴。叶主霍乱吐不止，煮汁服之。《别本注》云：主客热、中风不语，又疗伤寒热，解石热气、惊邪、嗽、消渴，利大小便。孟诜云：梨，除客热，止心烦，不可多食。又胸中痞寒热结者，可多食，好生梨即通。卒暗风失音不语者，生捣汁一合，顿服之，日再服，止。《日华子》云：梨，冷，无毒。消风，疗咳嗽、气喘、热狂，又除贼风、胸中热结，作浆吐风痰。《图经》云：乳梨出宣城，皮厚而肉实。鹅梨出北部，皮薄而浆多，味差短于乳梨，其香则过之，咳嗽热风痰实药多用之。其余水梨、消梨等甚多，俱不闻入药。小儿腹痛大汗出，名曰寒疝，浓煎梨叶七合，以意消息，可作三四服饮之，大良。丹溪云：味甘，渴者宜之。梨者利也，流利下行之谓也。《食疗》云：产妇、金疮人忌之。血虚也，戒之。《衍义》谓多食动脾，惟病酒烦渴人食之。《局》云：梨果食多令冷痢，金疮乳妇不宜尝，解烦止嗽除消渴，若吐风痰可作浆。梨实，除烦引饮，浆可吐风痰，乳妇、金疮不可食。

豆 蔻

即草豆蔻也。苗似山姜、味辛烈者为好，甚香。实若龙眼而锐，无鳞甲。子如石榴。

味辛，气温，无毒。《汤》云：气热，味大辛，阳也。辛温，无毒。入足阴经、阳明经。《东》云：浮也，阳也。去脾胃积滞之寒邪，止心腹新旧之疼痛。《珍》云：去寒，益胃。

《本经》云：主温中、心腹痛、呕吐，去口臭气。《今注》云：下气，止霍乱。《药性论》云：草豆蔻，可单用。能主一切冷气。《日华子》云：豆蔻花，热，无毒。下气，止呕逆，除霍乱，调中，补胃气，消渴毒。陈藏器云：山姜，味辛，温。去恶气，温中，中恶，霍乱，心腹冷痛，功用如姜，南人食之。根及苗并如姜，而大作樟木臭。《日华子》云：山姜花，暖，无毒。调中，下气，消食，杀酒毒。《汤》云：下气，胀满，短气，消酒，进食，止霍乱，治一切冷气，调中，调胃，健脾，亦能消食。《象》云：治风寒客邪在胃口之上，善去脾胃客寒、心与胃痛，面裹煨熟，去面用。《珍》云：益脾胃，去痰。《衍义》云：性温而调散冷气力甚速，虚弱不能饮食宜此。佐木瓜、乌梅、缩砂、益智、曲蘖、盐，草姜也。丹溪云：气热，味辛，入太阴、阳明经。治风寒客邪在胃痛，及呕吐、一切冷气，面裹煨用。查与一卷草豆蔻同，但有详略。

木瓜实

宣城者为佳。蒂间有重如乳者为木瓜，无此者为榠樝也。凡使，勿犯铁。皮薄、微赤黄、香、甘酸、不涩方是真木瓜。

味酸，气温，无毒。《汤》云：气温，味酸，入手足太阴经。《东》云：入肝，疗脚气并水肿。《疌》云：滋渴，止呕，消痰，治湿痹、霍乱、转筋、吐泻、奔豚并脚气。

《本经》云：主湿痹、邪气霍乱大吐下、转筋不止。其枝亦可煮用。陈藏器云：木瓜本功外，下冷气，强筋骨，消食，止水痢后渴不止，作饮服之。又脚气冲心，取一伙，去子，煎服之，嫩者更佳。又止呕逆、心①膈痰唾。孟诜云：谨按枝叶，煮之饮，亦治霍乱，不可多食，损齿及骨。又脐下绞痛，木瓜一两片，桑叶七片，大枣三枚，碎之，以水二升，煮取半升，顿服之，差。《日华子》云：止吐泻、奔豚及脚气、水肿、冷热痛、心腹痛，疗渴、呕逆、痰唾等。根治脚气。《汤》云：益肺而去湿，和胃而滋脾。《衍义》云：木瓜得木之正，故入筋。以铅白霜涂之，则失酸味，受金制也。此物入肝，故益筋与血病。腰肾脚膝无力，此物不可缺也。东垣云：气脱则能收，气滞则能和。雷公云：调荣卫、助谷气是也。《局》云：木瓜消肿强筋骨，止渴仍攻湿痹侵，又治转筋成霍乱，更除脚气上冲心。宣木瓜，治霍乱转筋，理脚气，湿痹伸舒。

橄　榄

味酸、甘，气温，无毒。

《本经》云：主消酒，疗鲮鲌毒，人误食此鱼肝迷闷者，可

---

① 心：原脱，据《政和本草》第二十三卷"木瓜实"条补。

煮汁服之，必解。核中仁，研傅唇吻燥痛。《日华子》云：开胃，下气，止渴。丹溪云：味涩而生甘，醉饱宜之。然其性热，多食能致上壅。解鱼毒。《青囊》云：治疳疮。一个全用，烧灰，油调搽。《局》云：泉州橄榄能消酒，止渴生津味可尝，若是口唇干燥痛，核仁研烂傅之良。橄榄，止渴生津，口唇干燥，核仁研傅。

林 檎

味酸、甘，气温。一云味苦涩，平，无毒。

《本经》云：不可多食，发热，涩气，令人好睡，发冷痰，生疮疖，脉闭不行。形如奈。孟诜云：止消渴。《日华子》云：无毒。下气，治霍乱、肚痛，消痰。《图经》云：病消渴者，宜食之。亦不可多，反令人心中生冷痰。今俗间医人亦干之人治伤寒药，谓之林檎散。《食疗》云：温，主谷痢、泄精。东行根，治白虫、蛔虫、消渴。好睡，不可多食。又味苦、涩，平，无毒，食之闭百脉。

胡 桃

味甘，气平，无毒。

《本经》云：食之令人肥健，润肌，黑发。取瓢烧令黑，末，断烟，和松脂研，傅瘰疬疮。又和胡粉为泥，拔白须发，以内孔中，其毛皆黑。多食利小便，能脱人眉，动风故也。去五痔，外青皮染髭及帛皆黑。其树皮止水痢，可染褐。孟诜云：不可多食，动痰饮，除风。令人能食，不得并，渐渐食之。通经脉，润血脉，黑鬓发。《图经》云：性热，不可多食，补下方亦用之。取肉合破故纸，捣筛，枣丸梧子大，朝服三十丸。又疗压扑伤损，捣肉和酒温顿服，便差。《海上方》：疗石淋、便中有石子者，胡桃肉一升，细米煮浆粥一升，相和顿服，即差。丹溪云：属土而有火，性热。《本经》言甘、平，是无热也。下文云能脱人眉，动风。非热何伤肺乎？《衍义》云：过夏至不堪食。又其肉煮浆粥，下石淋，良。《集》云：补下元亦用之。多食动风生痰，助肾火。《局》云：胡桃涂发能令黑，去痔仍消瘰疬疮，多食人肥肌肉润，扑伤和酒细研尝。胡桃肉，肥肌润肉，和酒研服，主扑伤。

海松子

生新罗。如小栗，三角。其中仁香美，东夷食之当果，与中土松子不同。

味甘，气小温，无毒。一云味甘美，大温，无毒。

《本经》云：主骨节风、头眩、去死肌、发白、散水气、不饥。《日华子》云：逐风痹寒①气，虚羸少气，补②不足，润皮肤，肥五脏，东人以代麻腐食③用。《海药》云：去皮食之，甚香美，与云南松子不同。云南松子似巴豆，其味不美，多食发热毒。松子，味甘美，大温，无毒。主诸风，温肠胃。久服轻身，延年不老。

榛　子

生辽东山谷。子如小栗，军行食之当粮。中土亦有。

味甘，气平，无毒。

《本经》云：主益气力，宽肠胃，令人不饥，健行。《日华子》云：新罗榛子，肥白人，止饥，调中，开胃，甚验。

---

① 寒：原作"风"，据《政和本草》第二十三卷"海松子"条改。
② 补：原脱，据《政和本草》第二十三卷"海松子"条补。
③ 食：原脱，据《政和本草》第二十三卷"海松子"条补。

山查①子

《本草》果部原不载，今查《本草发明》，云疑出草部别名。一名糖球子，俗呼山里红，合以《本草》之味为据。

味甘、辛、咸，平，无毒。

丹溪云：消食，行结气，健胃，消食积痰，益小儿，又催疮痛，消滞血，治妇人儿枕痛，浓煎汁，入沙糖服，立效。

杨　梅

味酸，气温，无毒。一云热，微毒。

《本经》云：主去痰，止呕哕，消食，下酒。干作屑，临饮酒时服方寸匕，止吐酒。多食令人发热。孟诜云：和五脏，能涤肠胃，除烦燥恶气。切不可多食，甚能损齿及筋。亦能治痢，烧灰服之。《日华子》云：热，微毒。疗呕逆、吐酒。皮根煎汤，洗恶疮疥癞。忌生葱。

奈

味苦，气寒。一云有小毒。一云冷，无毒。

《本经》云：多食令人胪胀，病人尤甚。《今注》云：有小毒。主耐饥，益心气。孟诜云：主补中膲诸不足气，和脾。卒患食后气不通，生捣汁服之。《日华子》云：冷，无毒。治饱食多，肺拥气胀。

植　实

味。

丹溪云：属土与金。非火不可食，多啖则热矣。肺家果也，引火入肺，则大肠受伤，识者宜详。其子治寸白虫，又五痔人

---

① 查（zhā 扎）：同"楂"。

常如果食之愈，过多则滑肠。按："植"字似误，查《本草发明》系"榧"字。一名赤果，味甘，属土与金，无毒，果部原不载。今当以榧子为是，合前卷木部内榧子证之即明。

卷之四

谷 部

扁 豆

有黑、白二种，入药当用白者。

味甘，气微温。《东》云：助脾。《耑》云：主下气，补泻，安肠胃。治转筋、吐泻及蛇伤。

《本经》云：主和中，下气。孟诜云：疗霍乱吐痢不止。末和醋服之，下气。《药性论》云：白扁豆，亦可单用。主解一切草木毒，生嚼及煎肠服效。《日华子》云：平，无毒。补五脏。《图经》云：花有紫、白二色，实有黑、白二种，白者温而黑者小冷，入药当用白者。主行风气、女子带下，兼杀一切草木及酒毒，亦解河豚毒。《食疗》云：微寒，恐是黑者。主呕逆，久食头不白。患冷气人勿食。《局》云：扁豆单行能解毒，本功下气更和中，转筋霍乱须调醋，叶傅蛇虫咬①有功。白扁豆，治转筋、霍乱。叶傅蛇虫咬。

扁豆叶

《本经》云：主霍乱吐下不止。孟诜云：吐痢后转筋，生捣叶一把，以少醋浸取汁，服之立差。《日华子》云：叶傅蛇虫咬。《食疗》云：其叶治瘕，和醋煮。理转筋，叶汁醋服效。

扁豆花

《图经》云：主女子赤白下，干末米饮和服。

---

① 咬：原作"多"，据《本草歌括》八卷本卷之八"果米谷菜部·扁豆"条改。

大　麦

一名麰麦。

味咸，气温，微寒，无毒。

《本经》云：主消渴，除热，益气，调中。又云：令人多热，为五谷长。《唐本注》云：大麦面，平胃，止渴，消食。孟诜云：大麦久食之，头发不白。暴食之，亦稍似脚弱，为下气及腰肾故。久服甚宜人。熟即益人，带生即冷，损人。陈士良云：大麦，补虚劣，壮血脉，益颜色，实五脏，化谷食，久服令人色白，滑肌肤。为面胜小麦，无躁热。陈藏器云：不动风气，调中止泄，令人肥健。丹溪云：初熟，人多炒而食之。此等有火，能生热病，人故不知。大麦，主消渴，生肌，长胃。

大麦蘖

使也。凡用，炒，忤去皮。

味甘，无毒。《汤》云：气温，味甘、咸，无毒。《东》云：能助脾消化宿食。《眚》云：消化宿食，破癥结，益气虚人，散上焦滞血，去心腹胀满。《药性论》云：能消化宿食，破冷气，去心腹胀满。陈士良云：蘖，微暖。久食消肾，不可多食。《日华子》云：麦蘖，温中下气，开胃，止霍乱，除烦，消痰，破癥结，能催生落胎。《象》云：补脾虚，宽肠胃。先杵细，炒黄，取面用。《汤》云：《本草》云能消化宿食，破癥结冷气，去心腹胀满，开胃，止霍乱，除烦，去痰，治产后秘结、鼓胀不通。大麦蘖并神曲二药，气虚人宜服，以代戊己腐熟米谷。与豆蔻、缩砂、木瓜、芍药、五味子、乌梅为之使。丹溪云：行上焦之滞血，腹中鸣者用之。化宿食，破滞气良。又云：大麦水浸之，生芽为蘖。化宿食，破冷气，去心腹胀满。久食消肾，不可多食，戒之。《㕮》云：麦蘖甘温消宿食，破癥结益气虚人，上焦滞血能行散，心腹胀满宜此伸。麦芽，温中，消食。

小　麦

臣也。去皮则热，面热而麸凉，用须带皮。

味甘，气微寒，无毒。《汤》同。《东》云：有止汗养心之力。《珍》云：炒面，益胃气。

《本经》云：主除热，止燥渴、咽干，利小便，养肝气，止漏血、唾血。以作曲，温，消谷，止痢；以作面，温，不能消热止烦。《唐本注》云：小麦曲，止痢，平胃，主小儿痫，消食痔。陈藏器云：小麦，秋种夏熟，受四时气足，自然兼有寒温，面热麸凉，宜其然也。又云：麸，味甘，寒，无毒。和面作饼，止泄利，调中，去热，健人。蒸热，袋盛，熨人、马冷失脚腰。和醋蒸，包所伤折处，止痛，散血。仁作面，第三磨者凉，为近麸也。小麦，皮寒，肉热。《药性论》云：小麦，臣，有小毒。能杀肠中蛔虫，熬末服。陈又云：麦苗，味辛，寒，无毒。主酒疸目黄，消酒毒、暴热。麦苗上黑霉名麦奴，主热烦，解丹石、天行热毒。又面味甘温，补虚，实人肤体，厚肠胃，强气力。性拥热，小动风气。孟诜云：小麦，平，服之止渴。又作面，有热毒，多是陈䵝①之色。作粉，补中益气，和五脏，调脉。又炒粉一合，和服，断下痢。又性主伤折，和醋蒸之，裹折伤处，便定。重者再蒸裹之，甚良。《日华子》云：面，养气，补不足，助五脏，久食实人。又麦黄，暖，温中，下气，

① 䵝（yuè 月）：原作“裹”，据《政和本草》第二十五卷“小麦”条改。䵝，黄黑色。《广韵·月韵》：“䵝，黄黑色。”

消食，除烦。麸，凉，治时疮、汤火疮烂、扑损伤折瘀血，醋炒贴罯。麦苗，凉，除烦闷，解时疾狂热，消酒毒，退胸膈热。患黄疸人绞汁服，并利小肠。作齑吃，甚益颜色。《图经》云：大麦，屑之作面，平胃，止渴，消食。水渍之，生芽为蘖，化宿食，破冷气，止心腹胀满，今医方用之最多。凡麦，秋种、冬长、春秀、夏实，具四时中和之气，故为五谷之贵。大小麦，地暖处亦可春种之，至夏便收，然比秋种者四气不足，故有毒。小麦，性寒，作面则温而有毒，作曲则平胃止利。其皮为麸，性复寒，调中，去热，亦犹大豆作酱、豉①，性便不同也。荞麦，实肠胃，益气力，然不宜多食，亦能动风气，令人昏眩也，药品不甚用之。《汤》云：青蒿散有小麦百粒，治大人小儿骨蒸肌热、妇人劳热。丹溪云：面热而麸凉，饥年用以代谷。须晒麦令燥，以少水润之，捣去皮，煮以为饭食之，无面热之患。又云：治暴淋，煎小麦汤饮之。《集》云：浮者止盗汗。《局》云：小麦养肝除热燥，扑疮用醋和麸调，一般大麦攻消渴，作蘖温中食可消。小麦，养肝，除燥热。麦麸，调醋，傅扑损伤。

酒

糯米面曲造者入药用。《唐本注》云：惟米酒入药。

味苦、甘、辛，气大热，有毒。《汤》同。《东》云：有行药破血之用。《逵》云：通血脉，厚肠胃，消忧，发怒，大扶肝，滋形，辟恶，壮脾气。痛饮伤神，损寿元。《剉》同。

《本经》云：主行药势，杀百邪恶毒气。陶隐居云：大寒凝海，惟酒不冰，明其性热独冠群物，药家多须以行其势。人饮之，使体弊神昏，是有毒故也。昔三人晨行触雾，一人健者饮

---

① 豉：原作"鼓"，据《政和本草》第二十五卷"小麦"条改。

酒，一人病者食粥，一人死者空腹，此酒势辟恶胜于作食。陈藏器云：酒本功外，杀百邪，去恶气，通血脉，厚肠胃，润皮肤，散石气，消忧，发怒，宣言畅意。又云：诸米酒有毒。凡酒忌诸甜物。孟诜云：酒味苦，主百邪毒，行百药。当酒卧以扇扇，或中恶风。久饮伤神损寿。谨按：中恶痓忤，热暖姜酒一碗服，即止。又通脉，养脾气，扶肝。陶云：惟酒不冰，量其热性故也。久服之，厚肠胃筋。初服之时，甚动气痢，与百药相宜。祗①服丹砂人饮之即头痛，吐热。又服丹石人、胸背急闷热者，可以大豆一升，熬令汗出，簸去灰尘，投二升酒中，久时顿服之，少顷即汗出，差。朝朝服之，甚去一切风。妇人产后诸风，亦可服之。陈士良云：凡服食丹砂、北庭石、亭脂、钟乳石、诸矾石、生姜，并不可长久以酒下，遂引石药气入四肢，滞血化为痈疽。《日华子》云：酒，通血脉，厚肠胃，除风及下气。又社坛余胙②酒，治孩儿语迟，以少许吃。社酒喷屋四角，辟蚊子。又糟下酒，暖，开胃，下食，暖水脏，温肠胃，消宿食，御风寒，杀一切蔬菜毒。多食微毒。陈藏器云：甜糟，味咸，温，无毒。主温中、冷气、消食、杀腥，去草菜毒，藏物不败，糅物能软，润皮肤，调腑脏。三岁者下有酒，以物承之，堪磨风瘙，止呕哕，及煎煮鱼菜。《日华子》云：糟罯扑损瘀血，浸洗冻疮，及傅蛇蜂咬毒。《汤》云：能行诸经不止，与附子相同。味辛者能散，味苦者能下，味甘者居中而缓也，为导引可以通行一身之表至极高之分，若味淡者则利小便而速下。余同陶云。丹溪云：《本草》止言其热而有毒，不言其湿中发

---

① 祗（zhī 汁）：恭敬。《尔雅·释诂下》："祗，敬也。"
② 胙（zuò 坐）：福佑。《国语·周语下》"天地所胙，小而后国"韦昭注："胙，福也。"

热、近于相火，大醉后振寒战栗者可见矣。又云：酒性善升，气必随之，痰郁于上，溺涩于下，肺受贼邪，金体大燥，恐饮寒凉，其热内郁，肺气得热必大伤耗。其始也病浅，或呕吐，或自汗，或疼痒，或鼻齄，或自泄，或心脾痛，尚可散而出也。病深，或消渴，为内疽，为肺痿，为内痔，为鼓胀，为失明，为哮喘，为劳嗽，为癫，为难名之病。倘非巨眼，未易遽治，可不谨乎！陶云：大寒凝海，惟酒不冰，大热明矣。方药所用，行药势故也。又云：性喜升，大伤肺气，助火生痰，变为诸病，戒之。又云：醇酒宜冷饮，有三益焉。先经肺分，得寒中之寒以养肺；次入胃中，得寒中之温以养脾；冷酒行迟，传化以渐，令人不得恣饮。故云三益。《集》云：热饮则发散传化速而可多，冷饮则停凝而不能多，故以不可多饮为益。若好饮之人及被苦劝而过饮，则不宜用冷也。《局》云：酒性最能行药势，大寒凝海此难冰，通人血脉温脾胃，辟恶除邪破癖癥。酒，主通行血脉，助添药势。

醋

一名苦酒，又名酰。米造者入药，逾久良。但不可多，损人肌脏。糟醋不入药。

味酸，气温，无毒。《汤》同。《东》云：消肿，益血，须米醋。《垍》云：敛咽疮，消肿毒，治黄疸，破坚癥，产后血晕，熏鼻收神。

《本经》云：主消痈肿，散水气，杀邪毒。陈藏器云：破血运，除癥块坚积，消食，杀恶毒，破结气、心中酸水、痰饮，多食损筋骨。然药中用之，当取二、三年米醋良。孟诜云：多食损人胃，消诸毒气，能治妇人产后血气运，取美清醋煎，稍稍含之即愈。又人口有疮，以黄檗皮醋渍含之即愈。《日华子》

云：治产后妇人，并伤损及金疮、血运、下气，除烦，破癥结，治妇人心痛，助药力，杀一切鱼肉菜毒。多食不益男子，损人颜色。丹溪云：酸醋浆，世以之调和，尽可适口。若鱼肉，其致病以渐，人故不知酸收也，人不①能远之。可入药，消痈肿，散水气。《汤》云：余初录《本草》苦酒条，《本经》一名醯，又一名苦酒，知为一物也。及读《金匮》，治黄疸有麻黄醇酒汤，右②以美清酒五升，煮二升，苦酒也。前治黄汗③，有黄芪芍药桂枝苦酒汤。《制》云：醋敛咽疮消肿毒，治黄疸病破坚癥，妇人产后血虚晕，熏鼻收神保十全。《局》云：醋本俗呼为苦酒，主消痈肿杀诸邪，妇人产后尤多用，治癣除癥更破痕。醋，主调理产妇，去瘀生新。《衍义》云：今人食酸则齿软，谓其水生木，水气弱，木气盛，故如是。

谷　芽

即稻谷芽。

味甘，气温，无毒。《东》云：养脾。

饴　糖

糯与粟米作者佳，余不堪用。即胶饴。

味甘，气微温。《汤》云：气温，味甘，无毒，入足太阴药。

《本经》云：主补虚乏，止渴，去血。陶云：方家用饴糖乃

---

① 不：《本草衍义补遗》"醋"条无此字。

② 右：帮助。后作"佑"。《说文·又部》："右，手口相助也。"《说文通训定声》："字亦作佑。"

③ 汗：原脱，据《汤液本草》卷下"米谷部·苦酒"条引"《液》云"补。

云胶饴，皆是湿糖如厚蜜者，建①中汤多用之。其凝强及牵白者，不入药。今酒曲糖用蘗，犹同是米麦，而为中上之异。糖当以和润为优，酒以醨乱为劣也。蜀《图经》云：饴即软糖也，北人谓之饧，粳米、粟米、大麻、白术、黄精、枳椇子等并堪作之，惟以糯米者入药。孟诜云：饴糖，补虚，止渴，健脾胃气，去留血。白者以蔓菁汁煮，顿服之。《日华子》云：益气力，消痰，止嗽，并润五脏。《液》云：补虚乏，止渴，去血。以其色紫，凝如深琥珀色，谓之胶饴。色白而枯者非胶饴，即饧糖也，不入药用。中满不宜用，呕家切忌。为足太阴经药。仲景谓呕家不可用建②中汤，以甘故也。丹溪云：属土，成于火，大发湿中之热。《衍义》云：动脾风。是言其末而遗其本也。又云：此即饴糖。乃云胶饴乃是湿用米麦而为，即饧也。又误吞钱，服之便出。鱼骨哽在喉中，不能去，大作丸用，妙。饴糖，补虚羸，建③中，敛汗。

豉

一名香豉，即淡豆豉也。

味苦，气寒，无毒。《汤》云：气寒，味苦，阴也，无毒。《药性》云：味苦、甘。陈云：味咸。《东》云：解伤寒之表。《珍》云：豆豉去懊恼。

《本经》云：主伤寒头痛、寒热、瘴气、恶毒、烦躁、满闷、虚劳、喘吸、两脚疼冷，又杀六畜胎子诸毒。陶隐居云：豉，食中之常用。春夏天气不和，蒸炒以酒渍，服之至佳。好

---

① 建：原作"健"，据《政和本草》第二十四卷"饴糖"条改。

② 建：原作"健"，据《汤液本草》卷下"米谷部·饴"条引"《液》云"改。

③ 建：原作"健"，据《补遗药性赋》卷之四"蔬菜部·饴糖"条改。

者出襄阳、钱塘，香美而浓，取中心者弥善。《药性论》云：豆豉得酰良，杀六畜毒。味苦、甘，主下血痢如刺者，豉一升，水渍，才令相淹，煎一两沸，绞取汁，顿服，不差可再服。又伤寒暴痢腹痛者，豉一升，薤白一握，切，以水三升先煮薤，内豉，更煮汤，色黑去豉，分为二服，不差再服。熬末能止汗，主除烦燥，治时疾热病发汗。又治阴茎上疮痛烂，豉一分，蚯蚓湿泥二分，水研和，涂上，干易，禁热食酒、菜、蒜。又寒热风、胸中疮生者，可捣为丸服，良。陈藏器云：蒲州豉味咸，无毒。解烦热、热毒、寒热、虚劳，调中，发汗，通关节，杀腥气，伤寒鼻塞。作法与诸豉不同，其味烈。陕州又有豉汁，经年不败，大除烦热。入药并不如今之豉心，为其无盐故也。孟诜云：豉能治久盗汗，患者以二升微炒令香，清酒三升渍满三日，取汁，冷暖任人服之，不差，更作三两剂，即止。《日华子》云：治中毒药、虫气、疟疾、骨蒸并治犬咬。《象》云：治伤寒头痛、烦躁、满闷，生用。《珍》云：去心中懊恼。《本草》云：主伤寒头痛、寒热。伤寒初觉头痛，内热、脉洪起一二日，便作此加减葱豉汤，葱白一虎口，豉一升，绵裹，以水三升煎取一升，顿服取汗。若不汗，加葛根三两，水五升，煮二升，分二服。又不汗，加麻黄三两，去节。丹溪云：味苦、咸，纯阴，去心中懊恼、伤寒头痛、燥烦。《良方》用此同栝楼、桂心，为下胎断产之剂。《局》云：豉本食中常用物，头疼发汗必须加，解烦止痢除诸毒，酒浸和滓傅脚差。

赤小豆

使也。《局》云：炒过用。

味甘、酸，气平，无毒。《汤》云：气温，味辛、甘、酸，阴中之阳，无毒。《东》云：解热毒疮肿。

　　《本经》云：主下水、排痈肿脓血、寒热、热中、消渴、止泄、利小便、吐逆、卒澼下、胀满。陶云：大小豆，其条犹葱薤义也。以大豆为蘖，芽生便干之，名为黄卷，用之亦熬，服食所须。煮大豆，主温毒水肿，殊效。复有白大豆，不入药。小豆性逐津液，久服令人枯燥矣。《唐本注》云：《别录》云叶名藿，止小便数，去烦热。陈藏器云：赤小豆，和桑根白皮煮食之，主温气、痹肿。小豆和通草煮食之，当下气无限，名脱气丸。驴食脚轻，人食体重。《蜀本注》云：病酒热，饮汁即愈。《药性论》云：赤小豆，使，味甘。能消热毒痈肿，散恶血不尽烦满，治水肿皮肌胀满，捣傅痈肿上。主小儿急黄烂疮，取汁，冷洗之，不过三度，差。能令人美食，末与鸡子白调，涂热毒痈肿，差。通气，健脾胃。陈士良云：赤小豆，微寒。缩气，行风，抽肌肉，久食瘦人，坚筋骨，疗水气，解小麦热毒。《日华子》云：赤豆粉，治烦，解热毒，排脓，补血脉，解油衣粘缀，甚妙。叶食之明目。《图经》云：《韦宙独行方》疗水肿从脚起入腹则杀人，亦用赤小豆一斗，煮令极烂，取汁四五升，温渍膝以下。若已入腹，但服小豆，勿杂食，亦愈。《手集方》：人患脚气，用此豆作袋，置足下，朝夕展转践踏之，其疾遂愈。亦主丹毒。《小品方》以赤小豆末和鸡子白如泥，涂之不已，逐手①即消也。其遍体者，亦遍涂如上法。又诸肿毒欲作痈疽者，以水和涂，便可消散毒气。今人往往用之，有效也。《食疗》云：和鲤鱼烂煮食之，甚治脚气及大腹水肿。别有诸治，具在鱼条中。散气，去关节烦热，令人心孔开，止小便数，绿赤者并可食。暴痢后气满不能食，煮一顿服之即愈。《汤》

------

　　①　逐手：随手。《玉篇·辵部》："逐，从也。"

云：《本草》云主下水、排脓、寒热、热中、消渴、止泄、利小便、吐逆、卒澼下、胀满，又治水肿，通健脾胃。赤小豆食之，行小便。久食则虚人，令人黑瘦枯燥。赤小豆花，治宿酒渴病。即腐婢也。花有腐气，故以名之。与葛花末服方寸匕，饮酒不知醉，气味平辛。大豆黄卷是以生豆为蘖，待其芽出，便曝干用，方书名黄芩皮，产妇药中用之，性平。《局》云：赤小豆能消热毒，研涂痈肿可排脓，更攻水肿除消渴，脚气逢之有大功。赤小豆，消水肿虚浮，研涂痈疽，消热毒。

腐婢

即小豆花也。七月采，阴干。

味辛，气平，无毒。

《本经》云：主痎疟、寒热、邪气、泄痢、阴不起、止消渴、病酒头痛。《别本注》云：小豆花，亦有腐气。《经》云主病酒头痛，即明其疗同矣。葛根条中见其花并小豆花，干末，服方寸匕，饮酒不知醉。《唐注》并陶云二家所说，证据并非。《药性论》云：赤小豆，花名腐婢。能消酒毒，明目，散气满不能食，煮一顿服之。又下水气，并治小儿丹毒、热肿。

生大豆

使也，恶五参、龙胆，得前胡、乌喙、杏仁、牡蛎良。有黑、白二种，黑者入药，白者不用。紧小者为雄豆，入药尤佳。杀乌头毒。九月采。《局》云：炒过用。

味甘，气平。《内经》云：咸。一云寒。

《本经》云：涂痈肿，煮汁饮。杀鬼毒，止痛，逐水胀，除胃中热痹、伤中、淋露，下瘀血，散五脏结积、内寒，杀乌头毒。久服令人身重。炒为屑，味甘，主胃中热，去肿，除痹，消谷，止腹胀。陈藏器云：大豆，炒令黑，烟未断、及热投酒中，主风痹瘫缓、口禁、产后诸风。食罢生服半掬，去心胸烦热、热风、恍惚，明目，镇心，温补。久服好颜色，变白，去风，不忘。煮食寒，下热气肿，压丹石烦热。汁解诸药毒，消肿。大豆炒食极热，煮食之及作豉，极冷。黄卷及酱，平，牛食温，马食冷，一体之中，用之数变。又云：穞豆，味甘，温，无毒。炒令黑，及热投酒中，渐渐饮之，去贼风、风痹、妇人产后冷血，堪作酱。《蜀本注》云：煮食之，主温毒水肿。孟诜云：大豆寒，和饭捣，涂一切毒肿，疗男女阴肿，以绵裹内之，杀诸药毒。谨按：煮饮服之，去一切毒气，除胃中热痹、伤中、淋露，下淋血，散五脏结积、内寒。和桑柴灰汁煮服，下水鼓腹胀。其豆黄，主湿痹膝痛、五脏不足气、胃气结积、益气、润肌肤。《日华子》云：黑豆，调中下气，通关脉，制金石药毒，治牛马温毒。《图经》云：大豆黄卷，是以生豆为蘖。待其芽出，使暴干取用。方书名卷皮。今蓐妇药中用之。豆性本平，而修治之便有数等之效。煮其汁甚凉，可以压丹石毒及解诸药毒。作腐则寒而动气。炒食则热，投酒主风。作豉极冷。黄卷及酱，皆平，牛食之温，马食之凉，一体而用别，大抵宜作药使耳。古方有紫汤，破血，去风，除气，防热，产后两日尤宜服之。乌豆五升，选择令净，清酒一斗半，炒豆令烟向绝，投于酒中，看酒赤紫色，乃去豆，量性服之，可日夜三盏。如中风口噤，即加鸡屎白二升和熬，投酒中，神验。江南人作豆豉，自有一种刀豆，甚佳。古今方书用豉治病最多。《肘后方》云：疗伤寒有数种，初觉头痛、内热、脉洪起一二日，便作此加减葱豉汤。葱白一虎口，豉一升，绵裹，以水三升煮取一升，顿服取汗。若不汗更作，加葛根三两，水五升煮取二升，分再服，必汗，即差。不汗更作，加麻黄三两去节。《食疗》云：微寒，主中风、脚弱、产后诸疾。若和甘草煮汤饮之，去一切热毒气，善治风毒、脚气。煮食之，主心痛、筋挛、膝痛、胀满，杀乌头、附子毒。大豆黄屑忌猪肉，小儿不得与炒豆食之。若食了，勿食猪肉。必壅气致死，十有八九。十岁已上不畏。《汤》云同《本经》并陈藏器云。《局》云：大豆调中仍止痛，杀除鬼毒煮为汤，炒投热酒除风痹，入药须知黑者良。黄豆，杀鬼辟邪。

大豆黄卷

以生豆为蘖。待芽出，便暴干用。

味甘，气平，无毒。

《本经》云：主湿痹筋挛膝痛、五脏胃气结积，益气，止毒，去黑皯，润泽皮毛。豆芽黄卷，主湿痹筋挛，下妇人恶血。

白油麻

生则寒，炒则热。

味甘，气大寒，无毒。

《本经》云：治虚劳，滑肠胃，行风气，通气脉，去头浮风，润肌肤。食后生啖一合，终身不辍。与乳母食，其孩子永不生病。若客热，可作饮汁服之，停久者发霍乱。又生嚼，傅小儿头上诸疮，良。久食抽人肌肉。生则寒，炒则热。又叶捣和浆水，绞去滓，沐发，去风润发。

香　油

即白麻油。

《衍》云：炒熟乘热压出油而谓之生油，须再煎炼方谓之熟油，始可食。

《本经》云：其油冷，常食所用也。无毒。发冷疾，滑骨髓，发脏腑渴，困脾脏，杀五黄，下三膲热毒气，通大小肠，治蛔心痛，傅一切疮疥癣，杀一切虫。取油一合，鸡子两颗，芒硝一两，搅服之，少时即泻。治热毒甚良。治饮食物，须逐日熬熟用，经宿即动气。有牙齿并脾胃疾人，切不可吃。陈者煎膏，生肌长肉，止痛，消痈肿，补皮裂。《图经》云：《传信方》蚰蜒入耳，以油麻油作煎饼枕卧，须臾蚰蜒自出而差。《外台秘要》：治胸喉间觉有癥虫上下，偏闻葱豉食香，此是发虫。油煎葱豉令香，二日不食，张口而卧，将油葱豉致口边，虫当渐出，徐徐以物引去之。丹溪云：须炒芝麻，乃可取之，人食之美且不致病。若又煎炼食之，与火无异，戒之。

胡　麻

一名巨胜，即胡地黑芝麻。八谷之中惟此为胜，故名。

味甘，气平，无毒。《聿》云：搜风，长肉，及生精，益气，头面癮疮，并崩中，血滞，利便，堕产，兼疗寒湿。

《本经》云：主伤中、虚羸，补五内，益气力，长肌肉，填髓脑，坚筋骨，疗金疮，止痛，及伤寒温疟大吐后虚热羸困。久服轻身不老，明耳目，耐饥渴，延年。以作油，微寒，利大肠、胞衣不落。生者摩疮肿，生秃发。一名巨胜。叶名青蘘。陶隐居云：八谷之中惟此为良。淳黑者名巨胜，巨者大也，是为大胜。本生大宛，故名胡麻。又茎方名巨胜，茎圆名胡麻。服食家当九蒸九暴，熬捣饵之，断谷长生，充饥。虽易得，俗中学者犹不能常服，而况余药耶！蒸不熟，令人发落。其性与茯苓相宜，俗方用之甚少，时以合汤、丸尔。《唐本注》云：此麻以角作八棱者为巨胜，四棱者名胡麻，都以乌者良、白者劣尔。生嚼，涂小儿头疮、浸淫恶疮，大效。《抱朴子》云：巨胜，一名胡麻。饵服之不老，耐风湿。《药性论》云：巨胜者，

《仙经》所重。白蜜一升，子一斗，合之名曰静神丸。常服之，治肺气，润五脏，其功至多。亦能休粮，填人骨髓，甚有益于男子。患人虚而吸吸，加胡麻用。陈士良云：胡麻，人生嚼涂小儿头疮，亦疗妇人阴疮。初食利大小肠，久食即否，去陈留新。《日华子》云：胡麻，补中，益气，养五脏，治劳气、产后羸困，耐寒暑，止心惊。子，利大小便，催生，落胎，逐风温气、游风、头风，补肺气，润五脏，填精髓，细研涂发长头[1]。白蜜蒸为丸服，治百病。陈藏器云：花，阴干，渍取汁，溲面至韧而滑。《图经》云：陶云其茎有方有圆。苏云：其实有四棱、八棱，如此巨胜、胡麻为二物矣。或云：本生胡中，形体类麻，故名胡麻。又八谷之中，最为大胜，故名巨胜。如此，似一物二名也。然仙方有服食胡麻、巨胜二法，功用小别，疑本一物而种之有二，如天雄、附子之类。故葛稚川[2]亦云：胡麻中有一叶两荚者为巨胜是也。食其实当九蒸九暴，熬捣之，可以断谷。一说今人用胡麻叶，如荏而狭尖，茎方，高四五尺，黄花，生子成房，如油麻角而小，嫩叶可食，甚甘滑，利大肠。皮亦可作布，类大麻，色黄而脆，俗亦谓之黄麻。其实黑色，如韭子而粒细，味苦如胆，杵末略无膏油。又世人或以为胡麻乃是今之油麻，以其本出大宛而谓之胡麻也，皆以乌者良、白者劣。又《序例》谓细麻即胡麻也，形扁扁尔。其方茎者名巨胜。其说各异。然胡麻，今服食家最为要药，乃尔差误，岂复得效也？雷公云：凡使，有四棱八棱者，两头尖、色紫黑者，又呼胡麻，并是误也。其巨胜，有七棱，色赤，味涩酸，是真。

---

① 涂发长头：当为"涂头长发"之误。

② 川：原脱，据《政和本草》第二十四卷"胡麻"条补。

又呼乌油麻作巨胜，亦误。《衍义》曰：诸家之说，参差不一。止是今脂麻，更无他义。盖其种出于大宛，故言胡麻。今胡地所出者皆肥大，其纹鹊，其色紫黑，故如此区别。《局》云：胡麻久饵可长生，填髓坚筋更益精，利大小肠调肺气，涂疮快产止心惊。巨胜子，填精髓，可长生。

青　囊

胡麻叶也。

味甘，气寒，无毒。

《本经》云：主五脏邪气、风寒湿痹，益气，补脑髓，坚筋骨。久服耳目聪明，不饥不老，增寿。巨胜苗也。陶云：甚肥滑，亦可以沐头。《药性论》云：叶，捣汁，沐浴甚良。又牛伤热，捣汁灌之，立差。又患崩中、血凝痛者，生取一升，捣，内热汤中，绞取半升，立愈。《日华子》云：叶作汤沐，润毛发，滑皮肤，益血色。

胡麻油

气微寒。

《本经》云：利大肠、胞衣不落。生者摩疮肿，生秃发。陶隐居云：麻油生笮者。若蒸炒，止可供作食、燃耳，不入药也。《药性论》云：胡麻，生油涂，生毛发。陈藏器云：胡麻，大寒。主天行热、秘肠、内结，热服一合，取利为度。食油损声，令体重。生油，杀虫，摩恶疮。

麻　蕡

此麻上花勃勃者，七月七日采，良。一云即实。一云花实，蕡。三物未详。一名麻勃。

味辛，气平，有毒。

《本经》云：主五劳七伤、利五脏、下血、寒气、破积、止痹、散脓。多食令人见鬼狂走，久服通神明、轻身。陶隐居云：麻蕡即牡麻，牡麻则无实，今人作布及履用之。麻勃，方药亦少用。术家合人参服，令逆知未来事。《唐本注》云：蕡即麻实，非花也。《尔雅》云：蕡，枲实。《礼》云：麻之有蕡者。《注》云：有子之麻为苴。皆谓子尔。陶以一名麻勃，勃然如花者，即以为花。重出子条，误矣。既以麻蕡为米之上品，今用花为之，花岂堪食乎？《尔雅》释曰：枲，麻也。蕡，麻子也。

麻子

使也。即麻仁。畏牡蛎、白薇，恶茯苓。九月采。入土者损人。今用麻人，极难去壳，医家多以水浸，经三两日，令壳破，暴干，新瓦上搲取白用。麻蕡、麻子今处处有，皆田圃所莳，绩其皮以为布者。麻蕡，一名麻勃，麻上花勃勃者，七月七日采。麻子，九月采，入土者不用。陶隐居以麻蕡为牡麻，牡麻则无实。苏敬以为蕡即实，非花也。又引《尔雅》"蕡，枲实"及陶云"苴麻之有蕡者为子也"，谓陶重出子条为误。按《本经》，麻蕡主七伤，利五脏，多食令人狂走。观古今方书，用麻子所治亦尔。又麻花非所食之物。如苏之论似当矣。然朱字云：麻蕡，味辛。麻子，味甘。此又似二物，疑《本草》与《尔雅》《礼记》有称谓不同者耳。又古方亦有用麻花者，云味苦，主诸风，及女经不利，以𬞟虫为使。然则，蕡也，子也，花也，其三物乎？农家种麻法，择其子之有班文者，谓之雌麻，云用此则结实繁。

味甘，气平，无毒。《汤》云：入足太阴经、手阳明经。《东》云：润肺，利六脉之燥坚。

《本经》云：主补中益气、中风汗出、逐水、利小便、破积血、复血脉、乳妇产后余疾、长发，可为沐药。久服肥健，不老神仙。陶云：其子中仁，合丸药，并酿酒，大善。然而其性滑利。陈藏器云：麻子，下气，利小便，去风痹皮顽，炒令香，捣碎，小便浸取汁服。妇人倒产，吞二十七枚，即止。麻子去风，令人心欢。压为油，可以油物。早春种春麻子，小而有毒。晚春种为秋麻子，入药佳。《药性论》云：大麻仁，使，治大肠风热结涩及热淋。又麻子二升，大豆一升，熬令香，捣末，蜜丸，日二服，令不饥、耐老、益气。子五升，同叶一握捣，相和浸三日，去滓，沐发，令白发不生，补下膲，主治渴。又子一升，水三升煮四五沸，去滓，冷服半升，日二服，差。陈士良云：大麻人，主肺脏，润五脏，利大小便，疏风气。不宜多食，损血脉，滑精气，痿阳气，妇人多食发带疾。《日华子》云：大麻补虚劳，逐一切风气，长肌肉，益毛发，去皮肤顽痹，下水气，及下乳，止消渴，催生，治横逆产。《图经》云：葛洪主消渴，以秋麻子一升，水三升，煮三四沸，饮汁，不过五升便差。《箧中方》：单服大麻仁酒，治骨髓风毒、疼痛不可运动者。取大麻人水中浸，取沉者一大升，漉出，暴干，于银器中旋旋炒，直须慢火，待香熟，调匀，即入木臼中，令三两人更互①捣一二数，令及万杵，极细如白粉即止。平分为十贴，每用一贴，取家酿无灰酒一大瓷汤碗，以砂盆、柳木槌子点酒研麻粉，旋滤取白酒，直令麻粉尽，余壳即去之，都合酒一处煎，取一半，待冷温得所，空腹顿服，日服一贴，药尽全差。张仲景治脾约、大便秘、小便数，麻子二升，芍药半斤，厚朴一尺，

① 互：原作"玄"，据《政和本草》第二十四卷"麻黄"条改。

大黄、枳实各一斤，杏仁一升，六物熬，捣①筛，蜜丸大如梧子，以浆水饮下十丸，食后服之，日三，不知益加之。唐方七宣麻仁丸，亦此类也。《汤》云：入足太阴、手阳明。汗多，胃热，便难，三者皆燥湿而亡津液，故曰脾约。约者，约束之义。《内经》谓燥者润之，故仲景以麻仁润足太阴之燥及通肠也。《局》云：麻子能通大小肠，去风益气补劳伤，可为沐药生毛发，下乳催生治渴良。

麻根汁

陶云：煮饮之，主瘀血、石淋。《唐本注》云：根，主产难衣不出、破血、壅胀、带下崩中不止者，以水煮服之，效。沤②怄麻汁，主消渴。《药性论》云：渍麻汤，淋瘀血，又主下血不止。麻青根一十七枚，洗去土，以水五升煮取三升，冷，分六服。《图经》云：根，煮汁，冷服，主血不止。

麻　叶

《唐本注》云：捣叶，水绞取汁，服五合，主蛔虫，捣傅蝎毒，效。《药性论》云：子五升同叶一握捣，相和，浸三日，去滓，沐发，令白发不生，补下膲，主治渴。《图经》云：其叶与桐叶合捣，浸水沐发，令长润。皮青淋汤，濯瘀血。《独行方》云：主踠折骨痛不可忍，用大麻根及叶捣取汁一升饮之。非时，即煮干麻汁服，亦同。亦主挝打瘀血、心腹满、气短，皆效。

麻　花

味苦，微热，无毒。

《药性论》云：麻花，白花是也。能治一百二十种恶风、黑色、遍身苦痒，逐诸风恶血，主女人经候不通。䗪虫为使。

曲

神麹，使也。六月作者良，陈久者入药用之当炒令香。今看麹者，米、麦蘗之总名。麹音曲若红曲，今之白酒曲、面曲之类是也。神麹专指面造者言也，观丹溪之论可证。

味甘，气大暖。《汤》云：神麹，气暖，味甘，入足阳明经。《东》云：神麹，健脾胃，进饮食。

《本经》云：疗脏腑中风气，调中，下气，开胃，消食，主霍乱、心膈气、痰逆，除烦，破癥结及补虚，去冷气，除肠胃中塞、不下食，令人有颜色。六畜食米胀欲死者，煮麹汁灌之，立消。落胎，并下鬼胎。又神麹，使，无毒。能化水谷宿食、癥气，健脾暖胃。《汤》云：又治小儿腹坚大如盘、胸中满、能食而不消，麹末服方寸匕，日三，妊娠卒胎动不安，或腰痛、胎转抢心、下血不止，火炒以助天五之气①入足阳明。丹溪云：性温，入胃。麸皮性凉，入大肠。俱消食积。又云：健脾，暖胃，治赤白痢，下水，谷食不消。又红曲，活血，消食；神麹，养脾进食，使胃气有余。

罂子粟

一名御粟。

味甘，气平，无毒。

《本经》云：主丹石发动不下食，和竹沥煮作粥食之，极

---

① 天五之气：指土气。《尚书大传·五行传》："天一生水……天五生土。"

美。《图经》云：瓶①焦黄采之。主行风气，驱逐邪热，治反胃、胸中痰滞。亦可合竹沥作粥，大佳。然性寒，利大小肠，不可多食，动膀胱气。《食医方》：疗反胃不下饮食，罂粟粥。罂粟二合，人参末三大钱，生山芋五寸长，细切，研，水一升二合，煮六合，入生姜汁、盐花少许，搅和，分二服，早晚食之。

罂粟壳

一名御米壳。

《本经》云：去穰蒂，醋炒，入痢药用。丹溪云：洁古云味酸涩，主收，固气。东垣云：入肾，治骨尤佳。今人虚劳嗽者多用止嗽，及湿热泄痢者用治痢。却病之功虽急，杀人如剑，深可戒之。

酱

多以豆作，纯麦者少。今此当是豆者，亦以陈久者弥妙。又有肉酱、鱼酱，皆呼为醢，不入药用。

味咸、酸，气冷利。

《本经》云：主除热，止烦满，杀百药、热汤及火毒。《唐本注》云：又有榆仁酱，亦辛美，利大小便。芜荑酱，大美，杀三虫。虽有少臭，亦辛好也。《日华子》云：酱，无毒。杀一切鱼肉菜蔬蕈毒，并治蛇虫蜂虿等毒。《食疗》云：主火毒，杀百毒，发小儿无辜。小麦酱不如豆。又榆仁酱，亦辛美，杀诸虫，利大小便、心腹恶气，不宜多食。又芜荑酱，功力强于榆仁酱，多食落发。獐兔及鳢鱼酱，皆不可多食，为陈久故也。

---

① 瓶：指罂之粟果实形状。《政和本草》第二十六卷"罂之粟"条引《图经》云："罂之粟……其实作瓶子。"

绿　豆

皮寒，肉平，用之勿去皮。

味甘，气寒，无毒。一云冷。

《本经》云：主丹毒、烦热、风疹、药石发动热气、奔豚，生研绞汁服，亦煮食。消肿，下气，压热，解石。用之勿去皮，令人小壅，当是皮寒肉平。圆小绿者佳。又有稙①豆苗子相似，主霍乱吐下，取叶捣绞汁，和少醋温服。子下气。孟诜云：豆苗，平。诸食法，作饼炙食之，佳。谨按：补益，和五脏，安精神，行十二经脉，此最为良。今人食皆挞去皮，即有少许气。若愈病，须和皮，故不可去。又研汁煮饮服之，治消渴。又去浮风，益气力，润皮肉，可长食之。《日华子》云：绿豆，冷。益气，除热毒风，厚肠胃，作枕明目，治头风、头痛。绿豆粉，去丹风，解一切毒，霍乱吐翻。

白　豆

气平，无毒。

《本经》云：补五脏，益中，助十二经脉，调和，暖肠胃。叶，利五脏，下气。嫩者可作菜食，生食之亦妙，可常食。孙真人《食忌》云：白豆味咸，肾之谷，肾病宜食，煞②鬼气。

粟　米

味咸，气微寒，无毒。

《本经》云：主养肾气，去胃脾中热，益气。陈者味苦，主胃热、消渴，利小便。陶隐居云：其粒细于粱③米，热春令白，

---

① 稙（zhì 治）：早种、种植。《说文·禾部》：“稙，早种也。”

② 煞：克制。《白虎通·五祀》：“春，木王煞土，故以所胜祭之也。”

③ 粱：通“粱”。《说文通训定声·壮部》：“粱，假借为粱。”

亦以当白粱，呼为白粟。陈者谓经三五年者，或呼为粢米，以作粉，尤解烦闷，服食家亦将食之。《唐本注》云：粟类多种，而并细于诸粱。北土常食，与粱有别。陶云：当白粱。又云：或呼为粢，粢则是稷，稷乃穄之异名也。其米泔汁，主霍乱、卒热、心烦渴，饮数升立差。臭泔，止消渴，尤良。米麸，味甘、苦，寒，无毒。主寒中，除热渴，解烦，消石气。蒸米麦熬磨作之，一名糗也。孟诜云：粟米，陈者止痢，甚压丹石热。颗粒小者是，今人间多不识耳。其粱米粒粗大，随色别之。《局》云：粟米咸寒能养肾，胃虚呕逆和为圆，若除胃热须陈者，更治消中利小便。粟米，养肾虚，祛胃热，通利小肠。

粳 米

陶云：此即人常所食米，但有白赤大小异族四五种，犹同一类也。陈廪米亦是此种，以廪军人，故曰廪尔。《衍义》云：晚米为第一，早熟米不及也。

味甘、苦，气平，无毒。《汤》云：气微寒，味甘、苦，甘、平，无毒。入手太阴经、少阴经。

《本经》云：主益气，止烦，止泄。《蜀本》云：断下痢，和胃气，长肌肉，温中。孟诜云：粳米，平。主益气，止烦泄。其赤则粒大而香，不禁水停。其黄绿即实中。又水渍有味，益人。大都新熟者动气，经再年者亦发病。江南贮仓，人皆多收火稻。其火稻宜人，温中，益气，补下元。烧之去芒，春春米食之即不发病耳。又云：仓粳米，炊作干饭食之，止痢，又补中益气，坚筋，通血脉，起阳道。北人炊之瓮中，水浸令酸，食之，暖五脏六腑气。久陈者，蒸作饭，和醋封毒肿，立差。又研服之，去卒心痛。白粳米汁，主心痛，止渴，断热毒痢。若常食干饭，令人热中、唇口干。不可和苍耳食之，令人卒心痛，即急烧仓米灰，和蜜浆服之，不尔即死。不可与马肉同食之，发痼疾。《日华子》云：补中，壮筋骨，补肠胃。《液》云：主益气，止烦，止渴，止泄。与熟鸡头相合作粥食之，可以益精强志，耳目聪明。《本草》诸家共言益脾胃，如何白虎汤用之入肺？以其阳明为胃之经，色为西方之白，故入肺也。然治阳明之经，即在胃也。色白，味甘，寒，入手太阴又少阴证[①]。桃花汤用此，甘以补正气；竹叶石膏汤用此，甘以益不足。《衍义》云：平和五脏，补益胃气，其功莫逮。然稍生则复不益脾，过熟则佳。《局》云：粳米温中和胃气，除烦断痢益人肠，陈仓止泄消烦渴，秫米尤能疗漆疮。粳米，温中，和胃。

稻　米

糯米也。

《唐本注》云：稻者，穬谷通名。秔与粳同者，不粘之称。一曰籼、秔、稻、秫，稻即秔稻也。然今通呼秔、糯、稻、谷为稻。今此稻米，即糯米也。《说文》云：沛国谓稻为糯。秔，稌属也。《字林》云：糯，粘稻也。秔，稻不粘者。然秔、糯甚相类，粘、不粘为异耳。依《说文》，稻即糯也，江东呼稬。颜师古云：稻是有芒之谷，故于后或通呼粳稬，总谓之稻。《图经》云：稻米，有秔稻，有糯稻。秔既通为稻，而《本经》以秔为粳米、糯为稻米者。《说文解字》云：沛国谓稻为糯。秔，稌属也。《字林》云：糯，黏稻也。秔，稻不黏者。今人呼之者，如《字林》所说也；《本经》称号者，如《说文》所说也。前条有陈廪米即秔米，以廪军人者是也，入药最多。《衍义》

---

　　① 证：原作"订"，据《汤液本草》卷下"米谷部·粳米"条引"《液》云"改。

云：今造酒者是此，水田米皆谓之稻。前既言粳米，如此稻米乃糯稻无疑。温，故可以为酒，又令人大肠坚。陈云：性微寒。《日》云：凉，无毒。

味苦、甘，气温，无毒。

《本经》云：主温中，令人多热，大便坚。陈藏器云：糯米，性微寒。妊身与杂肉食之，不利子。作糜食一斗，主消渴，久食之令人身软。黍米及糯饲小猫犬，令脚屈不能行，缓人筋故也。孟诜云：糯米，寒。使人多睡，发风，动气，不可多食。又霍乱后吐逆不止，清水研一碗饮之，即止。陈士良云：糯米能行荣卫中血积，久食发心悸及痈疽疮疖中痛。不可合酒共食，醉难醒。解芫青毒。《日华子》云：糯米，凉，无毒。补中益气，止霍乱，取一合以水研服，煮粥。《图经》云：糯米性寒，作酒则热，糟乃温平，亦如大豆与豉酱不同之类耳。肖炳云：糯米，拥诸经络气，使四肢不收、发风昏昏。主痔疾，骆驼脂作煎饼服之，空腹与服，勿令病人知。陈藏器云：稻穰，主黄病身作金色，煮汁浸之。又稻谷芒，炒令黄，细研作末，酒服之。《日华子》云：稻穗，治蛊毒，浓煎汁服。稻秆，治黄病通身，煮汁服。《图经》云：《传信方》治马坠扑损，用稻秆烧灰，用新熟酒未压者和糟入盐和合，淋前灰取汁，以淋痛处，立差。直至背损，亦可淋。用好糟淋灰亦得，不必新压酒也。

陈廪米

此今久入仓陈赤者，汤中多用之。人以作醋，胜于新粳米也。

味咸、酸，气温，无毒。

《本经》云：主下气，陈烦渴，调胃，止泄。陈士良云：陈仓米，平胃口，止泄泻，缓脾，去惌气，宜作汤食。《日华子》

云：补五脏，涩肠胃。陈藏器云：和马肉食之发痼疾，及热食即热、冷食即冷，假以火气也，体自温平。吴人以粟为良，汉地以粳为善。《食疗》云：炊作干饭食之，止痢，补中，益气，坚筋骨，通血脉，起阳道。又毒肿恶疮，久陈者蒸作饭，和醋封肿上，立差。卒心痛，研取汁服之。北人炊之于瓮中，水浸令酸，食之暖五脏六腑之气。《食医心镜》云：除烦热，下气，调胃，止泄痢，作饭食之。陈仓米，除烦，止渴。

秫米

陶云：北人以作酒及煮糖者，肥软易消。方药不正用，惟嚼以涂漆疮及酿诸药醪。《唐本注》云：此米功用是稻秫也。今人呼粟糯为秫稻，秫为糯矣。北土亦多以粟秫酿酒，而汁少于黍米。粟秫应有别功，但《本草》不载。凡黍稷、粟秫、杭糯，此三谷之籼音山秫也。颜师古云：今之所谓秫米者，似黍米而粒小者耳，亦堪作酒。

味甘，气微寒。一云性平。一云无毒。

《本经》云：止寒热，利大肠，疗漆疮。孟诜云：秫米，其性平，能杀疮疥毒热，拥五脏气，动风，不可常食。北人往往有种者，代米作酒耳。又生捣和鸡子白，傅毒肿良。根，主作汤洗风。又米一石，麹三升，和地黄一斤，茵陈蒿一斤，炙令黄，一依酿酒法服之，治筋骨挛急。《日华子》云：无毒，犬咬、冻疮并嚼傅。秫米，能解漆疮。

青粱米

陶云：凡云粱米，皆是粟类，惟其牙头色异为分别尔。《唐本注》云：青粱壳、穗有毛，粒青，米亦微青，而细于黄白粱也。谷粒似青稞而少粗，夏月食之，极为清凉。但以味短色恶，不如黄白粱，故人少种之。此谷早熟①而收少，堪作饧，清白胜余米。《图经》云：粱米有青粱、黄粱、白粱，皆粟类也。青粱见前《唐本注》。黄粱穗大，毛长，壳、米俱粗于白粱，而收子少，不奈水旱，襄阳有竹根者是也。白粱，穗亦大，毛多而长，壳粗扁长，不似粟圆也。大抵人多种粟而少种粱，以其损地力而收获少耳。诸粱食之，比他谷最益脾胃，性亦相似耳。粟米比粱，乃细而圆，种类亦多，功用则无别矣。其泔汁及米粉皆入药，近世作英粉，乃用粟米浸累日令败，研澄取之，今人用去痱疮，为佳。

味甘，气微寒，无毒。

《本经》云：主胃痹、热中、消渴，止泄痢，利小便，益气，补中，轻身长年。《日华子》云：健脾，治泄精。醋拌，百蒸百暴，可作糗②粮。

白粱米

《唐本注》云：白粱穗大，多毛且③长。诸粱都相似，而白粱谷粗扁长，不似粟圆也，米亦白而大，食之香美，为黄粱之亚矣。陶云竹根，竹根乃黄粱，非白粱也。然粱虽粟类，细论则别，谓作粟飱，殊乖的称也。

味甘，气微寒，无毒。

《本经》云：主除热，益气。孟诜云：白粱米，患胃虚并呕吐食及水者，用米泔二合，生姜汁一合，服之。性微寒，除胸膈中客热，移五脏气，续筋骨。此北人长食者是，亦堪作粉。

---

① 熟：原作"热"，据《政和本草》第二十五卷"青粱米"条改。
② 糗：原作"臭"，据《政和本草》第二十五卷"青粱米"条改。
③ 且：原作"目"，据《政和本草》第二十五卷"白粱米"条改。

黄粱米

《唐本注》云：黄粱，穗大，毛长，谷米俱粗于白粱，云收子少，不耐水旱，食之香美，逾于诸粱，人号为竹根黄，而陶注白粱云襄阳竹根者是，此乃黄粱，非白粱。

味甘，气平，无毒。

《本经》云：主益气，和中，止泄。《日华子》云：去客风，治顽痹。

黍 米

陶云：其苗如芦而异于粟，粒亦多粟而多是秫。北人作黍饭，方药酸黍米酒则皆用秫黍也。又有稷米，与黍米相似，而粒殊大，食不宜人，言发宿病。《唐本注》云：黍有数种，亦不似芦，虽似粟而非粟，稷即稷也。

味甘，气温，无毒。一云性寒，有少毒。

《本经》云：主益气补中，多热，令人烦。孟诜云：黍米，性寒。患鳖瘕者，以新熟赤黍米，淘①取泔汁，生服一升，不过三两度，愈。谨按：性寒，有小毒，不堪久服，昏五脏，令人好睡。仙家重此。作酒最胜余米。又烧为灰，和油涂杖疮，不作瘢②，止痛。不得与小儿食之，令不能行。若与小猫、犬食之，其脚便蹁曲，行不正。缓人筋骨，绝血脉。

丹黍米

陶云：此即赤黍米也，多入神药用。又黑黍，名秬，共③

---

① 淘：原作"陶"，据《政和本草》第二十五卷"黍米"条改。
② 瘢（pán 盘）：足疾。《字汇补·疒部》："瘢，足疾。"
③ 共：通"供"，供给。段玉裁《说文解字注》："《周礼》《尚书》供给、供奉字，皆借'共'为之。"

酿①酒祭祀用之。《图经》云：有二种，米粘者为秫，可以酿②酒；不粘者为黍，可食。如稻之有粳、糯耳。李巡云：秬即黑黍之大者名也。北人谓秫为黄米，亦谓之黄糯，酿酒比糯稻差劣也。

味苦，气微温，无毒。

《本经》云：主咳逆、霍乱，止泄，除热，止烦渴。《日华子》云：赤黍米，温。下气，止咳嗽，除烦，止渴，退热。不可合蜜并葵同食。

稷 米

陶云：稷米亦不识，书多云③六黍与稷相似。又有稌音渡，亦不知是何米。《诗》云：黍、稷、稻、粱、禾、麻、菽、麦，此即八谷也，俗人莫能证辨。按氾胜之④种植书有黍，即如前说。无稷有稻，犹是粳谷。粱是秫，禾即是粟。董仲舒云：禾是粟苗，麻是胡麻，枲是大麻，菽是大豆。《唐本注》云：《本草》有稷不载穄。稷，穄也。今楚人谓之稷，关中谓之縻，呼其米为黄米，与黍为籼秫，故其苗与黍同类。陶引《诗》云稷恐与黍相似，斯并得之矣。《图经》云：稷米，今所谓穄米也。稷为五谷之长，五谷不可遍祭，故祀其长以配社。《广雅解》云：如黍，黑色。稗有二种，一黄白，一紫黑。其紫黑者，其

---

① 酿：原作“穰”，据《政和本草》第二十五卷“丹黍米”条改。
② 酿：原作“穰”，据《政和本草》第二十五卷“丹黍米”条改。
③ 云：原脱，据《政和本草》第二十六卷“稷米”条补。
④ 氾胜之：原作“记胜子”，据《汉书·卷三十·艺文志第十》改。氾胜之，西汉农学家，汉成帝时为议郎、劝农使者。曾在三辅教民种田，后迁御史。他总结黄河流域的农业生产经验，创造了精耕细作的区田法、溲种法、穗选法、嫁接法等。著有《氾胜之》2卷18篇，是中国最早的农学著作。

芑有毛，北人呼为乌禾是也。今人不甚珍，此惟祠事则用之。农家种之以备他谷之不熟，则为粮耳。《衍义》云：今谓之穄米，先诸米熟，又香可爱，故取以供祭祀。然发故疾，只堪为饭。不粘着，其味淡。

味甘，无毒。一云冷。

《本经》云：主益气，补不足。陈藏器云：五谷烧作灰爇①，主恶疮疥癣、虫瘘疽蜇毒，涂之，和松脂、雄黄烧灰更良，作法如甲煎为之。孟诜云：稷，益诸不足，山东多食。服丹石人发热，食之热消也。发三十②六种冷病气，八谷之中最为下苗。黍乃作酒，此乃作饭，用之殊途。不与瓠③子同食，令冷病发。发即黍酿汁饮之，即差。《日华子》云：稷米，冷。治热，压丹石毒，多食发冷气，能解苦瓠毒，不可与川附子同服。

糵 米

陶云：此是以米为糵尔，非别米名也。《唐本注》云：糵者，生不以理之名也，皆当以可生之物为之。陶称以米为糵，其米岂能更生乎？止当取糵中之米尔。按《食经》称用稻糵，稻即糯谷之名，明非米尔。此即是谷芽。

味苦，无毒。

《本经》云：主寒中，下气，除热。陶云：末其米脂和傅面，亦使皮肤悦泽，为热不及麦糵也。《日华子》云：糵米，温。能除烦，消宿食，开胃。又名黄子，可作米醋。

---

① 爇（ruò 若）：烘烤、燃烧。《说文·火部》："爇，烧也。"
② 十：原脱，据《政和本草》第二十六卷"稷米"条补。
③ 瓠：原作"匏"，据《政和本草》第二十六卷"稷米"条改。

穬 麦

形状与大麦相似。

味甘，气微寒，无毒。

《本经》云：主轻身，除热，久服令人多力健行。以作蘖，温，消食和中。肖炳云：补中，不动风气，先患冷气人即不相当。孟诜云：主轻身，补中，不动疾。《日华子》云：作饼食不动气，若暴食时间似动气，多食即益人。

荞 麦

味甘，气平，寒，无毒。

《本经》云：实肠胃，益气力，久食动风，令人头眩。和猪肉食之，患热风，脱人眉须。虽动诸病，犹挫丹石，能炼五脏滓秽，续精神。作饭与丹石人食之，良。其饭法，可蒸使气①馏，于烈日中暴，令口开，便舂，取人作饭。叶作茹，食之下气，利耳目，多食即微泄。烧其穰作灰，淋洗六畜疮并驴、马躁蹄②。

寒食饭

《陈藏器余》云：主灭瘢痕。有旧瘢及杂疮，并细研傅之。饭灰主病后食劳。

麦 苗

陈又云：味辛，寒，无毒。主蛊。煮取汁，细绢滤服之。稳即芒秕也。

---

① 气：原脱，据《政和本草》第二十五卷"荞麦"条补。
② 蹄：原脱，据《政和本草》第二十五卷"荞麦"条补。

糟笋中酒

陈又云：味咸，平，无毒。主哕气、呕逆。小儿乳少，和牛乳饮之。亦可单服少许，磨瘑疮风。此糟笋节中水也。

社　酒

陈又云：喷屋四壁去蚊虫，内小儿口中令速语。此祭祀社余者酒也。

寒食麦仁粥

陈又云：有小毒。主咳嗽，下热气，调中。和杏仁作之佳也。

卷之五

菜 部

薄 荷

使也。夏秋采茎叶，暴干。用须去枝梗。

味辛、苦，气温，无毒。《汤》云：气温，味辛、苦，辛、凉，无毒。手太阴经、厥阴经药。《东》云：消风，清肿。《东》又云：升也，阳也。清利六阳之会首，祛除诸热之风邪。《珍》云：上行至头顶，除皮肤风热。《洁》云：消痰，去胀，发汗，搜风，破血，通关，兼止痢，入人荣卫，疗头疼。

《本经》云：主贼风、伤寒发汗、恶气、心腹胀满、霍乱、宿食不消、下气。煮汁服，亦堪生食。人家种之，饮汁发汗，大解劳乏。《药性论》云：薄荷，使。去积气，发毒汗，破血，止痢，通利关节，尤与薤作菹相宜。新病差人勿食，令人虚汗不止。陈士良云：吴薄荷，能引诸药入荣卫，疗阴阳毒、伤寒头痛，四季宜食。又云：胡薄荷，主风气壅并攻胸膈，作茶服之，立效。呼为新罗薄荷。《日华子》云：治中风失音，吐痰，除贼风，疗心腹胀，下气，消宿食及头风等。《图经》云：古方稀用，或与薤作齑食。近世医家治伤寒头脑风，通关格及小儿风涎，为要切之药。凡新病差人不可食，以其能发汗，恐虚人耳。《字书》作"菝葀"。《象》云：能发汗，通骨节，解劳乏，与薤相宜。新病差人勿多食，令虚汗不止。去枝梗，搓碎用。《心》云：上行之药。陈士良云：能引诸药入荣卫，又主风气壅并。《衍义》云：治骨蒸劳热，用其汁与众药熬为膏。猫食之即醉。又云：小儿惊风，壮热，须此引药。《刨》云：薄荷之叶味辛凉，新病瘥时勿用餐，治热清阳于头目①，除风痫证不能安。《局》云：薄荷发汗止头疼，发散伤寒去贼风，消食宽胀除霍乱，更除风气并攻胸。薄荷，主风气头疼，发散。

葱　白

葱不可与蜜同食，杀人。《图经》云：葱有数种，入药用山葱、胡葱，食品用冻葱、汉葱。山葱生山中，细茎大叶，食之香美于常葱。一名茖，胡葱类。胡葱类食葱，而根茎皆细白。冻葱，冬夏常有，但分茎栽莳而无子，气味最佳。又有一种楼葱，亦冬葱类。凡葱皆能杀鱼肉毒，食品所不可阙也。《本草》云楼葱。

味辛，气平。《汤》云：气温，味辛，无毒，入手太阳经、足阳明经。通中发汗。又云：升也，阳也②。散伤寒③阳明头痛之邪，止伤寒阳明下痢之苦。《珍》云：发散风寒。《走》云：解表，止阳明头痛及伤寒下痢，止痛，除风。

《本经》云：其茎葱白，平，可作汤。主伤寒寒热、出汗、中风、面目肿、伤寒骨肉痛、喉痹不通，安胎，归目，除肝邪气，利五脏，益目睛，杀百药毒。《刨》云：葱白辛温能解表，阳明头痛急投之，伤寒下痢服之效，止痛除风又自奇。《局》云：葱白辛平可作汤，伤寒寒热是单方，安胎止痛除风肿，治气能通大小肠。葱，主头疼，发散，通大小肠。白，可安胎，止痛。

---

① 目：《药性指掌》“薄荷”条作“面”。
② 阳也：原脱，据《诸品药性主治指掌》“葱白”条补。
③ 寒：《诸品药性主治指掌》“葱白”条作“风”。

葱 实

陶云：山葱曰茖葱，疗病以胡葱。人间食葱又有二种，有冻葱，经冬不死，无子；又有汉葱，冬即叶枯。食用入药，冻葱最善，气味亦佳。

味辛，气温，无毒。

《本经》云：主明目，补中不足。

葱 根

《本经》云：主伤寒头痛。

葱 汁

气平、温。

《本经》云：主溺血，解藜芦毒。孟诜云：葱，温。根主疮中有水、风肿疼痛者。冬葱最善，宜冬月食，不宜多。虚人患气者，多食发气，上冲人，五脏闭绝。虚人胃开，骨节出汗，故温尔。《日华子》云：葱治天行时疾、头痛、热狂，通大小肠，霍乱转筋，及奔豚气、脚气、心腹痛、目眩，及止心迷闷。又茎叶用盐研，署蛇蛊伤并金疮。水入轧肿痛，煨研署傅。中射工溪毒，盐研署傅。子，温中，补不足，益精，明目。根，杀一切鱼肉毒，不可以蜜同食也。《液》云：以通上下之阳也。《活人书》：伤寒头痛如破，连须葱白汤主之。《心》云：通阳气，辛而甘，气厚味薄，阳也，发散风邪。《汤》云《本草》同《本经》。《集》云：大抵发散为功，多食昏人神。

假 苏

荆芥是也。取花实成穗者暴干入药。初生，香辛可啖，人取作生菜。用须去枝梗。

味辛，气温，无毒。《汤》云：气温，味辛、苦。《东》

云：清头目、便血，疏风，散疮。《畫》云：去风，通气，下瘀，除痹，除寒热阴阳毒，治头疼、瘰疬疮。

《本经》云：主寒热、鼠瘘瘰疬生疮，破结聚气，下瘀血，除湿痹。陈藏器云：去邪，除劳渴出汗，除冷风，煮汁服之。捣和醋，傅疔肿。《药性论》云：可单用。治恶风贼风、口面㖞邪、遍身瘴痹、心虚忘事，益力添精。主辟邪毒气，除劳。久食动渴疾，治下肿。取一握，切，以水五升煮取二升，冷分二服，主通利血肺，传送五脏不足气，能发汗，除冷风。又捣末和醋，封毒肿。孟诜云：多食，熏人五脏神。陈士良云：主血劳、风气壅满、背脊疼痛、虚汗，理丈夫脚气、筋骨烦疼，及阴阳毒、伤寒头痛、头旋目眩、手足筋急。《日华子》云：利五脏，消食，下气，醒酒。作菜生熟食，并煎茶，治头风，并出汗。豉汁煎，治暴伤寒。《图经》云：治头风、虚劳、疮疥、妇人血风等为要药。亦多单用，效甚速。又治产后血晕、筑心眼倒、风缩欲死者，取干荆芥穗，捣末，用二钱匕，童便一酒盏调，热服立效。口噤者挑灌，闭者灌鼻中，皆效。《经验方》：产后中风、眼反折、四肢搐搦，下药可立效。如圣散荆芥穗子为末，酒服二钱匕，效。《汤》云：《本草》云辟邪毒，利血脉，通宣五脏不足气，能发汗，除劳渴。忤和醋，封毒肿。去枝梗，手搓碎用，治产后血晕如神。动渴疾。多食，熏五脏神，破结气。《剉》云：假苏本即名荆芥，下气除劳治血风，疮疥伤寒为要药，更除血晕与头疼。即《局方》。荆芥，主血风、血晕、疮疥、伤寒。

苏

紫苏也，叶无紫色，不香。似茬者名野苏，不堪用。夏采茎叶，秋采实。

味辛，气温，无毒。《东》云：下气，散寒。《壴》云：下气，能开胃，除胀，及消痰，利肠，除蟹毒，喘嗽治皆良。

《本经》云：下气，除寒中。孟诜云：紫苏，除寒热，治冷气。《日华子》云：紫苏，补中益气，治心腹胀满，止霍乱转筋，开胃下食，并一切冷气，止脚气，通大小肠。《图经》云：其茎并叶通心经，益脾胃，煮饮尤胜。与橘皮相宜，气方中多用之。若欲宣通风毒，则单用茎，去节大良。《集》云：解肌发表。《剉》云：紫苏下气仍开胃，治胀消痰利大肠，煮汁饮之除蟹毒，若安喘嗽子尤良。即《局方》。苏叶，消痰，定喘，宽膨。

苏 子

味辛，气温，无毒。《东》云：下气涩。《壴》云：能治喘嗽。

《本经》云：其子尤良。陶云：其子主下气，与橘皮相宜。《药性论》云：紫苏子，无毒。主上气咳逆，治冷气及腰脚中湿风结气。将子研汁，煮粥良。《日华子》云：子，主调中，益五脏，下气，止霍乱、呕吐、反胃，补虚劳，肥健人，利大小便，破癥结，消五膈，止嗽，润心肺，消痰气。《图经》云：主上气咳逆，研汁煮粥尤佳。

韭 白

不可与蜜同食。

味辛，微酸，气温，无毒。《汤》同。《壴》云：安五脏，可久食，利病人，除胃热。

《本经》云：归心，安五脏，除胃中热，利病人，可久食。根，主养发。陈藏器云：韭，温中下气，补虚，调和脏腑，令人能食，益阳，止泄白脓、腹冷痛，并煮食之。叶及根生捣，绞汁服，解药毒，疗狂狗咬人欲发者，亦杀诸蛇虺蝎恶虫毒。取根捣和酱汁，灌马鼻虫颡。又捣根汁多服，主胸痹骨痛不可触者。孟诜云：热病后，十日不可食热韭，食之即发困。又胸痹，心中急痛如锥刺，不得俯仰，白汗出，或痛彻背上，不治或至死，可取生韭或根五斤，洗捣汁，灌少许，即吐胸中恶血。《日华子》云：韭热，下气，补虚乏，和腑脏，益阳，止泄精尿血，暖腰膝，除心腹痼冷，胸中痹冷痃癖气及腹痛等食之。肥白人中风失音，研汁服。心、脾、骨痛甚，生研服。蛇犬咬并恶疮，捣傅。多食昏神暗目，酒后尤忌。不可与蜜同食。《图经》云：此物最温而宜人，宜常食之。政道得则阴物变为阳，若葱变为韭是也。《汤》云：韭子根同《本经》。丹溪云：研取其汁，冷饮细呷之，可下膈中瘀血，甚效。冬月用根，以其属金而有水与土，且性急。又能充肝气，又多食则昏神。《局》云：韭菜辛温能有补，温中下气益元阳，遗精梦泄便潃白，入药须知用子良。韭，专补肾，益元阳，温中，下气。子，主梦泄遗精。

韭 子

入药炒用。

味辛，气温，无毒。《东》云：助阳，医白浊。《疌》云：治梦泄，固精。

《本经》云：主梦泄精、溺白。肖炳云：韭子合龙骨服，甚补中。小儿初生，与韭根汁灌之，即吐出恶水，令无病。《日华子》云：子，暖腰膝，治鬼交，甚效。入药炒用。《图经》云：韭子得桑螵蛸、龙骨，主漏精。丹溪云：其子，止精滑，甚良。又未出粪土为韭黄，最不宜人，食之滞气，盖含噎郁未和之气，故如是。又花，食之动风，戒之。

薤　白

取白良。白冷，青热，不可与牛肉同食。《唐本注》云：薤乃是韭类，叶不似葱，而陶云同类，不识所以然。有赤、白二种，白者补而美，赤者主金疮及风。苦而无味。

味辛、苦，气温，无毒。《汤》云同。入手阳明经。《珪》云：主金疮，耐饥，温中，去水，除风[1]热，中风寒水肿涂之。《珍》云：通痢泄。

《本经》云：主金疮、疮败，轻身不饥，耐老，归于骨。菜芝也。除寒热，去水气，温中，散结，利病人。诸疮中[2]风寒水肿，捣以涂之。陈藏器云：调中，主久痢不差、腹内常恶者，多煮食之。赤痢，取薤同黄檗煮服之，差。孟诜云：疗诸疮、中风水肿，生捣热涂上，或煮之。白色者最好，虽有辛，不荤五脏。学道人长服之，可通神，安魂魄，益气，续筋力。《日华子》云：轻身耐寒，调中，补不足，食之能止人痢、冷泻，肥健人。生食，引涕唾。不可与牛肉同食，令人作癥瘕。四月不可食也。《图经》云：赤者，疗疮，生肌。白者，冷补，然今少用。兼补虚，最宜人。凡用葱、薤，皆去青留白，云白冷而青热也。故断赤下方，取薤白同黄檗煮服之，言其性冷而解毒也。《独行方》：主霍乱干呕不息，取薤一虎口，以水三升煮取半，顿服，不过三作即已。又卒得胸痛、差而复发者，取薤根五斤，捣绞汁饮之，立止。《汤》云：下重者气滞也，四逆散加此，以泄气滞。余同《本经》。《心》云：治泄痢下重、下焦气滞，泄

---

① 风：《诸品药性赋》"薤"条作"寒"。
② 中：原脱，据《政和本草》第二十八卷"薤"条补。

滞气。《集》云：宜心，归骨。菜芝也。《局》云：薤味辛温能止痢，调中益气止金疮，诸疮中水风寒肿，用此生研傅即良。

葫

大蒜也。独子者入药佳。五月五日采。

味辛，气温，有毒。《疌》云：散痈肿，治蠚疮，除风热，杀毒气。久食伤目损明。

《本经》云：主散痈肿蠚疮，除风邪，杀毒气。独子者亦佳。归五脏。久食伤人，损目明。陶云：俗人作齑以啖鲙肉，损性伐命莫此之甚。《唐本注》云：此物煮为羹臛，极俊美，熏气亦微。下气，消谷，除风，破冷，足为馔中之俊。陈藏器云：去水恶瘴气，除风湿，破冷气，烂痃癖，伏邪恶，宣通温补，疗疮癣。生食，去蛇虫溪蛊等毒。又鱼骨鲠不出，以蒜内鼻中即出。独颗者杀鬼，去痛，入用最良。孟诜云：久服损眼伤肝。治蛇咬疮、冷毒风气。《日华子》云：健脾，治肾气，止霍乱转筋腹痛，除邪辟温，去蛊毒，疗劳疟、冷风、痃癖、温疫气，傅风拍冷痛，蛇虫伤、恶疮疥、溪毒沙虫并捣贴之。熟醋浸之，经年者良。《图经》云：按《本经》云主散痈肿，《手集方》疗毒疮肿号叫、卧不得、人不别者，取独头蒜两颗，细捣，以油和麻厚傅疮上，干即易之。又肩上疮作，连心痛闷，用此便差。《肘后方》灸背肿令消法云：取独颗蒜，横截厚一分，安肿头上，炷艾如梧桐子，灸蒜上百壮，不觉消。数数灸，惟多为善。勿令大热。若觉痛即擎起蒜，蒜焦更换用新者，勿令损皮肉，如有体干不须灸。又发背及痈疽恶疮肿核等，皆灸之，其法与此略同。其小别者乃云：初觉皮肉间有异，知是必作疮者，切大蒜如钱厚片，安肿处灸之，不计壮数。其人被苦初觉痛者，以痛定为准。初不觉痛者，灸至极痛而止。若是疣赘之类，其效如神。丹溪云：性热，喜散，善化肉，故人喜食。属火，多用于暑月。其伤脾伤肺之祸积久自见，化肉之功不足言也。有志养生者，宜自知之。又久食伤肝气，损目，令人面无颜色。

蒜

小蒜也。根苗皆如葫而极细小者是也。五月五日采之。

味辛，气温，有小毒。

《本经》云：归脾肾，主霍乱、腹中不安，消谷，理胃，温中，除邪痹毒气。陶云：味辛，性热。主中冷霍乱，煮饮之。亦主溪毒。食之损人，不可长服。《蜀本注》云：主诸虫毒疗肿甚良，不可常食。《日华子》云：热，有毒。下气，止霍乱吐泻，消宿食，治虫毒，傅蛇虫沙虱疮。《图经》云：《说文》所谓"蒜，荤菜"者，乃今大蒜也。《局》云：大蒜散痈除冷气，载之《本草》作葫名，辟瘟疗疟止霍乱，久食令人损目明。

瓜 蒂

使也。是甜瓜蒂。七月七日采，阴干，去瓜皮用蒂，约半寸许。《今注》云：甜瓜有青、白二种，入药当用青瓜蒂。《雷》云：凡使，勿用白瓜蒂。瓜两蒂、沉水者杀人。食多腹胀，食盐化成水。一名苦丁香。

味苦，气寒，有毒。《汤》同。《垚》云：治疸，下水，去肢浮，并治鼻中息肉，吐痰，吐饮，疗咳逆，兼主上气心疼。

《本经》云：主大水身面四肢浮肿，下水，杀蛊毒，咳逆上气，及食诸果病在胸腹中，皆吐下之。去鼻中息肉，疗黄疸。花主心痛、咳逆。《药性论》云：瓜蒂，使。茎，主鼻中息肉、齆鼻。和小豆、丁香吹鼻，治鼻。《日华子》云：无毒。治脑塞、热䶥、眼昏，吐痰。《图经》云：方书所用多入①吹鼻及吐膈散中。叶，主无发，捣汁涂之即生。肉，主烦渴，除热，多食则动痼疾。又有越瓜，正白，生越中。胡瓜，黄色，亦谓之黄瓜，别无功用，食之亦不益人。《食疗》云：瓜蒂，主身面四肢浮肿，杀虫，去鼻中瘜②肉，疗黄疸及暴急黄。取瓜蒂、丁香各七枚，小豆七粒，为末，吹黑豆许于鼻中，少时黄水出，差。其子，热，补中宜人。瓜有毒，止渴，益气，除烦热，利小便，通三焦壅塞气。多食令人阴中湿痒生疮，动冷宿病。癥癖人不可食之。若食之多饱胀，可食盐化成水。叶，主打损折，碾末酒服。去瘀血，治小儿疳。《圣惠》云：治鼻中瘜肉，陈瓜蒂一分为末，羊脂和少许，傅瘜肉上，日三。《经验方》：治大人、小儿久患风痫、缠喉风、遍身风疹、急中涎潮等。《汤》云《本草》同《本经》。又除偏头疼，有神。头目有湿，宜此。瓜蒂苦以治胸中寒，与白虎同例，俱见知母条下。与麝香、细辛同为使，治久不闻香臭。仲景钤方，瓜蒂一十四个，丁香一个，黍米四十九粒，为末，含水搐一字，取下。丹溪云：性急，损胃气。吐药不为不多，胃弱者勿用。设有当吐之证，以他药代之可也。病后产后勿轻用，宜深戒之。仲景有云：诸亡血，诸虚家，不可与瓜蒂。《衍》云：瓜蒂除浮仍治疸，欲消息肉鼻中吹，有人胸腹中间病，此药犹能吐下之。即《局方》。甜瓜蒂，除浮疸，开胸膈，吐一切痰涎。

---

① 方书所用多入：此6字底本脱，据《政和本草》第二十七卷"瓜蒂"条补。

② 瘜（xī 息）：赘生在身体局部的肉疙瘩。《说文·疒部》："瘜，寄肉也。"

甜　瓜

其子色皆黄。沉水并两蒂者杀人。

气寒，有毒。一云无毒。

《本经》云：止渴，除烦热。多食令人阴下湿痒生疮，动宿冷病，发虚热，破腹，又令人惙惙①弱，脚手无力。少食即止渴，利小便，通三膲间拥塞气，兼主口鼻疮。叶治人无发，捣汁涂之即生。

越　瓜

《本经》云：味甘、寒。利肠胃，止烦渴。不可多食，动气，发诸疮，令人虚弱不能行，不益小儿，天行病后不可食。又不得与牛奶酪及鲊同食及空心食，令人心痛。陈藏器云：越瓜大②者色正白，越人当果食之。利小便，去烦热，解酒毒，宣泄热气。小者糟藏之，为灰，去口吻疮及阴茎热疮。

莱菔根

俗名萝卜。忌与地黄同食，令发白。

味辛、甘，气温，无毒。一云冷。一云平。《东》云：去膨胀，下气，制面毒。

《本经》云：散服及炮煮服食，大下气，消谷，去痰癖，肥健人。生捣汁服，主消渴，试有大验。《唐本注》云：嫩叶为生菜食之，大叶熟啖，消食和中。肖炳云：根消食，利关节，理颜色，练五脏恶气，制面毒。凡人饮食过度，生嚼咽之，便消。亦主肺嗽、吐血、下气。孟诜云：萝卜，性冷。利五脏，轻身。

---

① 惙惙（chuòchuò 绰绰）：疲乏貌。《玉篇·心部》："惙，疲也。"
② 大：原作"人"，据《政和本草》第二十七卷"越瓜"条改。

根服之，令人白净肌细。《日华子》云：萝卜，平。能消痰，止咳，治肺痿吐血，温中补不足，治劳瘦咳嗽。子，水研服吐风痰，醋研消肿毒，不可以地黄同食也。丹溪云：属土而有金与水。《本草》言下气速，往往见煮食之多者停滞膈成溢饮病，以其甘多而辛少也。其子，有推墙倒壁之功，水研服，吐风痰甚验。《衍义》曰：散气用生姜，下气用莱菔。《集》云：子，治喘嗽，下气，消食。莱菔子，捣汁，止头疼、喘嗽、风痰。

白冬瓜

初生青绿，经霜则白，其肉子亦白，故名。

味甘，气微寒。一云性冷利。一云甘、平。

《本经》云：主除小腹水胀，利小便，止渴。陶云：性冷利，解毒，消渴，止烦闷，宜捣汁服之。《药性论》云：冬瓜练，亦可单用。味甘、平。汁止烦燥热，炼压丹石毒，止热渴，利小肠，能除消渴，差五淋。孟诜云：益气，耐老，除胸心满，去头面热。热者食之佳，冷者食之瘦人。《日华子》云：冷，无毒。除烦，治胸膈热，消热，消毒、痈肿。切，摩痱子甚良。叶，杀蜂，可修事蜂儿并煠肿毒及蜂叮①。藤烧灰，可出锈②点黯，洗黑黚，并洗疮疥。湿穰亦可漱练白缣。丹溪云：冬瓜，性走而急，久病与阴虚者忌之。乃《衍义》谓分散热毒气，有取于走而性急也。差五淋。孙真人云：九月勿食，俟被霜食之。不尔，令人成反胃病。《衍义》云：发背及痈疽，削一大块，置疮上，热则易之，分败热毒甚良。《局》云：白冬瓜主除烦躁，止渴通淋利小肠，解热散痈除水胀，醒脾悦色子尤良。白冬瓜，

---

① 叮：原作"丁"，据文义改。
② 锈：原作"绣"，据文义改。

除躁烦，止渴。

丝　瓜

味甘，性平。杨氏云：发痘疮最妙。连皮烧，存性为末，汤调服。

白瓜子

冬瓜仁也。甜瓜子虽有青、白二种，其子皆黄。八月采。

味甘，气平，寒，无毒。《东》云：醒脾，为饮食之资。

《本经》云：主令人悦泽，好颜色，益气，不饥，久服轻身耐老。主除烦满不乐。久服寒中。可作面脂，令面悦泽。《日华子》云：去皮肤风，剥黑䵟，润肌肤。

冬葵子

臣也，黄芩为使。以秋种葵，覆养经冬，至春作子，谓之冬葵。多入药用。至滑利，能下石。春葵子亦滑，不堪入①药用。根，故是常葵尔。

味甘，气寒，无毒。《汤》同。一云滑利，一云冷，一云滑平。

《本经》云：主五脏六腑寒热、羸瘦、五癃，利小便，疗妇人乳难内闭，久筋坚骨，长肌肉，轻身延年。十二月采之。《药性论》云：冬葵子，臣，滑，平。治五淋，主奶肿，能下乳汁。孟诜云：其子，生疮者吞一粒，便作头。女人产时，可煮顿服之，佳。若生时困闷，以子一合，水二升，煮取半升，去滓，顿服之，少时便产。《汤》云《本草》同《本经》。《衍义》云：性滑利，不益人。患痈疖毒热内攻未出脓者，水吞三五粒，

---

① 入：原作"余"，据文义改。

遂作窍脓出。《局》云：葵子甘寒仍滑利，主除寒热利溲便，妇人难产多收效，若治疮疖则用根。冬葵子，产难催生，利溲滑脏。

冬葵根

味甘，气寒，无毒。

《本经》云：主恶疮，疗淋，利小便，解蜀椒毒。叶为百菜主，其心伤人。《药性论》云：根，治恶疮。小儿吞钱不出，煮饮之即出，神妙。若患天行病后，食之顿丧明。又叶烧灰及捣干叶末，治金疮。煮汁能滑小肠。单煮汁，主治时行黄病。孟诜云：葵，冷。主疮疖生身面上汁黄者，可取根作灰和猪脂涂之。其性冷，若热食之，亦令人热闷，甚动风气。久服丹石人，时吃一顿，佳也。《图经》云：大抵性滑利，能宣导积壅，服丹石人尤相宜。煮汁单饮亦佳，仍利小肠。孕妇临产煮叶食之，则胎滑易产。花有五色，白者主痎疟及邪热，阴干末服之。黄者主疮痈，干末水调涂之，立愈。小花者名锦葵，功用更强。黄葵子，主淋涩，又令妇人易产。

蜀　葵

味甘，气寒，无毒。

《本经》云：久食钝人性灵。根及茎并主客热，利小便，散脓血恶汁。叶，烧为末，傅金疮。煮食，主丹石发热结。捣碎，傅火疮。又叶炙煮与小儿食，治热毒下痢及大人丹痢，捣汁服亦可。恐腹痛，即暖饮之。

蜀葵花

气冷，无毒。

《本经》云：治小儿风疹。子，冷，无毒。治淋涩，通小肠，催生落胎，疗水肿，治一切疮疥并瘰疬土癗。花有五色，白者疗痎疟，去邪气，阴干末食之。小花者名锦葵，功用更强。《圣惠》云：治妇人白带下、脐腹冷痛、面色痿黄、日渐虚困，以白葵花一两，阴干为末，空心温酒下二钱匕。如赤带，用赤花。《汤》云：冷，阴中之阳。《珍》云：赤者治赤带，白者治白带。赤治血燥，白治气燥。

黄蜀葵花

春生苗叶与蜀葵颇相似，叶尖狭，多刻缺，夏末开花，浅黄色，六七月采之，阴干用。《衍义》云：与蜀葵别种，非为蜀葵中黄者也，叶心下有紫檀色。

《本经》云：治小便淋及催生，又主诸恶疮脓水久不差者，作末傅之即愈。《珍》云：黄治火疮。黄者花开时，先以瓷器盛香油，清晨以箸①挟花浸油中，火疮以油涂之。《衍义》云：疮家要药。子，催生。临产时取四十九粒或二三钱，炒研为末，温水调服。

香　薷

十月中取，干之。

味辛，气微温。《汤》同。一云无毒。

《本经》云：主霍乱腹痛，吐下，散水肿。《日华子》云：无毒。下气，除烦热，疗呕逆冷气。雷公云：治水病洪肿、气胀、不消食。《千金方》云：治口臭。《子母秘录》云：小儿白秃，发不生，汁出燍痛，浓煮陈香薷汁少许，脂和胡粉傅之。丹溪云：属金与水而有彻上彻下之功，治水甚捷。肺得之，则

---

① 箸：原作“筋”，据文义改。

清化行而热自去。又云：大叶香薷，治伤暑，利小便。浓煎汁成膏为丸服之，以治胀满，效。《本草》言治霍乱，不可缺也。《汤》云《本草》同《本经》。《集》云：治口臭甚捷。盖口臭是脾有郁火，溢入肺中，失其清和甘美之气，而浊气上干故也。《剑》云：香薷下气除烦热，消肿调中暖胃家，霍乱转筋心腹痛，依①方煮饮服之差。即《局方》。香薷，霍乱转筋，心腹痛，除烦，消暑。

茄 子

一名落苏。

味甘，气寒。

《本经》云：久冷人不可多食，损人动气，发疮及痼疾。根及枯茎叶，主冻脚疮，可煮作汤渍之，良。苦茄，树小，有刺子，其子以醋摩，疗痈肿。根亦作浴汤。《日华子》云：茄子，治湿痰、传尸劳气。《图经》云：入药多用黄茄，其余惟可作菜茄耳。又有一种苦茄，小株，有刺，亦入药。江南有一种藤茄，作蔓生，皮薄，似葫芦，亦不闻中药。丹溪云：属土，故甘而喜降火府也。易种者忌食之。折蒂收灰治乳，又折茄蒂烧灰以治口疮，皆甘以缓火之急。水茄儿，生疮，长瘤，损精神。

芡 实

叶如蓝。十一月采。陈云：忌与鳖同食。今以鳖细到，和芡置近水湿处，则变为生鳖。陶云：芡实，当是白芡，药方用芡实甚稀，断谷方时用之。

味甘，气寒，大寒，无毒。

---

① 依：原作"佐"，据《本草歌括》八卷本卷之八"果米谷菜部·香薷"条改。

《本经》云：主青盲白翳，明目除邪，利大小便，去寒热，杀蛔虫。久服益气力，不饥轻身。陈藏器云：紫苋，杀虫毒。孟诜云：苋，补气，除热，其子明目。九月霜后采之。叶亦动气，令人烦闷，冷中损腹。《日华子》云：通九窍。子，益精。《图经》云：赤苋，根茎赤，可糟藏食之，甚美。然性微寒，故主血痢。

马齿苋

叶大者不堪用。叶小者，节叶间有水银，入药则去节茎。《图经》云：虽名苋类，而苗叶与人苋辈都不相似，以其叶青、梗赤、花黄、根白、子黑也。《蜀本》云：味酸，气寒，无毒。丹溪云：性寒滑。

《本经》云：主目盲、白翳，利大小便，去寒热，杀诸虫，止渴，破癥结、痈疮，服之长年不白。和梳垢，封疔肿。又烧为灰，和多年醋滓，先灸①疔肿以封之，即根出。生捣绞汁服，当利下恶物，去白虫。煎为膏，涂白秃。又主三十六种风结疮，以一釜煮澄清，内蜡三两重，煎成膏，涂疮上，亦服之。子，明目，《仙经》用。《图经》云：古方治赤白下多用之。又疗多年恶疮，或痛焮②走不已者，烂捣傅上，不过三两遍。丹溪云：苋，《本草》分种，而马齿在其数。马齿自是一种，余苋皆人所种者。下血而又入血分，且善走。红苋与马齿苋同服下胎妙，临产时煮食，易产。《本草》云：利大小便，然性寒滑故也。又其节叶间有水银。马齿苋，散血，封疮，傅火丹，杀虫，磨翳。

---

① 灸：原作"灸"，据《政和本草》第二十九卷"马齿苋"条改。
② 焮（xìn 信）：烧灼。《玉篇·火部》："焮，灸也。"

水　靳

即芹菜也。

味甘，气平，无毒。

《本经》云：主女子赤沃，止血，养精，保血脉，益气，令人肥健嗜食。陈藏器云：茎、叶，捣绞取汁，去小儿暴热，大人酒后热毒、鼻塞、身热，利大小肠。茎、叶、根并寒。子，温辛。孟诜云：水芹，寒。养神，益力，杀药毒。置酒、酱中，香美。又和醋食之，损齿。生黑滑地、高田者宜人。余田中，皆诸虫子在其叶下，视之不见，食之与人为患。《日华子》云：治烦渴，疗崩中、带下。《圣惠》《金匮》云：三、八月勿食芹，龙带精入芹菜中，人遇食之，病蛟龙瘕，发则似癫，面色青黄，小腹胀，状如怀妊。服硬糖三二升，日二度，吐出如蜥蜴三二，便差。

芥

似菘而有毛，味极辛辣，是青芥也。叶大粗者，堪食。子入药用，叶小、子细者不堪食。芥之种亦多，有紫芥，茎叶纯紫，多作虀者，食之最美。有白芥，子粗大，色白如粱米，入药最佳。余芥皆菜茹之美者，非药品所须。又细叶有毛者，杀人。

味辛，气温，无毒。

《本经》云：归鼻。主除肾邪气，利九窍，明耳目，安中，久食温中。孟诜云：芥，食之亦动气，生食发丹石，不可多食。《日华子》云：除邪气，止咳嗽上气、冷气疾。《食疗》云：主咳逆，下气，明目，去头面风。大叶者良。煮食之动气，其菜不可多食。《日华子》云：子，治风毒肿及麻痹，醋研傅之。扑损瘀血、腰痛肾冷，和生姜研，微暖涂贴。心痛，酒醋服之。《图经》云：《传信方》主腹冷夜起，以白芥子一升，炒熟，勿令焦，细研，以汤浸，蒸饼丸如赤小豆，姜汤吞十丸，甚效。《食疗》云：子，微熬研之，作酱香美，有辛气，能通利五脏。

白 芥

功用与芥颇同。

味辛，气温，无毒。

《本经》云：主冷气。色白，辛美。子，主射工及疰气、上气、发汗、胸膈痰冷、面黄。《日华子》云：能安五脏。子烧及服，可辟邪。丹溪云：痰在皮里膜外，非此不能达。《局》云：白芥辛温除冷气，射工疰气子尤良，更攻上气除翻胃，胸膈多痰及面黄。白芥子，宽胸膈痰拘。

苦 苣

即野苣也。不可同血食，作痔疾。今人家常食为白苣。

味苦，气平。一云寒。

《本经》云：主面目及舌下黄，强力，不睡。折取茎中白汁，傅疔肿出根。又取汁滴痈上，立溃碎。茎叶，傅蛇咬。根，主赤白痢及骨蒸，并煮服之。今人种为菜，生食之，久食轻身少睡。调十二经脉，利五脏。霍乱后胃气逆烦，生捣汁饮之。虽冷，甚益人。

荠

实名蒺藜子。四月八日收实，良。

味甘，气温，无毒。

《本经》云：主利肝气，和中。其实主明目、目痛。《药性论》云：荠子，味甘，平。患气人食之，动冷疾。主目青盲病不见物，补五脏不足。其根、叶烧灰，治赤白痢。陈士良云：实名菥蓂子。主壅，去风毒邪气，明目，去障翳，解热毒，久食视物鲜明。《圣惠方》云：治暴赤眼疼痛碜涩，荠根汁点目中。

苦瓠

有甘、苦二种，甘者大，苦者小。使也。

味苦，气寒，有毒。

《本经》云：主大水面目、四肢浮肿，下水，令人吐。《药性论》云：苦瓠瓤，使。治水浮肿、面目肢节肿胀，下水，消气疾。《唐本注》云：甜瓠，味甘，冷。通利水道，止渴，消热。无毒。多食令人吐。孟诜云：瓠，冷。主消渴、恶疮。又患脚气及虚胀冷气，不可食之，尤甚。又压热，服丹石人方可食，余人不可辄食。《日华子》云：瓠，无毒。又云：微毒。除烦，止渴，治心热，利小肠，润心肺，治石淋，吐蛔①虫。

胡荽

子入药，炒用。

味辛，气温，微毒。

《本经》云：消谷，治五脏，补不足，利大小肠，通小腹气，拔四肢热，止头痛，疗沙疹。豌豆疮不出，作酒喷之，立出。通心窍，久食令人多忘，发腋臭、脚气。根发痼疾。子，主小儿秃疮，油煎傅之。亦主蛊五痔及食肉中毒下血，煮，冷取汁服，入药炒用。胡荽，酒煎喷痘，自然红润。

蓼实

使也。《图》云：蓼类甚多，有紫蓼、赤蓼（一名红蓼）、

---

① 蛔：原作"蛆"，据《政和本草》第二十九卷"苦瓠"条改。

青蓼、香蓼、马蓼、水蓼、木蓼。陶云：七种，青蓼入药，余亦无用。马蓼已在中品。诸蓼花皆红白，子皆赤黑。

味辛，气温，无毒。

《本经》云：主明目、温中、耐风寒、下水气、面目浮肿、痈疡。叶，归舌。除大小肠邪气，利中，益志。陶隐居云：青蓼，干之以酿酒，主风冷，大良。陈藏器云：蓼，主疬①癖，每日取一握，煮服之。又霍乱转筋，多取煮汤，及热捋脚。叶，捣傅狐刺疮，亦主小儿头疮。又蓼蘵俱弱阳，蓼子不可近阴，令弱。蓼最能入脚。《药性论》云：蓼实，使，归鼻。除肾气，兼能去疬疡。叶，主下气。又云：食之多发心痛，令人寒热，损骨髓。小儿头疮，捣末和白蜜，一云和鸡子白，涂之，虫出不作瘢。若霍乱转筋，取子一把，香豉一升，先切叶，以水二三升煮二升，内豉汁中，更煮取一升半，分三服。又与大麦面相宜。孟诜云：蓼子，多食令人吐水，亦通五脏拥气，损阳气。

马 蓼

附水蓼、赤蓼。

《本经》云：去肠中蛭虫，轻身。《唐本注》云：水蓼，叶大，似马蓼而味辛。主被蛇伤，捣傅之。绞取汁服，止蛇毒入腹心闷者。又水煮渍脚捋之，消脚气肿。《日华子》云：水蓼，性冷，无毒。蛇咬捣敷，根茎并通用。赤蓼，暖。暴脚软人烧灰淋汁浸捋，以蒸桑叶罨，立愈。

水 苏

一名鸡苏。七月采。

---

① 疬：原作"玄"，据《政和本草》第二十八卷"蓼实"条改。

味辛，气微温，无毒。

《本经》云：主下气，杀谷，除饮食，辟口臭，去毒，辟恶气，久服通神明，轻身耐老。主吐血、衄血、血崩。孟诜云：熟捣生叶，绵裹塞耳，疗聋。又头风目眩者，以清酒煮汁一升服，产后中风服之弥佳。可烧作灰汁，及以煮汁洗头，令发香、白屑不生①。又将干酿酒及渍②酒，常服之佳。《日华子》云：鸡苏，暖。治肺痿、崩中、带下、血痢、头风、目眩、产后中风及血不止。又名臭苏。

茼 蒿

《本经》云：平，主安心气，养脾胃，消水饮。又动风气，熏人心，令人气满，不可多食。

苦 菜

一名荼，非茶也。《尔雅·释③草》云：荼，苦菜。《月令》云"苦菜秀"是也。三月三日采，阴干。

味苦，气寒，无毒。

《本经》云：主五脏邪气、厌谷、胃痹、肠澼、渴热中疾、恶疮，久服安心益气，聪察，少卧，轻身耐老，耐饥寒，高气不老。

蕨

《本经》云：叶似老蕨，根如紫草。按：蕨，味甘，寒滑。去暴热，利水道，令人睡，弱阳。小儿食之脚弱不行。生山间，

---

① 不生：原脱，据《政和本草》第二十八卷"水苏"条补。
② 渍：原作"清"，据《政和本草》第二十八卷"水苏"条改。
③ 释：原作"什"，据《政和本草》第二十七卷"苦菜"条引及《尔雅》改。

人作茹食之。四皓①食之而寿，夷齐②食蕨而夭，固非良物，不可生食。

胡　葱

状似大蒜而小，形圆，皮赤，稍长而锐。五、六月采。

《本经》云：味辛，温中，消谷，下气，杀虫。久食伤神损性，令人多忘，损目明，尤发痼疾。患狐臭人不可食，令转甚。

莼

味甘，气寒，无毒。

《本经》云：主消渴、热痹。陈藏器云：按此物，温。病起食者多死。为体滑，脾不能磨。常食发气，令关节急、嗜睡。若称上品，主脚气。《脚气论》中令人食之，此误极深也。尝所居近湖，湖中有莼及藕。年中大疫既饥，人取莼食之，疫病差者亦死。至秋大旱，人多血痢，湖中水竭，掘藕食之，阖境无他。莼藕之功于斯见矣。又云：莼虽水草，性热拥。孟诜云：莼菜和鲫鱼作③羹，下气，止呕。多食发痔。虽冷而补。热食之亦拥气不下，甚损人胃及齿，不可多食，令人颜色恶。又不宜和醋食之，令人骨痿。少食补大小肠虚，久食损毛发。

菠　菱

《本经》云：冷，微毒。利五脏，通肠胃热，解酒毒，服丹石人食之佳。北人食肉面即平，南人食鱼鳖水米即冷。不可多

---

① 　四皓：即东园公唐秉、夏黄公崔广、绮里季吴实、用里先生周术四位秦朝博士。秦亡后隐居商山，人称"商山四皓"。

② 　夷齐：即伯夷、叔齐，商末孤竹国君的两个儿子。皆因不愿接受君位，避逃到周国，遇武王伐纣，叩马谏阻。武王灭商后，耻食周粟，采薇而食，饿死于首阳山。

③ 　作：原脱，据《政和本草》第二十九卷"莼"条补。

食，冷大小肠，久食令人脚弱不能行，发腰痛。不与鳝①鱼同食，发霍乱吐泻。

苦荬

《本经》云：冷，无毒。治面目黄，强力，止困，傅蛇虫咬。又，汁傅疔肿，即根出。蚕蛾出时，切不可取拗，令蛾子青烂，蚕妇亦忌食。野苦荬五六回拗后，味甘滑于家苦荬，甚佳。

鹿角菜

《本经》云：大寒，无毒，微毒。下热风气，疗小儿骨蒸热劳。丈夫不可久食，发痼疾，损经络血气，令人脚冷痹，损腰肾，少颜色。服丹石人食之，下石力也。生海中。又能解面热。

莙荙

《本经》云：平，微毒。补中，下气，理脾气，去头风，利五脏冷气。不可多食，动气。先患腹冷，食必破腹。

甘蓝

《本经》云：平。补骨髓，利五脏六腑，利关节，通经络中结气，明耳目，健人，少睡，益心力，壮筋骨。此者是西土蓝，阔叶可食。治黄毒，煮作菹，经宿渍色黄，和盐食之，去心下结伏气。壶居士：陇西多种食之，汉地少有，多食令人少睡。

芸薹

味苦，气温，无毒。

《本经》云：主风游、丹肿、乳痈，发病，生虫，又败阳。

---

① 鳝：原作"蛆"，据《政和本草》第二十九卷"菠薐"条改。

《局》云：芸薹最不宜多食，发病生虫极损阳，主破癥瘕通结血，更除丹肿乳痈疮。

卷之六

玉石部

石　膏

臣也，使也。鸡子为之使，恶莽草、马目毒公、巴豆，畏铁。细理白泽者良，黄者令人淋。凡使，勿用方解石，虽白不透明，其性燥。《局》云：火煅，研细，水飞。

味辛、甘，气微寒，大寒，无毒。《汤》云：入手太阴经、少阳经、足阳明经。《东》云：坠头疼，解肌，消烦渴。又云：沉也，阴也。制火邪，清肺气，仲景有白虎之名；除胃热，夺其食，易老云大寒之剂。《珍》云：阳明大寒药，治伤寒头痛、三焦热，润肺、解肌、并发汗。白芷为使，可治风热牙疼。无极热，不可轻用。《洁》云：清金，制火，宁肺，除头痛，止渴，退晡热，除胃热，夺其食。

《本经》云：主中风寒热、心下逆气、惊喘、口干舌焦不能息、腹中坚痛，除邪鬼、产乳金疮。除时气头痛身热、三焦大热、皮肤热、肠胃中膈气，解肌发汗，止消渴、烦逆、腹胀、暴气喘息、咽热，亦可作浴汤。《药性论》云：使。治伤寒头痛如裂、壮热皮如火燥、烦渴，解肌，出毒汗。主通胃中结，心下急，烦燥，治唇口干焦。和葱煎茶，去头痛。肖炳云：臣。《日华子》云：治天行热狂、下乳、头风旋、心烦燥，揩齿益齿。《象》云：治足阳明经中热、发热、恶热、燥热、日晡潮热、自汗、小便滑赤、大渴引饮、肌肉壮热、苦头痛之药，白虎汤是也。善治本经头痛，若无余证，勿用。《心》云：细理白

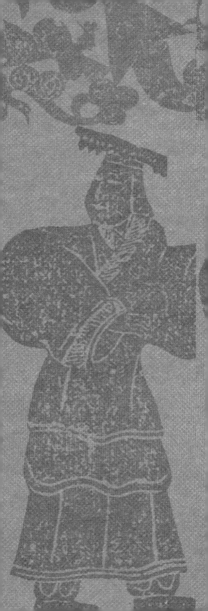

中国古医籍整理丛书

泽者良。甘，寒，胃经大寒药。润肺除热，发散寒邪，缓脾益气。《珍》云：辛甘，阴中之阳。止阳明经头痛。胃弱不可服，牙痛须用香白芷。《太上》云：石膏，发汗。辛，寒，入手太阴也。东垣云：微寒，足阳明也。又治三焦皮肤大热，手少阳也。仲景治伤寒阳明证，身热，目痛，鼻干，不得卧，身已前胃之经也。胸，胃、肺之室①。邪在阳明，肺受火制，故用辛寒以清肺，所以号为白虎汤也。《唐本注》云：以方解石为石膏，疗风去热虽同，而解肌发汗不如真者。丹溪云：阎孝忠以方解石为石膏。况石膏②甘辛，本阳明经药，阳明主肌肉，治胃热，能食善消。其甘也，能缓脾益气，止渴生津去火；其辛也，能解肌出汗，上行至头，又入手太阴，手少阳。彼方解石止有体重质坚性寒而已，求其所谓石膏而可谓三经之主者，焉在哉？又云：软石膏可研为末，醋丸如绿豆大，以泻胃火、痰火、食积，殊验。《集》云：清金制火润肺，除三焦大热，泻胃火，治胃热不食，胃寒人不可服。《百一选方》云：寒水石用火煅，南人谓之软石膏。《集成》《经验》俱同。又有烂石膏者，用火煅。《衍义》曰：石膏，二书纷辨不决，未悉厥理。详《本经》元无方解石之说，正缘《唐本注》石膏、方解石大体相似，因此一说后人遂惑。《经》曰：生齐山山谷及齐庐山、鲁蒙山，采无时，即知他处者为非。今《图经》中又以汾州者编入，前后人都不详。《经》中所言细理白泽者良，故知不如是则非石膏也。下有理石条中《经》云如石膏顺理而细，又可明矣。今之

---

① 室：原作"窒"，据《汤液本草》卷下"玉石部·石膏"条引"东垣云"改。

② 膏：原作"非"，据《本草衍义补遗》"石膏"条改。

所言石膏、方解石二者，何①等有顺理细文又白泽者？有是则石膏也，无是则非石膏也。仍须是《经》中所言州土者方可入药，余皆偏见，可略不取。仲景白虎汤中，服之如神。新校正仲景《伤寒论》后言四月已后天气热时用白虎者是也。然四方气候不齐，又岁中气候不一，方所既异，虽其说甚雅，当此之时，亦宜两审。若伤寒热病，或大汗后脉洪大、口舌燥、头痛、大渴不已，或着暑热、身痛倦怠，白虎汤服之无不效。《难知》云：白虎汤治阳明证脉尺寸俱长，石膏辛寒入肝，知母苦寒入肾，甘草、粳米之甘居中，挽二药上下。《制》云：石膏甘性辛大寒，清金制火肺宁安，除头痛渴日晡热，更安胃热夺其餐。《局》云：石膏主治风寒热，更疗心间逆气侵，发汗解肌除喘渴，若还黄者使人淋。石膏，发汗，解肌，去风寒热。

五色石脂

《本经》云：青石、赤石、黄石、白石、黑石脂等，味甘，平。主黄疸、泄痢、肠澼、脓血、阴蚀、下血赤白、邪气痈肿、疽痔、恶疮、头疡、疥瘙。久服补髓气，肥健不饥，轻身延年。五石脂各随五色补五脏。生南山之阳山谷中，今义阳山甚有之。

青石脂

味酸，气平，无毒。

《本经》云：主养肝胆气，明目，疗黄疸、泄痢、肠澼、女子带下百病及疽痔恶疮。久服补髓益气，不饥延年。生齐区山及海崖。又出苏州余杭山，不甚佳。唯延州山中所出良。

赤石脂

君也，恶大黄、松脂，畏芫花，以色理鲜腻者为胜。生济

---

① 何：原作"有"，据《本草衍义》第五卷"石膏"条改。

南射阳及太山，今不闻出者。今出潞州。

味甘、酸、辛，气大温，无毒。《汤》同。《东》云：治精浊，止泻，补崩中。又云：降也，阳中阴①也。固肠胃有收敛之能，下胎衣无推荡之峻。《珍》云：养心，疗腹痛。赤、白味无殊。末，能固脱，涩泻痢，治同途。《尃》云：固肠胃，下胎衣，有收敛之功。

《本经》云：主养心气，明目，益精，疗腹痛泄澼、下痢赤白、小便利及痈疽疮痔、女子崩中漏下、产难、胞衣不出。久服补髓，好颜色，益智，不饥，轻身延年。《药性论》云：君，补五脏虚乏。《图经》云：《千金翼》论曰，治痰饮吐水无时节者，其源以饮冷过度，遂令脾胃气羸，不能消于饮食，饮食入胃，则皆变成冷水，反吐不停，皆赤石脂散主之。又主下痢，补五脏，令人肥健。有人痰饮，服诸药不效，用此方遂愈。其杂诸药用者，则张仲景治伤寒下痢不止、便脓血者，桃花汤主之。《汤》云同《本经》。五色石脂各入五脏补益。东垣云：赤、白石脂，并温，无毒，畏黄芩、芫花，恶大黄。

《本经》云：涩可去脱。石脂为收敛之剂，胞衣不出，涩剂可以下之。赤入丙，白入庚。《珍》云：赤、白石脂，俱甘、酸，阳中之阴，固脱。《心》云：甘，温。筛末用，去脱，涩以固肠胃。《局方》《本草》云：青石脂，养肝胆气，明目。黑石脂，养肾气，强阴，主阴蚀疮。黄石脂，养脾气，除黄疸。余与赤、白同功。丹溪云：气温，味甘、酸。《本草》：主养心气，明目，益精，治腹痛、泄癖、下利赤白、小便利，及痈疽疮痔、女子崩漏、产难、胞衣不出，其五色石脂各入五脏补益。涩可

---

① 阴：《诸品药性主治指掌》"赤石脂"条作"阳"。

以去脱，石脂为收敛之剂。胞衣不出，涩剂可以下之。是赤入丙、白入庚也。《衍义》曰：赤石脂，今四方皆有，以舌试之，粘著者为佳。有人病大肠寒滑、小便精出，诸热药服及一斗二升，未甚效。后有人教服赤石脂、干姜各一两，胡椒半两，同为末，醋糊丸桐子大，空心及饭前米饮下五、七十丸，终四剂，遂愈。《制》云：赤石脂甘酸且温，固肠胃有敛收功，胎衣不下宜斯逐，顺落不为峻急攻。《局》云：赤石脂温除腹痛，更攻下痢泄无时，崩中漏下并难产，疮痔痈疽亦主之。

黄石脂

曾青为之使，恶细辛，畏蜚蠊。色如莺雏。生嵩高山。

味苦，气平，无毒。

《本经》云：主养脾气，安五脏，调中，大人、小儿泄痢肠澼，下脓血，去白虫，除黄疸、痈疽虫，久服轻身延年。

白石脂

燕屎为之使，恶松脂、马目毒公，畏芩、黄连、甘草、飞廉。生太山之阴，今不闻有之。今惟潞州有焉。

味甘、酸，气平，无毒。

《本经》云：主养肺气、厚肠、补骨髓、疗五脏、惊悸、不足、心下烦，止腹痛、下水、小肠澼热、溏便脓血、女子崩中、漏下、赤白沃、排痈疽疮痔，久服安心不饥，轻身长年。《药性论》云：味甘、辛，涩大肠。《图经》云：今惟用赤、白二种，余不复识。《独行方》：治小儿脐中汁出不止兼赤肿，以白石脂细末，熬温，扑脐中，日三，良。《斗门方》：治泻痢用白石脂、干姜二物停捣，治以百沸汤，和面为稀糊，搜匀并手丸如梧子，暴干，饮下三十丸。久痢不定，更加三十丸。霍乱，煎浆水为使。《衍义》云：白石脂，有初生未满月小儿，多啼叫，致脐中血出，以白石脂细末贴之即愈。未愈，微微炒过，放冷再贴，仍不得剥揭。

黑石脂

一名石墨。出颍川阳城。

味咸，气平，无毒。

《本经》云：主养肾气，强阴，主阴蚀疮，止肠澼、泄痢，疗口疮、咽痛，久服益气，不饥延年。陶隐居云：五石脂如《本经》疗体亦相似，《别录》各条所以具载。今俗用赤石、白石二脂尔，余三色脂有而无正用。黑石脂，乃可画用尔。《日华子》云：五色石脂，并温，无毒，畏黄芩、大黄。治泻痢、血崩、带下、吐血、衄血并涩精、淋沥，安心，镇五脏，除烦，疗惊悸，排脓，治疮疖痔瘘，养脾气，壮筋骨，补虚损，久服①悦色。文理腻、缀唇者为上。

玄明粉

此即朴硝炼成者。丹溪云：以火煅而成。性当温，阴中有阳之药。

味辛、甘，气冷，无毒。《汤》同。《东》云：沉也，阴也。去胃中之实热，荡肠中之宿垢。其妙不可尽述，大抵用此而代盆硝也。《疌》云：治肠中宿垢及软积，开痰，消癖，去瘕，大除胃热。

《本经》云：治心热、烦躁并五脏宿滞、癥结，明目，退膈上虚热，消肿毒。《仙经》云：以朴硝制伏为玄明粉。朴硝是太

---

① 服：原作"脱"，据《政和本草》第三卷"黑石脂"条改。

阴之精华，水之子也，阴中有阳之药。《太阴号》云：玄明粉，内搜众疾，功莫大焉。治一切热毒风，搜冷痃癖气、腹满、五劳七伤、骨蒸传尸、头痛、烦热，搜除恶疾、五脏秘涩、大小肠不通、三焦热淋、痊忤疾、咳嗽呕逆、口苦干涩、咽喉闭塞、心肝脾肺脏胃积热、惊悸、健忘、荣卫不调、中酒中脍、饮食过度、腰膝冷痛、手脚酸、久冷久热、四肢壅塞、背膊拘急、眼昏目眩、久视无力、肠风痔病、血癖不调、妇人产后、小儿阴毒、伤寒表里、疫疠等疾，并悉治之。此药久服，令人身轻耳明，驻颜延寿。急解毒药。补益，妙。《液》云、《本草》同《本经》。又注中有治阴毒一句，非伏阳不可用。若止用此除阴毒，杀人甚速。牙硝条下《太清炼灵砂补注》谓阴极之精能化火石之毒。丹溪云：硝属阳，善消化驱①逐。《经》言无毒，化七十二种石，不毒而能之乎？以之治病，以致其用，病退则已。若玄明粉者，以火煅而成，当性温，曰长服、多服、久服且轻身、固胎、驻颜、益寿、大能补益，岂理也哉？故书此为戒。《制》云：玄明粉有酸辛味，宿垢留肠用此蠲，软积开痰消癖瘕，大除胃热保神全。

芒 消

使也。《汤》云：即盆消。水煎朴消，倾木盆中，结芒有廉棱者是。石苇为之使，恶麦句姜。《汤》云：气寒，味咸。

味辛、苦，气大寒。一云有小毒。《逮》云：消积聚，及蠲痰，润燥，又堕胎，治大小便癃，兼疗胃中食热、血结闭。《珍》云：治热淫于内，破坚积热块、肠中宿垢。孕妇须忌。

《本经》云：主五脏积聚、久热、胃闭，除邪气，破留血、

---

① 驱：同"驱"。《玉篇·马部》："驱，同驱。"

腹中痰实结搏①，通经脉，利大小便及月水，破五淋，推陈致新。生于朴硝。《今注》云：此即出于朴消，以暖水淋朴消，取汁炼之，令减半，投于盆中，经宿乃有细芒生，故云芒消。又有英消者，其状若白石英，作四五棱，白色，莹澈可爱。主疗与芒消颇同，亦出于朴硝，煎炼别有法，亦呼为马牙消。《药性论》云：芒消，使，味咸，有小毒。能通女子月闭、癥瘕，下瘰疬、黄疸病，主堕胎。患漆疮，汁傅之。主时疾壅热，能散恶血。《心》云：去实热。《经》云：热淫于内，治以咸寒。此之谓也。《珍》云：纯阴。热淫于内，治以咸寒。《汤》云《本草》同《本经》。又云：消肿毒、天行热病。《圣惠方》：治代指②，用芒硝煎汤淋渍之，愈。《衍义》曰：《经》云生于朴硝，乃是朴硝以水淋汁，澄清，再经熬炼，减半，倾木盆中，经宿遂结芒有廉棱者。故其性和缓，古今多用以治伤寒。《制》云：芒硝苦寒消积聚，蠲痰润燥性伤胎，胃中食热血结闭，大小便癃涩尽开。

朴　消

君也，恶麦句姜。青白者佳，黄者伤人，赤者杀人。一名消石朴，初采扫得、一煎而成者是也。峡州。生益州山谷有咸水之阳。

味苦、辛，气寒，大寒，无毒。《汤》同。一云有小毒。《东》云：通大肠，破血，止痰癖。

《本经》云：主百病，除寒热邪气，逐六腑积聚结固留癖、胃中食饮热结，破留血闭绝、停痰痞满，推陈致新，能化七十

---

① 搏：原作“博”，据《政和本草》第三卷“芒消”本条改。
② 代指：原作“伐指”，据《圣惠方》卷六十五此方改。

二种石。炼饵服之，轻身神仙。炼之白如银，能寒能热，能滑能涩，能辛能苦，能咸能酸，入地千岁不变。《今注》云：彼人采之，以水淋取汁，煎炼而成朴硝也。一名消石朴者。消，即是本体之名；石者，乃坚白之号；朴者，即未化之义也。其芒消、英消，皆从此出，故为消石朴也。其英硝，即今俗间谓之马牙硝者是也。《药性论》云：朴硝，君，味苦、咸，有小毒。治腹胀、大小便不通、女子月候不通。《日华子》云：主通泄五脏百病及癥结，治天行热疾，消肿毒及头痛，排脓，润毛发。凡入饮药，先安于盏内，搅热药浇服。《图经》云：硝石，芒硝，朴硝，旧说三物同种。初采得苗，以水淋取汁，煎炼而成，乃朴硝也，一名消石朴。今医方家，又以未炼成块、微青色者为朴硝。以硝石出于其中，又取朴硝以暖水淋汁，炼之减半，投于盆中，经宿而有细芒生，乃芒硝也，亦谓盆硝。其芒硝底澄凝者，坚白如石，为硝石。朴硝力紧，芒硝次之，硝石更缓。仲景伤寒方承气汤、陷胸丸之类用芒硝。葛洪《肘后方》，温病亦多用芒硝；治食鲙胸膈中不化，用朴硝。胡洽十枣汤，用芒硝；大五饮丸，用硝石。《汤》云：《本草》同。丹溪云：硝属阳金而有水与火，善消化驱逐。而《经》言无毒，化七十二种石，不毒而能之乎？以之治病，以致其用，病退则已。炼服补益，岂理也哉？《集》云：三硝本一物，朴硝力紧，芒硝次之，硝石更缓。《衍义》曰：朴硝是初采扫得、一煎而成者，未经再炼治，故曰朴硝。其味酷①涩，所以力坚急而不和，可以熟生牛马皮，及治金银有伪。葛洪治食鲙不化，取此以荡逐之。腊月中，以新瓦罐，满注热水，用朴硝二升投汤中，搅散，挂檐

---

① 酷：极、甚。《集韵·莫韵》："酷，甚也。"

下，俟硝渗出罐外，羽收之，以人乳调半钱，扫一切风热毒气攻注目脸外及发于头面、四肢肿痛，应手神验。《局》云：朴硝破血除寒热，积聚停痰用即安，煎作芒硝功却缓，古方以此治伤寒。朴硝，开积聚，化停痰，煎作芒硝功却缓。

硝　石

君也。朴硝再煎炼、上结芒硝、其在下凝结如石、烧之成焰者是也。恶苦参、苦菜、曾青，畏女菀、杏仁、竹叶粥，火与大黄为之使。

味苦、辛，气寒，大寒，无毒。《汤》云：气寒，味甘、辛。一作苦、辛。又云咸，又甜，甜微缓于咸。一云有小毒。

《本经》云：主五脏积热、胃胀闭，涤去蓄结饮食，推陈致新，除邪气，疗五脏十二经脉中百二十疾、暴伤寒、腹中大热，止烦满、消渴，利小便及瘘蚀疮。炼之如膏，久服轻身。天地至神之物，能化七十二种石。一名芒硝。《蜀本》云：大黄为使。按今硝石，是炼朴硝或地霜为之，状如钗脚，好者长五分已来。能化七十二种石为水，故名消石。《药性论》云：硝石，君，恶曾青，畏粥，味咸，有小毒。主项下瘰疬，泻得根出破血。一名芒消，烧之即成消石矣。主破积，散坚结。一作苦消，甚治腹胀。《日华子》云：畏杏仁、竹叶，含之治喉闭。《液》云：硝石者，硝之总名也。但不经火者，谓之生硝、朴硝。经火者，谓之盆硝、芒硝。古人用辛，今人用咸。辛能润燥，咸能软坚，其意皆是。老弱虚人可下①者宜用。若用此者，以玄明粉代之，尤佳。《本经》谓：利小便而堕胎，伤寒妊娠可下者

---

① 下：原作"用"，据《汤液本草》卷下"硝石"条引"《液》云"改。

用此，兼以大黄引之，直入大肠，润燥，软坚，泻热，子母俱安。《内经》云：有故无殒，殒亦无殒也①。此之谓欤！以在下言之，则便溺俱阴；以前后言之，则前气后血；以肾言之，总主大小便难、溺涩、秘结，俱为水少。《经》云：热淫于内，治以咸寒，佐以苦寒。故用芒硝、大黄相须为使也。《衍义》曰：消石是再煎练时，已取讫芒消，凝结在下如石者。精英既去，但余滓而已，功力亦缓，惟能发烟火。《唐本注》：盖以能消化诸石，故曰消石。煎柳枝汤，煮三周时，即伏火，汤耗，即又添柳枝汤。《局》云：消石能消诸种石，地霜淋汁炼而成，主除积热消烦渴，疗疾能和十二经。硝石，止躁烦，除热毒，炼之须扫地边霜。

马牙消

味甘，气大寒，无毒。

《本经》云：主五脏积热伏气，末筛点眼及点眼药中用，甚去赤障肿翳涩泪痛。《图经》云：英硝，亦出于朴消，亦谓马牙消。又云：马牙消亦名英消，自是一物。又云：牙消则芒消是也。

生 消

味苦，气大寒，无毒。主风热癫痫、小儿惊邪、瘰疬、风眩、头痛、肺壅、耳聋、口疮痹、咽塞、牙颔肿痛、目赤热痛、多眵泪。其形块大小不定，色青白。《图经》云：生消生茂州西山岩石间，鲜见用者。今医家又用一种甜消，或疑是此。乃出于英消，炼治之法未闻。

---

① 有故无殒，殒亦无殒也：《素问·六元正纪大论》原作"有故无殒，亦无殒也"。

食 盐

臣也。以河东者为胜。

味咸，气温，无毒。《东》云：治腹疼，滋肾水。《㞬》云：调和五味，主吐胸中痰癖，治痛、过食伤肺致嗽。

《本经》云：主杀鬼蛊邪疰毒气、下部蜃疮、伤寒寒热，吐胸中痰癖，止心腹卒痛，坚肌骨。多食伤肺，喜咳。陶云：西北方人食不耐咸而多寿少病，好颜色。东南方人食绝欲咸而少寿多病，便是损人则伤肺之效矣。《蜀本》云：多食令人失色肤黑，损筋力。《药性论》云：盐，有小毒。能杀一切毒气、鬼疰气，主心痛、中恶或连腰脐者，盐如鸡子大，青布裹烧赤，内酒中，顿服，当吐恶物。主小儿卒不尿，安盐于脐中灸之。面上五色疮，盐汤浸搨①疮上，日五六度易，差。又和槐白皮切蒸，治脚气。又空心②揩齿，少时吐水中洗眼，夜见小字，良。治妇人隐处疼痛者，盐青布裹熨之。主鬼疰、尸疰、下部蚀疮，炒盐布裹，坐熨之，兼主火灼疮。陈藏器云：按盐本功外，除风邪，吐下恶物，杀虫，明目，去皮肤风毒，调和腑脏，消宿物，令人壮健。人卒小便不通，炒盐内脐中，即下。陶公以为损人，斯言不当。且五味之中，以盐为主，何处无之？《日华子》云：暖水脏，及霍乱、心痛、金疮，明目，止风泪、邪气、一切虫伤疮肿，消食，滋五味，长食，补皮肤，通大小便。《集》云：坚齿，止齿缝出血。中蚯蚓毒，化汤中洗沃之。又用接药入肾。多食走血损筋，病嗽③及水者禁之。《衍义》曰：食

---

① 搨（dá 打）：贴。欧阳玄《渔家傲·五月都城犹衣夹》："血色金罗轻汗搨，官中尽扇传油法。"

② 心：原脱，据《政和本草》第四卷"食盐"条补。

③ 病嗽：原脱，据《本草集要》卷之五"食盐"条补。

盐，《素问》曰咸走血，故东方食鱼盐之人多黑色，走血之验故可知矣。病嗽及水者，宜全禁之。北狄用以淹尸，取其不坏也。至今如此。若中蚯蚓毒，当以盐洗沃，亦宜汤化饮汁。其烧剥金银，熔汁作药，仍须解州池盐为佳。齿缝中多出血，常以盐汤嗽，即已。益齿走血之验也。《图经》曰：卤碱，生河东盐池，盖下品所著。此是卤碱土。今人熟皮用之，斯于碱地掘取之。大盐，即河东印盐，人之常食者，形粗于末盐，似今解盐。解盐，解人取盐于池傍耕地，沃以池水，每南风急，则夙昔成盐满畦，彼谓种盐。泽盐，今温、台、福、广诸州官场煮海水作之，以给民食者，医方谓海盐是也。西羌山盐，胡中木盐，即下条云光明盐，生盐州①。戎盐，生胡盐山及西羌北地，下品所著北海青、南海赤者是也。青盐，医家治眼及补下药多用之，疑此即戎盐。而《本经》云：北海青，南海赤。今青盐从西羌来者，形块方棱明莹而青黑色，最奇。北胡来者，作大块而不光莹，入药差劣。北胡又有一种盐，作片屑如碎白石，彼人亦谓之青盐、光明盐。又阶州出一种石盐，生山石中，不由煎炼，自然成盐，色甚明莹，彼人甚贵之，云即光明盐也②，医方所不用，故不能尽分别也。绿盐，以光③明盐、硇砂、青铜屑酿之为块，绿色。真者出焉耆国，水中石下取之，状若扁青、空青。《局》云：食盐杀虫阴疮匶，更主尸邪毒气攻，霍乱癖痰须用吐，小便不利熨脐中。膀胱不利，炒食盐，以熨

----

① 州：前原衍"生"字，据《政和本草》第四卷"食盐"条删。

② 云即光明盐也：原作"口名"，据《政和本草》第四卷"食盐"条改。

③ 光：原作"先"，据《政和本草》第四卷"食盐"条改。

脐傍①。

蓬 砂

一名鹏砂。《局》云：西戎来者，颗块光明，大者如拳，小者如指，碎者如麻豆，谓之气砂。其出南番者，色重褐，其味苦，其效速。出西戎者，其色白，其味杂，其功缓，不堪入药。

味苦、辛，气暖，无毒。《疌》云：消痰，止嗽，破癥结，治喉痹、疮肿，甘缓有功。鹏砂，攻喉痹，止嗽，消痰。

《本经》云：消痰，止嗽，破癥结、喉痹及焊金银。《图经》云：鹏砂，出于南海，性温平。今治咽喉最为切要。其状甚光莹，亦有极大块者，诸方亦稀用。《衍义》云：含化咽津，缓以取效。治喉中肿痛，膈上痰热。初觉便治，不成喉痹。《制》云：蓬砂消痰能止嗽，甘缓之功破结癥，喉痹初生宜进此，阴阳气散自无凝。《局》云：蓬砂一本号鹏砂，止嗽消痰入肺家，成造金银为焊药，更攻喉痹破癥瘕。

水 银

君也，畏磁石。出于丹砂。一名汞，即朱砂液。

味辛，气寒，有毒。一云：性滑重。《疌》云：消化五金，除疥虱，妇人难产，催生。

《本经》云：主疥瘘、痂疡、白秃，杀皮肤中虱，堕胎，除热。以傅男子阴，阴消无气。杀金银铜锡毒。熔②化还复为丹，久服神仙不老。陶隐居云：甚能消化金银，使成泥，人以镀物是也。烧时飞著釜上灰名汞粉，俗呼为水银灰，最能去虱。陈藏器云：水银本功外，利水道，去热毒，入耳能食脑至尽。入

---

① 傍：原作"膀"，据《补遗药性赋》卷之三"玉石部·食盐"条改。
② 熔：原作"一"，据《政和本草》第四卷"水银"条改。

肉令百节挛缩，到阴绝阳。人患疮疥，多以水银涂之。性滑重，直入肉，宜谨之。《药性论》云：水银，君。杀金铜毒。姹女①也。有大毒。朱砂中液也。此还丹之元母，神仙不死之药。伏炼五金为泥，生能堕胎，主②疗瘑疥等，缘杀虫。《日华子》云：水银，无毒。治天行热疾，催生，下死胎，治恶疮，除风，安神，镇心。镀金、烧粉人多患风，或大段使作，须饮酒并肥猪肉及服铁浆，可御其毒。《集》云：得铅则凝，得硫黄则结，并枣肉研之则散，得紫河车则伏。今有水银烧成丹砂，医人不晓，研为药衣，或入药中，岂不违误？可不谨哉！《衍义》曰：水银入药，虽各有法，极须审慎③，有毒故也。妇人多服，绝娠。今人治小儿惊热涎潮，往往多用。《经》中无一字及此，亦宜详审。得铅则凝，得硫黄则结，并枣肉研之则散。别法煅为腻粉、粉霜，唾研毙虱，餬得之则明，灌尸中则令尸后腐。以金银铜铁置其上则浮，得紫河车则伏。不知服食说自何世起，烧为丹砂服之，杀人不可计。而世慕尚之益至，此其惑也。五谷、三牲、盐醯④、果蔬，人所常御，人相厚勉，必曰强食，令惑者皆曰五谷令人夭，当务减节，临死乃悔，呜呼！哀也已。《制》云：水银本是朱砂液，取置炉中煅养成，消化五金除疥虱，妇人难产用催生。即《局方》。水银，除疥虱与疮疡。

轻 粉

本名水银粉，又名汞粉，飞炼水银为之。畏磁石、石黄。

---

① 姹女：原作"妊女"，据《政和本草》第四卷"水银"条改。姹女，道家所炼丹汞之称。

② 主：原作"生"，据《政和本草》第四卷"水银"条改。

③ 慎：原脱，据《政和本草》第四卷"水银"条补。

④ 醯：原作"醯"，据《政和本草》第四卷"水银"条改。

《局》云：治小儿惊，尤须审订，不可妄下。此药勿轻易用之，恐下之里虚、惊气入心，难治。

味辛，气冷，无毒。

《本经》云：通大肠，转小儿疳并瘰疬，杀疮疥癣虫及鼻上酒齄、风疮燥痒，忌一切血。《衍义》云：下涎药并小儿涎潮、瘈疭多用，然不可常服及过多，多则其损兼行。若兼惊，则尤须审谨。盖惊为心气不足，不可下。下之里虚，惊气入心，不可治。若其人本虚，便须禁此一物，谨之至也。《局》云：水银飞炼为轻粉，通转儿疳利大肠，并杀癣虫攻瘰疬，风疮酒齄用之良。水银飞炼成轻粉，能杀诸疥癣，善治小儿疳。

灵 砂

二气砂也。恶磁石，畏碱水。乃水银、硫黄炼成者。

味甘，性温，无毒。《东》云：定心脏怔忡。《垚》云：主五脏，并百病，止烦渴，安魂魄，杀邪鬼，通血脉，养气，益精神。

《本经》云：主五脏百病，养神，安魂魄，益气，明目，通血脉，止烦满，益精神，杀精魅恶鬼气。久服通神明不老，轻身神仙，令人心灵。《制》云：灵砂性温通血脉，安魂养气益精神，止阴烦满杀邪魅，主五脏之百病迍①。《局》云：汞硫伏火结成砂，定魄安魂辟鬼邪，明目镇心通血脉，轻身不老入仙家。伏火灵砂，辟鬼邪，安魂魄，明目，镇心，通血脉。

丹 砂

一名朱砂。君也，恶磁石，畏碱水。大块、色光明者佳。

---

① 迍（zhūn谆）：行路艰难貌。此喻因病困顿。

细研，水飞用。陶云：按《本经》化为汞及名贡朱者，即是今朱砂也。惟须光明莹澈为佳。有谓云母砂、马齿砂者好。有谓豆砂、碎末砂者，此二种粗，不入药，但可画用。《图经》云：丹砂出辰州者最胜，谓之辰砂。似云母可析者，真辰砂也，无石者弥佳。过此皆淘土石中得之，非生于石床者。砂生白石上，白石谓之朱砂床。宜州砂，赤黄色，土人谓之朱砂。辰州、宜州。符陵山谷是涪州接巴郡南，今无复采者。

味甘，气微寒，无毒。一云有大毒。《汤》云：味甘。《东》云：镇心。《珍》云：退心热。

《本经》云：主身体五脏百病，养精神，安魂魄，益气，明目，通血脉，止烦满，消渴，益精神，悦泽人面，杀精，辟邪恶鬼，除中恶、腹痛毒气、疥瘘诸疮。久服通神明，不老，轻身神仙。能化为汞，作末名真朱。光色如云母可折者良。《药性论》云：君，有大毒。镇心，主尸疰抽风。《日华子》云：凉，微毒。润心肺，治疮疥痂、息肉，服并涂用。《图经》云：《周礼》以丹砂、石胆、雄黄、礐①石、磁石为五毒，古人惟以攻创疡。而《本经》以丹砂为无毒，故人多炼治服食，鲜有不为药患者，岂五毒之说胜乎？服饵者当以为戒。《珍》云：心热者，非此不能除。《局方》《本草》同《本经》，余同《药性》《日华》云。《别说》云：见火恐杀人。《集》云：凉心热。小儿初生，细研蜜调涂口中，令吮之，良。又豆疮将出，蜜调服之，解豆毒，令出少。此物镇养心神，但宜生使，炼服则有毒，少有不作疾者。《衍义》云：丹砂，今人谓之朱砂。辰州朱砂多出蛮峒、锦州界猺獠峒老雅井，有小龛，龛中自有白石床如玉

---

① 礐（hú 胡）：石名。《类篇·石部》：“礐，石名。”

床，上乃生丹砂，小者如箭镞，大者如芙蓉，其光明可鉴，研之鲜红。此物镇养心神，但宜生使，炼服少有不作疾者，亦不减硫黄辈。生朱砂，初生儿便可服。因火力所变，遂能杀人，可不谨也！《局》云：丹砂益气安魂魄，心渴除烦更益精，明目镇心通血脉，依《经》炼服可长生。

石硫黄

君也，一云臣。色如鹅子初出壳者为真。畏细辛、飞廉、铁，石亭脂、曾青为使。《局》云：细研，水飞。广州，荣州。生东海牧羊山谷中，及太山河西山。矾石液也。今惟南海诸蕃岭外州郡或有而不甚佳。《广州记》云：生昆仑日脚下。

味酸，气温，大热，有毒。《汤》云同。《东》云：暖胃，驱虫。《疌》云：杀疥虫，治疊疮疥癣，坚筋骨，及逐冷，壮阳，兼疗老风秘。又云味甘。又云有大毒。

《本经》云：主妇人阴蚀、疽痔恶血，坚筋骨，除头秃，疗心腹积聚邪气、冷癖在胁、咳逆上气、脚冷疼弱无力，及鼻衄、恶疮、下部疊疮，止血，杀疥虫，能化金银铜铁奇物。矾石液也。《药性论》云：君，有大毒，以黑锡煎汤解之，及食宿冷猪肉。味甘，太阳之精，鬼焰居焉。伏炼数般，皆传于作者。能下气，治脚弱、腰肾久冷，除风冷顽①痹。又，生用治疥癣，及疗寒热咳逆。炼服，主虚损泄精。肖炳云：臣。《日华子》云：石亭脂、曾青为使，畏细辛、飞廉、铁。壮阳道，治疥癣冷气，补筋骨劳损、风劳气、止②嗽上气，及下部痔瘘、恶疮、疥癣，杀腹脏虫、邪魅等。煎余甘子汁，以御其毒也。《图经》

---

① 顽：原作"项"，据《政和本草》第四卷"石硫黄"条改。
② 止：原作"上"，据《政和本草》第四卷"石硫黄"条改。

云：《本经》所说功用，止于治疮蚀、攻积聚冷气、脚弱等，而近世遂火炼治，为常服丸散。观制炼服食之法，殊无本源，非若乳石之有议论节度，故服之其效虽紧，而其患更速，可不戒之！《太清》云：本出波斯国南明之境，禀纯阳火石之精气而结成，质性通流，含其猛毒，药品之中号为将军。功能破邪归正，返滞还清，挺立阳精，消化阴魄。《汤》云《本草》同《本经》。《液》云：如太白丹佐以硝石，来复丹用硝石之类，至阳佐以至阴，与仲景白通汤佐以人溺、猪胆汁大意相同。所以去格拒之寒兼有伏阳，不得不尔。如无伏阳，只是阴证，更不必以阴药佐之也。硫黄亦号将军，功能破邪归正，返滞还清，挺出阳精，消阴化魄生魂。《衍义》云：至阳之精，治下元虚冷、元气将绝、久患寒泄、脾胃虚弱、垂命欲尽，服之皆效。中病便已，不可过剂。《衍义》曰：石硫黄，今人用治下元虚冷、元气将绝、久患寒泄、脾胃虚弱、垂命欲尽，服之无不效。中病当便已，不可尽剂。世人盖知用而为福，不知用久为祸。此物损益兼行，若俱弃而不用，当仓卒之间，又可阙乎？或更以法制，拒火而又常服者，是亦弗思也。在《本经①》则不言如此服良，但专治妇人。不知者往往以酒服，其可得乎？或脏中久冷，服之先利。如病势危急，可加丸数服，少则不效，仍加附子、干姜、桂。《釧》云：广州出产石硫黄，治疥坚筋去蜑疮，逐冷壮阳阴疝癖，老人风秘是仙方。即《局方》。壮阳，须索石硫黄。

砒　霜

畏绿豆、冷水、醋。入药醋煮，杀毒用。信州官井凿取者

---

① 经：原作"朝"，据《本草衍义》第五卷"石硫黄"条改。

佳，色黄赤，明澈不杂。若片如细屑，亦挟土石，入药服之，为害不浅。《图经》云：近火即杀人。

味苦、酸，有毒。又云：暖。《壵》云：治疟，除齁，膈内风痰可吐。伤人，不宜轻服。

《本经》云：主诸疟、风痰在胸膈，可作吐药。不可久服，能伤人。飞炼砒黄而成，造作别有法。《日华子》云：砒霜，暖。治妇人血气冲心痛，落胎。又砒黄，暖，亦有毒，畏绿豆、冷水、醋。治疟疾、肾气、带，辟蚤虱①，入药以醋杀毒乃用。《别说》云：古方并不入药，唯是烧炼丹石家用。近人多以治疟，然大意本以生者能解热毒。盖疟本伤暑，故用。今俗医乃不究其理，即以所烧霜用，服之必吐下。因此幸有安者，遂为定法尔。后所损极多②，不可不谨也。初取飞烧霜时，人在上风十余丈外立。下风所近，草木皆死。又多见以和饭毒鼠，若猫、犬食死鼠者亦死。其毒过于射罔远矣，可不察之？《集》云：又能消肉积，大损人。《衍义》曰：疟家或用，才过剂则吐泻兼作，须浓研绿豆汁，仍兼冷水饮，得石脑油即伏。今信州凿坑井下取之，其坑常封锁，坑中有浊绿③水，先绞水尽，然后下凿，取生砒，谓之砒黄。其色如牛肉，或有淡白路，非石非土。磨研酒饮，治癖积有功。才见火便有毒，不可造次服也。取砒之法，将生砒置火上，以器覆之，令砒烟上飞着覆器，遂凝结，累然下垂如乳。尖长者为胜，平短者次之。《图经》言：大块者已是下等，片如细屑者极下也。入药当用如乳尖长者，直须详谨。《剉》云：砒霜有毒仍酸苦，治疟除齁效若神，膈内

---

①　虱：原作"辟"，据《政和本草》第五卷"砒霜"条改。
②　多：原作"长"，据《政和本草》第五卷"砒霜"条改。
③　绿：原作"渌"，据《政和本草》第五卷"砒霜"条改。

风痰堪用吐，若还多服必伤人。即《局方》。信石，可吐膈内风痰，中毒促人亡。

雄　黄

君也。形块如丹砂、明澈不挟石、其色赤如鸡冠而不臭者为真，可入服食药。有青黑色而坚者名熏黄。有形色似真而色臭者名臭黄，不堪用，只可疗疮疥耳。其臭以醋洗之，便可断气，足以乱真，用之宜细辨。《局》云：研细，水飞，过灰，碗内铺纸渗干。

味苦、甘，气平，寒，大温，有毒。《汤》云同。又云味辛，有大毒。《隶》云：主鼻中息肉，杀精邪气，妊娠佩之转女为男。

《本经》云：主寒热、鼠瘘、恶疮疽痔、死肌，疗疥虫䘌疮、目①痛、鼻中息肉及绝筋破骨、百节中大风、积聚、癖气、中恶、腹痛、鬼疰，杀精恶鬼邪气、百虫毒，胜五兵，杀诸蛇虺毒，解藜芦毒，悦泽人面。炼食之，轻身神仙。饵服之，皆飞入人脑中。胜鬼神，延年益寿，保中不饥。得铜可作金。《药性论》云：雄黄，金苗也。杀百毒，味辛，有大毒。能治尸疰，辟百邪鬼魅，杀蛊毒。人佩之鬼神不能近，入山林虎狼伏，涉川济毒物不敢伤。陈藏器云：按石黄，今人敲取中精明者为雄黄，外黑者为熏黄。主恶疮，杀蛊，熏疮疥虮虱，及和诸药熏嗽。其武都雄黄烧不臭，熏黄中者烧则臭，以此分别之。《日华子》云：雄黄，微毒。治疥癣、风邪、癫痫、岚障、一切蛇犬兽伤咬，久服不饥。通赤亮者为上，验之可以熁虫死者为真。臭气少，细嚼口中，含汤不激辣者，通用。《千金》云：妇人有

---

① 目：原作"精"，据《政和本草》第四卷"雄黄"条改。

妊佩之，转女为男。《汤》云《本草》同《本经》。《衍义》曰：雄黄非金苗，今有金窟处无雄黄。金条中言金之所生处处皆有，雄黄岂处处皆得也？别法：治蛇咬，焚之熏蛇远去。又武都者，镌磨成物形，终不免其臭。唐·甄立言仕为太常丞，有道人病心腹懑烦，弥二岁，诊曰：腹有蛊，误食发而然。令饵雄黄一剂，少选，吐一蛇如拇指，无目，烧之有发气，乃愈。此杀毒蛊之验也。阶州水窟。生武都山谷、敦煌山之阳，今阶州山中有之。《㕙》云：雄黄有毒性平甘，息肉喉风用最堪，能杀精邪蛇虺毒，妊娠佩带转生男。即《局方》。雄黄，能杀虺蛇毒，妊娠佩带转生男。

滑　石

臣也，石苇为之使，畏曾青。白如凝脂软滑者佳，用须甘草和之。凡使有多般，勿误使。有黄滑石、绿滑石、乌滑石、冷滑石，皆不入药。又有青黑色者，勿用，杀人。惟白滑石似方解石，色白于石，画石上有白腻文者佳。道州，濠州。生赭阳山谷及太山之阴①，或掖北白山，或卷山。《本经》所载土地皆是北方，而今医家所用多是色白者，乃是南方来。

味甘，气寒，大寒，无毒。《汤》云同。入足太阳经。又云：性沉重。《东》云：利六腑之涩结。《垚》云：利窍泄上气，利水，通津液，荡涤肠胃积聚。

《本经》云：主身热、泄澼、女子乳难、癃闭，利小便，荡胃中积聚寒热，益精气，通九窍六腑津液，去留结，止渴，令人利中。久服轻身，耐饥长年。《药性论》云：臣。疗五淋，主难产。服其末，又除烦热心躁，偏主石淋。《日华子》云：治乳

---

①　阴：原作"精"，据《政和本草》第三卷"滑石"条改。

痛，利津液。《汤》云《本草》同《本经》。又云入足太阳。滑能利窍，以通水道，为至燥之剂。猪苓汤用滑石与阿胶，同为滑利，以利水道。葱、豉、生姜同煎，去祖①，澄清，以解利。淡味渗泄为阳，解表利小便也。若小便自利，不宜以此解之。《象》云：治前阴不利。性沉重，能泄上气令下行，故曰滑则利窍。不可与淡渗同用。白者佳，杵细，水飞用。《衍义》云：暴吐逆、不下食，以生细末二钱匕温水调服，后以热面压之。丹溪云：属金而有土与水。无甘草以和之，勿用。燥湿，利水道，实大府②，化食毒，行积滞，逐凝血，解燥湿，补脾胃，降心火之要药也。一云：降妄火。《衍义》曰：滑石今谓之画石，以其软滑可写画，淋家多用。若暴得吐逆、不下食，以生细末二钱匕温水服，仍急以热面半盏押定。《刽》云：滑石利窍能泄气，利水通津入太阳，大肠与胃有积聚，推荡重令化气强。《局》云：赭阳滑石味甘寒，主疗阴人产乳难，快利小便通血脉，益精止渴更除烦。滑石，除烦，止渴，快利小肠。

粉　锡

使也。即光粉。陶云：即今化铅所作胡粉也。谓之粉锡，事与《经》乖。《今注》云：按《本经》呼为粉锡，其实铅粉也。

味辛，气寒，无毒。又云：味甘、辛。

《本经》云：主伏尸毒螫，杀三虫，去鳖瘕，疗恶疮，堕

---

① 祖：原作"楂"，据《汤液本草》卷下"玉石部·滑石"条引"《本草》云"改。

② 大府：周代官名，掌财税之收取与分拨。《周礼·天官冢宰》："大府掌九贡、九赋、九功之贰，以受其货贿之入，颁其货于受藏之府，颁其贿于受用之府。"此当比拟胃腑。

胎，止小便利。《药性论》云：胡粉，使。又名定粉。味甘、辛，无毒。能治积聚不消。焦炒，止小儿疳痢。陈藏器云：胡粉本功外，主久痢成疳，和水及鸡子白服，以粪黑为度，为其杀虫而止痢也。《日华子》云：元粉，凉，无毒。治痈肿瘘烂、呕血、癥瘕、小儿疳气。《汤》云：白粉。《本草》云：一名胡粉，一名定粉，一名瓦粉，一名白粉。仲景猪肤汤用白粉非此白粉，即白米粉也。丹溪云：白粉、胡粉另是一种，乃是锡粉，非铅粉也。盖古人以锡为粉，故名胡粉。不可入药，惟妇人用以傅面，其色类肌肉也。又名镴子粉，即是锡也。此说与注异，未详，录以备参考。《衍义》曰：粉锡，胡粉也，又名定粉。止泄痢、积聚、久痢。《局》云：胡粉元来名粉锡，伏尸毒螫杀三虫，痈瘘癥瘕咸可疗，恶疮狐臭亦能攻。粉锡，杀三虫，破癥结。

腻 粉

即轻粉。见前。

味甘、辛，气寒，无毒。《东》云：抑肺，敛肛门。

铅 丹

即黄丹也，与粉、锡二物，俱是化铅为之。君也。一云臣。《局》云：炒令色变，研细用。

味辛，气微寒。《汤》云同。一云凉，无毒。

《本经》云：主吐逆胃反、惊痫癫疾，除热，下气，止小便利，除毒热、筋挛、金疮、溢血。炼化还成九光，久服通神明。《药性论》云：君。主治惊悸狂走、呕逆、消渴。煎膏用，止痛生肌。肖炳云：臣，不入汤。《日华子》云：黄丹，凉，无毒。镇心，安神，疗反胃，止吐血及嗽，傅金疮长肉及汤火疮，染须发可煎膏。《汤》云《本草》同《本经》。《本经》云：涩，可去脱而固气。成无己云：铅丹收敛神气以镇惊也。丹溪云：属金而有土与水、火。丹出于铅而曰无毒，又曰凉，窃有疑焉。曾见中年一妇，因多子，于月内服铅丹二两，四肢冰冷强直，食不入口。时正仲冬，急服理中汤，加附子数十贴而安。谓凉而无毒，可乎？《衍义》曰：黄丹，《唐本注》炒锡作，然《经》称铅丹，则炒锡之说误矣。亦不为难辨，盖锡则色黯暗，铅则明白，以此为异尔。治疟方，百草霜、黄丹等分，细研，每服二钱匕，于发日空心米饮调服，不过两服愈。《局》云：铅丹乃是熬铅作，吐逆颠痫用最良，除热镇心仍下气，生肌止痛傅金疮。黄丹乃是熬铅作，止痛，生肌。

铅

《局》云：以铁铫镕开，取出，泻新瓦上，滤去滓脚一两次，取净铅用。又铅白霜，亦出于铅。粉锡，胡粉也，并化铅所作，生蜀郡平泽。锡生桂阳山谷，今有银坑处皆有之。

味甘，无毒。一云性濡滑。

《本经》云：镇心，安神。治伤寒毒气、反胃、呕哕。蛇蝎所咬，炙熨之。《图经》云：铅霜亦出于铅，以铅杂水银炼作片，置醋瓮中密封，经久成霜，性极冷，入治风痰及婴惊滞药。又铅灰，治瘰疬，和脂涂疬子上，仍将旧帛贴之，数数去帛，拭恶汁，又贴，如此半月许，亦不痛、不破、不作疮，但内消之为水，差。虽流过项，亦差。《太清服炼灵砂法》：锡、铅俱禀北方壬癸阴极之精也，性濡滑，服之而多阴毒，伤人心胃。《局》云：黑铅安镇除翻胃，蛇虺如伤熨有功，并治伤寒诸毒气，若言粉锡杀三虫。黑铅，安镇，熨蛇创。

金　屑

金薄同。畏水银。用宜炼熟，生者杀人。《局》云：烹炼锻屑，金薄研用。益州，信州。

味辛，气平，有毒。

《本经》云：主镇精神，安魂魄，坚骨髓，通利五脏，除邪毒气，服之神仙。陶隐居云：多出水沙中作屑，谓之生金。辟恶而有毒，不炼服之杀人。医方都无用者，是虑其有毒故也。《今注》云：医家所用，皆炼熟金薄及以水煎金器取汁用之，无毒。《药性论》云：黄金屑、金薄亦同。主小儿惊伤五脏、风痫失志，镇心，安魂魄。《日华子》云：金，平，无毒，畏水银。镇心，益五脏，添精补髓，调利血脉。《衍义》曰：金屑不曰金而更加屑字者，是已经磨屑可用之义，如玉浆之义同。二《经》不解屑为未尽，盖须烹炼锻屑为薄，方可研屑入药。隐居云：凡用银屑，以水银和成泥。若非锻屑成薄，焉能以水银和成泥也？生金有毒，至于杀人，仍为难解。有中其毒者，惟鹧鸪肉可解。若不经锻屑，则不可用。《局》云：金屑除邪通五脏，能坚骨髓镇精神，炼成金薄宜惊病，生用须知毒损人。

银　屑

君也。银薄同。用炼熟者。《局》云：取银薄以水银消之为泥，合消石盐研为粉，烧出水银，淘去盐石，研用。饶州。

味辛，气平，有毒。

《本经》云：主安五脏，定心神，止惊悸，除邪气，久服轻身长年。《药性论》云：银屑，君。银薄同。主定志，去惊痫、小儿癫疾狂走病。《局》云：银屑辛平安五脏，主除邪气定心惊，小儿烦热诸丹毒，冷水磨银必用生。生银屑，镇惊，安五脏。

生　银

生银矿中、状如硬锡、文理粗错自然者真。

味辛，气寒，无毒。一云冷，微毒。

《本经》云：主热狂惊悸、发痫恍惚、夜卧不安、谵语、邪气鬼祟，服之明目镇心、安神定志。小儿诸热丹毒，并以水磨服，功胜紫雪。陈藏器云：生银，味辛。《日华子》云：冷，微毒，畏石亭脂、磁石。治小儿冲恶、热毒烦闷，并水磨服。忌生血。又云：朱砂银，冷，无毒，畏石亭脂、磁石铁。延年益色，镇心安神，止惊悸，辟邪，治中恶、蛊毒、心热煎烦、忧忘虚劣。忌一切血。《衍义》曰：金条中已解屑义。银本出于矿，须煎炼而成，故名熟银。所以于后别立生银条也，其用与熟银大同。世有术士，能以朱砂而成者，有铅汞而成者，有焦铜而成者。何①复更有造化之气，岂可更入药？既有此类，不可不区别。其生银即是不自矿中出，而特然自生者。银屑，《经》言有毒；生银，《经》言无毒。盖生银已生发于外，无蕴郁；矿银尚蕴蓄于石中，郁结之气全未敷畅，故言有毒。亦恶锡。

禹余粮

君也，牡丹为之使。凡使误用石中黄并卵石黄，令人肠干。状如牛黄，有壳。《局》云：用火煅，醋淬七次，捣研，水飞细。形如鹅子卵、外有壳重叠、中有黄细末如蒲黄者谓之石中黄。生东海池泽及山岛中，或池泽中。又云：多出东阳山岸，

---

① 何：《政和本草》第四卷"银屑"条引作"不"。

茅山甚有好者。

味甘，气寒平，无毒。《汤》同。《东》云：疗崩漏。

《本草》云：主咳逆、寒热、烦满、下痢①赤白、血闭、癥瘕、大热，疗小腹痛、结烦疼。炼饵服之，不饥轻身延年。《药性论》云：君，味咸，主治崩中。《日华子》云：治邪气及骨节疼、四肢不仁、痔瘘等疾，久服耐寒暑。又名太乙余粮。《图经》云：仲景治伤寒下痢不止、心下痞硬、利在下焦，赤②石脂禹③余粮汤主之。赤石脂、禹③余粮各一斤，并碎之，以水六升煮取二升，去滓，分再服。《汤》云《本草》同《本经》。

《本经》云：重可以去怯。禹余粮之重，为镇固之剂。雷公云：看即如石，轻敲便碎，可如粉也，兼重重如叶子雌黄。此能益脾，安脏气。雷云：石中黄，向里赤、黑、黄，味淡，微趄。卵中黄，微酸，个个如卵，内有子一块。此二名石，真似禹余粮，不堪用也。若误饵之，令人肠干。《图经》云：今图上者，全是山石之形，都不作卵状，与旧说小异。茅山甚有好者，状如牛黄，重重甲错，其佳处乃紫色泯泯如面，啮之无复磣。虽然，用之宜细研，以水洮④取汁澄之，勿令有沙土也。苏敬云：太乙禹余粮与禹余粮本一物，而有精粗之别。《局》云：禹余粮是禹余粮，漏下癥瘕用最良，入药须知全用壳，有黄末者石中黄。禹余粮，破癥结，又止漏下。

---

① 痢：原脱，据《汤液本草》卷下"玉石部·禹余粮"条引"《本草》云"补。

② 赤：后原衍"者"字，据《政和本草》第三卷"禹余粮"条引及《伤寒论》删。

③ 禹：原脱，据《政和本草》第三卷"禹余粮"条补。

④ 洮（táo 淘）：淘洗。《广韵·豪韵》："洮，清汰也。"

白石英

君也，恶马目毒公。大如指，长二三寸，六面如削，白澈有光。《局》云：煅，醋淬，研，水飞。生华阴山谷及太山，苏敬以泽州者为胜。有黄、赤、青、黑四种。《日华子》云：五色石英，平。治心腹邪气、女人心腹痛，镇心，疗胃中冷气，益毛发，悦颜色，治惊悸，安魂定魄，壮阳道，下乳。通亮者为上。其补益，随脏色而治。

味甘、辛，气微温，无毒。《东》云：治咳嗽，吐脓。

《本经》云：主消渴、阴痿不足、咳逆、胸膈间久寒，益气，除风湿痹，疗肺痿，下气，利小便，补五脏，通日月光。久服轻身长年，耐寒热。《药性论》云：君。治肺痈，吐脓，治嗽逆上气、疸黄。《图经》云：四种《本经》虽有名，而方家都不见用，故《乳石论》以钟乳为乳，以白石英为石，是六英之贵者惟白石英也。又曰：乳者阳中之阴，石者阴中之阳，相反畏恶，动则为害不浅。故乳石之发，方治虽多而罕有能济者，诚不可轻饵也！《衍义》曰：白石英状如紫石英，但差大而六棱，白色如水精。紫、白二石英当攻疾，可暂煮汁用，未闻久服之益。张仲景之意，只令咬咀，不为细末者，岂无意焉？其久服，更宜详审。《局》云：白石英能宽咳逆，治风湿痹更强阴，悦颜益气除消渴，定魄安魂又镇心。

紫石英

君也，长石为之使，畏扁青、附子，不欲鮀甲、黄连、麦句姜。明澈如水精，紫色达头如樗蒲者。《局》云：火煅，醋淬七遍，研细，水飞过。生太山山谷，今岭南及会稽山中亦有之。

味甘、辛，气温，无毒。《汤》云同。入手少阴经、足厥阴经。《东》云：疗惊悸、崩中。

《本经》云：主心腹咳逆邪气，补不足，女子风寒在子宫，绝孕，十年无子，疗上气心腹痛、寒热邪气结气，补心气不足，定惊悸，安魂魄，填下焦，止消渴，除胃中久寒，散痈肿，令人悦泽。久服温中，轻身延年。《本草》云：得茯苓、人参、芍药共疗心中结气，得天雄、菖蒲共疗霍乱。《药性论》云：君。女人服之有子，主养肺气，治惊痫、蚀脓。虚而惊悸不安，加而用之。《日华子》云：治痈肿毒等，醋淬，捣为末，生姜、米醋煎，傅之，摩亦得。《图经》云：《乳石论》无单服紫石者，惟五石散则通用之。张文仲有镇心单服紫石煮水法，胡洽及《千金方》则多杂诸药同用。今方家用者，惟治疗妇人及治心病药时有使者。《汤》云《本草》同《本经》。《衍义》云：仲景治风热瘛疭风引汤，紫石英、白石英、寒水石、石膏、干姜、大黄、龙齿、牡砺、甘草、滑石等分，上㕮咀，以水一升煎去三分，食后量多少温呷之，不用滓①，立效。《局》云：紫石英能除结气，安魂定魄作汤丸，更宜子户风寒病，孕育何忧绝十年？胎宫乏孕，紫石英再弄之璋②。

代赭石

一名须丸。臣也。一云使。干姜为之使，畏天雄、附子。赤红青色、如鸡冠有泽、染爪甲不渝者良。生齐国山谷，今河东、京东山中亦有之。《局》云：赤土火煅，醋淬七次，研，水飞。出代州，色赤，故名。

---

① 滓：原作"楂"，据《本草衍义》第四卷"紫石英"条改。

② 弄之璋：喻生子。《诗经·小雅·斯干》："乃生男子，载寝之床，载衣之裳，载弄之璋。"

味苦、甘，气寒，无毒。《汤》云：出姑幕者名须丸，出代郡①者名代赭。入手少阴经、足厥阴经。一云甘，平。《东》云：镇肝之剂。

《本经》云：主鬼疰、贼风、蛊毒，杀精物恶鬼，腹中毒邪气，女子赤沃漏下、带下百病，产难，胞衣不出，堕胎，养血气，除五脏血脉中热、血痹、血瘀，大人、小儿惊气入腹及阴痿不起。《药性论》云：使。干姜为使，味甘，平。主治女子崩中、淋沥不止，疗生子不落。末，温服之，辟鬼魅。《日华子》云：止吐血、鼻衄、肠风、痔瘘、月经不止、小儿惊痫、疳疾、反胃，止泻痢、脱精、尿血、遗溺、金疮，长肉，安胎，健脾，又治夜多小便。《图经》云：古方紫丸治小儿用代赭，云无真者，以左②顾牡蛎代使，乃知真者难得。《汤》云《本草》同《本经》。《圣济经》云：怯则气浮，重则所以镇之。怯者亦惊也。《衍义》曰：代赭，方士炉火中多用，丁头光泽坚实、赤紫色者佳。白垩，即白善土，京师谓之白土子。方寸许切成段，鬻于市，人得以浣衣。今人合王瓜等分为末，汤点服，治头痛。赤土，今公府用以饰橼柱者。水调细末，一贰钱服，以治风疹。《局》云：代赭辟邪除鬼疰，养人血气疗痔惊，女能堕孕攻崩漏，男则强精治脱精。代赭石，能堕胎而可攻崩漏。

石钟乳

蛇床为之使，恶牡丹、玄石、牡蒙，畏紫石英。明白光润轻松、色如炼消石者佳。生岩穴阴处，溜山液而成。空中相通、长者六七寸、如鹅翎管状、碎之如爪甲、中无雁齿、光明者善。

---

① 郡：《汤液本草》卷下"玉石部·代赭石"条作"都"。
② 左：原作"中"，据《政和本草》第五卷"代赭"条改。

有三种，石乳、竹乳、茅山山乳。道州。生少室山谷及太山，今道州江华县及连、英、韶、阶、峡州①山中皆有之。《局》云：入水研细。

味甘，气温，无毒。一云有大毒。《东》云：补肺气，疗肾虚。

《本经》云：主咳逆上气，明目益精，安五脏，通百节，利九窍，下乳汁，益气，补虚损，疗脚弱疼冷、下膲伤竭，强阴。久服延年益寿，好颜色，不老，令人有子。不炼服之，令人淋。《唐本注》云：不可轻服，多发淋渴。《药性论》云：有大毒，主泄精、寒嗽，壮元气，健益阳事，能通声。忌羊血。《日华子》云：补五劳七伤，通亮者为上。丹溪云：石钟乳，为慓悍之剂。《经》曰石钟乳之气悍，仁哉言也！天生斯民不厌药，则气之偏可用于暂而不可久。夫石药，又偏之甚者也。自唐时太平日久，膏粱之家惑于方士服食致长生之说，以石药体厚气厚习以成俗，迨至宋及今犹未已也。斯民何辜，受此气悍之祸而莫知救，哀哉！《本草》赞服有延年之功，而柳子又从而述美之，不得不深言也。《衍义》曰：肖炳云如蝉翼、爪甲者为上，如鹅管者下。《经》既言乳，今复不取乳，此何义也？盖乳取性下，不用如雁齿者，谓如乌头、附子不用尖角之义同。但明白、光润、轻松、色如炼消石者佳。服炼别有法。《局》云：钟乳甘温能益气，服之不炼使人淋，通声治咳能行乳，补髓添精又壮阴。钟乳粉，补虚而助阳。

阳起石

臣也。是云母根。桑螵蛸为之使，恶泽泻、菌桂、雷丸、

---

① 州：原作"别"，据《政和本草》第三卷"石钟乳"条引《图经》改。

蛇蜕、石葵，畏菟丝，忌羊血。以色白、肌理莹明、若狼牙者为上。水飞，研用。齐州。生齐山山谷及琅邪，或云山、阳起山，今惟出齐州，他处不复有。《局》云：烧通赤，酒淬七次，研细，水飞。

味咸，气微温，无毒。一云味甘，平。《东》云：壮阳，暖子宫，疗阴痿。杨损之云：不入汤。

《本经》云：主崩中、漏下、破子脏中血、癥瘕、结气、寒热腹痛、无子、阴痿不起，补不足，疗男子茎头寒、阴下湿痒，去臭汗，消水肿。久服不饥，令人有子。《药性论》云：主补肾气、精乏、腰疼、膝冷、湿痹，能暖女子子宫久冷、冷癥、寒瘕，止月水不定。《日华子》云：治带下、温疫、冷气，补五劳七伤。合药时，烧后水煅，用凝白者为上。《集》云：主男子妇人下部虚冷、肾气乏绝、子脏久冷。《衍义》曰：阳起石，如狼牙者佳。其外色不白如姜石，其大块者亦内白。治男子、妇人下部①虚冷、肾气乏绝、子脏久寒，须水飞研用。凡石药冷热皆有毒，正宜斟酌。《局》云：阳起山生阳起石，癥瘕腹痛效如神，壮阳补下宜男子，止漏除崩益女人。

硇 砂

使也，畏浆水，忌羊血。形如牙消光净者良。出西戎，今西凉夏国及河东陕西近边州郡亦有之。用之，飞澄去土石，入瓷器中重汤煮，不宜生用。《局》云：研细，水飞。

味咸、苦、辛，气温，有毒，不宜多用。《汤》同。一云性大热。一云大毒。《东》云：去积。《珍》云：去积，破坚癖烂胎，开血结。有毒，不宜独用之。

---

① 部：原脱，据《本草衍义》第五卷"阳起石"条补。

《本经》云：主积聚，破结血、烂胎，止痛，下气，疗咳嗽、宿冷，去恶肉，生好肌。柔金银，可为焊药，驴马药亦用。《药性论》云：有大毒，畏浆水，忌羊血，味酸、咸。能销五金八石，腐坏人肠胃。生食之，化人心为血。中者研生绿豆汁，饮一二升解之。道门中有伏炼法，能除冷病，大益阳事。肖炳云：使。生不宜多服。光净者良。今生北庭为上。《日华子》云：北庭砂，味辛、酸、暖、无毒，畏一切酸。补水脏，暖子宫，消冷癖瘀血、宿食不消、气块疼癖及血崩带下、恶疮、息肉、食肉饱胀、夜多小便、女人血气心疼、丈夫腰胯酸重、四肢不任。凡修制，用黄丹、石灰作柜，锻赤使用，并无毒。《图经》云：《本经》云柔金银，可为焊药。今人作焊药，乃用鹏砂，出于南海，性温平，今医家治咽喉最为要切。其状甚光莹，诸方亦稀用。《汤》云：《本草》云破坚癖，独不用，入群队用之。余同《本经》《药性》《日华》云。《衍义》曰：金银有伪，投熔窝中，其伪物尽消散。矧[1]人腹中有久积，故可溃腐也。合他药，治目中翳。用之须水飞过，入瓷器中，于重汤煮其器，使自干，杀其毒及去其尘秽。《局》云：硇砂伐病有功深，生用穿肠并坏心，气块血癥能主疗，更除积聚更柔金。硇砂，能破癥瘕、积聚。若还生用，烂心肠。

伏龙肝

此灶中对釜月下黄土也。《局》云：火烧赤，研细，水飞。味辛，气微温。《汤》云同。一云味咸。一云热，微毒。

《本经》云：主妇人崩中、吐血，止咳逆，止血，消痈肿毒气。陶隐居云：捣末，合葫涂痈，甚效。《药性论》云：单用亦

---

① 矧（shěn 审）：况且。《尔雅·释言》："矧，况也。"

可。味咸，无毒。末与醋调，涂痛肿。《日华子》云：热，微毒。治鼻洪、肠风、带下、血崩、泄精、尿血，催生下胎及小儿夜啼。《伤寒类要》云：妊娠遭时疫热病，令子不堕，水和涂脐，干又涂之，以酒调亦妙。《千金方》：中风不语、心烦恍惚，或腹中痛满、手足不随，取五升捣末，以冷水八升和之，取汁尽服。口噤者灌之，得入便愈。《汤》云同《本经》《药性》《日华》。《衍义》云：妇人恶露不止，蚕沙一两炒，伏龙肝半两，阿胶一两，同为末，温酒调，空心服二三钱，以止为度。一云治心痛及中风心烦。《衍义》曰：本条中有东壁土。陈藏器云：取其东壁土久干也。今详之，南壁土亦向阳久干也，何不取？盖东壁常先得晓日烘炙，日者太阳真火，故治瘟疟。或曰：何不取午盛之时南壁土而取日初出东壁土者何也？火生之时，其气壮，故《素问》云少火之气壮。及其当午之时，则壮火之气衰，故不取。实用此义。或曰：何以知日者太阳真火？以水精珠或心凹铜镜向日射之，以艾承接其光聚处，火出，故知之。《局》云：灶中土是伏龙肝，散肿消痈疗产难，咳逆吐红须厮用，且除崩下血如山。伏龙肝，治产难，而吐血尤良。

石 灰

有两种：风化者，取锻了石置风中自解，此为有力；水化者，以水沃之则热蒸而解，力差劣。须用风化。附诸灰在后。

草叶灰、百草灰、牛胆灰、桑薪灰、诸杂灰、伏龙灰、百草霜、铛下墨、梁上尘、锻铁灰、屋尘煤、釜底墨、灶突墨。

味辛，气温，一云有毒。一云味甘，无毒。一云性至烈。

《本经》云：主疽疡疥瘙、热气、恶疮癫疾、死肌、堕眉，杀痔虫，去黑子、息肉，疗髓骨疽。《唐本注》云：用疗金疮、止血大效。若五月五日，采繁蒌、葛叶、鹿活草、槲叶、芍药、地黄叶、苍耳叶、蒿叶合石灰捣，为团如鸡卵，暴干，末，以疗疮生肌，神验。《蜀本》云：有毒，堕胎。《药性论》云：治病疥，蚀恶肉，不入汤服。止金疮血，和鸡子白、败船茹，甚良。《日华子》云：味甘，无毒。生肌长肉，止血，并主白癜、病疡、瘢疵等，疗冷气、妇人粉刺、痔瘘、疽疮、瘿赘、疣子。又治产后阴不能合，浓煎汁熏洗。解酒味酸，令不坏。治酒毒，暖水脏，倍胜炉灰。《图经》云：古方多用合百草团，末，治金疮，殊胜。今医家或以腊月黄牛胆取汁溲和，却内胆中，挂之当风，挂百日，研之，更胜草叶者。今用灰，多杂薪蒸，乃不善。惟桑薪灰纯者，入药绝奇。古方以诸灰杂石灰熬煎，以点疣、痣、黑子等。又锻铁灶中灰，主坚积，古方贰车丸用之。灶中对釜月下黄土名伏龙肝，灶额上墨名百草霜，并主消化积滞，今人下食药中多用之。铛下墨、梁上尘并主金创。屋尘煤，治齿龈肿出血。东壁土，主下部疮、脱肛。皆医家常用，故并见此。伤寒黑奴丸用釜底墨、灶突墨、梁上尘三物同合诸药，盖其功用亦相近矣。《梅师方》：治产后阴肿、下脱肠出、玉门不闭，取石灰一斗，熬令黄，以水三斗投灰中，放冷澄清，取一斗二升，暖洗。孙真人方：去黡子，取石灰炭上熬，令热，插糯米于灰上，候米化，即取米点之。《衍义》曰：石灰，水调一盏如稠粥，拣好糯米粒全者，半置灰中半灰外，经宿，灰中米色变如水精。若人手面上有黑黡①子及绞刺，先微微以针头拨动，置少许如水精者于其上，经半日许，黡汁自出，剔去药不用，且不得著水，三二日愈。又取新硬石灰一合，以醋炒，调如泥，于患偏风牵口㖞斜人口唇上不患处一边涂之，立便牵

---

① 黡：原作"压"，据《本草衍义》第六卷"石灰"条改。

正。《纂杂》云：百草霜，散血。《局方》云：石灰风化方为胜，疗疮生肌不入汤，主治痕疡消瘰疬，去除黑子止金疮。石灰，风化方为胜，不堪服食，可疗金疮。

矾 石

使也，甘草为之使，恶牡蛎，畏麻黄。凡使，须以火煅用，要白色光明如水精、酸咸涩味全者。出晋州者佳。煅过谓之枯矾。亦可生用。生河西①山谷及陇西武都、石门，今白矾则晋州、慈州、无为军。

味酸，气寒，无毒。《汤》同。一云有小毒。一云凉。一云咸、涩。

《本经》云：主寒热泄痢、白沃阴蚀、恶疮、目痛，坚骨齿，除痼热在骨髓，去鼻中息肉。炼饵服之，轻身不老，增年。岐伯云：久服伤人骨，能使铁为铜。陶隐居云：合药皆先火熬，令沸燥。以疗齿痛多即坏齿，是伤骨之证。而云坚骨齿，诚为疑也。《唐本注》云：有五种，白矾多入药用；青、黑二矾疗疳及诸疮；黄矾亦疗疮生肉，兼染皮用之；其绛矾本来绿色、新出窟未见风者，正如琉璃，陶及今人谓之石胆，烧之赤色，故名。《药性论》云：使，有小毒。能治鼠漏、瘰疬，疗鼻衄，治齆鼻。生含咽津，治急喉痹。《日华子》云：白矾，性凉。除风，去劳，消痰，止渴，暖水脏，治中风失音、疥癣。和桃仁葱汤浴，可出汗也。《图经》云：凡矾初生，皆石也，采得碎之，煎炼乃成。白矾，则入药及染人所用者；绿矾，亦入咽喉口齿药及染色；黄矾，丹灶家所须，时亦入药；黑矾谓之皂矾，

---

① 西：原作“南”，据《政和本草》第三卷“矾石”条改。

染须鬓药或用之；绛矾，本来绿色，谓之石胆，烧之赤色，故有绛名，今亦稀见。又治痰壅及心肺烦热，甚佳。又治蛇咬、蝎螫，烧刀子头令赤，以白矾置刀上，看成汁，便热滴咬处，立差。又治甲疽，或因割甲伤肌，或因甲长侵肉，遂成疮肿痛，复缘窄靴研损四边肿掀，黄水出，浸淫相染，五指俱烂，渐渐引上脚跌，泡浆四边起，如火烧疮，日夜倍增，用绿矾置铁板上，火炽，看沸定汁尽，去火，待冷，为末傅疮上，惟多为佳。若患痛急，即涂少酥令润。《传信方》治喉痹用之，取皂荚矾，入好米醋，或常用酽醋，亦通。二物同研，咽之，立差。《海上方》灭瘢膏，以黄矾石烧令汁出，胡粉炒令黄，各八分，细研，以腊月猪脂和，更研如泥，先取生布揩令痛，即用药涂五次。《汤》云：《本草》云主寒热泄泻、下痢、白沃阴蚀、恶疮，消痰，止渴，除痼热，治咽喉痹、目痛，坚骨齿。《药性》云：使，有小毒。生含咽津，治急喉痹。《集》云：性却水，故治涩药多用之。《衍义》曰：矾石，今坊州矾，务以其火烧过石取以煎。矾色惟白，不逮晋州者，皆不可多服，损心肺，却水故也。水化，书纸上才干，水不能濡，故知其性却水。治涩药多须者，用此意尔。火枯为粉，贴嵌甲。牙缝中血出如衃者，贴之亦愈。《局》云：矾石酸寒除泄痢，消痰坚齿治喉风，更攻阴蚀诸疮漏，息肉能令去鼻中。矾石，治风喉，并理鼻息，攻阴蚀，兼诸疮漏。

绿 矾

气凉，无毒。

《本经》云：治喉痹、蚛牙、口疮及恶疮、疥癣。酿鲫鱼烧灰和服，疗肠风泻血。《集验方》：治小儿疳气不可疗，神效。丹绿矾，用火煅通赤，取出，用酽醋淬过，复煅，如此三度，细研，用枣肉和丸如绿豆大，温水下，日进两三服。

柳絮矾

气冷，无毒。

《本经》云：消痰渴，润心肺。

花乳石

或名花蕊石。色正黄，形之大小方圆无定，黄石中有淡白点，以此得花之名。服者当以大火烧之。出陕州阌乡县。《东》云：治金疮血行。

《本经》云：主金疮止血，又疗产妇血晕、恶血。金疮止血正尔，刮末傅之即合，仍不作脓溃。《图经》云：体至坚重如硫黄，形块有极大者。近世以合硫黄同锻，研末傅金疮，其效如神。又人仓卒中金刃，不及锻合，但刮石上取细末傅之，亦效。《局》云：陕郡广生花蕊石，最能止血治金疮，若除血晕昏迷证，合和硫黄炼最良。血晕昏迷，法炼广生花乳石。

浆 水

粟米新熟白花者佳，不可同李实食。《衍义》云：同李实饮，令人霍乱吐利。

味甘、酸，气微温，无毒。一云凉。

《本经》云：主调中引气、宣和强力、通开关、开胃、止渴、霍乱泄痢、消宿食。宜作粥，薄暮啜之，解烦，去睡，调理腑脏。煎令醋，止呕哕，白人肤体如缯帛。为其常用，故人不齿其功。冰浆至冷，妇人怀妊不可食之，《食谱》所忌也。丹溪云：味甘、酸，而性凉善走，化滞物，解烦消渴。余同《本经》。

自然铜

生出铜处，方圆不定，其色青黄如铜，不从矿炼，故名。用须火煅。凡使，勿用方金牙，误饵，吐煞人。生邕州山岩中出铜处，今信州、火山军皆有之，于铜坑中及石间采之。一出鉊石。

味辛，气平，无毒。一云凉。

《本经》云：疗折伤，散血，止痛，破积聚。《日华子》云：凉。排脓，消瘀血，续筋骨，治产后血邪，安心，止惊悸，以酒摩服。丹溪云：世以为接骨之药，然此等方尽多，大抵在补气、补血、补骨。俗工惟务速效，而铜非煅不可用。若新出者，其火毒金毒相扇，挟香热药毒，虽有接骨之功，燥散之祸甚于刀剑，戒之！又雷公云：石髓铅，即自然铜也。凡使，勿用方金牙。其方金牙真似石髓铅，若误饵，吐煞人。《衍义》云：以酒磨服，治打扑损。研极细，水飞过，同当归、没药各半钱，酒调，顿服，仍磨傅痛处。《局》云：自然铜是自然生，颗块非从矿炼成，主疗折伤除积聚，排脓止痛治心惊。折伤排脓，火煅醋淬。

卤 硷

此是硷，土名卤硷，今人熟皮用之，斯则于硷地掘取之。

味苦、咸，气寒，无毒。

《本经》云：主大热、消渴、狂烦，除邪及下蛊毒，柔肌肤，去五脏肠胃留热结气、心下坚、食已呕逆喘满，明目，目痛。丹溪云：一名碱，或作硵①。去湿热，消痰，磨积块，洗涤垢腻，量虚实用之。若过服，则顿损人。又云：石硵、阿魏皆消磨积块。

缲丝汤

无毒。

《本经》云：主蛔虫，热取一盏服之。此煮茧汁，为其杀虫故也。丹溪云：口干消渴者可用此吐之。此物属火，有阴之用。能泻膀胱水中相火，以引清气上潮于口。按究原方，治消渴，以此汤饮之，或以茧壳丝绵汤饮之，效。

甘烂水

《时习》云：扬之水上成珠者是也。《别说》云：《外台秘要》有作甘烂水法，以木盆盛汤，杓②扬千百下，泡起作珠子五六千颗。取治霍乱，及入膀胱治奔豚药用。《伤寒论》第三卷亦有此法。《汤》同。

千里水及东流水

味平，无毒。《汤》同。《时习》云：主病后虚弱，扬之万过，煮药收禁，神验。二水皆堪荡涤邪秽，煎煮汤药，禁咒鬼神。潢污行潦，尚可荐羞③王公，况其灵长者哉？盖取其洁诚也。

---

① 一名碱，或作硵：原作"一名鹹，或作鹹"，据《本草衍义补遗》"卤鹹"条改。《本草纲目·金石部·卤鹹》："鹹音有二，音咸者，润下之味；音减者，盐土之名，后人作碱、作鹻是矣。"

② 杓：原作"拘"，据《政和本草》第五卷"热汤"条改。

③ 荐羞：进献美味食品。荐，进献；羞，美味。《周礼·天官·庖人》"凡其死生鲜薧之物，以共王之膳，与其荐羞之物，及后世子之膳羞"郑玄注："荐亦进也，备品物曰荐，致滋味乃为羞。"

《本经》云：东流水为云母所畏，炼云母用之与诸水不同，即其效也。

玉 屑

恶鹿角。捣碎，酒浸。好玉出蓝田及南阳徐善亭部界中。日南卢容水中，外国于阗、疏勒诸处皆善。

味甘，气平，无毒。

《本经》云：主除胃中热、喘息烦满、止渴，屑如麻豆服之，久服轻身长年。《唐本注》云：饵玉当以消作水者为佳。屑如麻豆服之，取其精润脏腑，滓秽当完出也。又为粉服之者，即使人淋壅。屑如麻豆，其义殊深。《日华子》云：玉润心肺，滋毛发，助声喉。《图经》云：玉屑，医方稀用。其云研之乃食，如此恐非益人，诚不可轻服也。《局》云：玉屑能消作玉泉，可轻身体可成仙，除烦止渴安魂魄，久服令人永享年。

玉 泉

《衍义》：泉字恐是浆字。畏款冬花。

味甘，气平，无毒。

《本经》云：主五脏百病，柔筋，强骨，安魂魄，长肌肉，益气，利血脉，疗妇人带下十二病，除气癃，明耳目。久服耐寒暑，不饥渴，不老神仙，轻身长年。人临死服五斤，死三年，色不变。陶隐居云：当是玉之精华。白者质色明澈，可消之为水，故名玉泉。今人无复的识者，惟通呼为玉尔。虽曰性平，而服玉者亦多发热，如寒食散状。金玉既天地重宝，不比余石。若未深解节度，勿轻用之。《日华子》云：玉泉治血块。《别说》云：凡玉之所以异于石者，以其坚而有理、火刃不可伤为别尔。《经》云：生蓝田山谷，采无时。今蓝田山谷无玉泉泉水，古今不言采。又曰服五斤，古今方水不言斤。诸家所解更不言泉，但为玉立文。今详泉字乃是浆字，于义方允。浆中既有玉，故曰服五斤。去古既远，亦文字脱误也。采玉为浆，断无疑焉。

云　母

君也。二月采。泽泻为之使，畏鮀甲及东流水，恶徐长卿，忌羊血。青、赤、白、黄、紫者并可服饵，惟黑者不任服，害人。作片成层可析、明滑光白者为上。炼之有法，惟宜精细，不尔入腹大害人。今虚劳家丸散用之，并只捣筛，殊为未允。兖州、江州。生太山山谷、齐庐山及琅邪、北定山石间，今兖州云梦山及江州、濠州、杭越间亦有之，生土石间。

味甘，气平，无毒。

《本经》云：主身皮死肌、中风寒热如在车船上，除邪气，安五脏，益子精，明目，下气，坚肌，续绝，补中，疗五劳七伤、虚损少气，止痢。久服轻身延年，悦泽不老，耐寒暑，志高，神仙。《药性论》云：云母粉，君。粉有六等，白色者上。有小毒。主下痢、肠澼，补肾冷。《图经》云：古之服五云之法甚多，陶隐居所撰《太清诸石药变化方》言之备矣。今道书中有之，然修炼节度恐非文字可详，诚不可轻饵也。《千金方》：治风疹遍身、百计治不差者，煅云母粉，以清水调服之。又治带下并赤白痢积年不差，温水调服方寸匕，效。又治金疮并一切恶疮，用云母粉傅之，绝妙。《局》云：研细，水飞，日干。《衍义》曰：云母石虽有服炼法，今人服者至少，谨之至也。市廛①多折作花朵以售之。今惟合云母膏，治一切痈毒疮等。惠民局别有法。《局》云：云母甘平安五脏，坚肌止痢补劳伤，秘②方有法煎膏用，专治痈疽恶毒疮。云母，补劳伤，兼明目。

石　胆

即胆矾。君也，水英为之使，畏牡桂、菌桂、芫花、辛夷、白薇。此物出铜处有，形似曾青，兼绿相间，味极酸苦，磨铁作铜色，此是真者。信州。生羌道山谷、羌里句青山。今惟信州铅山县有之，生于铜坑中，采得煎炼而成。又有自然生者，尤为珍贵。陶云：色似琉璃，此乃绛矾，比来亦用。又以醋揉青矾为之，又取粗恶石胆，合消石销溜而成，并伪戾真者。二月庚子辛丑日采。

味酸、辛，气寒，有毒。一云味极酸、苦。一云有大毒。

《本经》云：主明目、目痛、金疮、诸痫痉、女子阴蚀痛、石淋、寒热、崩中、下血、诸邪毒气、令人有子、散癥积、咳逆上气及鼠瘘恶疮。炼饵服之不老，久服增寿神仙。能化铁为铜，成金银。《药性论》云：君，有大毒，破热毒。《日华子》云：味酸涩，无毒。治蚛牙、鼻内息肉。通透清亮，蒲州者为上也。《图经》云：入吐风痰药用最快。《局》云：石胆方中作胆矾，主消热毒疗诸痫，治崩坚齿除阴浊，吐出风痰治中瘫。胆矾，除热毒、诸痫、痰气。

---

① 市廛（chán 缠）：市中百姓依托房屋所开店铺。廛，百姓房屋。《孟子·公孙丑上》"市廛而不征"赵岐注："廛，市宅也。"

② 秘：《本草歌括》八卷本卷之一、二卷本上卷"玉石部·云母"条作"局"。

空 青

君也，畏菟丝子。生有铜处，铜精熏则生空青，其腹中空。三月中旬采，亦无时。状若杨梅，其腹中空，破之有浆，绝难得。大者如鸡子，小者如豆子。信州生。益州山谷及越嶲山有铜处，铜精熏则生空青。今信州亦时有之，故别名杨梅青。

味甘、酸，气寒，大寒，无毒。一云酸、甜。

《本经》云：主青盲、耳聋，明目，利九窍，通血脉，养精神，益肝气，疗目赤痛，去肤翳，止泪出，利水道，下乳汁，通关节，破坚积。久服轻身，延年不老，令人不忘，志高神仙。能化铜、铁、铅、锡作金。《药性论》云：君，畏菟丝。能治头风，镇肝，瞳人破者再得见物。《日华子》云：大者如鸡子，小者如相思子，其青厚如荔枝壳，内有浆酸甜，能点多年青盲、内障翳膜，养精气，其壳又可摩翳也。《图经》云：古言虽稀用，而今治眼翳障为最要之药。《衍义》曰：空青，功长于治眼。其仁庙朝①，尝诏御药院，须中空有水者，将赐近戚，久而方得。其杨梅青，治翳极有功。中亦或有水者，其用与空青同，第有优劣耳。今信州穴山而取，世谓之杨梅青，极难得。《局》云：空青功效似曾青，同出铜山却异名，主治头风并目痛，瞳人虽破也还明。目破瞳人，得空青而复旧。

绿 青

生山之阴穴中，色青白，即扁青也，画工呼为石绿。亦出空青中，相带挟。其入药者，当用颗块如乳香、不挟石者佳，今谓之石绿。旧不著所出州土，今出韶州、信州。

---

① 仁庙朝：指宋仁宗赵祯在位期间（1023～1056）。

味酸，气寒，无毒。

《本经》云：主益气，疗齁鼻，止泄痢。《图经》云：今医家多用吐风痰。其法拣取上色精好者，捣末，更用水飞过至细，乃再研治之。如风痰眩闷，取二三钱匕同生龙脑三四豆许研白，以生薄荷汁合酒温调服，使偃卧须臾，涎自口角流出，乃愈。不呕吐，其功速于他药。今人用之，比比皆效。《衍义》曰：绿青即石绿是也，其石黑绿色者佳。大者刻为物形，或作器用。又同硇砂，作吐风涎药，验则验矣，亦损心。

扁　青

即前绿青是也，今谓之石绿。生朱崖山谷、武都、朱提。朱崖郡先属交州，在南海中。朱提郡今属宁州。

味甘，气平，无毒。

《本经》云：主目痛、明目、折跌、痈肿、金疮不瘳，破积聚，解毒气，利精神，去寒热风痹，及丈夫茎中百病，益精。久服轻身不老。吴氏云：治丈夫内绝，令人有子。

太阴玄精

出解县，今解池及通、泰州积盐仓中亦有。其色青白、龟背者良。《局》云：捣碎，细研，水飞，日干。

味咸，气温，无毒。

《本经》云：主除风冷、邪气、湿痹、益精气、妇人痼冷、漏下、心腹积聚冷气，止头疼，解肌。太阴玄精石，匀痼冷，止头痛。《衍义》曰：太阴玄精石合他药涂大风疾，别有法。阴证伤寒，指甲面色青黑，六脉沉细而疾，心下胀满，结硬燥渴，虚汗不止，或时狂言，四肢逆冷，咽喉不利，腹疼，亦须佐他药兼之。《局》云：玄精石味咸无毒，大止头疼更解肌，若是妇人沉痼冷，腹中积气用尤宜。

无名异

出大食国，生于石上。状如黑石炭，番人以油炼，如黳石，嚼之如饧。广州、宜州。

味甘，气平。一云：无毒。

《本经》云：主金疮、折伤、内损，止痛，生肌肉。《衍义》曰：今《图经》曰《本经》云味甘，平，治金疮、折伤，生肌肉。今云：味咸，寒，消肿毒、痈肿。与《本经》所说不同，疑别是一种。今详上文三十六字①未审，"今云"字下即不知是何处云也。《局》云：无名异性味平甘，主治金疮理折伤，止痛生肌裨内损，广州黑褐者为良。生肌，止痛，折伤可理，并金疮。

戎　盐

即胡盐，块大小不常，坚白似石，烧之不鸣炸②尔。一名胡盐。生胡盐山及西羌北地酒泉福禄城东南角。北海青、南海赤。

味咸，气寒，无毒。

《本经》云：主明目、目痛、益气、坚肌骨、去毒蛊、心腹痛、溺血、吐血、齿舌血出。陈藏器云：主眼赤、眦烂、风赤，细研水和点目中。又入腹去热烦、痰满、头痛，明目，镇心，水研服之。又主蚖蛇恶虫毒、疥癣痈肿瘰疬入腹，水消服之。似芒消末细，入口极冷。南人多取傅疮肿，少有服者。恐极冷，入腹，伤人目，宜谨之。《日华子》云：平。助水脏，益精气，

---

① 三十六字：指"《本经》云味甘……疑别是一种。"36 字。
② 炸（zhà乍）：火声。《广韵·祃韵》："炸，火声。"

除五脏癥结、心腹积聚痛、疮疥癣等。即西番所出食者，又名羌盐。《衍义》曰：戎盐成垛，裁之如枕，细白，味甘、咸，亦功在却血入肾，治目中瘀赤涩昏。

凝水石

即寒水石，色如云母、可析者良，盐之精也。解巴豆毒，畏地榆，入药须烧过。此有两种，有纵理者，有横理者。色清明如云母可析、投置水中与水同色、其水凝动者为佳。《局》云：火煅，醋淬，研，水飞。《百一选方》云：火煅过，南人谓之软石膏，见《袖珍经验》。

味辛、甘，气寒，大寒，无毒。

《本经》云：主身热、腹中积聚邪气、皮中如火烧、烦满，水饮之。除时气热盛，五脏伏热，胃中热，烦满，止渴，水肿，小腹痹。《药性》云：能压丹石毒风，去心烦渴闷，解伤寒复劳。《衍义》曰：谓之寒水石，纹理通彻，入药须烧过。或市人烧入腻粉中以乱真，不可不察也。陶隐居言：夏月能为冰者佳。如此则举世不能得，似乎失言。汾州。德顺军生常山山谷，又中水县及邯郸。有一等冷油石，全与此相类，但投沸油铛中，油即冷者是也。此石有毒，若误用之，令腰以下不能举。

雌　黄

与雄黄同山生，其阴山有金，金精熏则生雌黄。其色如金、又似云母、甲错可析者为佳。其夹石及黑如铁色者不可用，画家所重。君也，不入汤服。《局》云：研细，水飞过，灰纸渗干。伏火成汁，点银成金，点铜成银，亦可干汞。阶州。生武都山谷，今出阶州。

味辛、甘，气平，大寒，有毒。

《本经》云：主恶疮、头秃、痂疥，杀毒虫、虱、身痒、邪气诸毒蚀、鼻中息肉、下部䘌疮、身面白驳，散皮肤死肌及恍惚邪气，杀蜂蛇毒。炼之久服轻身，增年不老，令人脑满。《衍义》曰：雌黄入药最稀，服石者宜审谛。治外功多，方士点化术多用，亦未闻其终始如何。画工或用之。《局》云：雌黄有毒味辛平，山有金精熏则生，息肉虫疮能主治，炼之久服自身轻。雌黄，炼服久轻身，佩生女子。

密陀僧

即煎炼银铅灰池底。形似黄龙齿而坚重者佳。广州。

味咸、辛，气平，有小毒。一云味甘，平，无毒。

《本经》云：主久痢、五痔、金疮、面上瘢皯，面膏药用之。《日华子》云：镇心，补五脏，治惊痫、嗽呕及吐痰等。《别说》云：银冶所出最良，通治口疮最验。《衍义》曰：坚重，椎破如金色者佳。《局》云：锻银炉底密陀僧，久痢收功痔亦便，点抹䵟黯随手没，吐痰端的主惊痫。吐痰抵痔密陀僧，兼抹䵟斑随手没。

珊 瑚

生海底，作枝柯状，明润如红玉，中多有孔，亦有无孔者，枝柯多者更难得。广州，山南海。

味甘，气平，无毒。

《本经》云：主宿血，去目中翳。鼻衄，末吹鼻中。《日华子》云：镇心，止惊，明目。《衍义》曰：治翳目，今人用为点眼筋。有一等红[1]油色，有细纵文可爱。又一种如铅丹色，

---

[1] 红：原作"细"，据《本草衍义》第五卷"珊瑚"条改。

无纵文，为下。入药用红油色者。

磁 石

柴胡为之使，杀铁毒，恶牡丹、莽草，畏黄石脂。悬吸针、虚连三四为佳。臣也。生太山山谷及慈山山阴有铁处，则生其阳。今慈州、徐州及南海傍山中皆有之。磁石有细孔，孔中黄赤色。一种玄石是磁石中无孔、光泽纯黑者，其功劣于磁石。生太山之阳。山阴有铜。铜者雌，玄者雄。《本经》自一条。

味辛、咸，气寒，无毒。一云有小毒。一云味甘、涩，平。《本经》云：主周痹风湿、肢节中痛、不可持物、洗洗酸痟。除大热烦满及耳聋，养肾脏，强骨气，益精，除烦，通关节，消痈肿、鼠瘘、颈核、喉痛、小儿惊痫。炼水饮之，亦令人有子。《药性论》云：臣，味咸，有小毒。补男子肾虚、风虚、身强、腰中不利，加而用之。陈藏器云：磁石毛，味咸，温，无毒。主补绝伤，益阳道，止小便白数，治腰脚大疮瘘，长肌肤，令人有子。宜入酒。磁石毛，铁之母也，取铁如母之招子焉。《本经》有磁石不言毛，毛、石功状殊也。又言磁石寒，此弥误也。《日华子》云：味甘、涩，平。治眼昏、筋骨羸弱，补五劳七伤，除躁，消肿毒。小儿误吞针铁等，即细末，筋肉莫令断，与磁石同下之。《圣惠方》：治小儿误吞针，用磁石如枣核大，磨令光，钻作窍，丝穿令含，针自出。《衍义》曰：磁石毛轻。紫石上靫涩，可吸连针铁，俗谓之燖铁石。养益肾气，补填精髓，肾虚、耳聋、目昏皆用之。入药须烧赤，醋淬。其玄石，即磁石之黑色者也，多滑净。其治体大同小异，不可不分而为二也。磨针锋则能指南，然常偏东不全南也。以针横贯灯心浮水上，亦指南，然常偏丙位。盖丙为大火，庚辛金受其制，故如是，物理相感尔。《局》云：磁石咸寒能吸铁，主除周痹四肢风，益精养肾强阳道，补益劳伤治耳聋。肾脏既衰，煅磁石而强阳道。

柔　铁

再三销拍，可以作钏者为镙铁，亦谓之熟铁。诸铁无正入丸散者，惟煮汁用之。又马衔、秤锤、车辖及杵、锯等，皆烧以淬酒用之。畏磁石、灰炭等，制石亭脂毒。《局》云：煅后飞，淘去粗赤汁，烘干用。《日华子》云：味辛，气平，有毒。

《本经》云：主坚肌，耐痛。《局》云：铁主坚肌仍耐痛，坠砧铁落疗风疮，胤成铁粉安心志，若治颠狂用铁浆。

铁　落

一名铁液。可以染皂。锻家烧铁赤沸，砧上打落细皮屑，俗呼为铁花是也。

味辛、甘，气平，无毒。

《本经》云：主风热、恶疮、疡疽疮痂疥气在皮肤中，除胸膈中热气、食不下，止烦，去黑子。

铁　精

煅灶中飞出如尘、紫色而轻虚、可以磨莹铜器者是也。

气平，微温。

《本经》云：主明目，化铜，疗惊悸，定心气，小儿风痫，阴㿉，脱肛。

铁　葵

以竹木葵火于刀斧刃上，烧之，津出如漆者是也。陈藏器云：主恶疮、蚀蟨、金疮、毒物伤皮肉，止风水不入、入水不烂、手足皲坼、疮根结筋、瘰疬毒肿，染髭发令永黑，并及热未凝涂之，少当干硬。

淬铁水

此打铁时坚铁槽中水。

陈藏器云：味辛，无毒，主小儿丹毒，饮一合。

针 砂

作针家磨镶①细末谓之针砂。又云：针是其真钢，砂堪用。人多以杂和之，谬也。陈藏器云：性平，无毒。堪染白为皂，及和没食子染须至黑。飞为粉，功用如铁粉。

锻锁下铁屑

陈藏器云：味辛，平，无毒。主鬼打、鬼疰②、邪气，水渍，搅令沫出，澄清去滓，及暖饮一二盏。

刀 刃

陈藏器云：味辛，平，无毒。主蛇咬毒入腹者，取两刀于水中相磨，饮其汁。

铁 屑

《日华子》云：治惊邪、癫痫、小儿客忤，消食及冷气，并煎汁服之。又炒极热，投酒中，饮酒，疗贼风痉。又裹以熨腋，疗胡臭验。

犁镜尖

《日华子》云：浸水名为铁精，可制朱砂、石亭脂、水银毒。

---

① 镶（lǜ 虑）：磋磨。《说文·金部》："镶，错铜铁也。"
② 疰：原作"注"，据文义改。

铁　浆

取诸铁于器中，以水浸之，经久色青，沫出，即堪染皂。

《本经》云：主解诸毒入腹，服之亦镇心，主癫痫、发热急狂走、六畜癫狂。人为蛇、犬、虎、狼、毒刺、恶虫等啮，服之毒不入内。《别说》云：铁浆即是以生铁渍水服饵者，日取饮，旋入新水，日久铁上生黄膏则力愈胜，令人肌体轻健，唐太妃所服者乃此也。若以染皂者为浆，其酸苦臭涩，安可近？况为服食也！《太清服炼灵砂法》云：铁性坚，服之伤肺。

铁华粉

取钢铁作叶如笏，或团平面，磨错①令光净，以盐水洒之，于醋瓮中阴处埋之一百日，铁上衣生，铁华成矣。刮取，更细捣筛入乳钵，研如面，和合诸药为丸散。此铁之精华，功用强于铁粉也。

味咸，气平，无毒。

《本经》云：主安心神，坚骨髓，强志力，除风邪，养血气，延年，变白，去百病。随所冷热，合和诸药，用枣膏为丸。《日华子》云：铁胤粉，主惊悸，虚痫，镇五脏，去邪气，强志，强筋骨，治健忘、冷气、心痛、疬癖、癥结、脱肛痔瘘、宿食等，及傅竹木刺。安心志，制颠狂，铁粉和铁浆。

生　铁

初炼去矿，用以铸鿎②器物者是也。

气微寒。

---

① 错：磨。《广雅·释诂》："错，磨也。"
② 鿎（xiě 写）：用模子浇铸金属器。《集韵·马韵》："鿎，范金也。"

《本经》云：主疗下部及脱肛。《千金方》：治耳聋，烧铁令赤，投酒中饮之，仍以磁石塞耳中，日一易，夜去之，旦别著。又治被打瘀血在骨节及胁外不去，以铁一斤，酒三升，煮取一升，服之。又治脱肛历年不愈，以生铁三斤，水二斗，煮取五升，出铁，以汁洗之，日再。

钢　铁

以生柔相杂和，用以作刃剑锋刃者是也。

味甘，无毒。

《本经》云：主金疮、烦满、热中、胸膈气塞、食不化。一名跳音条铁。

铁　锈①

此铁上衣也。锈生铁上者，堪用。

《陈藏器余》云：主恶疮疥癣，和油涂之。蜘蛛虫等咬，和蒜磨傅之。

秤　锤

陈藏器云：味辛、温，无毒。

《本经》云：主贼风，止产后血瘕、腹痛及喉痹热塞，并烧令赤投酒中，及热饮之。时人呼血瘕为儿枕，产后即起，痛不可忍，无锤用斧。《日华子》云：铜秤锤，平。治产难并横逆产，酒淬服。陈藏器云：铁杵无毒，主妇人横产。无杵用斧，并烧令赤，投酒中饮之。杵，捣药者是也。又云：故锯无毒，主误吞竹木入咽喉出人不得者，烧令赤，渍酒中，及热饮，并得。《日华子》云：钥匙治妇人血噤、失音、冲恶，以生姜、

---

① 锈：原作"绣"，据文义改。

醋、小便煎服。弱房人煎汤服亦得。《产宝》云：治胞衣不出，烧铁杵、铁钱令赤，投酒饮之。

铛 墨

此铛下墨是也。

《蜀本》云：无毒。

《本经》云：主蛊毒、中恶、血晕、吐血，以酒或水细研温服之。亦涂金疮，生肌，止血。疮在面，切勿涂之，入肉如印。

赤铜屑

《日华子》云：味苦，气平，微毒。

《本经》云：以醋和如麦饭，袋盛，先刺腋下脉，去血，封之，攻腋臭神效。又熬使极热，投酒中，服五合，日三，主贼风反折。又烧赤铜五斤，内酒二斗中百遍，服同前，主贼风，甚验。陈藏器云：主折伤，能焊人骨及六畜有损者。取细研，酒中温服之，直入骨损处。六畜死后，取骨视之，犹有焊痕。赤铜为佳，熟铜不堪。《日华子》云：明目，治风眼，接骨，焊齿，疗女人血气及心痛。又云：铜器，平。治霍乱转筋、肾堂及脐下疰痛。《太清》云：铜禀东方乙阴之气，结而成魄，性利，服之伤肾。

铜 青

生铜皆有青，青则铜之精华。铜器上绿色是，北庭署者最佳。陈藏器云：生熟铜皆有青，大者即空绿，以次空青也。独在铜器上绿色者是。

气平，微毒。

《本经》云：治妇人血气心痛，合金疮，止血，明目，去肤赤、息肉。治目时淘洗用。《局》云：铜青铜绿一般名，铜上精华彻体生，敛合金疮堪止血，洗淘眼暗令光明。敛金疮，淘眼暗，铜青、铜绿竟无双。

古文钱

《衍义》曰：古文钱，古铜焦赤，有毒。治目中瘴瘀、腐蚀坏肉、妇人横逆产、五淋多用。非特为有锡也，此说非是。目暴赤肿痛，以生姜一块，洗净去皮，以古青钱刮取姜汁，就钱棱上点，初甚苦，热泪蔑①面，然终无损，一点遂愈，更不可再作。有疮者不可用。

气平。

《本经》云：治翳障，明目，疗风赤眼，盐卤浸用。妇人横逆产，心腹痛，月隔②，五淋，烧以醋淬用。《衍义》曰：今但取景王时大泉五十及宝货秦半两、汉荚钱大小五铢、吴大泉③五百、大泉当千、宋四铢、二铢及梁四柱、北齐常平五铢方可用。

石　蟹

是寻常蟹，年月深久，水沫相著，因化成石，故有泥石相著。用须去其泥及石。南恩州。出南海，今岭南近海州郡皆有之。

味咸，气寒，无毒。

《本经》云：主青盲、目淫肤翳及疔翳、漆疮。生南海。皆细研水飞过，入诸药相佐用之，点目良。《日华子》云：凉。解一切药毒并蛊毒，催生，落胎，疗血运，消痈，治天行热疾，

---

① 蔑（miè 蔑）：同"蔑"，涂抹。
② 隔：原作"膈"，据《政和本草》第五卷"古文钱"条改。
③ 泉：原作"皇"，据《本草衍义》第六卷"古文钱"条改。

并热水磨服也。又云：浮石，平，无毒。止渴，治淋，杀野兽毒。《图经》云：醋磨傅痛肿，亦解金石毒。《衍义》曰：直是今之生蟹，更无异处，但有泥与粗石相着①。凡用须去其泥并粗石，止用蟹磨合他药。点目中，须水飞。又云：浮石水飞，治目中翳。今皮作家用之，磨皮上垢，无出此石。石蟹条中云：浮石，平，无毒。止渴，治淋，杀野兽毒。合于此条收入。

石 燕

凝僵似石者佳。出零陵郡。今永州祁阳县江傍沙滩上有之。气凉，无毒。

《本经》云：以水煮汁饮之，主淋，有效。妇人难产，两手各把一枚，立验。陈藏器云：主消渴，取水牛鼻和煮饮之。《简要》云：治淋疾，石燕子七只，捣如黍米粒，新桑根白皮三两，剉如豆粒，同拌令匀，分作七贴，用水一盏，煎一贴，取半盏，去滓温服，空心午前至夜各一。《衍义》曰：今人用者，如蚬蛤之状，色如土，坚重，则石也。既无羽翼，焉能自石穴中飞出？何故只堕沙滩上？此说近妄。《唐本注》：永州土岗上掘深丈余取之，形似蚶而小，重如石，则此自是一物。余说不可取。溃虚积药中多用。《局》云：《图经》石燕产零陵，煮汁尝之疗五淋，产难双拳俱一握，管教子母辄分生。石燕，治淋，催难产。

桃花石

形块似赤石脂、紫石英辈，其色似桃花，光润而体重，以舐之不著舌者为佳。信阳军。《本经》不载所出州土。《注》云：出申州钟山县，今信州亦有之。

---

① 着（zhuó 浊）：依附。

味甘，气温，无毒。

《本经》云：主大肠中冷脓血痢，久服令人肌热能食。《衍义》曰：有赤、白两等，有赤地、淡白点如桃花片者，有淡白地、赤点如桃花片者。人往往镌磨为器用，今人亦罕服食。

礞　石

一名青礞石，细研为粉用。

《本经》云：治食积不消留滞在脏腑、宿食癥块久不差及小儿食积羸瘦、妇人积年食癥攻刺心腹，得硇砂、巴豆、大黄、京三棱等良，可作丸服。

砺　石

即磨刀石。

《本经》云：无毒。主破宿血，下石淋，除癥结，伏鬼物恶气。烧赤，热投酒中饮之，取垽①傅蝼蛄溺疮有效。

不灰木

如烂木，烧之不燃，石类也。或云：滑石之根。

《本经》云：大寒。主热痱疮，和枣叶、石灰为粉傅身。

地　浆

此掘地作坎，以水沃其中，搅令浊，俄顷取之。

气寒。一云无毒。

《本经》云：主解中毒、烦闷。陶云：解中诸毒。山中有毒菌，人不识，煮食之，无不死。又枫树菌食之，令人笑不止。唯饮土浆皆差，余药不能救也。《圣惠方》：治热渴心闷，服地

---

① 垽（yìn 印）：沉淀的污垢。《方言》："垢凝曰垽。"

浆一盏，妙。《局》云：掘地成坑水沃之，搅令浑浊俟澄泥，任①他毒菌心烦闷，一酌临咽立便苏。

半天河

此竹篱头水及空树穴中水，高树穴中②盛天雨。

气微寒。一云平，无毒。

《本经》云：主鬼疰、狂邪气、恶毒。陈藏器云：半天河在槐树间者，主诸风及恶疮风瘙疥痒，亦温取洗疮。《药性论》云：能杀鬼精、恍惚妄语，勿令知之与饮，差。《日华子》云：主蛊毒。《衍义》曰：水，一水也，然用之义有数种，种各有理。如半天河水在上，天泽水也。故治心病、鬼疰、狂邪气、恶毒。腊③雪水，大寒水也。故解一切毒，治天行时气、瘟疫、热痫、丹石发、酒后暴热、黄疸。井华水，清冷澄澈水也。故通九窍，洗目肤翳及酒后热痢。后世又有用东流水者，取其快顺疾速，通关下膈者也。倒流水者，取其回旋留止，上而不下者也。

腊 雪

腊月取之。

味甘，气冷，无毒。

《本经》云：解一切毒，治天行时气温疫、小儿热痫狂啼、大人丹石发动、酒后暴热、黄疸，仍小温服之。藏淹一切果实，良。春雪有虫，水亦便败，所以不堪收之。《别说》云：霜治暑

---

① 任：原作"仍"，据《本草歌括》二卷本上卷"玉石部·地浆"条改。

② 高树穴中：原脱，据《政和本草》第五卷"半天河"条引《药性论》补。

③ 腊：原作"蜡"，据《政和本草》第五卷"半天河"条改。

月汗渍、腋下赤肿及痱疮，以和蚌粉傅之立差。瓦、木上以鸡毛羽扫取，收瓷瓶中，时久不坏。

秋露水

朝露未晞时拂取之。

《陈藏器余》云：味甘，气平，无毒。在百草头者愈百疾，止消渴，令人身轻不饥，肌肉悦泽。亦有化云母成粉。柏叶上露，主明目。百花上露，令人好颜色。露即一般，所在有异，主疗不同。

车　渠

生西国。是玉石之类，形似蚌蛤，有文理。《海药余》云：大寒，无毒。主安神镇宅，解诸药毒及虫螫，以玳瑁一片，车渠等同，以人乳磨服，极验也。

古　镜

《陈藏器余》云：味辛，无毒。主惊痫邪气，小儿诸恶，煮取汁，和诸药煮服之。文字弥古者佳。

布　针

陈藏器云：主妇人横产，烧令赤，内酒中七遍，服之。可取二七布针一时火烧，粗者用缝布大针是也。

铜　盆

陈藏器云：主霍乱，可盛灰厚二寸许，以炭火置上，令微热，下以衣藉患者腹，渐渐熨之，腹中通热，差。

玛　瑙

生西国玉石间。来中国者皆以为器，亦美石之类，重宝也。

用砑①木不热为上。砑木热，非真也。

味辛，气寒，无毒。

《本经》云：主辟恶，熨目赤烂红色似玛瑙。《衍义》曰：非玉非石，自是一类，有红、白、黑色三种，亦有其纹如缠丝者，出西裔者佳。彼土人以小者碾为好玩之物，大者碾为器。今古方入药，绝可用。此物西方甚重，故佛经多言之。其马口吐出，既知谬言，不合编入。

东壁土

取东壁之东边，谓常先见日光，刮取用之。

一云性平。一云温，无毒。《衍义》详伏龙肝条下。

《本经》云：主下疮，脱肛。《唐本注》云：摩干、湿二癣，极有效也。《药性论》云：亦可单用。细末，点目中，去翳。又土一蚬壳，细末，傅豌豆疮及主湿痛。陈藏器云：好土味甘，平，无毒。主泄痢冷热赤白，腹内热毒绞结痛，下血。取入地干土，以水煮三五沸，绞去滓，适稀稠，及暖服一二升。又解诸药毒，中肉毒、合口椒毒、野菌毒并解之。取东壁土用之，功亦小同。止泄痢霍乱烦闷为要，取其向阳壁久干也。

梁上尘

凡使，须去烟火远、高堂殿上者，拂下，筛而用之。一名乌龙尾。

一云微寒。一云平，无毒。

《本经》云：主腹痛噎、中恶、鼻衄、小儿软疮。《局》云：梁上尘比乌龙尾，能瘳腹痛噎难通，产难横生调酒服，小

---

① 砑（yà 亚）：碾压。《集韵·禡韵》："砑，碾也。"

儿软疖可专攻。梁上尘，消软疖，通喉噎，横生立产。梁上尘，主金疮。附石灰条。

方解石

大体与石膏相似，惟不附石而生，端然独处，形块大小不定。恶巴豆。

味苦、辛，气大寒，无毒。

《本经》云：主胸中留热、结气、黄疸，通血脉，去蛊毒。《唐本注》云：此石性冷，疗热不减石膏也。或在土中，或生溪水，得之敲破皆方解，故以为名。

井泉石

出在饶阳郡者为胜，地中穿地深丈余得之，形如土色，圆方、长短、大小不等，内实而弱，则重重相叠。用之当细研为粉，不尔使人淋。

气大寒，无毒。

《本经》云：主诸热，治眼肿痛，解心脏热结，消去肿毒及疗小儿热疳、雀目、青盲。得大黄、栀子治眼睑①肿，得决明、菊花疗小儿眼疳生翳膜②，甚良。亦治热嗽。《局》云：井泉石性大寒凉，攻热能消肿毒疮，治眼决明除翳膜，菊花栀子喜同方。井泉石，性寒凉，攻大热，除翳神方。

铜器

陈藏器云：铜器盖食，器上汗滴食中，令人发恶疮内疽，食性忌之也。

---

① 睑：原作"脸"，据《政和本草》第五卷"井泉石"条改。
② 膜：原作"瘼"，据《政和本草》第五卷"井泉石"条改。

炊 汤

陈藏器云：吹汤经宿洗面，令人无颜色，洗体令人成癣。未经宿者洗面令人亦然。

麻沸汤

丹溪云：成无己泻心汤以麻沸汤渍服者，取其气薄而泄虚热也。

潦 水

丹溪云：成无己赤小豆汤用潦水者，亦取其水味薄则不助温气。

白 垩

即白善土。雷公云：先单捣令细，三度筛过了，又入钵中研之，后将盐汤飞过，浪干。每一两用白盐一分，投于斗水中，铜器中煮十余沸，用水飞过，免结涩人肠。

味苦、辛，气温，无毒。

《本经》云：主女子寒热、癥瘕、月闭、积聚、阴肿痛、漏下、无子、泄痢。不可久服，伤人五脏，令人羸瘦。《药性》云：使，味甘，平。主女子血结、月候不通，能涩肠，止痢，温暖。肖炳云：不入汤。《日华子》云：白善，治渴痢、痔瘘、泄精、女子子宫冷、男子水脏冷、鼻洪吐血，入药烧用。《局》云：白垩苦温除泄痢，涩精更主鼻中洪，女人漏下阴疼痛，血秘癥瘕亦可通。藏泥白垩，除泄痢，破癥瘕，涩精，止漏，又为良。

礜 石

得火良。棘针为之使，恶马目、鹜屎、虎掌、细辛，畏水。

置水中，令水不冰。性坚硬而拒火，烧之一日夜，但解散，不可夺其坚。用之须真者，必取鹳巢中伏卵时周围绕卵以助暖气者方真。阶州，潞州。生汉中山谷及少室，今潞州亦有焉。

味辛、甘，气大热。生温，熟热，有毒。

《本经》云：主寒热①、鼠瘘、蚀疮、死肌、风痹、腹中坚癖、邪气，除热，明目，下气，除膈中热，止消渴，益肝气，破积聚、痼冷、腹痛，去鼻中息肉，久服令人筋挛。火炼百日服一刀圭。不炼服则杀人及百兽。《衍义》曰：礜石并特生②礜石，盖二条止是一物。所谓特生者，不附著他石为特耳，今用者绝少。惟两字礜石入药，然极须慎用，其毒至慎。及论鹳巢中者，又从谬说。鹳巢中皆无此石，矧礜石焉得处处有之？然治久积及久病、胸腹冷有功。直须慎用，盖其毒不可尝。《局》云：特生礜石热非常，逐冷消癥破聚伤，伏卵鹳巢资暖气，养成黄白入丹房。礜石、特生，非常热，养就丹房。

---

① 热：原作"势"，据《政和本草》第五卷"礜石"条改。
② 生：原作"石"，据《本草衍义》第四卷"礜石"条改。

卷之七

人 部

人 溺

童男者尤良。

一云冷。一云寒。

《本经》云：疗寒热、头疼、温气。《唐本注》云：主卒血攻心、被打内有瘀血，煎服之。又主癥积满、服诸药不差者，服之皆下血片块，二十日即出也。亦主久嗽、上气、失声。《日华子》云：小便，凉。止劳渴嗽，润心肺，疗血闷热狂、扑损瘀血运绝及困乏。揩洒①皮肤治皲裂，能润泽人。蛇犬等咬，以热尿淋患处。难产及胞衣不下，即取一升，用姜、葱各一分，煎三两沸，乘热饮，便下。吐血、鼻洪，和生姜一分绞汁，并壮健丈夫小便一升，乘热顿饮，差。陈藏器云：溺，寒。主明目，益声，润肌肤，利大肠，推陈致新，去咳嗽肺痿、鬼气、疰病。弥久停臭②者佳。恐冷，当以热物和温服。《杨氏产乳》云：疗伤胎血结心腹痛，取童子小便，日服一升，差。丹溪云：尝见一老妇，年逾八十，貌似四十，询之有恶病，人教之，服人尿四十余年，老健无他病。何谓性寒不宜多服与？降火最速。人尿须童男者良。又产后，即温一杯饮，压下败血恶物，不致他病。又热劳方中亦用之。《集》云：气血虚、无热者不可用。《衍义》云：久服令人反虚。气血无热，尤不可多服。此亦性

---

① 洒：原作"酒"，据《政和本草》第十五卷"人溺"条改。

② 臭：原作"息"，据《政和本草》第十五卷"人溺"条改。

寒、温，热劳方中亦用也。《局》云：人溺主除寒热病，头疼温气是单方，打伤扑损并胎产，须用童男者乃良。童男溺，主打扑损伤并新产。

溺白垽

即溺桶中澄底垢积之白者。

一云凉。

《本经》云：疗鼻衄、汤火灼疮。《唐本注》云：烧研末，主紧唇疮。《日华子》云：人中白，凉。治传尸热劳、肺痿、心膈热、鼻洪、吐血、羸瘦、渴疾，是积垽入药。《经验方》：治血汗、鼻衄不住，以人中白不限多少，刮在新瓦上，用火逼干，入麝香少许，用酒下。又秋石还元丹，大补暖，悦色，进食，益下元。久服去百疾，强骨髓，补精血，开心，益志。《局》云：人中白是溺中垽，瓦上烧灰抹紧唇，劳热传尸痨肺疾，血来唾衄有奇功。溺垢，止唾衄，理肺痿。

人 屎

气寒。

《本经》云：主疗时行大热狂走，解诸毒，宜用绝干者，捣末，沸汤沃服之。东向圊①厕溺坑中青泥，疗喉痹，消痈肿。若已有脓，即溃。陶隐居云：今近城寺，别塞空罂口内粪仓中，清汁甚黑而苦，名为黄龙汤，疗温病，垂死皆差。《唐本注》云：人屎，主诸毒、卒恶热黄闷欲死者。新者最效，须与水和服之。其干者烧之烟绝，水渍饮汁，名破棺汤，主伤寒热毒，水渍饮弥善。破疔肿开，以新者封之，一日根烂。《日华子》

---

① 圊（qīng 青）：厕所。《广雅·释宫》："圊，厕也。"

云：粪清冷，腊月截苦竹，去青皮，浸渗取汁，治天行热狂、热疾、中毒，并恶疮、蕈毒，取汁服。浸皂荚、甘蔗，治天行热疾。丹溪云：人中黄，性凉，治温病，《日华子》有方。《局》云：古方人屎即人黄，大热癫狂绞汁尝，劳气骨蒸烧末服，解消诸毒末诸汤。人粪汁，治热病阳毒发狂。

乱 发

使也。此常人乱头发，与发髲①疗体相似。《衍义》云：发、髲，味苦。即陈旧经年岁者。

气微温。一云味苦。

《本经》云：主咳嗽、五淋、大小便不通、小儿惊痫、止血。鼻衄，烧之吹内，立已。《唐本注》云：乱发灰，疗转胞、小便不通、赤白痢、哽噎、鼻衄、痈肿、狐尿刺、尸疰、疗②肿、骨疽、杂疮，古方用之也。《药性论》云：使，味苦。能消瘀血、关格不通，利水道。《日华子》云：发，温。止血闷、血运、金疮、伤风、血痢，入药烧灰，勿令绝过。煎膏，长肉，消瘀血。《子母秘录》云：治小儿燕口、两角生疮，烧乱发和猪脂涂之。又治小儿斑疮疹、豆疮，发灰饮汁，服三钱匕。丹溪云：补血之功甚捷。烧灰研末，调方寸匕，治鼻衄欲死者，立效。更以末吹鼻中，甚验。《千金方》：治无故遗血，同爪甲烧。《局》云：乱发元来是血余，能消瘀血治痈疽，转胞便溺诸淋病，鼻衄惊痫不可无。乱发，调诸淋，破瘀血。

---

① 髲（bì 必）：假发。《说文·髟部》："髲，鬄也。"《释名·释首饰》："鬄，剔也，剔刑人之发为之也。"

② 疗：原作"下"，据《政和本草》第十五卷"乱发"条改。

人乳汁

味甘，气平，无毒。一云冷。

《本经》云：主补五脏，令人肥白悦泽，陶隐居云：张苍常服人乳，故年百岁余，肥白如瓠。《别录》云：首生男乳，疗目赤痛多泪。《日华子》云：人乳，冷。益气，治瘦悴，悦皮肤，润毛发，点眼，止泪，并疗赤目，使之明润也。《局》云：乳汁甘平除目赤，补安五脏悦皮肤，张苍常服身肥白，享寿能过百岁余。乳汁，有点眼之功。

头垢

当用悦泽人者，其垢可丸。

气温。

《本经》云：主淋闭不通。陶隐居云：主噎，亦疗劳复。《药性论》云：治噎，酸浆水煎膏，用之立愈。《日华子》云：温。治中蛊毒及蕈毒，米饮或酒化下，并得。以吐为度。《肘后方》：犬咬人重发疮，以头垢少许内疮中，以热牛屎傅之。又治蜈蚣咬，以头垢腻和苦参，水酒调傅之。又治竹木刺在肉中不出，以头垢涂之即出。

人牙齿

气平。

《本经》云：除劳，治疟、蛊毒气，入药烧用。葛稚川云：治乳痈，取人牙齿，烧灰，细研，酥调，贴痛上。《局》云：牙齿性平除蛊毒，更除疟状并除劳，乳痈肿痛酥调傅，入药须知用火烧。人牙齿，专攻蛊毒、倒塌豆疮。

妇人月水

《本经》云：解毒箭并女劳复。《博物志》云：交州夷人以焦铜为镞，毒药于镞锋上，中人即沸烂，须臾骨坏，以月水汁解之。

月经衣

《梅师方》云：治丈夫热病差后交接复发，忽卵缩入肠，肠中绞痛欲死，烧女人月经赤衣为灰，热水调方寸匕服。

浣裤汁

《本经》云：解毒箭并女劳复，亦善。

天灵盖

此死人顶骨十字解者。此骨是天生天赐，盖压一身之骨。阳人使阴，阴人使阳。

味咸，气平，无毒。

《本经》云：主传尸、尸疰、鬼气伏连、久瘴、劳疟、寒热无时者。此死人顶骨十字解者。烧令黑，细研，白饮和服，亦合诸药为散用之。方家婉其名尔。《日华子》云：治肺痿、乏力、羸瘦、骨蒸劳及盗汗等，入药酥炙用。《别说》云：谨按天灵盖，《神农本经·人部》惟发髲一物外，余皆出后世医家，或禁术之流。奇怪之论，殊非仁人之用心。世称孙思邈有大功于世，以杀命治命尚有阴责，况于是也！近数见医家用以治传尸病，未有一效者。信《本经》不用，未为害也。残忍伤神，又不急于取效，苟有可易，仁者宜尽心焉。苟不以是说为然，决为庸人之所惑乱。设云非此不可，是不得已，则宜以年深、尘泥所渍朽①者为良，以其绝尸气也。《局》云：天灵盖骨味咸平，主治传尸病骨蒸，久疗虚劳寒热者，酥涂入药效方成。天

---

① 渍朽：原作"谓污"，据《政和本草》第十五卷"天灵盖"条改。

灵盖，最主传尸、久病虚劳、热蒸在骨。

妇人裩裆

当阴处割取，烧末用。男子阴易病，用女人裩裆，童女益佳。女人阳易用男。

《本经》云：主阴易病，当阴上割取，烧末，服方寸匕。童女裩益佳。若女患阳易，即须男子裩也。阴易病者，人患时行病起后，合阴阳便即相著，甚于本病。其候小便赤涩，寒热甚，宜服此，便通利。不尔，灸阴二七壮。《局》云：伤寒新瘥因房室，易病虽分阴与阳，小腹绞疼挛手足，裩裆烧末水调尝。裩裆，救阴阳之易。

紫河车

即胞衣。首胎者固佳，若肥壮者亦美。不分男女，俱能补人。东流水净洗，去血、筋，或入药料中酒煮，或酒蒸捣烂如膏，入药末，炼蜜为丸，胜如新瓦上火炙者，反耗渗其精汁，独存粗查[①]何益?

味甘，气大温，无毒。《陈藏器余》云：主血气羸瘦及妇人劳损、面皯皮黑、腹内诸病渐瘦悴者，以五味和之，如䭊饵音甲法，与食之，勿令知。《近时方》：疗诸虚百损、痨瘵、传尸、五劳七伤、骨蒸潮热、喉咳音哑、体瘦骨枯、咯吐诸红，并宜制服。又益妇人劳损，俾育胎孕。又秘方，取首胎男胞衣，用无灰酒浸两时，即于东流水漂两三时，用银器挑去黑筋，先将糯米一斗水浸半时，漉起，半入小甑中，以好酒浸胞衣入瓷罐中，纸密封罐口，复用面作饼团固封，置糯米甑内，又将糯米

① 查（zhā 渣）：渣滓。《农政全书·水利·泰西水法下》：“查，滓也。查无用簁，择其过大者去之。”

一半，覆实罐上，外用湿纸密封甑缝，文武火蒸之，以官香二枝为度，取出，将原制合用药末同胞衣并罐内酒和匀，舂千余杵，成丸。此法不经火炼，不泄精气，比它方尤妙。愚按：紫河车乃人生禀父精母血交合而成，未成男女，先结胞胎，儿孕胞内，胞系母腰，嘘受母气足，应期而育。名以河车者，浑然太极，完具天地之先、阴阳之根、乾坤之橐钥，铅汞之胚胎已兆，应数九九，儿载而乘之，故取象河车。然名紫者，应南北方之间色。离火居南、色红属阳，坎水居北、色黑属阴，坎离交媾，阴阳二气妙合而凝，红黑相参，其色为紫。虽具后天之形，实禀先天之气。又名混沌皮，又名混元丹，又名佛袈裟。盖即以人身之本元，补助人身之血气，其益大矣。

胞衣水

此人产后时衣埋地下，七八年化为水，清澄如真水。

味辛，无毒。《陈藏器余》云：主小儿丹毒、诸热毒、发寒热不歇、狂言妄语、头上无辜发竖虚痞等。南方人以甘草、升麻和诸药，罐盛，埋之三五年后，拨取为药，主天行热病，立效。

卷之八

兽 部

阿 胶

君也，畏大黄，得火良，薯蓣为之使。用东阿井水煮牛皮作之，或驴皮为之。陶云：用皮亦有老少，胶则有清浊，凡三种。清薄者，画用；厚而清者，名为盆覆胶，作药用之皆火炙，丸散须极燥，入汤微炙尔；浊黑者，可胶物，不入药用。又云：阿井水煎成胶，人间用者多非真也。其井官禁，真胶极难得。

味甘、辛，气平，微温，无毒。《汤》云：气微温，味甘、辛，无毒，甘辛、平，味薄，气厚，升也。《东》云：止嗽痢。又云：降也，阳也。保肺益金之气，止嗽蠲咳之脓，补虚安妊之胎，治瘘①强骨之力。《珍》云：补血，补肺。《垐》云：益肺，止嗽脓，补虚，安胎气，治瘘，强阴，壮骨。

《本经》云：主心腹内崩、劳极洒洒如疟状、腰腹痛、四肢酸疼、女子下血、安胎、丈夫小腹痛、虚劳羸瘦、阴气不足、脚酸不能久立、养肝气。久服轻身益气。《图经》云：大抵以驴皮得阿井水乃佳。《广济方》：疗瘫缓风及诸风手脚不遂、腰脚无力者，驴皮胶，炙令微起，先煮葱豉粥一升，别贮，又以水一斗煮香豉二合，去滓，内胶更煮六七沸，胶烊如饧，顿服之。及暖吃前葱豉粥，任意多少。如冷吃，令人呕逆。顿服三四剂，即止。胶之止泄，得蜡黄连尤佳。《传信方》著张仲景调气方

---

① 瘘：原作"瘘"，据《诸品药性主治指掌》"阿胶"条改。

云：治赤白痢无问远近，小腹疼痛不可忍、出入无常、下重、疼闷、每发面青、手足俱变者，黄连一两，去毛，好胶手许大，碎蜡如弹子大，三味以水一大升，先煎胶令散，次下蜡，又煎令散，即下黄连末，搅相和，分为三服，惟须热吃，神妙。故陈藏器云：驴胶主风为最。又今时方家用黄明胶多是牛皮，《本经》阿胶亦用牛皮，是二皮亦通用。陈藏器云：凡胶，俱能疗风，止泄，补虚，而驴皮胶主风为最。《药性论》云：君。主坚筋骨，益气，止痢。薯蓣为之使。《象》云：主心腹痛、内崩，补虚，安胎，坚筋骨，和血脉，益气，止痢，炮用。《心》云：补肺金气不足，除不足，甘温补血。出东阿，得火良。《汤》云：《本草》云主心腹内崩、劳极洒洒如疟状、腰腹痛、四肢酸痛、女子下血、安胎、丈夫小腹痛、虚劳羸瘦、阴气不足、脚酸不能久立，养肝气，益肺气。肺虚极损，咳嗽唾脓血，非阿胶不补。仲景猪苓汤用阿胶，滑以利水道。《活人书》四物汤加减例，妊娠下血者加阿胶。《集》云：血虚而胎不安者须此。《汤》云：入手太阴经、足少阴经、厥阴经。《剉》云：阿胶甘温能益肺，又能止嗽唾如脓，补虚更可安胎气，治痿强阴壮骨隆。《局》云：阿胶主疗虚劳极，止血安胎及养肝，治痿去风攻泄痢，更除腰痛四肢酸。阿胶，止血，安胎，除嗽痢。

麝　香

臣也。其香止在麝阴茎前皮内，别有膜裹之。禁食大蒜。春分取之。生者益良。香有三种，第一生香麝子；其次脐香；又其次心结香麝，此香干燥不可用。

味辛，气温，无毒。《汤》云同。一云味苦、辛。《东》

云：开窍。《珍》云：伐鬼，定惊，除目翳，通关窍①，截疟，又催生，堕胎，解毒，杀虫，疗痫。

《本经》云：主辟恶气，杀鬼精物，疗温疟、蛊毒、痫痓，去三虫，疗诸凶邪鬼气、中恶心腹暴痛、胀急痞满、风毒、妇人产难堕胎，去面䵝音孕、目中肤翳。久服除邪，不梦寤魇寐，通神仙。《药性论》云：臣，禁食大蒜，味苦、辛。除百邪魅鬼、痓心痛、小儿惊痫客忤，镇心安神，以当门子一粒，丹砂相似，细研，熟水灌下，止小便利，能蚀一切痈疮脓。入十香丸，令人百毛九窍皆香，疗鬼痓腹痛。《日华子》云：辟邪气，杀鬼毒、蛊气、疟疾，催生，堕胎，杀脏腑虫，制蛇蚕咬、沙虱、浮瘴毒，吐风痰，内子宫暖水脏、止冷带疾。《汤》云《本草》同《本经》。《制》云：麝香通窍攻风痓，堕②孕催生救产难，杀鬼辟邪除腹痛，更安客忤与惊痫。即《局方》。麝香，辟邪，通窍，客忤，惊痫。

龙 骨

君也，得人参、牛黄良，畏石膏、干漆、蜀椒、理石。色青白者善，五色具者尤佳，黑色者下作白地锦文、舐之著舌者良，生硬者不好。忌鱼。凡用，烧通赤为粉。

味甘，气平，微寒，无毒。《汤》云：味甘，阳也。一云有小毒。《东》云：止汗，住湿，治血崩。《珍》云：养精神，定魂魄，治惊痫，收痫敛口，杀鬼精，主崩漏、肠痈、脓血。《珍》云：能固大肠脱。

《本经》云：主心腹鬼痓、精物老魅、咳逆、泄痢、脓血、

---

① 窍：原脱，据《诸品药性赋》"麝香"条补。
② 堕：原作"有"，据《本草歌括》八卷本卷之六"兽部·麝香"改。

女子漏下、癥瘕坚结、小儿热气惊痫，疗心腹烦满、四肢痿枯、汗出、夜卧自惊恚及恚怒①、伏气在心下、不得喘息、肠痈、内疽、阴蚀，止汗，缩小便、溺血，养精神，定魂魄，安五脏。《药性论》云：君，忌鱼，有小毒。逐邪气，安心神，止冷痢及下脓血、女子崩中带下，止梦泄精、夜梦鬼交，治尿血。虚而多梦纷纭，加而用之。《日华子》云：健脾，涩肠胃，止泻痢、渴疾、怀孕漏胎、肠风下血、崩中带下、鼻洪、吐血，止汗。《制》云：龙骨涩精收泄痢，本功主治女人崩，缩便收汗阴疮蚀，齿疗颠痫又镇惊。即《局》云。龙骨，生肌，止汗，理泄痢、遗精。

白龙骨

《本经》云：疗梦寐泄精、小便泄精。《汤》云《本草》同《本经》。

《本经》云：涩可去脱而固气。成无己云：龙骨、牡蛎、铅丹皆收敛神气以镇惊。凡用烧通赤为粉。畏石膏。《珍》云：固大肠脱。

龙　齿

君也，得人参、牛黄良，畏石膏。齿小强，犹有齿形。一云平。

一云味涩，气大寒，无毒。一云涩，凉。《东》云：安魂。

《本经》云：主小儿、大人惊痫、癫疾狂走、心下结气、不能喘息、诸痉，杀精物、小儿五惊十二痫身热不可近、大人骨间寒热，又杀蛊毒。《药性论》云：君。镇心，安魂魄。齿、角

---

① 怒：原作"恕"，据《政和本草》第十六卷"龙骨"条改。

俱主小儿大热。《日华子》云：涩，凉。治烦闷、癫痫、热狂，辟鬼魅。

龙　角

角强而实，畏干漆、蜀椒、理石。

一云气平。

《本经》云：主惊痫、瘈疭、身热如火、腹中坚及热泄。久服轻身，通神明，延年。

虎　骨

臣也。骨用头及胫。色黄者佳，胫骨尤妙。或酒酥炙用。凡用虎骨等，皆用雄虎者胜。若是药箭射杀者，不可入药，盖药毒浸渍骨肉间犹能伤人也。

一云味辛，微热，无毒。一云平。《东》云：壮筋骨，除寒湿毒风。《聿》云：除邪，主毒风、阴疮及恶疮、鬼气、癫狂病、传尸、劳疟强①，更祛牙痛，又平犬伤。

《本经》云：主除邪恶气，杀鬼疰毒，止惊悸，主恶疮、鼠瘘，头骨尤良。《药性论》云：臣。杀犬咬毒，治筋骨毒风挛急、屈伸不得、走疰疼痛。陶隐居云：虎头，作枕辟恶魇，以置户上辟鬼。完骨杂朱画符，疗邪。须疗②齿痛。屎中骨为屑，主火疮。牙主丈夫阴头疮及疽瘘。陈藏器云：虎威令人有威，带之临官佳，无官为人所憎。威有骨如乙字，长一寸，在胁两傍，破肉取之。尾端亦有，不如胁者。骨煮汁浴小儿，去疮疥、鬼疰、惊痫。孟诜云：骨煮汤浴，去骨节风毒。《图经》云：《手集方》虎骨酒法，治臂胫痛，不计浅深，皆效。用虎胫骨二

---

① 传尸、劳疟强：《诸品药性赋》"虎骨"条作"传尸劳疟总皆强"。

② 疗：原作"及"，据《政和本草》第十七卷"虎骨"条改。

大两，粗捣熬，黄羚羊角一大两屑，新芍药二两切细，三物以
无灰酒浸之，春夏七日，秋冬倍日，每旦空腹饮一杯。冬中速
要服，即以银器物盛，火炉中暖养之三两日，即可服也。《海上
方》云：治腰脚不遂，取虎腰脊骨一具，细剉讫，又以斧于石
上更捶碎，又取前两脚全骨，如前细捶之，两件并于铁床上，
以大炭火匀炙，翻转，候待脂出甚，则投浓美无灰酒中，密封，
春夏一七日，秋冬二七日，每日空腹，随性多少饮。又一方，
虎胫骨，五六寸已来，净刮去肉膜等，涂酥炙，令极黄熟，细
捣，绢袋子盛，以酒一斗，置袋子于瓷瓶中，然后以糠火微煎，
至七日后，任情吃之，当微利，便差。《食疗》云：主腰膝急
疼，煮作汤浴之，或和煮浸亦良。主筋骨风急痛，胫骨尤妙。
《集》云：风从虎，故宜治风。虎至有力，故可补腰膝。《衍》
云：虎骨主除邪恶气，伤寒湿气用尤良，更攻风毒拘挛痛，治
产安惊去恶疮。即《局方》。虎骨，驱邪，辟恶，男安风毒，女
保胎惊。

虎　膏

《本经》云：主狗啮疮。陈藏器云：内下部，治五痔下血。
《子母秘录》：头秃疮，取虎膏涂之。

虎　爪

《本经》云：辟恶魅。陶隐居云：爪多以悬小儿臂，辟恶
鬼。《图经》云：爪并指骨毛存之，以系小儿臂上，辟恶鬼。

虎　肉

味酸，气平，无毒。

《本经》云：主恶心欲呕，益气力。陈藏器云：肉及皮主
疟。孟诜云：肉食之，辟三十六种精魅。《日华子》云：治疟。

虎　屎

《别录》云：屎主恶疮。陈藏器云：屎主鬼气。

虎眼睛

须知采人，方真。

《别录》云：主癫。陈藏器云：眼光，主惊邪，辟恶，镇心。孟诜云：主疟病、辟恶、小儿热惊悸。《日华子》云：镇心及小儿惊啼、疳气、客忤。

虎　鼻

陶云：虎鼻①悬户上，令生男。《别录》云：主癫疾、小儿惊痫。

虎　胆

陈藏器云：主小儿惊痫。孟诜云：主小儿疳痢。

犀　角

君也，松脂为之使，恶雷丸。角有数种，俱有粟文。入药用牯者，须用生角乌色。未经汤水浸煮入药，已经浸煮不入药用。汤、散用则屑之为末，取屑以纸裹置怀中，良久取出，合诸色物，绝为易捣，故曰人气粉犀。若磨服，取角尖为佳。凡治一切角，大忌盐。

味苦、酸、咸，气寒，微寒，无毒。《汤》同。《东》云：解心热。《壶》云：除百蛊，伐瘟去瘴及痈疽疮肿，治伤寒，镇心解热，并蛇虫鬼毒。

《本经》云：主百毒、蛊疰、邪鬼、瘴气，杀钩吻、鸩羽、

---

① 鼻：原作"骨"，据《政和本草》第十七卷"虎骨"条改。

蛇毒、除邪、不迷惑魇寐、疗伤寒温疫、头痛寒热、诸毒气，久服轻身。《药性论》云：牯犀角，味甘，有小毒。能辟邪精鬼魅、中恶毒气，镇心神，解大热，散风毒，能治发背痈疽疮肿，化脓作水。主疗时疾热如火、烦闷、毒入心中、狂言妄语。《日华子》云：犀角，味甘、辛。治心烦，止惊，安五脏，补虚劳，退热，消痰，解山瘴溪毒，镇肝明目，治中风失音、热毒风、时气发狂。《海药》云：大寒，无毒。主风毒攻心、㿉㿉[1]热闷、拥毒、赤痢。小儿麸豆、风热、惊痫，并宜用之。雷公云：妇人有妊，勿服，能消胎气。凡修治一切角，大忌盐也。《食疗》云：生角，寒。可烧成灰，治赤痢，研为末，和水服之。又主卒中恶心痛、诸饮食中毒及药毒、热毒、筋骨中风、心风烦闷，皆差。又以水磨取汁，与小儿服，治惊热。《归田录》云：人气粉犀。《象》云：治伤寒温疫头痛，安心神，止烦乱，明目，镇惊，治中风失音、小儿麸豆、风热惊痫，镑用。《汤》云《本草》同《本经》。又治一切疮肿，破血。《液》云：升麻代犀角，说并见升麻条下。易老疗蓄血分三部，上焦蓄血，犀角地黄汤；中焦蓄血，桃仁承气汤；下焦蓄血，抵当汤、丸。丸但缓于汤耳，三法的当，后之用者无以复加。丹溪云：属阳，性走散，比诸角尤甚。痘疮后，用此散余毒，俗以为常。若无余毒而血虚或燥热发者，用之祸至，人故不知。又云：用鹿取茸，犀取尖，其精锐之力尽在是矣。《局》云：犀角苦寒能解毒，驱风明目镇肝家，并除心热狂言语，又治时行辟鬼邪。即《局方》。犀角，凉心，解毒，并辟鬼。

_____

① 㿉㿉：烦躁不安。

鹿　茸

君也。不破损及不出血者佳，力在血中也。形如小紫茄子者上。又云：毋用太嫩，唯长四五寸、茸端如玛瑙红者最佳。阴干，不可鼻嗅，其气能伤人鼻。酥炙用。《图经》或云：茄子茸太嫩，血气犹未具，不若分岐如马鞍形者有力。

味甘、酸，气温，微温，无毒。一云味苦、辛。《东》云：生精血，补腰脊、崩漏。《走》云：补虚生精，并治石淋、痈疮羸瘦，生牙益气，及主梦泄，去旧生新。

《本经》云：主漏下恶血、寒热惊痫，益气强志，生齿不老，疗虚劳、洒洒如疟、羸瘦、四肢酸疼、腰脊痛、小便利、泄精、溺血，破留血在腹，散石淋、痈肿、骨中热、疽痒。《药性论》云：君，味苦、辛。主补男子腰肾虚冷、脚膝少力、夜梦鬼交、精溢自出、女人崩中漏血。炙末，空心温酒服方寸匕。亦主赤白带下，入散用。孟诜云：主益气。不可以鼻嗅，其茸中有小白虫，视之不见，入人鼻必为虫颡，药不及也。《日华子》云：补虚羸，壮筋骨，破瘀血，杀鬼精，安胎下气，酥炙之。《局》云：鹿长茄茸味苦辛，补虚益气用为君，泄精溺血宜男子，漏下崩中益女人。鹿茸，益气，补虚，男主泄精，女主崩漏。

鹿　骨

马勃为之使。

味甘，气微热，无毒。一云温。

《本经》云：安胎下气，杀鬼精物。不可近阴，令痿。久服耐老。四月、五月解角时取，阴干，使时燥。《食疗》云：温，主安胎下气，杀鬼精，可用浸酒。凡是鹿白臆^①者不可食。

鹿　角

杜仲为之使，七月采。

味咸，无毒。一云温，微温。《东》云：秘精髓，除腰脊痛。

《本经》云：主恶疮痈肿，逐邪恶气、留血在阴中，除小腹血急痛、腰脊痛、折伤、恶血，益气。孟诜云：角错为屑，白蜜五升淹之，微火熬，令小变，暴干，更捣筛服之。令人轻身益气，强骨髓，补绝伤。又妇人梦与鬼交者，鹿角末三指一撮，和清酒服，即出鬼精。又女子胞中余血不尽欲死者，以清酒和鹿角灰，服方寸匕，日三夜一服。又小儿，以煮小豆汁，和鹿角灰，安重舌下，日三度。《日华子》云：角疗恶疮痈肿热毒等，醋摩傅。脱精，尿血，夜梦鬼交，并治之，水摩服。小儿重舌、鹅口疮，炙熨之。《唐本注》云：角主猫鬼中恶、心腹疰痛。《图经》云：七月采角。鹿年岁久者，其角坚好，煮以为胶，入药弥佳。今医家多贵麋茸、麋角，力紧于鹿。雷公云：鹿角坚好，胜如麋角，其角要黄色、紧重、尖好者。缘此鹿食灵草，所以异于众鹿。其麋角毗上有黄色毛若金线，兼傍生小尖也。《食疗》云：角主痈疽疮肿，除恶血、背腰脊痛、折伤，多取鹿角，并截取尖，错为屑，以白蜜淹浸之，微火熬，令小变色，曝干，捣筛令细，以酒服之。轻身益力，强骨髓，补阳道。角烧飞为丹，服之至妙。

鹿　髓

味甘，气温。一云无毒。

---

① 臆：胸部。《广韵·职韵》："臆，胸臆。"

《本经》云：主丈夫女子伤中、绝脉、筋急痛、咳逆，以酒和服之，良。《日华子》云：治筋骨弱、呕吐。地黄汁煎作膏，填①骨髓。蜜煮，壮阳，令有子。《唐本注》云：髓脂，主痈肿死肌、温中、四肢不随、风头、通腠理。一云不可近阴。《图经》云：鹿髓可作酒，唐方多有其法。

鹿 肾

气平。

《本经》云：主补肾气。《日华子》云：肾，补中，安五脏，壮阳气，作酒及煮粥服。

鹿 肉

气温。一云无毒。

《本经》云：补中，强五脏，益气力。生者疗口僻，割薄之。陶隐居云：野肉之中，獐鹿可食，生不膻腥。又非辰属，八卦无主，而兼能温补，于人即生死无尤，故道家许听为脯，过其余肉。虽牛、羊、鸡、犬补益，充肌肤，于亡魂皆为愆责，并不足啖。凡肉脯炙之不动，及见水而动，及暴之不燥，并杀人。孟诜云：鹿头肉，主消渴、夜梦见物。又蹄肉，主脚膝疼痛。肉，主补中，益气力。又生肉，主中风口偏不正，以生椒同捣傅之，专看正，即速除之。《日华子》云：肉，无毒。补益气，助五脏。生肉，贴偏风，左患右贴，右患左贴。头肉，治烦闷多梦。蹄，治脚膝酸。《食疗》云：肉，补虚羸瘦弱，利五脏，调血脉。

头及筋

《唐本注》云：头，主消渴。煎之可作胶，服之弥善。筋，

① 填：原作“头”，据《政和本草》第十七卷“鹿茸”条改。

主劳损，续绝骨，主虚劳。可为酒，主风，补虚。

齿及脑

《唐本注》云：齿，主留血气、鼠瘘、心腹痛，不可近丈夫阴。其脑，入面膏。

鹿 血

《唐本注》云：主狂犬伤、鼻衄、折伤、阴痿、补虚、止腰痛。《日华子》云：血，治肺痿吐血及崩中带下，和酒服之良。《图经》云：近世有服鹿血酒，云得于射生者。因①采捕入山，失道数日，饥渴将委顿，惟获一生鹿，刺血数升饮之，饥渴顿除。及归，遂觉血气充盛，异常有效。其服饵，刺鹿头角间血，酒和饮之，更佳。

鹿角胶

《本经》云：即白胶。得火良，畏大黄。煮鹿角作之。一云味咸，气温，无毒。《东》云：止血崩，补羸、劳绝。

味甘，气平、温，无毒。

《本经》云：主伤中、劳绝、腰痛、羸瘦、补中益气、妇人血闭无子，止痛、安胎，疗吐血、下血、崩中不止、四肢酸疼、多汗、淋露、折跌伤损，久服轻身延年。陶隐居云：作白胶法，先以米沉汁渍七日，令软，然后煮煎之，如作阿胶尔。《药性论》云：白胶又名黄明胶，能主男子肾脏气衰、虚劳损。妇人服之，令有子。能安胎，去冷，治漏下赤白，主吐血。《局》云：鹿角煎胶即白胶，主除羸瘦痛连腰，安胎止痛收崩漏，更灭瘢痕治火烧。鹿角煎胶，补羸瘦，止痛，安胎。

---

① 因：前原衍"生"字，据《政和本草》第十七卷"鹿茸"条删。

麋　脂

麋，大鹿也。畏大黄。

味辛，气温，无毒。

《本经》云：主痈肿、恶疮、死肌、寒风湿痹、四肢拘缓不收、风头肿气，通腠理，柔皮肤。不可近阴，令痿。孟诜云：麋肉，益气补中，治腰脚，微补五脏不足气。多食令人弱房，发脚气。骨，除虚劳至良。可煮骨作汁酿酒饮之，令人肥白，美颜色。

麋　角

味甘，无毒。

《本经》云：主痹，止血，益气力。孟诜云：补虚劳，填骨髓。理角法：可五寸截之，中破，炙令黄香后，末，和酒空腹服三钱匕。若卒心痛，一服立差。常服之，令人赤白如花，益阳道。亦可煎作胶，与鹿角胶同功。又丈夫冷气及风筋骨疼痛，作粉长服。又于浆水中研为泥，涂面，令不皱，光华可爱。陈士良云：麋，大热。《日华子》云：角，添精补髓，益血脉，暖腰膝，悦色，壮阳，疗风气。偏治丈夫，胜鹿角。治腰膝不仁，补一切血病也。

麋　茸

味甘，气温，无毒。《东》云：壮阳，助肾。孟诜云：麋茸胜鹿茸。何君谟云：《疏》曰鹿是山兽，夏至得阴气而解角；麋是泽兽，故冬至得阳气而解角。《笔谈》云：麋茸利补阳，鹿茸利补阴。壮骨血，坚阳道，强骨髓。茄茸太嫩，长数寸、破之如朽木、端如玛瑙红玉者最善。《经验方》：治老人骨髓虚竭，补益，麋茸煎。

牛　黄

君也，人参为之使，恶龙骨、地黄、龙胆、常山、蜚蠊，畏牛膝、干漆。轻松重叠、可揭折轻虚而氛香者佳。揩摩手指甲上，以透甲黄者为真。吐出为生黄、为上，其次有角黄、心黄、肝胆黄，得之即阴干，百日使时燥，无令见日月光。

味苦，气平，有小毒。《汤》同。一云味甘。一云凉。无毒。《圭》云：主惊痫、中风口噤并妇人难产，定魂魄、中恶癫狂及小儿夜啼。

《本经》云：主惊痫寒热、热盛狂痓[①]，除邪逐鬼，疗小儿百病、诸痫热、口噤不开、大人狂癫，又堕胎。久服轻身增年，令人不忘。又得牡丹、菖蒲，利耳目。《药性论》云：君。能辟邪魅，安魂定魄，小儿夜啼，主卒中恶。吴氏云：牛黄，无毒。牛出入呻者有之，夜光走角中，牛死入胆中，如鸡子黄。《日华子》云：牛黄，凉。疗中风失音口噤、妇人血噤、惊悸、天行时疾、健忘、虚乏。《图经》云：凡牛之入药者，水牛、犊牛、黄牛取乳及造酥酪醍醐等，然性亦不同。水牛乳凉，犊牛乳温，其肉皆寒也。其自死者，皆不可食。其酥以合诸膏，摩风肿。腕跌血瘀，则牛酥为强，醍醐尤佳。又有牛角䚡，用水牛黄久在粪土中烂白者，主赤白下，烧灰末服之。沙牛角䚡，主下闭血瘀、女子带下，并烧灰，酒服。《海上方》：治喉痹肿塞欲死者，沙牛角烧刮取灰，细筛，和酒服枣许大，水调亦得。黄牛胆以丸药，今方腊日取其汁，和天南星末，却内皮中，置当风处逾月，取以合凉风丸，殊有奇效。黄犍牛、乌牯牛溺，并主水肿，利小便。又马乳、驴乳、牛乳，大抵功用相近，而驴、

---

① 痓：原作"痓"，据《政和本草》第十六卷"牛黄"条改。

马乳冷利，羊乳温补，马乳作酪弥佳耳。《铜》云：牛吐生黄味苦平，主除狂躁治天行，安魂定魄除邪恶，更治风痫及热惊。即《局方》。牛黄，定魄安魂，治风痫惊热。

牛角䚡

用尖烧为黑灰，存性，酒调服。

味苦，无毒。

《本经》云：下闭血、瘀血、疼痛、女下带下血，燔之。《蜀本》云：沙牛角䚡，味苦，温，无毒。主下闭瘀血、女子带下下血，烧以为灰，暖酒服之。《药性论》云：黄牛角䚡灰，臣，味苦、甘，无毒，性涩。能止妇人血崩不止、赤白带下，止冷痢泻血。陈藏器云：水牛、黄牛角䚡及在粪土中烂白者，烧为黑灰，末服，主赤白痢。《日华子》云：水牛角，煎，治热毒风，并壮热。角䚡烧焦，治肠风，泻血痢，崩中带下，水泻。《局》云：牛角䚡能除带下，腹疼血闭亦能消，更攻冷痢便清血，入药烧灰暖酒调。牛角䚡，治崩带，烧灰入药。

水牛角

味苦，气冷，无毒。一云平。

《本经》云：疗时气寒热头痛。

牛　髓

骨髓附。

味甘，气温，无毒。

《本经》云：补中，填骨髓，久服增年。主安五脏，平三焦，温骨髓，补中，续绝伤，益气，止泄痢、消渴，以酒服之。孟诜云：黑牛髓，和牛黄汁、白蜜等分，作煎服，治瘦病。《日华子》云：骨髓，温，无毒。治吐血、鼻洪、崩中、带下、肠风泻血并水泻，烧灰用。

牛 胆

味苦，气大寒。

《本经》云：胆可丸药，除心腹热渴，利口焦燥，益目精。《药性论》云：青牛胆，君，无毒。主消渴，利大小肠。腊月牯牛胆中盛黑豆一百粒，后一百日开取，食后、夜间吞二七枚，镇肝，明目。黑豆盛浸，不计多少。《唐本注》云：主明目及疳湿，以酿槐子服之，弥佳。

牛 心

《本经》云：主虚忘。

牛 肝

《本经》云：主明目。陈藏器云：肝和腹内百叶，作生姜醋食之，主热气、水气、丹毒，压①丹石发热，解酒劳。独肝者有大毒，食之痢血至死。孟诜云：牛肝，醋煮食之，治瘦。

牛 肾

《本经》云：主补肾气，益精。《唐本注》云：特牛茎，主妇人漏下赤白、无子。

牛 齿

《本经》云：主小儿牛痫。《唐本注》云：主小儿惊痫。

牛 肉

味甘，气平，无毒。

《本经》云：主消渴，止吐泄，安中，益气，养脾胃。自死

---

① 压：原作"玺"，据《政和本草》第十七卷"牛角䚡"条改。

者不良。陈藏器云：牛肉，平。消水肿，除湿气，补虚，令人强筋骨、壮健。黄牛肉，小温，补益腰脚。《日华子》云：水牛肉，冷，微毒。黄牛肉，温，微毒。主腰脚。大都食之，发药毒动病，不如水牛也。惟酥乳佳。《心镜》云：主水气大腹浮肿、小便涩少，牛肉一片，熟蒸，以姜醋空心食。

牛 屎

气寒。

《本经》云：主水肿、恶气。用涂门户，著壁者燔之，主鼠瘘恶疮。《唐本注》云：屎，主霍乱。又主消渴、黄疸、水肿、脚气、小便不通也。陈藏器云：屎，热。灰傅久疮不差者。孟诜云：乌牛粪为上。又小儿夜啼，取干牛粪如手大，安卧席下。

黄犍牛溺

味苦、辛，气微温，无毒。

《本经》云：主水肿腹胀、脚满，利小便。陈藏器云：《本经》朱字。不言黄牛、乌牛、水牛，但言牛。牛有数种，南人以水牛为牛，北人以黄牛、乌牛为牛。牛种既殊，入用亦别也。陶云：牯牛亦犡牛为胜，水牛为可充食尔。孟诜云：黄牛发药动病，黑牛尤不可食。黑牛屎及尿只入药。

乌牯牛

《心镜》云：乌犍牛尿，空心饮之，利小便。

牛 乳

犡牛为佳。

味甘，微寒，无毒。

《本经》云：补虚羸，止渴。《唐本注》云：水牛乳，造石蜜须之，言作酪浓厚，味胜犡牛。犡牛乳，性平。生饮令人痢，熟饮令人口干，微似温也。孟诜云：牛乳，寒，患热风人宜服之。《日华子》云：黄牛乳、髓，冷。润皮肤，养心肺，解热毒。陈藏器云：黄牛乳，生服利①人、下热气，冷补、润肤、止渴，和酼②煎三五沸食之，去冷气、痃癖、羸瘦。凡服乳，必煮一二沸，停冷啜之，热食即壅，不欲顿服，欲得渐消。与酸物相反，令人腹中结瘕。凡以乳及溺屎去病，黑牛胜黄牛。《局》云：牛乳补虚仍止渴，若人冷气不宜当，性温益气须羊乳，酪则通肠治口疮。牛乳，补诸虚，益气，通肠须求羊酪。

黄牛乳

陈藏器云：生服利人、下热气，冷补、润肌、止渴。和酼③煎三五沸食之，主冷气、痃癖、羸瘦。凡服乳，必煮一二沸，停冷啜之，热食则痈。不欲顿服，欲得渐消。与酸物相反，令人腹中结瘕。凡以乳及溺屎去病者，黑牛强于黄牛。《秘要》云：补虚劳、大病后不足。

酥

微寒。一云甘。一云牛酥，凉。

《本经》云：补五脏，利大肠，主口疮。陶云：酥出外国，本是牛、羊乳所为，作之自有法。佛经称，乳成酪，酪成酥，酥成醍醐。醍醐色黄白，作饼甚甘肥。《唐本注》云：酥，淘酪作之，其性犹与酪异。然酥有牛酥、羊酥，而牛酥胜羊酥。孟诜云：寒。主胸中热，补五脏，利肠胃。《日华子》云：牛酥，

---

① 利：原作"痢"，据《政和本草》第十六卷"牛乳"条改。
② 酼（zhī 之）：原作"酥"，据《政和本草》第十六卷"牛乳"条引改。酼，乳腐。《五音集韵·支韵》："酼，乳腐也。"
③ 酼：原作"蒜"，据《政和本草》第十六卷"牛乳"条改。

凉。益心肺，止渴嗽，润毛发，除肺痿、心热并吐血。陈藏器云：牛酥堪合诸膏摩风肿、跐跌、血瘀。醍醐更佳，性滑，以物承之皆透，惟鸡子壳及葫芦盛之不出。

酪

味甘、酸，气寒，无毒。一云牛酪冷。

《本经》云：主热毒，止渴，解散发利，除胸中虚热、身面上热疮、肌疮。《日华子》云：牛酪，冷。止烦渴热闷、心膈①热痛。羊酪益气通肠。

醍 醐

此酥之精液也。《衍义》云：作酪时，上一重凝者为酪面，酪面上其色如油者为醍醐，熬之即出，不可多得，极甘美。虽如此取之，用处亦少，唯润养疮痂最相宜。

味甘，气平，无毒。

《本经》云：主风邪痹气，通润骨髓。可为摩药。性冷利，功优于酥。生酥中。《蜀本》云：一说在酥中盛冬不凝、盛夏不融者是也。《日华子》云：醍醐，止惊悸、心热、头疼，明目，傅脑顶心。陈藏器云：性滑，以物盛之皆透，唯鸡子壳及葫瓢盛之不出。

牛 蹄

《唐本注》云：白牛悬蹄，主妇人崩中、漏赤白。孟诜云：头蹄，下热风。患冷人不可食。《心镜》云：主水浮气肿、腹肚胀满、小便涩少，水牛蹄一只，汤洗去毛如食法，隔夜煮，令烂熟，取汁作羹。蹄切，空心饱食。

---

① 膈：原作"隔"，据《政和本草》第十六卷"酪"条改。

牛　脑

《唐本注》云：主消渴、风眩。

牛　鼻

石燕煮汁服，主消渴。

牛五脏

主人五脏。

牛　涎

《日华子》云：止反胃呕吐，治噎。要取，即以水洗口后，盐涂之，则涎吐出。

水牛尾

《心镜》云：主水气、大腹浮肿、小便涩少，将尾涤洗去毛，细切作腊脏，极熟吃之，煮食亦佳。

水牛皮

《心镜》云：治证同前。烂煮熟蒸，切，于豉汁中食之。

羚羊角

臣也。角甚多节，蹙蹙圆绕。山羊、山驴、羚羊三种相似。且羚羊有神，夜宿以角挂树不着地，但取角弯中、深锐紧小、犹有挂痕者是。

味咸、苦，气寒，微寒，无毒。一云味甘，属木，入厥阴经。《东》云：清肺肝。《隹》云：明目，去风，疗易产，益气安心，辟不祥。

《本经》云：明目，益气，起阴，去恶血注下，辟蛊毒恶鬼

不祥，安心气，常不魇寐。疗伤寒时气寒热、热在肌肤、温①
风注毒伏在骨间，除邪气、惊梦狂越僻谬及食噎不通。久服强
筋骨，轻身，起阴，益气，利丈夫。陈藏器云：主溪毒及惊悸、
烦闷、卧不安、心胸间恶气毒、瘰疬。肉，主蛇咬、恶疮。《药
性论》云：臣，味甘。能治一切热毒风攻注、中恶毒风、卒死、
昏乱不识人，散产后血冲心烦闷，烧末，酒服之。主小儿惊痫，
治山瘴，能散恶血。烧灰，治噎塞不通，孟诜云：羚羊，北人
多食，南人食之免为蛇虫所伤。和五味子②炒之，投酒中，经
宿饮之，治筋骨急强中风。又角，主中风筋挛、附骨疼痛，生
摩和水涂肿上及恶疮，良。又卒热闷，屑作末研，和少蜜服。
亦治热毒痢及血痢。丹溪云：属木，入厥阴经为捷，紫雪方中
用之，近理。《衍义》：取有挂痕者。陈藏器云：取耳边听之，
集集鸣者良。亦强出此说，未尝遍试也。今将他角附耳，皆集
集有声，不如挂痕一说尽矣。然多伪为之，不可不察也。《俐》
云：羚羊角苦寒无毒，益气安心辟不祥，明目去风兼易产，更
宜③时气治惊狂。即《局方》。羚羊角，明目去风，主惊狂、心
错乱。

猪　卵

阴干藏之，勿令败。

味甘，气温，无毒。

《本经》云：主惊痫癫疾、鬼疰、蛊毒，除寒热、奔豚、五
癃、邪气、挛缩。一名豚颠。《图经》云：所谓卵者，当是猪

---

① 温：原作"汤"，据《政和本草》第十七卷"羚羊角"条改。
② 子：原脱，据《政和本草》第十七卷"羚羊角"条补。
③ 宜：《本草歌括》八卷本卷之六"兽部·羚羊角"条作"除"。

子也。

猪悬蹄

一云平。一云微寒。

《本经》云：主五痔、伏热在肠、肠痈内蚀。

猪四足

白猪白蹄杂青者，不可食之。

气小寒。

《本经》云：主伤挞诸败疮，下乳汁。《图经》云：主行妇人乳脉，滑肌肤，去寒热。《经验》云：治痈疽发背或发乳房。初起微赤，不急治之，即杀人。母猪蹄两只，通草六分，以绵裹和煮，作羹食之。

猪　心

气热。

《本经》云：主惊邪、忧恚。《日华子》云：治惊痫、血癖、邪气。《图经》云：心，热。主血不足，补虚劳。不可多食，能耗心气。不与吴茱萸合食。《心镜》云：理产后中风、血气、惊邪、忧悸、气逆。猪心一枚，切，于豉汁中煮，五味糁调和食之。

猪　肾

气冷。

《本经》云：和理肾气，通利膀胱。孟诜云：主人肾虚，不可久食。《日华子》云：补水脏，暖腰膝，补膀胱，治耳聋。虽补肾，又令人少子。《图经》云：补虚，壮气，消积滞。冬月不可食，损人真气。《经验》云：羵①猪肾，疗男子水脏虚惫、遗精盗汗、夜梦鬼交。《心镜》云：主脾胃气冷、吃食呕逆、下赤白痢如面糊、腰脐切痛，猪肾一对，著②胡椒、陈皮、盐、酱、椒末等，搜面似常法，作馄饨，熟煮，空腹吃，差。

猪　胆

一云微寒。一云大寒。

味苦、咸，苦寒，气寒。

《本经》云：主伤寒热渴。《珍》云：入心，通脉，补肝，和阴，利真阳。陈藏器云：主湿䘌病、下脓血不止、干呕、羸瘦、多睡、面黄、咳嗽。又主大便不通，取猪、羊胆，以苇筒著胆，一头内下部，入三寸灌之入腹，立下。又主小儿头疮，取汁傅之。《图经》云：大寒。主骨热劳极、伤寒及渴疾、小儿五疳，杀虫。《千金》云：《疗》云小便不通，内热酒中服。姚和众云：小儿初生，生胆一枚，水煎澄清浴儿，永无疮疥。《液》云：仲景白通汤加此汁与人尿，咸寒同与热剂合，去格拒之寒。又与醋相合，内谷道中，酸苦益阴，以润③燥泻便。又白猪蹄可用，杂青色者不可食，疗疾亦不可。《心》云：与人屎同体，补肝而和阴，引置阳不被格拒，能入心而通脉。

猪　肚

微温。

《本经》云：主补中，益气，止渴利。孟诜云：主暴痢、虚

---

① 羵（fén 焚）：阉割后的猪。一说，公猪。

② 著：原作"着"，据《政和本草》第十八卷"豚卵"条改。

③ 润：原作"闰"，据《汤液本草》卷下"兽部·猪胆汁"条引"《液》云"改。

弱。《日华子》云：补虚损，杀劳虫，止痢。酿黄糯米蒸捣为丸，甚治劳气，并小儿疳蛔黄瘦病。《图经》云：主骨蒸热劳、血脉不行，补羸助①气，四季宜食。仲景有猪肚黄连丸是也。《心镜》云：主消渴、日夜饮水、小便数、瘦弱，肚一枚，净洗煮烂熟，着少豉，渴即饮之。

猪　齿

平。

《本经》云：主小儿惊痫，五月五日取。《日华子》云：治小儿惊痫，烧灰服，并治蛇咬。

鬐　膏

微寒。

《本经》云：生发。

猪肪膏

忌乌梅。

《本经》云：主煎诸膏药，解斑蝥、芫青毒。陶云：其脂能悦皮肤。作手膏，下皲裂。《日华子》云：脂，治皮肤风，杀虫，傅恶疮。《图经》云：肪膏，主诸恶疮，利血脉，解风热，润肺，入膏药。《千金》云：治疥疮，猪膏煎芫花涂。

豭猪肉

味苦，凉，微毒。一云寒。《集》云：味甘、咸。

《本经》云：主闭血脉、弱筋骨、虚人肌，不可久食，病人金疮者尤甚。《日华子》云：猪，凉，微毒。肉，疗水银风。久食令人虚肥，动风气。不可同牛肉煮食，令人生寸白虫。陈藏

---

① 助：原作“肋”，据《政和本草》第十八卷“豚卵”条改。

器云：猪肉，寒。主压丹石，解热，宜肥。热人食之，杀药动风。《食疗》云：发痰，患疮疾人切忌，食必再发。《千金》云：治被打头青肿，炙猪肉热拓之，又贴猪肝。

猪 屎

寒。

《本经》云：主寒热、黄疸、湿痹。陶云：屎汁，极疗温毒热。《日华子》云：粪，治天行热病、黄疸、蛊毒。

猪 肤

《汤》云：气寒，味甘，入足少阴经。《珍》云：其气入肾经，解少阴经客热。加白粉，益气，断痢。加白蜜，润燥，除烦。《圣惠》云：治少阴病、下利、咽痛、胸满、心烦。《液》云：猪皮，味甘，寒。猪，水畜也。其气先入肾，解少阴客热，是以猪肤解之。加白蜜，以润燥、除烦；白粉以益气、断痢。

猪耳中垢

《别录》云：主蛇伤。

猪 脑

《别录》云：主风眩脑鸣及冻疮。《礼记》云：食豚去脑。《千金》云：治手足皲裂、血出疼痛，及冬月冒涉冻凌面目，及热疼痛，取猪脑髓着酒中洗之，差。

猪 血

《别录》云：主奔豚、暴气、中风、头眩、淋沥。

猪 头

《别录》云：主小儿惊痫及鬼毒、去来寒热、五癃。孟诜云：大猪头，主补虚乏气力，去惊痫、五痔，下丹石。

猪五脏

《别录》云：主小儿惊痫，发汗。孟诜云：肠，主虚渴、小便数，补下焦虚竭。《日华子》云：肠，止小便，补下焦。《图经》云：肠，主大人、小儿风热，宜食之。

猪　肝

陈藏器云：主脚气，空心切，作生，以姜、醋进之，当微泄。若先痢，即勿服。《图经》云：肝，温。主冷泄久滑、赤白、乳妇赤白下。《千金》云：女子阴中苦痒，搔之痛闷，炙热内阴中，当有虫食肝出。亦主冷劳腹脏虚者。《心镜》云：主脾胃气虚、食即汗出，为末，粥丸空心服。又理肝脏壅热、目赤磣痛，兼明目，补肝气，一具薄切，水淘漉干，即以五味酱醋食之。

猪　脾

《图经》云：主脾胃虚热，以陈皮红、生姜、人参、葱白合陈米煮，空腹食之。

猪　胰

《图经》云：主肺痿、咳嗽，和枣肉浸酒服之。亦主痃癖、羸瘦，又堪合膏练缯帛。又胚①寒，主肺气、气胀、喘气，润五脏，去皯疱䵟黵。

猪　肺

《图经》云：微寒，能补肺，得大麻仁良。不与白花菜合

① 胚（yí 胰）：猪胰腺体，后作"胰"。《本草纲目·兽部·豕》："胚，一名肾脂。生两肾中间，似脂非脂，似肉非肉，乃人物之命门，三焦发源处也。"

食，令人气滞，发霍乱。

猪骨髓

《图经》云：寒。主扑损、恶疮。

肺　膏

《图经》云：杀斑蝥、地胆、亭长等毒。男子多食之，损阳。

猪　舌

《食疗》云：舌和五味，煮取汁饮，能健脾，补不足之气，令人能食。

豪　猪

即野猪。发间有豪，如箭能射人。

气大寒，有毒。《图经》云：肉亦甚美，多膏。不可多食，发风气，利大肠，令人虚赢。

野猪黄

三岁者胆中有黄，和水服之。

味辛、甘，气平，无毒。

《本经》云：主金疮，止血，生肉，疗癫痫，水研如枣核，日二服，效。孟诜云：野猪，主补肌肤，令人虚肥。胆中有黄，研如水服之，治疰病。其肉尚胜诸猪，雌者肉美。肉色赤者，补五脏风气。其膏炼令精细，以一匙和一盏酒服，日三，令妇人多乳。其齿作灰服，主蛇毒。其胆治恶热气。《日华子》云：野猪，主肠风泻血，炙食，不过一顿。胆中黄，治鬼疰、痫疾及恶毒风、小儿痫气、客忤、天吊。脂，悦色，并除风肿、毒疮、疥癣。外肾和皮烧灰为末饮下，治崩中、带下并肠风泻血及血痢。《食疗》云：脂，主妇人无乳者，服之即下。青蹄者不可食。

獭肝

君也。有两种，取鱼祭天者是。

味甘，有毒。《汤》同。一云味咸，微热，无毒。一云平。一云温。

《本经》云：主鬼疰、蛊毒，却鱼鲠，止久嗽，烧服之。《药性论》云：治上气咳嗽、劳损疾、尸疰、瘦病，其骨治呕哕不止。孟诜云：主疰病相染一门悉患者，以肝一具，火炙末，水和方寸匕服之，日再服，下水胀。但热毒风虚胀，服之即差；若冷气虚胀，食益虚肿甚也。只治热，不治冷，不可一概尔。《日华子》云：治虚劳并传尸劳疾。《图经》云：主传尸劳极、四肢寒疟、虚汗、客热，亦主产劳。诸畜肝皆叶数定，惟此肝一月一叶，十二月十二叶，须见形乃验。仲景有治冷劳獭肝丸方。《汤》云《本草》同《本经》。《局》云：獭肝热胀却能医，冷气虚膨又不宜，鬼疰传尸劳瘦病，更兼久嗽也堪治。獭肝，主热胀、传尸、劳嗽。

獭肉

不可与兔肉杂食。

《本经》云：疗疫气温病及牛马时行病，煮尿灌之亦良。《日华子》云：肉，平，无毒。治水气胀满、热毒风。《图经》云：肉，性寒。主骨蒸热劳、血脉不行、荣卫虚满及女子经络不通、血热、大小肠秘涩。然消阳气，不益男子，宜少食。五脏皆寒。

獭四足

《别录》云：主手足皮皲裂。陈藏器云：主鱼骨鲠不可出，取足于项下爬之，亦煮汁服。皮毛，主水癣病者，作褥及履屟①著之，并煮汁服。屎，主鱼脐疮，研傅之。肾，主益男子。胆，主眼翳、黑花、飞蝇②上下、视物不明，亦入点药中。

牡狗阴茎

六月上伏取，阴干百日。黄色为上，黑、白次之。

味咸，气平，无毒。

《本经》云：主伤中、阴痿不起，令强、热、大、生子。除③女子带下十二疾。《日华子》云：犬阴，治绝阳及妇人阴痿。陈藏器云：肾，主妇人产后肾劳如疟者。妇人体热用猪肾，冷即用犬肾。《食疗》云：补髓。又犬伤人，杵杏仁封之。

狗　胆

一云味苦，有小毒。

《本经》云：主明目、痂疡恶疮。禹锡云：胆，平。《药性论》云：亦可单用。主鼻齆、鼻中息肉。《日华子》云：主扑损瘀血、刀箭疮。陈藏器云：胆，涂恶疮。

狗　心

附肝。

《本经》云：主忧恚气，除邪。《日华子》云：心，治狂犬咬，除邪气、风痹，疗鼻衄及下部疮。陈藏器云：肝、心，主狂犬咬，以傅疮上。又肝，主脚气攻心，作生姜醋进之，当泄。先泄勿服。

---

① 屟（xiè 泻）：木板拖鞋。《广韵·帖韵》："屟，屐也。"

② 蝇：原作"绳"，据《政和本草》第十八卷"獭肝"条引《图经》改。

③ 除：原脱，据《政和本草》第十七卷"狗阴茎"条补。

狗 脑

《本经》云：主头风痹、下部䶂疮、鼻中息肉。

狗 齿

平。

《本经》云：主癫痫寒热、卒风痱①，伏日取之。《日华子》云：理小儿客忤，烧灰用。

狗头骨

使也。

平。

《本经》云：主金疮，止血。《蜀本》云：余骨，主补虚、小儿惊痫，止下痢。《药性论》云：使。烧灰为末，治久痢、劳痢，和干姜、莨菪焦炒见烟，为丸，白饮空心下十丸，极效。《日华子》云：烧灰用，亦壮阳。黄者佳。陶隐居②云：白狗骨，烧屑，疗诸疮瘘及妒乳痈肿。《别录》云：狗骨灰，主下痢，生肌，傅马疮。又下颌骨，主小儿诸痫。陈藏器云：骨煎为粥，热，补，令妇人有子。

狗四脚蹄

平。

《本经》云：煮饮之，下乳汁。

白狗血

味咸，温，无毒。

《本经》云：主癫疾发作。《日华子》云：血，补安五脏。

---

① 痱：原作"沸"，据《政和本草》第十七卷"狗阴茎"条改。

② 居：原脱，据《政和本草》第十七卷"狗阴茎"条补。

《唐本注》云：乌狗血，主产难横生、血上抢心者。

狗　肉

味咸、酸，气温。一云暖，无毒。

《本经》云：主安五脏，补绝伤，轻身益气。陶云：黄狗肉，大补虚。不及牡者。牡者，父也。孟诜云：犬肉，益阳事，补血脉，厚肠胃，实下焦，填精髓。不可炙食，恐成消渴。但和血均煮，空腹食之。不与蒜同食，必顿损人。若去血，则力少，不益人。犬者，脚上别有一悬蹄是也。《日华子》云：犬肉，暖，无毒。补胃气，壮阳，暖腰膝，补虚劳，益气力。陈藏器云：正黄色者肉，温补，宜腰肾，起阳道。肉煎为粥，热补，令妇人有子。《日华子》云：犬黄者大补益，余色微补。古言薯蓣凉而能补，犬肉暖而不补。虽有此言，服总有益。然奈秽甚，不食者众。《食疗》云：主五脏，补七伤五劳，填骨髓，大补益气力，空腹食之。黄色、壮者上，白、黑色者次，女人妊娠勿食。丹溪云：阴虚发热人不宜食。大抵世俗言虚损之病乃阳虚而易治，殊不知人身之虚多是阴虚，世俗往往用此为补，不知其害。若果虚损，其死甚易。夫病在可治者，皆阴虚也。《衍义》书此方于犬条下，以为习俗所移之戒。犬肉不可炙食，发消渴。又不可与蒜同食，顿损人。

狗屎中骨

平。

《本经》云：主寒热、小儿惊痫。陈藏器云：屎，主癞疽彻骨痒者，烧灰涂疮，勿令病者知。又屎，和腊月猪脂傅瘘疮，又傅溪毒，疗肿出根。

狗乳汁

陈藏器云：主青盲，取白犬生子目未开时乳汁注目中，疗十年盲。狗子目开，即差。

白马茎

使也。阴干百日用。

味咸、甘，气平，无毒。

《本经》云：主伤中、脉绝、阴不起、强志、益气、长肌肉、肥健生子、小儿惊痫。《药性论》云：使，味咸。能主男子阴痿坚长，房中术偏要。孟诜云：益丈夫阴气。阴干者，末和苁蓉蜜丸，空腹下四十丸，日再，百日见效。丹溪云俱同。

白马胫骨

味甘，气寒。丹溪云：煅过，再研用，可代黄芩、黄连，中气不足者用之。

马 眼

平。

《本经》云：主惊痫、腹满、疟疾，当杀用之。

马悬蹄

《本经》云：主惊邪、瘈疭、乳难，辟恶气、蛊毒、鬼疰、不祥，止衄血、内漏、龋齿。孟诜云：主惊痫。

白马蹄

味甘，气热，无毒。一云平。

《本经》云：疗妇人瘘下白崩。

赤马蹄

《本经》云：疗妇人赤崩。孟诜云：主辟温疟。

马 齿

《本经》云：主小儿马痫。《日华子》云：水摩，治惊痫。

马鬐头膏

《本经》云：主生发。

马 肺

《本经》云：主寒热、小儿茎痿。禹锡云：茎痿非小儿之疾，二字必误。

马鬐毛

《本经》云：主女子崩中赤白。

马 心

《本经》云：主喜忘。孟诜云：患痢不得食。

马 肉

忌苍耳、生姜。

味辛、苦，气冷。一云有大毒。一云有小毒。

《本经》云：主热下气，长筋，强腰脊，壮健，强志，轻身不饥。《日华子》云：此肉只堪煮，余食难消，不可多食，食后以酒投之。皆须好清水搦洗三五遍，即可煮食之。怀娠人及患痢人并不可食。陈藏器云：马肉及血有小毒，食之当饮美酒即解。《食疗》云：凡生马血入人肉中，多只三两日便肿，连心则死。有人剥马，被骨伤手指，血入肉中，一夜致死。

马 脯

《本经》云：疗寒热痿痹。

马 屎

一名马通。

气微温。

《本经》云：主妇人崩中、止渴及吐下血、鼻衄、金创、止血。孟诜云：患疗肿、中风疼痛者，炒驴马粪熨疮满五十遍，极效。

马头骨

微寒。

《本经》云：主喜眠，令人不睡。《日华子》云：治多睡，作器枕之。烧灰，傅头耳疮，佳。陶云：马骨伤人，有毒。人体有疮，马汗、马气、马毛并能为害。

马溺

味辛，气微寒。

《本经》云：主消渴，破癥坚积聚、男子伏梁、积疝、妇人瘕疾，铜器承饮之。孟诜云：恶刺疮，取黑马尿热渍，当愈，数数洗之。《日华子》云：洗头疮白秃。陶云：马色以纯白者为良。马肝及鞍下肉旧言杀人，食骏马不饮酒亦杀人，白马青蹄亦不可食。《礼》云：马黑脊而斑臂，亦不可食。

羖羊角

使也，菟丝为之使。以青羝为佳。取无时。勿使中湿，湿即有毒。

味咸、苦，气温，微寒，无毒。

《本经》云：主青盲，明目，杀疥虫，止寒泄，辟恶鬼虎狼，止惊悸，疗百节中结气、风头痛及蛊毒、吐血、妇人产后余痛。烧之杀鬼魅，辟虎狼。久服安心益气轻身。《药性论》云：使。治产后恶血烦闷，烧灰酒服之。治小儿惊痫。又云：青羊角，大寒。《食疗》云：烧角作灰，治鬼气并漏下恶血。《日华子》云：牯羊角，退热，治山瘴、溪毒，烧之去蛇。

羊　髓

味甘，气温，无毒。

《本经》云：主男女伤中、阴气不足，利血脉，益经气，以酒服之。《食疗》云：酒服之，补血，主女人风血虚闷。头中髓，发风病。和酒服则迷人心，便成中风也。

青羊胆

气平。

《本经》云：主青盲，明目。《唐本注》云：疗淋湿、时行热、瘰疬，和醋服之良。《药性论》云：服之明目，点眼中。主赤障、白膜、风泪，主解蛊毒。

青羊肝

性冷。《药性论》云：服之明目。陶隐居云：不可合猪肉及梅子、小豆食，多伤人心，大病人。《唐本注》云：疗肝风虚热，目赤暗无所见，生食子肝七叶，神效。陈藏器云：肝，主明目，薄切，日干为末，和决明子、蓼子并炒香，捣筛为丸，每日服之，去盲暗。皮作膲食，食之去风。《食疗》云：治肝风虚热、目赤暗痛、热病后失明者，以青羊肝或子肝，薄切，水浸傅之，极效。丹溪云：凡治目疾，以青羊肝为佳。

羊　肺

《本经》云：补肺，主咳嗽。《唐本注》云：疗渴，止小便数，并小豆叶煮食之，良。《食疗》云：从三月至五月，其中有虫如马尾毛①，须割去之。不去，令人痢。

---

① 毛：原脱，据《政和本草》第十七卷"羖羊角"条补。

羊 心

《本经》云：止忧恚、膈气。《日华子》云：心有孔者杀人。《食疗》云：羊心，补心。

羊 肾

《本经》云：补肾气，益精髓。《唐本注》云：肾合脂为羹，疗瘰痫，甚效。蒜齑食脂一升，疗癥瘕。《日华子》云：肾，补虚、耳聋、阴弱，壮阳，益胃，止小便，治虚损盗汗。

羊 齿

三月三日取之。

《本经》云：主小儿羊痫、寒热。《图经》云：温平而主疾。

羊 肉

味甘，气大热，无毒。

《本经》云：主缓中、字乳余疾及头脑大风汗出、虚劳寒冷，益气，安心止惊。《唐本注》云：热病差后食之，发热杀人。孟诜云：肉，温。主风眩、瘦病、小儿惊痫、丈夫五劳七伤、脏气虚寒。又患天行及疟人食，令发热困重致死。《日华子》云：治脑风并大风，开胃，肥健。丹溪云俱同前。《食疗》云：妊娠人勿多食。《图经》云：肉性大热，时疾初愈，百日内不可食之，食当复发及令人骨热也。肉多入汤剂。胡洽羊肉汤，疗寒劳不足、产后及身腹中有激痛。当归四两，生姜五两，羊肉一斤，水一斗二升，煮取七升，去肉，内诸药，煮取三升，一服七合，日三夜一。

羊 头

凉。一云羊头肉，平。《日华子》云：治骨蒸、脑热、头眩及小儿惊痫。丹溪同。《食疗》云：头肉，平。主缓中、汗出、虚劳，安心止惊。宿有冷病人勿多食。主热风眩、疫疾、小儿痫，兼补胃虚损及丈夫五劳骨热。热病后，宜食羊头肉。

羊 脂

《日华子》云：治游风黑䵟。

羊 肚

孟诜云：主补胃、小便数，以肥肚作羹，食三五度，差。《食疗》云：主补胃病虚损、小便数，止虚汗。《图经》云：胃，主虚羸。又主病瘦羸、不生肌肉、水气在胁下、不能饮食、四肢烦热，有羊胃汤。羊胃一枚，术一升，水煮服。

羊 骨

气热。

《本经》云：主虚劳、寒中、羸瘦。《图经》云：骨，温平而主疾。《食疗》云：主治虚劳，患宿热人勿食。丹溪云：胫骨，治牙齿疏豁须用之。

羊 屎

《本经》云：燔之，主小儿泄痢、肠鸣、惊痫。《唐本注》云：煮汤下灌，疗大人、小儿腹中诸疾、疝湿①、大小便不通。烧之熏鼻，主中恶、心腹刺痛，熏疮，疗诸疮②、中毒、痔瘘等，骨蒸弥佳。《日华子》云：牡羊粪，烧灰，理聤耳，并署刺。《青囊》治雷头风方，羊粪烧末，热酒服。

---

① 湿：原作“温”，据《政和本草》第十七卷“羖羊角”条改。
② 疮：原作“疾”，据《政和本草》第十七卷“羖羊角”条改。

羊　血

《唐本注》云：主女人中风血虚闷、产后血运、闷欲绝者，生饮一升，即活。

羊　乳

陈藏器云：羊乳，补虚。与小儿含之，主口疮。不堪充药，为其膻。《图经》云：乳，疗蜘蛛咬遍身生丝者，生饮之即愈。

羊五脏

陈藏器云：补人五脏。《图经》云：五脏温平而主疾。

羊　皮

《食疗》云：取皮去毛煮羹，补虚劳。煮作臛食之，去一切风，治脚①中虚风。

羊　毛

陈藏器云：醋煮裹脚，治转筋。

熊　脂

君也。十一月取。此脂即是熊白，是背上膏，寒月则有，夏月则无。熊，恶盐，食之则死。

味甘，气微寒，微温，无毒。

《本经》云：主风痹不仁、筋急、五脏腹中积聚、寒热、羸瘦、头疡白秃、面皯疱、食饮吐呕。久服强志，不饥轻身。陶云：痼疾不可食熊肉，令终身不愈。《唐本注》云：脑，疗诸聋。血，疗小儿客忤。脂，长发令黑，悦泽人面，酒炼服之差风痹。《药性论》云：治面上皯黯及治疱。《日华子》云：熊白，

---

① 脚：原作"肢"，据《政和本草》第十七卷"羖羊角"条改。

凉，无毒。治风，补虚损，杀劳虫。脂，强心。脑髓，去白秃风屑，疗头旋并发落。掌，食可疗风寒，此是八珍之数。

熊 胆

臣也，恶防己、地黄。阴干用。取粟颗许滴水中、一道若线不散者为真。

味苦，气寒，无毒。《唐本注》云：疗时气热盛变为黄疸、暑月久痢、疳䘌、心痛、疰①忤。《药性论》云：主小儿五疳，杀虫，治恶疮。《日华子》云：治疳疮、耳鼻疮及诸疳疾。《局》云：熊胆难分伪与真，水中一试却分明，天行热疸诸疳疾，痔痢须教效若神。熊胆，医痔痢之灵。

象 牙

无毒。一云平。

《本经》云：主诸铁及杂物入肉，刮取屑，细研，和水傅疮上及杂物刺等，立出。《日华子》云：治小便不通，生煎服之。小便多，烧灰饮下。《图经》云：咽中刺则水调饮之，旧牙梳屑尤佳。《局》云：象牙生煮利溲难，烧末能教遗尿安，磨屑傅疮出肉刺，祛劳劫热止风痫。象牙，出肉中之刺。

象 胆

《日华子》云：明目及治疳。《药谱》云：以清水和涂疮肿上，并差。《图经》云：胆不附肝，随四时在四腿，春在前左，夏在前右，秋后左，冬后右。

胸前小横骨

《本经》云：令人能浮水，作灰酒服之。身有百兽肉，皆自

---

① 疰：原作"主"，据《政和本草》第十六卷"熊脂"条改。

有分段，惟鼻是其本肉，余并杂肉。

象　齿

《本经》云：主痫病，屑为末，炙令黄，饮下。

象　肉

《本经》云：味淡，不堪啖，多食令人体重。主秃疮，作灰和油涂。

兔头骨

腊月者良。

气平，无毒。

《本经》云：主头眩痛、癫疾。《日华子》云：头骨和毛髓烧为丸，催生落胎，并产后余血不下。《唐本注》云：头皮，主鬼疰、毒气在皮中针刺者，又主鼠瘘。膏，主耳聋。陈藏器云：头，主难产，烧灰末，酒下。《图经》云：皮毛及头并烧灰，酒服，主难产、胎衣不出。又必效①方，疗天行、呕吐不下食，取腊月兔头并皮毛，烧令烟尽，掰破作黑灰，捣罗之，以饮汁服方寸匕，则下食。《局》云：兔头骨主头昏痛，和髓烧灰治产良，骨疗热中消渴病，肉如久食损人阳。兔头骨，主头疼，和髓烧灰，催产难。

兔　骨

味甘。

《本经》云：主热中、消渴。《日华子》云：治疮疥、刺风、鬼疰。陈藏器云：骨，主久疥，醋摩傅之。《图经》云：

---

① 效：原作“救”，据《政和本草》第十七卷“兔头骨”条改。

《海上方》疗痟①渴、羸瘦、小便不禁，兔骨和大麦苗，煮汁服，极效。

兔 脑

《本经》云：主冻疮。

兔 肝

《本经》云：主目暗。孟诜云：主明目，和决明子作丸服之。又主丹石人上冲、暗不见物，可生食之，一如服羊子肝法。《日华子》云：明目，补劳，治头旋、眼疼。

兔 肉

味辛，气平，无毒。一云性冷。一云寒平。

《本经》云：主补中益气。陶云：兔肉为羹，亦益人。妊娠不可食，令子唇缺。其肉不可合白鸡肉食之，面发黄。《唐本注》云：兔皮毛合烧为灰，酒服，主产难、胎衣不出及余血抢心、胀欲死者，极验。陈藏器云：兔，寒、平。主热气、湿痹。毛，烧灰，主炙疮不差。兔窍有五六穴，子从口出，今怀妊忌食者亦缘此。肉，久食弱阳，令人色痿。与姜同食，令人心痛。《药性论》云：腊月肉作酱食，去小儿豌豆疮。腊毛煎汤，洗碗豆疮及毛傅，良。孟诜云：服丹石人相宜，大都损阳事，绝血脉。《日华子》云：肉，治渴，健脾，生吃压丹毒。《图经》云：性冷，多食损元气，不可合鸡肉食。《纂要》云：兔粪，治小儿痘入眼，水化一粒，服之即消。

狸 骨

臣也。似虎斑文者堪用，猫斑者不佳。头骨尤良。

---

① 痟：消渴病。《广韵·宵韵》："痟，渴病也。司马相如所患。"

味甘，性温，无毒。

《本经》云：主风疰、尸疰、鬼疰、毒气在皮中淫跃如针刺者、心腹痛走无常处及鼠瘘恶疮，头骨尤良。《药性论》云：头骨，炒末，治噎病不通食饮。孟诜云：骨，主痔病，作羹臛食之，不与酒同食。其头，烧作灰，和酒服二钱匕，主痔。又食野鸟肉中毒，狸骨灰服之差。炙骨和麝香、雄黄为丸服，治痔及瘘疮。《日华子》云：骨，治游风、恶疮，头骨最妙。又狸头烧灰酒服，治一切风。《图经》云：华佗方有狸骨散，治尸疰。

狸 肉

《本经》云：疗诸疰。《蜀本》云：疗鼠瘘。《日华子》云：治游风等病。《图经》云：主痔，可作羹臛食之。

狸阴茎

《本经》云：主月水不通、男子阴癞，烧之以东流水服。

狸粪及溺

孟诜云：狸粪烧灰，主鬼疟。《日华子》云：粪烧灰，主寒热疟疾。陈藏器云：风狸溺主诸色风。人取养之，食果子，以笼之，溺如乳，甚难得。似兔而短，在高树，候风而吹至彼树。

獐 骨

气微温。一云味甘，无毒。

《本经》云：主虚损泄精。《日华子》云：补虚损，益精髓，悦颜色。脐中有香，治一切虚损。

獐 肉

气温。一云味甘，无毒。

《本经》云：补益五脏。孟诜云：瘦恶者食，发痼疾也。

獐 髓

《本经》云：益气力，悦泽人面。

豹

惟尾可贵。

肉味酸，气平，无毒。

《本经》云：主安五脏，补绝伤，轻身益气，久服利人。陈藏器云：豹，主鬼魅神邪。取鼻和狐鼻煮服之，亦主狐魅也。孟诜云：肉，食之令人志性粗，多时消即定。久食令人耐寒暑。《日华子》云：肉，微毒。壮筋骨，强志气，令人猛健。脂，可合生发膏，朝涂暮生。头骨，烧灰，淋汁，去白屑。皮，辟湿，人寝其皮，可以驱温疠。齿骨，极坚，以刀斧椎①锻，铁皆碎，落火亦不能烧。人得之，诈为佛牙佛骨，以诳俚俗。

笔头灰

年久使乏者良。

气微寒。

《本经》云：年久者主小便不通、小便数难、阴肿、中恶、脱肛、淋沥，烧灰，水服之。《药性论》云：烧灰，治男子交婚之夕茎瘘②，取灰酒服之，良。其笔是使乏者。

驴 屎

《纂要》云：乌驴粪烧灰为末，治口鼻出血或血汗不止。《本经》云：熬之，主熨风肿痿疮。屎汁主心腹卒痛、诸疰忤。

---

① 椎：原作"推"，据《政和本草》第十七卷"豹肉"条引《图经》改。

② 瘘：原作"萎"，据《政和本草》第十七卷"笔头灰"条改。

驴 尿

《本经》云：主癥癖、胃反吐不止、牙齿痛、水毒。牝驴尿主燥水，驳[①]驴尿主湿水，一服五合，良。燥水者画体成字，湿水者不成字。

驴 肉

《衍义》云：食之动风，脂肥尤甚。《日华子》以谓止风狂、治一切风，未可凭也。《日华子》云：气凉，无毒。解心烦，止风狂，酿酒治一切风。又脂，傅恶疮疥及风肿。又头汁，洗头风、风屑。又皮煎胶食，治一切风并鼻洪、吐血、肠风血痢及崩中带下。

狐阴茎

鼻尖似狗而黄长，惟尾大，善为魅。

味甘，有毒。一云微寒。一云狐暖，无毒。

《本经》云：主女子绝产、阴痒、小儿阴癞、卵肿。

狐五脏及肠

味苦，气微寒，有毒。

《本经》云：主蛊毒、寒热、小儿惊痫。《唐本注》云：狐肉及肠作臛食之，主疥疮久不差者。孟诜云：狐，暖，无毒。补虚劳，治恶疮疥，随脏而补。又心肝，生服，治妖魅。又雄狐尾，烧，辟恶。《图经》云：北土作鲙生食之，甚暖，去风，补虚劳。又肝，烧灰以治风。

雄狐屎

《本经》云：烧之，辟恶。在木石上者是。

---

① 驳（fù 父）：雄性的。《玉篇·马部》："驳，牡马也。"

腽肭脐

君也。酒浸一日，微火上炙，令香，入药用。欲验其真，取置睡犬傍，犬忽惊跳若狂。又腊月冲风处，置盂水浸之，不冻者为真也。

味咸，无毒。一云大热。《东》云：疗痨瘵，壮元阳。

《本经》云：主鬼气、尸疰、梦与鬼交、鬼魅狐魅、心腹痛、中恶、邪气、宿血结块、痃癖、羸瘦。《药性论》云：此是新罗国海内狗外肾也。治男子宿癥气块、积冷劳气、羸瘦、肾精衰损、多色成肾劳、瘦悴。《日华子》云：补中，益气。肾，暖腰膝，助阳气，破癥结，疗惊狂痫疾及心腹疼，破宿血。《局》云：腽肭脐咸性热多，温中补肾致阳和，梦交鬼魅惊痫候，宿血痃癖自灭磨。腽肭脐，温中，补肾，主梦与鬼交。

麂

味甘，气平，无毒。一云凉，有毒。

《本经》云：主五痔病，炸出以姜醋进之，大有效。又云：多食能动人痼疾。头骨为灰，饮下，主飞尸。《日华子》云：麂，能堕胎及发疮疖疥。《图经》云：其肉坚韧，不及獐味美，多食之则动痼疾。其皮作履舄①，胜于众皮。

野驼脂

其脂在两峰肉间。

无毒。一云温。

《本经》云：主顽痹、风瘙、恶疮、毒肿、死肌、筋皮挛

---

① 舄（xì 细）：加木底的鞋。崔豹《古今注》："舄，以木置履下，干腊不畏泥湿也。"

缩、踠损筋骨。《日华子》云：骆驼，温。治风，下气，壮筋力，润皮肤。又脂疗一切风疾、顽痹、皮肤急及恶疮、肿毒、漏烂，野者弥良。

猕　猴

味酸，气平，无毒。

《本经》云：肉主诸风劳，头角主瘴疟，手主小儿惊痫口噤，屎主蜘蛛咬，肉为脯主久疟，皮主马疫气。

败鼓皮

气平。主蛊毒，烧作屑，水和服之，病人当呼蛊主姓名，令取蛊，即差。

诸　血

陈藏器云：味甘，平。主补人身血不足，或因患血枯、皮上肤起、面无颜色者，皆不足也，并生饮之。又解诸药毒、菌毒，止渴，除丹毒，去烦热，食筋，令人多力。

卷之九

禽　部

鹜　肪

野鸭为凫，家鸭为鹜。

味甘，无毒。一云大寒。

《本经》云：主风虚寒热。《别录》云：鸭肪，主水肿。

白鸭屎

《本经》云：主杀石药毒，解结缚，散蓄热。孟诜云：粪，主热毒、毒痢。又取和鸡子白，封热肿毒上消。《日华子》云：粪，治热毒疮并肿，以鸡子调傅，内消。《食疗》云：可拓蚯蚓咬①疮。

白鸭肉

绿头者佳。

《本经》云：补虚，除热，和脏腑，利水道。陶云：黄雌鸭为补最胜。《别录》云：肉，主小儿惊痫。孟诜云：白鸭肉，补虚，消毒热，利水道，及小儿热惊痫、头生疮肿。又和葱、豉作汁饮之，去卒烦热。

鸭头血

味甘，气温平，无毒。又云：治水肿之盛。《别录》云：血，主解诸毒。又头，主水肿，通利小便。古方疗水，用鸭头

---

① 咬：原作"吹"，据《政和本草》第十九卷"鹜肪"条改。

丸。《日华子》云：头，治水肿，煮服。《心镜》云：治十种水病不差垂死，青头鸭一只，治如食法，细切和米，并五味煮，令极熟，作粥，空腹食之。

鸭　卵

陶云：不可合鳖肉食之。《日华子》云：卵，治心腹胸膈热。多食发冷疾。孟诜云：子，微寒。少食之亦发气，令背膊闷。《食疗》云：卵，盐淹食之，即宜人。

野鸭家鸭

《蜀本》云：野鸭小者名刀鸭，味最重，食之补虚。孟诜云：野鸭，主补中，益气，消食。九月已后即中食，全胜家者。虽寒不动气，消十二种虫，平胃气，调中，轻身。又身上诸小热疮、多年不可者，但多食之即差。《日华子》云：野鸭，凉，无毒。补虚，助力，和胃气，消食，治热毒风及恶疮疖，杀腹脏一切虫。九月后、立春前采，大补益病人，不可与木耳、胡桃同食。又家鸭，冷，微毒。补虚，消热毒，利小肠，止惊痫，解丹毒，止痢。绿头者佳。孟诜云：黑鸭，滑中，发冷痢，下脚气，不可多食。

丹雄鸡

味甘，气微温，微寒，无毒。一云有小毒。

《本经》云：主女人崩中漏下、赤白沃、补虚、温中、止血、久伤乏疮、通神、杀毒、辟不祥。《图经》云：虽有小毒，而补虚羸最要，故食治方中多用之。《食疗》云：鸡具五色者，食之致狂。六指玄鸡、白头家①鸡及鸡死足爪不伸者，食并害

---

① 家：原脱，据《政和本草》第十九卷"丹雄鸡"条补。

人。鸡、兔同食，成泄痢。小儿五岁已下未断乳者，勿与鸡肉食。丹溪云：风之为病，西北气寒为风，故中人者诚有之矣。东南气温而地多湿，有风病者，非风也，皆湿生痰，痰生热，热生风也。《衍义》云：谓鸡动风者，习俗所移也。鸡属土而有金与木火，性善补，故助湿中之火邪，得之为有助而病剧。非鸡而已，与夫鱼肉之类，皆能助病也。又云：鸡属巽①，助肝火。《集》云：有风人不宜食，又患骨热者不可食。雄鸡乌者补中，赤者止血，黄脿胫止遗尿难禁。

鸡　头

《本经》云：主杀鬼。东门上者尤良。《蜀本》云：头以丹雄为良。

白雄鸡肉

味酸，气微温，一云寒。

《本经》云：主下气，疗狂邪，安五脏、伤中、消渴。《日华子》云：调中，除邪，利小便，去丹毒。《唐本注》云：白鸡距②及脑，生产难，烧灰酒服之。脑，主小儿惊痫。又云：白鸡，寒。利小便，去丹毒风。

乌雄鸡

微温。

《本经》云：主补中，止痛。孟诜云：主心痛，除心腹恶气。又虚弱人，取一只，治如食法，五味汁和内器中，封口，

---

①　巽：《周易》八经卦之一，《周易·说卦》："巽为鸡。"
②　距：鸡腿的后面突出象脚趾的部分。《说文·足部》："距，鸡距也。"

重汤中煮之，使骨肉相去，即食之，甚补益。须空肠饱食之，肉须烂，生即反损。又刺在肉中不出，取尾二七枚，烧灰，以男子乳汁和封，疮刺当出。《日华子》云：温，无毒。止肚痛，除风湿痹，补虚羸，安胎，治折伤并痈疽。生署竹木刺不出者。《蜀本》云：鸡胆、心、肝、肠、肪、肶胵及粪等，以乌雄为良。《局》云：鸡有乌雄可补中，治崩止血用丹雄，若将肶胵黄皮使，泄利遗溲却有功。

鸡 胆

微寒。

《本经》云：主疗目不明、肌疮。《日华子》云：乌雌鸡胆，治肬①目、耳病疮，日三傅。

鸡 心

《本经》云：主五邪。

鸡 血

平。

《本经》云：主踒折骨痛及痿痹。《唐本注》云：雄鸡胁血，涂白癜风、疬疡风。孟诜云：又目泪出不止者，以三年冠血傅目睛上，日三度。

鸡 肪

《本经》云：主耳聋。《药性》云：寒。

---

① 肬：《政和本草》第十九卷"丹雄鸡"条引作"疣"，义同。

鸡　肠

《本经》云：主遗溺、小便数不禁。《日华子》云：乌雌鸡肠，治遗尿并小便多。

鸡肝及左翅毛

《本经》云：起阴。《日华子》云：乌雌鸡翼，治小儿夜啼，安席下，勿令母知。

鸡冠血

《本经》云：主乳难。孟诜云：用冠血和天雄四分、桂心二分、太阳粉四分，丸服之，益阳气。《日华子》云：朱雄鸡冠血，疗白癜风并傅风痛。孟诜云：目泪出不止者，以三年冠血傅目睛上，日三度。黑雌鸡血，无毒，主中恶腹痛及踒折骨痛、乳难。

鸡肶胵里黄皮

微寒。一云：平，无毒。

《本经》云：主泄痢、小便利、遗溺，除热止烦。《日华子》云：诸鸡肶胵，平，无毒。止遗精并尿血、崩中带下、肠风泻痢。此即是肶内①黄皮。

鸡屎白

微寒。

《本经》云：主消渴、伤寒寒热，破石淋及转筋，利小便，止遗溺，灭瘢痕。《日华子》云：粪，治白虎风并傅风痛。又云：乌雌鸡粪，治中风失音、痰逆、消渴，破石淋，利小肠余

---

① 内：原作“肉”，据《政和本草》第十九卷“丹雄鸡”条改。

沥，傅疮癣，灭瘢痕。炒服，治小儿客忤、蛊毒。《图经》云：仲景治转筋入腹、脉微弦，鸡屎白散主之。

黑雌鸡

味甘。一云血，平。

《本经》云：主风寒湿痹、五缓六急，安胎。血，无毒，主中恶腹痛及踒折骨痛、乳难。《日华子》云：温，无毒。安心定志，除邪，辟恶气，治血邪，破心中宿血及治痈疽，排脓，补新血，补产后虚赢，益色。窠中草，治头疮白秃，和白头翁草烧灰，猪脂傅。孟诜云：新产妇取一只理如食法，和五味炒熟香，即投二升酒中，封口，经宿取饮之，令人肥白。

鸡翮羽

《本经》云：主下血闭。《蜀本》云：翮以乌雌为良。

黄雌鸡

味酸、甘，气平。一云温，无毒。

《本经》云：主伤中、消渴、小便数不禁、肠澼泄利，补益五脏，续绝伤，疗劳，益气。孟诜云：主腹中水癖、水肿。以一只理如食法，和赤小豆一升同煮，候豆烂，即出食之。其汁日二夜一，每服四合，补丈夫阳气，治冷气，瘦着床者渐渐食之，良。又先患骨热者，不可食之。《日华子》云：止劳劣，添髓，补精，助阳气，暖小肠，泄精，补水气。《唐本注》云：温，补益阳。

鸡肋骨

《本经》云：主小儿羸瘦、食不生肌。

鸡 子

味甘，微寒，无毒。一云平。

《本经》云：主除热火疮、痫痉，可作琥珀神物。孟诜云：鸡子动风气，不可多食。又子醋煮熟，空腹食之，治久赤白痢。又云：产后血不止，以鸡子三枚，醋半升，好酒二升，煎取一升，分两服，徐缓进之。《唐本注》云：鸡子益气，多食令人有声，一枚以浊水搅煮两沸，合水服之。《药性论》云：鸡子液，味甘，微寒，无毒。治目赤痛。黄和常山末为丸，竹叶煎汤下，治久疟。治漆疮，涂之。醋煮，治产后虚及痢，主小儿发热。煎服，主痢，除烦热。炼之，主呕逆。《日华子》云：鸡子，镇心，安五脏，止惊，安胎，治怀妊天行热疾狂走、男子阴囊湿痒。《日华子》云：卵，醋煮，治久痢。和光粉炒干，主小儿疳痢及妇人阴疮。和豆淋酒服，治贼风麻痹。醋浸令坏①，傅疵皯。作酒，止产后血运，主暖水脏，缩小便，止耳鸣。和蜡炒，治疳痢、耳鸣及耳聋。黄，炒取油，和粉傅头疮。壳，研摩障翳。《图经》云：《传信方》乱发鸡子膏，主孩子热疮。鸡子五枚，去白取黄，乱发如鸡子许大，二味相和于铁铫子中，炭火熬，初甚干，少顷即发焦，遂有液出，旋取置一瓷碗中，以液尽为度，取涂热疮上，即以苦参末粉之。《食疗》云：鸡子，和蒜食令人气短。《蜀本》云：凡鸡子及卵白等，以黄雌鸡产者良。《汤》云：鸡子黄，气温，味甘。《本草》云：阴不足，补之以血。若咽有疮，鸡子一枚，去黄，苦酒倾壳中，以半夏入苦酒中，取壳置刀环上，熬微沸，去柤，旋旋呷之。又主除热、火疮、痫痉，可作琥珀神物。黄，和恒山末为丸，竹叶汤服，治久疟不差。黄，合须发煎消为水，疗小儿惊热下痢。

① 坏：原作"怀"，据《政和本草》第十九卷"丹雄鸡"条改。

四八九

卵　白

微寒。

《本经》云：疗目热赤痛，除心下伏热，止烦满、咳逆、小儿下泄、妇人产难、胞衣不出。酰渍之一宿，疗黄疸，破大烦热。

卵中白皮

《本经》云：主久咳结气，得麻黄、紫菀和服之，立已。

白鹅膏

微寒。一云凉，无毒。

《本经》云：主耳卒聋，以灌之。

鹅　毛

《本经》云：主射工水毒。陶云：东川多溪毒，养鹅以辟之，毛羽亦佳。中射工者饮血，又以涂身。《唐本注》云：鹅毛，主小儿惊痫极者，又烧灰主噎。陈藏器云：苍鹅食虫，主射工当以苍者良。白鹅不食虫，主渴以白者胜。

鹅　肉

一云苍鹅，冷，有毒。一云白鹅，凉，无毒。

《本经》云：平。利五脏。陈藏器云：鹅，主消渴，取煮鹅汁饮之。孟诜云：脂，可合面脂。肉，性冷，不可多食，令人易霍乱，与服丹石人相宜，亦发痼疾。《日华子》云：苍鹅，冷，有毒，发疮脓。粪，可傅蛇虫咬毒。舍中养，能辟虫蛇。白鹅，凉，无毒，解五脏热，止渴。脂，润皮肤。尾罂①，治聤

---

①　尾罂：鹅的尾肉。

耳及聋，内之，亦疗手足皴。子，补中益气，不可多食。尾，烧灰，酒服下，治噎。《食疗》云：卵，温。补五脏，亦补中益气，多发痼疾。

鹧 鸪

不可与竹笋同食，令人小腹胀。

味甘，气温，无毒。

《本经》云：主岭南野葛菌毒、生金毒及温瘴久欲死不可差者，合毛熬酒渍服之，生捣取汁服最良。孟诜云：能补五脏，益心力，聪明。《日华子》云：微毒。疗蛊气瘴疾欲死者，酒服之。

雁 肪

味甘，气平，无毒。

《本经》云：主风挛拘急偏枯、气不通利。久服长毛发须眉，益气不饥，轻身耐老。吴氏云：杀诸石药毒。孟诜云：雁膏，可合生发膏，仍治耳聋。骨灰，和泔洗头长发。《日华子》云：凉，无毒。治风、麻痹。久服助气，壮筋骨。脂，和豆黄作丸，补劳瘦，肥白人。其毛自落者，小儿带之，疗惊痫。

雀 卵

味酸，气温，无毒。

《本经》云：主下气、男子阴痿不起，强之令热，多精有子。陶云：雀，性利阴阳，故卵亦然。雀卵和天雄丸服之，令茎大不衰。《局》云：雀卵强阴能有子，肉温益气食宜冬。白丁香即为雄粪，疗目除痕更溃痈。瓦雀，肉则益气，卵则强阴。白丁香，可溃痈，疗目。

雀 脑

平。

《本经》云：主耳聋。孟诜云：脑，涂冻疮。

雀头血

《本经》云：主雀盲。陶云：人患黄昏目无所见，为之雀盲，其头血疗之。

雄雀屎

五月取之良，两头尖者是。研如粉，煎甘草汤浸一宿，干，任用。名白丁香，一名温。

《本经》云：疗目痛，决痈疖、女子带下、溺不利，除疝痕。陶云：疗龋齿。《别录》云：雀屎，和首生男子乳如薄泥，点目中弩肉、赤脉贯瞳子上者，即消，神效。以蜜和丸饮服，主癥瘕、久痼冷病。或和少干姜服之，大肥悦。陈藏器云：腊月收雀屎，俗呼为青丹。主痃癖诸块、伏梁。和干姜、桂心、艾等为丸，入腹能烂痃癖。患痈苦不溃，以一枚傅之，立决。孟诜云：粪，和天雄、干姜为丸，令阴强。

雀 肉

温，无毒。

《日华子》云：雀肉，壮阳，益气，暖腰膝，缩小便，治血崩带下。孟诜云：其肉，十月已后、正月已前食之，续五脏不足气，助阴道，益精髓，不可停息。陈藏器云：雀肉，起阳道，食之令人有子，冬月者良。陶云：不可合李子食之，亦忌合酱食之，妊身人尤禁之。

燕 屎

燕有两种，紫胸、轻小者是越燕，不入药用；胸斑黑、声大者是胡燕，其作窠喜长，人言有容一疋绢者，令家富。凡燕，肉不可食，亦不宜杀之。

味辛，气平，有毒。

《本经》云：主蛊毒、鬼疰，逐不祥邪气，破五癃，利小便。陶云：窠，亦入药用，与屎同，多以作汤洗浴，疗小儿惊邪。《别录》云：胡燕卵，主水浮肿。肉，出痔虫。越燕屎，亦疗痔，杀虫，去目翳。陈藏器云：燕屎，有毒，主疟。取方寸匕，令患者发日平旦和酒一升，搅调，病人两手捧碗当鼻，下承取气，忌勿入口，毒人。又主蛊毒，取屎三合，熬令香，独头蒜十枚，去皮，和捣为丸，服三丸如梧桐子大，蛊当随下而出。孟诜云：石燕，在乳穴石洞中者，冬月采之，堪食。余者不中，只可治病。食如常法，取二十枚，投酒二升中渍之，三日后取饮，每夜服一二盏，随性多少，甚益气力。《日华子》云：石燕，暖，无毒。壮阳，暖腰膝，添精，补髓，益气，润皮肤，缩小便，御风寒、岚瘴①、温疫气。

伏 翼

一名蝙蝠。苋实、云实为之使。生太山山谷及人家屋间。立夏后采，阴干，重一斤、色白如雪、集则倒悬者佳。取一斤并雪白者亦稀。

味咸，气平，无毒。

《本经》云：主目瞑、痒痛，疗淋，利水道，明目，夜视有精光，久服令人喜乐、媚好、无忧。李氏云：食之令人肥健长年。陈藏器云：主蚊子。五月五日取倒悬者晒干，和桂、薰陆香为末，烧之，蚊子去。又取血滴目中，令人不睡，夜中见物。

---

① 瘴：原作"瘟"，据《政和本草》第十九卷"燕屎"条改。

《日华子》云：久服解愁。《抱朴子》云：蝙蝠，色白如雪，集则倒悬，盖脑重也。得而阴干，末服，令人寿千岁也。《局》云：《经》名蝙蝠主淋家，治目昏瞑黑暗遮，久服忘忧常快乐，消疳用屎夜明砂。伏翼，能开黑暗、青瞑。

屎名夜明砂

李氏云：烧灰，酒服方寸匕，主子死腹中。《日华子》云：炒服，治瘰疬。

鹰屎白

臣也。

平。一云微寒，有小毒。

《本经》云：主伤挞，灭瘢。陈藏器云：鹰肉，食之，主邪魅、野狐魅。嘴及爪，主五痔、狐魅，烧为末服之。《药性论》云：主中恶。又头烧灰，和米饮服之，治五痔。眼睛和乳汁研之，夜三注眼中，三日见碧霄中物。忌烟熏。

雉 肉

味酸，气微寒，无毒。一云温。一云平，微毒。一云有小毒。

《本经》云：主补中，益气力，止泄痢，除蚁瘘。《唐本注》云：主诸瘘疮。孟诜云：山鸡，主五脏气喘不得息者。食之发五痔。和荞麦面食，生肥虫。卵，不与葱同食。又野鸡，久食令人瘦。九月至十二月食之稍有补，它月即发五痔及诸疮疥。不与胡桃同食。菌子、木耳同食，发五痔，立下血。《日华子》云：有痼疾人不宜食。《图经》云：江南有一种白而背有细黑文，名曰白鹇，亦堪蓄养，彼人食其肉，亦雉之类也。其余不复用之。

孔雀屎

味咸，无毒。一云微寒。一云凉，微毒。

《本经》云：主女子带下、小便不利。《日华子》云：孔雀，凉，微毒，解药蛊毒。血，治毒药等，生饮良。粪，治崩中带下及可傅恶疮。《衍义》云：尾，不可入目，昏翳人眼。

鸱 头

一名鸢。雕鹗并相似而大。

味咸，气平，无毒。

《本经》云：主头风眩颠倒、痫疾。《食疗》云：头，烧灰，主头风目眩，以饮服之。肉，食之，治痫癫疾。

鸂 鶒

味甘，气平，无毒。

《本经》云：治惊邪，食之主短狐。可养，亦辟之。今短狐处多有鸂鶒，五色，尾有毛如船舵，小于鸭。《临海异物志》曰：鸂鶒，水鸟，食短狐，在山泽中无复毒气也。

斑 鷦

一名斑鸠。

味甘，气平，无毒。

《本经》云：主明目。多食其肉，益气，助阴阳。范方有斑鷦丸。是处有之，春分则化为黄褐侯，秋分则化为斑鷦。又有青鷦，气平，无毒。安五脏，助气，虚损，排脓，治血，并一切疮疖痈瘘。又名黄褐侯鸟。《衍义》云：久病虚损人食之，补气，有有斑、无斑、大小数色，其用即一也。

白 鹤

味咸，气平，有毒。

《本经》云：血，主益气力，补劳乏，去风，益肺。肫中砂石子，摩服，治蛊毒邪。今鹤有玄、有黄、有白、有苍，取其白者为良，佗①者次之。

乌鸦

气平，无毒。

《本经》云：治瘦、咳嗽、骨蒸。腊月者，瓦瓶泥煨烧为灰，饮下。治小儿痫及鬼魅。目睛注目中，通治目。《图经》云：今人多用，而《本经》不著，古方有用其羽翅者。葛洪《肘后方》：疗从高堕下、瘀血胀心、面青、短气，用雄乌翅羽七枚，得右翅最良，烧末，酒服之，当吐血，便愈。近世方家多用乌鸦之全者以治急风，其法腊月捕，取翅羽嘴足全者，泥缶固济，大火烧煅，入药。乌犀丸用之。

练鹊

味甘，气温、平，无毒。

《本经》云：益气，治风疾。冬春间取，细剉，炒令香，袋盛于酒中浸，每朝②取酒温服之。似鸜鹆小、黑褐色、食槐子者佳。

鸧鸹肉

鸟似鸠而有帻者是。

味甘，气平，无毒。一云寒。

《本经》云：主五痔，止血，炙食或为散饮服之。陈藏器云：主吃，取炙食之，小儿不过一枚，差也。腊月得者主老嗽。

---

① 佗：通"他"。《正字通·人部》："佗，与他、它通。"
② 朝：原脱，据《政和本草》第十九卷"练鹊"条补。

《日华子》云：治嗽及吃噫、下气，炙食之。作妖可通灵。眼睛和乳点眼，甚明。五月五日取子，去舌端，能效人言。

雄鹊肉

鸟之雌雄难别，其翼左覆右是雄，右覆左是雌。又烧毛作灰内水中，沉者是雄，浮者雌。

味甘，气寒，无毒。

《本经》云：主石淋，消结热。可烧作灰，以石投中散解者是雄也。陈藏器云：雄鹊，下石淋。烧作灰，淋取汁饮之，石即下。《日华子》云：雄鹊，凉，主消渴疾。巢多年者，疗颠狂鬼魅及蛊毒等，烧之，仍呼祟物名号。亦主瘘疮，良。

鹳 骨

有两种，似鹤而巢树者为白鹳，黑色曲颈者为乌鹳。今宜用白者。

味甘，无毒。一云有小毒。一云大寒。

《本经》云：主鬼蛊、诸疰毒、五尸、心腹疾。陈藏器云：鹳脚骨及嘴，主喉痹、飞尸、蛇虺咬及小儿闪癖、大腹痞满，并煮汁服之，亦烧为黑灰饮服。有小毒，杀树木，秃人毛发，沐汤中下少许，发尽脱，亦便不生。人探巢取鹳子，六十里旱。能群飞激云，云散雨歇。其巢中以泥为池，含水满池中，养鱼及蛇以哺其子。《药性论》云：鹳骨，大寒。亦可单用。治尸疰、鬼疰、腹大，炙令黄，为末，空心暖酒服方寸匕。

鸬鹚屎

一名蜀水花。

《本经》云：去面黑䵟䵴①痣。头，微寒，主鲠及噎，烧服之。《药性论》云：鸬鹚鸟粪，有毒，能去面上䵟皰②。《日华子》云：冷，微毒。疗面瘢疵及汤火疮痕，和脂油调傅疔疮。《图经》云：其屎多在山石上，紫色如花，就石上刮取用之。南人用治小儿疳蛔，干碾为末，炙猪肉点与唼，有奇功。

白　鸽

鸠类也。

味咸，气平，无毒。

《本经》云：肉，主解诸药毒及人马久患疥。屎，主马疥。鸽，鸠类，翔集屋间，人患疥食之，立愈。马患疥入鬃尾者，取屎炒令黄，捣为末，和草饲。又云：鹁鸽，暖，无毒。调精，益气，治恶疮疥并风瘙，解一切药毒。病者食之，虽益人，缘恐食多，减药力。白癜、疬疡风，炒，酒服。傅驴、马疥疮，亦可。

博　劳

即百劳。

气平，有毒。毛，主小儿继病。继病，母有娠乳儿，乳③儿有病如疟痢，他日亦相继腹大，或差或发，他人相近，亦能相继。北人未识此病。怀妊者，取毛带之。

鹑

四月已前未堪食。是虾蟆化为也。

《本经》云：补五脏，益中，续气，实筋骨，耐寒温，消结

---

① 䵴：原作"压"，据《政和本草》第十九卷"鸬鹚屎"条改。
② 皰：原作"皷"，据《政和本草》第十九卷"鸬鹚屎"条改。
③ 乳：《政和本草》第十九卷"百劳"条无此字。

热。小豆和生姜煮食之，止泄痢。酥煎，偏令人下焦肥。与猪肉同食之，令人生小黑子。又不可和菌子食之，令人发痔。

啄木鸟

有大有小，有褐有斑，斑者是雄，褐者是雌。穿木食蠹。气平，无毒。

《本经》云：主痔瘘及牙齿疳蟨蛀牙，烧为末，内牙齿孔中，不过三数。《淮南子》云：斫木愈龋。姚大夫云：治瘘，有头出脓水不止，以啄木一只，烧灰，酒下二钱匕。

慈鸦

今谓之寒鸦。似鸟而小、多群飞、作鸦鸦声者是。北土极多，不作膻臭也。

味酸、咸，气平，无毒。

《本经》云：补劳，治瘦，助气，止咳嗽。骨蒸、羸弱者，和五味淹炙食之，良。《食疗》云：主瘦病、咳嗽。骨蒸者可和五味淹炙食之，良。其大鸦不中食，肉涩，只能治病，不宜常食也。以目睛汁注眼中，则夜见鬼神。

鸳 鸯

味咸，气平，小毒。

《本经》云：肉，主诸瘘疥癣病，以酒浸，炙令热，傅疮上，冷更易。食其肉，令人患大风。

鱼 狗

今之翠鸟。

味咸，气平，无毒。陈藏器云：主鲠及鱼骨入肉不可出痛甚者，烧令黑为末，顿服之。煮取汁饮，亦佳。

百舌鸟

陈藏器云：主虫咬，炙食之。亦主小儿久不语。又取其窠及粪，涂虫咬处。今之莺，一名反舌也。

杜　鹃

陈藏器云：初鸣，先闻者主离别。学其声，令人吐血。于厕溷上闻者，不祥。厌之法，当为狗声以应之。俗作此说，《荆楚记》亦云有此言，《楚词》云鹃鴂鸣而草木不芳。人云口出血，声始止，故有呕血之事也。

卷之十

虫鱼部

牡 蛎

君也，贝母为之使，得牛膝、甘草、远志、蛇床良。恶麻黄、吴茱萸、辛夷。一名蛎蛤，一名牡蛤。入药，火煅用。以左顾者是雄，故名。以腹向南视之，口邪①向东则是。或云：以尖头为左顾者。未详孰是。

味咸，气平，微寒，无毒。《汤》云同。入足少阴经。《东》云：涩精，收虚汗。又云：可升可降，阴也。男子梦寐遗精，女子赤白崩中，荣卫往来虚热，便滑大小肠同。《珍》云：主伤寒寒热、温疟身漉漉、惊恚怒气及泄精，女子赤白带下。味咸，尤能软坚积，鼠瘘痈疮皆治之。熬用，又能泻水气。《洁》云：止汗疗崩兼除热，带下崩漏及遗精，涩肠，破血，胁痛皆平。

《本经》云：主伤寒寒热、温疟洗洗、惊恚怒气，除拘缓、鼠瘘、女子带下赤白，除留热在关节、荣卫虚热去来不定、烦满、止汗、心痛气结，止渴，除老血，涩大小肠，止大小便，疗泄精、喉痹咳嗽、心胁下痞热。久服强骨节，杀邪鬼，延年。陈藏器云：捣为粉，粉身，主大人小儿盗汗。和麻黄根、蛇床子、干姜，为粉，去阴汗。肉煮食，主虚损、妇人血气，调中，解丹毒。肉于姜醋中生食之，主丹毒、酒后烦热，止渴。《药性

---

① 邪：歪斜。《玉篇·邑部》："邪，音斜。"

论》云：君。主治女子崩中、止血及盗汗，除风热，止痛，治温疟。又和杜仲，止盗汗。为末蜜丸①，服三十丸，令人面光白，永不值时气。又治鬼交精出、病人虚而多热，加用之并地黄、小草。孟诜云：牡蛎，火上炙，令沸，去壳食之甚美，令人细肌肤，美颜色。又药比来取左顾者，若食之即不拣左右，切②可长食之。海族之中惟此物是贵，北③人不识，不能表其味尔。《海药》云：主男子遗精、虚劳、乏损，补肾，正气，止盗汗，去烦热，治伤热疾，能补养安神，治孩子惊痫，久服身轻。《象》云：治伤寒④寒热、温疟、女子带下赤白，止汗，止心痛气结，涩大小肠，治心胁痞，烧白，杵细用。《珍》云：能软积气之痞。《经》曰：咸能软坚。《心》云：咸，平。熬泄水气。《汤》云《本草》同《本经》。又云：能去瘰疬、一切疮肿。入足少阴。咸为软坚之剂，以柴胡引之，故能去胁下之硬；以茶引之，能消结核；以大黄引之，能除股间肿。地黄为之使，能益精，收涩，止小便，本肾经之药也。贝母为之使，得甘草、牛膝、远志、蛇床子良。恶麻黄、吴茱萸、辛夷。陈藏器云：《衍义》意同，余同《药性论》云。丹溪云：耎⑤痞，治带下、温疟、疮肿，为耎坚收敛之剂。《衍义》云：须烧为粉用，兼以麻黄根等分，同捣，研为极细末，粉盗汗及阴汗。今以牡蛎合于地，人面向午位，以牡蛎顶向子，视之口，口在左者为左顾。

① 丸：原作“元”，据《政和本草》第二十卷“牡蛎”条改。

② 切：《食疗本草》无此字，疑为“且”之误。

③ 北：原作“此”，据《政和本草》第二十卷“牡蛎”条改。

④ 寒：原脱，据《汤液本草》卷下“虫部·牡蛎”条引“《象》云”补。

⑤ 耎：柔软。《汉书·卷七十二·王贡两龚鲍传第四十二》“数以耎脆之玉体犯勤劳之烦毒”颜师古注：“耎，柔也。”

《剚》云：牡蛎咸寒治便滑，除荣卫虚往来热，女人赤白带崩中，男子梦寐精遗泄。《局》云：牡蛎主除寒热疟，补虚止汗更除惊，女人漏血能收血，男子遗精可涩精。牡蛎，固漏血遗精，补虚止汗。

白僵蚕

恶桑螵蛸、桔梗、伏苓、萆薢。用自僵死、白色而条直者为佳。四月取自死者，勿令中湿，湿有毒，不可用。用时仍去绵丝及子，炒过。

味咸、辛，气平，无毒。一云有小毒。《汤》云：有毒。《东》云：治诸喉痹。又云：升也，阴中阳也。去皮肤风动如虫行，主面部黚生如漆点。《垆》云：治惊痫、诸风、男子阴疡音亦、女子崩，发汗，治三虫。《珍》云：能去皮肤风。

《本经》云：主小儿惊痫夜啼，去三虫，灭黑黚，令人面色好，男子阴疡病，女子崩中赤白，产后余痛，灭诸疮瘢痕。《药性论》云：有小毒。治口噤，发汗。主妇人崩中下血不止。与衣中白鱼、鹰屎白等分，治疮灭瘢。《日华子》云：治中风失音并一切风疾、小儿客忤、男子阴痒痛、女子带下。入药除绵丝并子，尽白炒用。又云：蚕蛹子，食，治风及劳瘦。又研，傅蚕病恶疮等。《圣惠》云：治风遍身瘾疹疼痛成疮，用白僵蚕，焙令黄色，细研为末，用酒服之，立差。《斗门》云：治刀斧所伤及一切金疮，以白僵蚕不拘多少，炒令黄色，细研为末，傅之立愈。丹溪云：属火而有土与木，得金气僵而不化。治喉痹者，取其火中清化之气，从以治相火，散浊逆结滞之痰耳。蚕有两三番，惟头番白色、条直者佳。四月取自死者，勿令中湿，湿中有毒，不可用。《集》云：去皮肤风动如虫。《剚》云：白僵蚕咸更辛平，阴内生阳其性温，去肤风动如虫状，治黑黚生于面门①。即《局方》。白僵蚕，治诸风口噤。

真　珠

君也。入药须用新完、未经钻缀者佳。用须久研极细如粉面，方堪服饵。研之不细，伤人脏腑。蚌产珠，谓之珠母。

气寒，无毒。《甄》云：润泽镇心志，傅面好颜容，粉点目中翳，绵裹塞耳聋。

《本经》云：主手足皮肤逆胪②，镇心。绵裹塞耳，主聋。傅面，令人润泽好颜色。粉点目中，主肤翳障膜。《药性论》云：君。治眼中翳障白膜。七宝散用磨翳障，亦能坠痰。《日华子》云：安心，明目，驻颜色。《海药》云：主明目，除面黯，止泄。合知母，疗烦热、消渴。以左缠③根，治儿子麸豆疮入眼。《衍义》云：小儿惊热药亦用之。《剉》云：珍珠润泽安心志，傅面令人好面容，粉点目中磨翳障，裹绵塞耳可除聋。即《局方》。珍珠，安心志，磨翳障。

石　蜜

君也。生山谷岩崖间、色白如膏者良。其人养作之者，亦白而浓厚味美。一云家养白蜜为上，木蜜次之，崖蜜更次。恶芫花、齐蛤。

味甘，气平，微温，无毒。《汤》同。《甄》云：安五脏，养脾气，除心烦，和百药，补中益气，止痛及肠澼。

---

①　白僵蚕咸更辛平……治黑䵟生于面门：《本草歌括》八卷本卷之七"虫鱼部·白僵蚕"条作"白僵蚕主诸风疾，灭䵟令人好面容，更疗惊痫崩漏病，又除口噤缠喉风"。

②　逆胪：手指足趾爪甲际的皮肤枯剥倒卷翘起。《巢氏病源·四肢病·手足逆胪候》："手足爪甲际皮剥起谓之逆胪。"

③　缠：原作"右"，据《政和本草》第二十卷"珍珠"条改。

《本经》云：主心腹邪气、诸惊痫痉，安五脏诸不足，益气，补中，止痛，解毒，除众病，和百药，养脾气，除心烦、食饮不下，止肠澼、肌中疼痛、口疮，明耳目。久服强志轻身，不饥不老，延年神仙。陈藏器云：主牙齿疳䘌、唇口疮、目肤赤障，杀虫。《药性论》云：君。治卒心痛及赤白痢，水作蜜浆，顿服一碗，止。又生姜汁、蜜各一合，水和，顿服之。又常服，面如花红，神仙方中甚贵。治口疮，浸大青叶合之。《梅师方》：肛门主肺，肺热即肛塞、肿缩、生疮，白蜜一升，猪胆一枚，相和，微火煎，令可丸，丸长三寸，作挺，涂油，内下部，卧，令后重，须臾通泄。雷公云：凡炼蜜，一斤只得十二两，若火少、火过并用不得。《汤》云《本草》同《本经》。《液》云：凡炼蜜，必须用火熬开，以纸覆经宿，纸上去蜡尽，再熬色变，不可过度，令熟入药。丹溪云：甘喜入脾，其多之害必生于脾，而西北人得之有益，东南人得之未有不病者，亦气之厚薄不同耳。虽然，东南地下多湿，宜乎其为害也；西北地高多燥，宜乎得之为益也。《本草》云：除众病，和百药。《制》云：石蜜甘平安五脏，补中止痛养心脾，调和百药兼益气[1]，止痢须知蜡更宜。即《局方》。

蜜　蜡

使也，恶芫花、齐蛤。即蜜脾底也。初时香嫩，重煮治乃成，药家应用。

味甘，气微温，无毒。

《本经》云：主下痢脓血、补中、续绝伤、金疮，益气，不

---

[1]　兼益气：《本草歌括》八卷本卷之七"虫鱼部·石蜜"条作"除诸病"。

饥耐老。

白　腊

使也。一名虫腊。属金。冬青树上细虫食树液而生者。

味甘，气平，无毒。

《本经》云：疗久泄澼后重见白脓，补绝伤，利小儿，久服轻身不饥。《药性论》云：使。主妊孕妇人胎动、漏下血不绝欲死，以蜡如鸡子大，煎消三五沸，美酒半升投之，服之差。又和松脂、杏仁、枣肉、茯苓等分合成，食后服五十丸便不饥，功用甚多。又云：主下痢浓血。《集》云：全禀收敛坚凝之气，外科之要药。生肌，止血，定痛，接骨，续筋，补虚，与合欢树皮同入长肌肉药膏用，神效。

龟　甲

水中神龟也。恶沙参、蜚蠊，畏狗胆。卜师钻过多者名败龟板，大者良。入药用生脱者，勿令中湿，湿即有毒。凡用，酥、猪脂、酒皆可炙。

味咸、甘，气平，有毒。一云无毒。《东》云：坚筋骨，疗崩疾。《逮》云：治痎疟五痔、伤寒劳复并阴蚀，主癥瘕漏下、小儿合囟及头疮。

《本经》云：主漏下赤白、破癥瘕、痎疟、五痔、阴蚀、湿痹、四肢重弱、小儿囟不合、头疮难燥、女子阴疮及惊恚气、心腹痛、不可久立、骨寒、中热、伤寒劳复或肌体寒热欲死，以作汤，良。久服轻身不饥，益气资智，亦使人能食。陶隐居云：用之当炙。生龟溺，甚疗久嗽，亦断疟。肉，作羹臛，大补而多神灵，不可轻杀。《唐本注》云：龟，取以酿酒，主大风、缓急、四肢拘挛，或久瘫缓、不收摄，皆差。肖炳云：壳，主风脚弱，炙之，末，酒服。《药性论》云：龟甲，无毒。烧灰，治小儿头疮不燥。骨，带入山，令人不迷。血，治脱肛。灰，亦治脱肛。《日华子》云：卜龟钻遍者名败龟，治血麻痹，入药酥炙用。孙真人云：十二月勿食龟肉，损命，不可辄食，杀人。《图经》云：方书中用败龟取钻灼之多者，一名漏天机。入药须用神龟，神龟底壳当心前有一处四方透明如琥珀色者是矣。陈藏器云：龟溺，主耳聋，滴耳中，差。《北梦琐言》云：龟之性妒，而与蛇交，或雌蛇至，有相趁斗噬，力小者或至毙。采时取雄龟于瓷碗中，或小盘中置之，于后以鉴照，龟既见鉴中影，往往淫发而失尿，急以物收取。《集》云：主腰背酸疼，大有补阴之功，力猛。兼去瘀血，续筋骨，治劳倦。又云：龟乃阴中至阴之物，禀北方之气而生，故能补阴血不足。又方家以其灵于物，故用以补心，甚验。《衍》云：龟甲破癥除漏下，小儿合囟治头疮，更攻疟痔并阴蚀，劳复伤寒用作汤。即《局方》。

露蜂房

用树上悬得风露者。恶干姜、丹参、黄芩、芍药、牡蛎。七月七日采，阴干。有大小二种，入药并炙用。《局》云：炙过微炒方可用。

味苦、咸，平，有毒。《疌》云：主惊痫、瘈疭、癫邪、蛊毒、齿痛、乳疼、肿毒、肠痈、瘰疬。

《本经》云：主惊痫、瘈疭、寒热邪气、癫疾、鬼精蛊毒、肠痔，火熬之，良。又疗蜂毒、毒肿。《别录》云：乱发、蛇皮三味合烧，酒服方寸匕，日三，主恶疽、附骨痈根在脏腑历节肿，出疔肿、恶脉诸毒，皆差。又水煮一服五合，汁下乳石热毒、壅闷，服之，小便中即下石末，大效。灰之酒服，主阴痿。

《药性论》云：土蜂房，亦可单用，不入服食。能治痈肿不消，用醋水调涂，干即更易。《日华子》云：微毒。治牙齿疼、痢疾、乳痈、蜂叮①恶疮，即煎洗，入药并炙用。《图经》云：古今方书治牙齿汤多用之。亦解蛊毒，又主乳石发动、头痛、烦热、口干、便旋赤少者，取十二分炙，以水二升煮，取八合，分温再服，当利小便，诸恶毒随便出。又瘰疬成瘘作孔者，取二枚炙，末，腊月猪脂和涂孔上②，差。《局》云：露蜂房治蜂叮肿，虫痔惊痫火熬良，更疗乳痈除痢疾，煎汤灌齿洗疽疮。

鳖甲

使也，恶矾石、理石。生取甲，剔去肉，良。不用煮脱，须醹醋浸，炙黄色用。凡使要绿色、九肋、多裙、重七两者为上，要去裙。不可合苋菜食，其肉下有如王字形者不可食。又赤足及头、足不能缩并独目者，有大毒，杀人。

味咸，气平，无毒。《东》云：治劳疟，破癥瘕。《垚》云：破血瘕，疗血，下气，主崩漏、消肿、堕胎，除瘀血，涂肛去痔。

《本经》云：主心腹癥瘕坚积、寒热，去痞③、息肉、阴蚀痔、恶肉，疗温疟、血瘕、腰痛、小儿胁下坚。《药性论》云：鳖甲，使。主宿食、癥块、痃癖、冷气痕、劳瘦、下气，除骨热、骨节间劳热、结实拥塞，治妇人漏下五色、羸瘦者，但烧甲，令黄色，末④，清酒服之，方寸匕，日二服。又方，诃梨

---

① 叮：原作“丁”，据《政和本草》第二十一卷“露蜂房”条改。
② 上：原作“子”，据《政和本草》第二十一卷“露蜂房”条改。
③ 痞：《汤液本草》卷下“虫部·鳖甲”条引“《本草》云”作“鼻中”。
④ 末：原作“未”，据《政和本草》第二十一卷“鳖甲”条改。

勒皮、干姜末等分，为丸，空心下三十丸，再服，治癥癖病。又治痃癖气久，醋炙黄，末，牛乳一合，调一匙，可朝朝服之。又和琥珀、大黄作散，酒服二钱匕，少时恶血即下。若妇人小肠中血下尽，即休服。《日华子》云：鳖甲，去血气，破癥结、恶血，堕胎，消疮肿并扑损瘀血、疟疾、肠痈。《图经》云：鳖甲，古今治瘕癖虚劳方中用之最多。雷公云：治气，破块，消癥。又治劳，去热。《圣惠》云：治久患劳疟癖等方，用鳖甲三两，涂酥炙令黄，去裙为末，临发时温酒调下二钱。梅师云：难产，取鳖甲烧末，服方寸匕，立出。《汤》云《本草》同《本经》。《衍义》云：治劳瘦，除骨热，极佳。丹溪云：鳖肉，补阴。《左传》云：三足者为能，不可食。凡使，须九肋者佳。《药性》云：治劳瘦，除骨热，酽醋炙黄用。又治心腹癥瘕、坚积，尤效。《制》云：鳖甲治崩仍疗疟，癥瘕痃癖用尤奇，又除骨节间劳热，鸡子同餐却不宜。即《局方》。鳖甲，主劳热、骨蒸。

鳖 肉

目陷者及合鸡子食之，杀人。不可合苋菜食之，赤足亦不可食。

味甘。一云冷。

《本经》云：主伤中，益气，补不足。陈藏器云：鳖，主热气湿痹、腹中激热，细辨，五味煮食之，当微泄。孟诜云：鳖，主妇人漏下、羸瘦。中春月食之美，夏月有少腥气。《日华子》云：鳖，益气，调中，妇人带下，治血瘕、腰痛。《图经》云：肉食之，亦益人。补虚，去血热。但不可久食，则损人，以其性冷耳。《千金》云：妊娠勿食鳖肉，令子项短。

鳖 头

《唐本注》云：头烧为灰，主小儿诸疾，又主产后阴脱下坠、尸疰、心腹痛。《药性论》云：头，烧灰，疗脱肛。《日华子》云：头血，涂脱肛。《千金》云：治脱肛历年不愈，死鳖头一枚，烧令烟绝，捣末，以傅肛上，手按捼之。《千金翼》云：治丈夫阴头痈，鳖甲一枚，烧灰末之，以鸡子白和傅之，良。

蚱 蝉

使也。生杨柳上。五月采，蒸干之，勿令蠹。蚱蝉，蝉声也，与《月令》所记"蝉始鸣"者同。《局》云：去嘴、足，洗干，微炒用。

味咸、甘，气寒，无毒。一云味酸。

《本经》云：主小儿惊痫、夜啼、癫病、寒热、惊悸、妇人乳难、胞衣不出，又堕胎。《药性论》云：使，味酸。主治小儿惊哭不止，杀疳虫，去壮热，治肠中幽幽作声。《局》云：蚱蝉即是枯蝉蜕，主治惊痫作夜啼，非特小儿为要药，妇人产难亦能医。

蝉 蜕

使也。

《别录》云：壳名枯蝉，主小儿痫、女人生子不出。灰服之，主久痢。《药性论》云：使。治小儿浑身壮热、惊痫，兼能止渴。《汤》同。《圣惠》云：治风头旋，用蝉壳二两，微炒为末，非时温酒下一钱匕。《集验》云：治风气客皮肤瘙痒不已，蝉蜕、薄荷叶等分为末，酒调一钱匕，日三服。《御院》云：治头风目眩，蝉蜕末，饮汤下。《心》云：治同蛇蜕。去翳膜用之，取其意也。《衍义》云：治目昏翳。又水煎汁，治小儿出痘疹不快，良。蝉蜕，消风，断小儿夜哭。《疌》云：蝉蜕甘寒最定惊，堕胎下乳疗肠鸣，杀疳退热除惊哭，止渴消风总可行。

蝉　花

七月采。生苦竹林者良。花出土上，用去甲土。有一种蝉，其蜕壳头上有一角如花冠状，谓之蝉花，入药最佳。

味甘，气寒，无毒。

《本经》云：主小儿天吊、惊痫、瘈疭、夜啼、心悸。《汤》云《本草》同《本经》。

乌贼鱼骨

俗名海螵蛸。使也，恶白薮、白及、附子。凡使，要上文顺。若上文横，不入药，是沙鱼骨。

味咸，气微温，无毒。一云有小毒。《东》云：止带下，除崩漏、目翳。《疌》云：破癥瘕，止漏，通经，并水肿，除目翳，止脓，敛肉及心疼。

《本经》云：主女子漏下赤白经汁、血闭、阴蚀肿痛、寒热、癥瘕、无子、惊气入腹痛环脐、阴中寒肿，令人有子。又止疮多脓汁不燥。肉，味酸，气平。主益气、强志。《唐本注》云：鱼骨，疗牛马目中障翳，亦疗人目中翳，用之良也。陈藏器云：鱼骨，主小儿痢下，细研为末，饮下之。亦主妇人血瘕。杀小虫并水中虫。投骨于井中，虫死。腹中墨，主血刺心痛，醋摩服之。《药性论》云：鱼骨，使，有小毒。止妇人漏血及耳聋。孟诜云：鱼骨，主目中一切浮翳，细研，和蜜点之。又骨，末，治眼中热泪。《日华子》云：乌贼鱼，通月经。骨，疗血崩，杀虫。心痛甚者，炒其墨，醋调服。《食疗》云：骨，主小儿、大人下痢，炙令黄，去皮，细研成粉，粥中调服之，良。久食之，主绝嗣无子，益精。《千金》云：治丈夫阴头痈不能治，乌贼骨末粉傅之，良。《局》云：海螵蛸即乌贼骨，主疗阴疮及耳聋，止痢杀虫除目翳，女人专用治崩中。乌贼骨，退翳，杀虫，治崩，攻痢。

斑蝥

使也，马刀为之使，畏巴豆、丹参、空青、恶肤、青豆花。七、八月大豆盛时，此虫多在叶上，长五六分，甲上黄黑斑文，乌腹，尖啄，如巴豆大，就叶上采之，阴干。用除翼、足，糯米中炒熟，米黄为度，生则吐泻人。《衍义》云：能溃人肉，治淋药多用。极苦，人尤宜斟酌。

味辛，气寒，有毒。一云有大毒。《汤》同。《疌》云：主蛊毒、诸痈、瘰疬，通经，尤大热，行水道，堕胎，破血，烂肉及通肠。

《本经》云：主寒热、鬼疰、蛊毒、鼠瘘、疥癣、恶疮、疽蚀、死肌，破石癃、血积，伤人肌，堕胎。《药性论》云：使。治瘰疬，通利水道。《日华子》云：疗淋疾，傅恶疮瘘烂。入药除翼足，熟炒用，生即吐泻人。《经验》云：治大人、小儿瘰疬内消方，斑蝥一两，去翅足，用粟米一升同斑蝥炒，令米焦黄，去米不用，细研，入干薄荷末四两，同研，令匀，以乌鸡①子清丸如绿豆大，空心腊茶一丸，加至五丸，却每日减一丸，减至一丸后，每日服五丸。《制》云：斑蝥主治疮疽疬，堕胎通淋破血癃，入药要知当熟炒，令人吐泻只缘生。即《局方》。斑蝥，熟炒，不宜生。通淋，堕孕，能宣瘰疬之疵。

---

① 鸡：原脱，据《政和本草》第二十二卷"斑蝥"条补。

蚺音髯**蛇胆**

大者、三二围、在地行住、不举头者是，举头者非。此胆剔取如米粟，著净水上浮游水上、回旋行走者为真。多著亦即沉散。其少著径沉者，诸胆、血并尔。

味甘、苦，气寒，有小毒。

《本经》云：主心腹䘌痛、下部䘌疮、目肿痛。膏，气平，有小毒。主皮肤风毒、妇人产后腹痛余疾。陶云：膏，疗伯牛疾①。《药性论》云：胆，臣。主下部虫，杀小儿五疳。孟诜云：膏，主皮肉间毒气。肉，作鲙食之良。除疳疮、小儿脑热，水渍注鼻中。齿根宣露，和麝香末傅之。其胆难识，多将诸胆代之。可细切于水中，走者真也。又猪及大虫胆亦走，迟于此胆。陈藏器云：胆，主破血，止血痢、蛊毒、下血、小儿热丹、口疮、疳痢。肉，主飞尸游蛊、喉中有物吞吐不出者，作鲙食之。《朝野佥载》云：肉，治大风，食之三五日，顿觉渐可，百日平复。

蛇　蜕音税

臣也，畏磁石及酒。五月五日、十五日取之良。要用白如银色、须完全石上者佳。火熬之良。《局》云：炙过，或烧成灰用。

味咸、甘，气平，无毒。一云有毒。《汤》同。《珍》云：去翳膜。

《本经》云：主小儿百二十种惊痫、瘛疭、癫疾、寒热、肠

---

① 伯牛疾：指代麻风病。伯牛，鲁国人，孔子弟子，姓冉名耕，伯牛是其字。《论语·雍也》载"伯牛有疾，子问之，自牖执其手"，人多认为伯牛所患为麻风病。

痔、蛊毒、蛇痫、弄舌、摇头、大人五邪、言语僻越、恶疮、呕咳、明目，火熬之良。陶云：烧之，甚疗诸恶疮。陈藏器云：主疟，取正发日，以蜕皮塞病人两耳。临发，又以手持少许，并服一合盐醋汁，令吐也。《药性论》云：臣，有毒。能主百鬼魅，兼治喉痹。《日华子》云：治蛊毒，辟恶，止呕逆，治小儿惊悸、客忤，催生。疬疡、白癜风，煎汁傅。入药并炙用。《圣惠》云：小儿重腭、断肿痛，烧末傅之，效。姚和众云：小儿重舌，焦炙，研末，日三傅舌下，一度著一豆许。《秘录》云：治小儿头面身上生诸疮，烧末，和猪脂傅上。初虞世云：治陷甲入肉常有血疼痛，蛇皮一条烧存性，雄黄一弹子，同研，以温浆水洗疮，针破贴药。《汤》同《日华》云。《心》云：去翳膜用之，取其意也。《局》云：蛇蜕主除惊瘫疭，更攻疬疬缠喉风，催生明目消肠痔，治疟临时塞鼻中。蛇蜕，主瘫疭、惊风，催生，明目。

白花蛇

君也。九月、十月采捕之，火干，去头尾，酒浸三日，弃酒去皮骨。白花者良，用干蛇以眼不陷为真。《衍义》云：诸蛇鼻向下，此蛇鼻向上，背有方胜①花纹，以此得名。此物毒甚，不可不防。

味甘、咸，气温，有毒。《东》云：治瘫痪，除风痒、癞疹。《疌》云：主中风瘫痪喎斜及疥癞大风。用去头尾，只取中段。

---

① 方胜：由两个斜方形部分重叠相连而成的形状。《西厢记》第三本第一折"叠做个同心方胜儿"王季思注："胜本首饰，即今俗所谓彩结。方胜，则谓结成方形者。"

《本经》云：主中风湿痹不仁、筋脉拘急、口面㖞斜、半身不遂、骨节疼痛、大风疥癞及暴风瘙痒、脚弱不能久立。《药性论》云：君。主治肺风鼻塞、身生白癜风、疬疡斑点及浮风瘾疹。《图经》云：治风速于诸蛇，然有大毒，头尾各一尺尤甚，不可用，只用中段①。干者以酒浸，去皮骨，炙过收之，不复蛀坏。其骨须远弃之，不然刺伤人，与生者殆同。《局》云：白花蛇肉与乌蛇，主治诸风口面斜，湿痹拘挛疮疥癞，制为圆散酒宜加。白花蛇，主诸风湿痹、拘挛兼疥癞。

乌　蛇

君也。背有三棱，色黑如漆，性善，不噬物。炙入丸散，浸酒合膏。江东有黑稍蛇，亦是其类。又云：尾细尖长者佳，眼不陷为真。酒浸，去头尾，炙熟，去皮骨用。《衍》云：尾细长、能穿小铜钱一百文者佳。乌蛇脊高，世谓之剑脊乌稍。

味甘，气平，有小毒。一云：无毒。《东》云：疗不仁，去疮疡风热。《汤》云：无毒。

《本经》云：主诸风瘙瘾疹、疥癣、皮肤不仁、顽痹、诸风用之。《药性论》云：君，味甘，平，有小毒。治热毒风、皮肌生疮、眉髭脱落、疬痒疥等。《汤》云同《本经》。能缠物至死。

蝎

形紧小者良。捕得火逼干死，收用之，去腹中土。有用全者，有用稍者，稍力尤切，去毒用。

味甘、辛，有毒。《东》云：主风瘫。《圭》云：搜风，治

---

① 段：原作"断"，《政和本草》第二十二卷"白花蛇"条引同，据上文改。

搐，祛涎，疗疹，安肾，半身不遂，小儿惊痫。

《本经》云：疗诸风瘾疹及中风、半身不遂、口眼㖞斜、语涩、手足抽掣。《日华子》云：蝎，平。《图经》云：古今治中风抽掣手足及小儿惊搐方多用蝎。《衍义》云：小儿惊风不可缺，又酒服治耳聋。《制》云：蝎即蚰蜒宜紧小，主除瘾疹疗诸风，小儿惊搐方多用，酒服尤能治耳聋。即《局方》。全蝎，有毒，须当去。能透耳聋，疗诸风、惊搐。

五灵脂

此是寒号虫粪也。出北地。先以酒研飞炼，令去沙石佳，色黑如铁。治崩，炒过。

味甘，气温，无毒。《汤》同。《东》云：治崩漏，理血气之刺痛。《垚》云：行诸气，通经又治经，治肠风、产后血晕并心痛。

《本经》云：主疗心腹冷气、小儿五疳，辟疫，治肠风，通利气脉，女子月闭。《图经》云：治伤冷积聚及小儿、女子方中多用之。今医治产妇血晕昏迷、上冲闷绝、不知人事者，五灵脂二两，一半炒熟，一半生用，捣罗为散，每服一钱，温熟水调下。如口噤者，以物斡①开口灌之，入喉即愈，谓之独胜散。又治血崩不止方，五灵脂十两，为末，以水五大盏煎至三盏，去滓澄清，再煎为膏，入神曲末二两，合和丸如梧子大，每服二十丸，温酒下，空心服，便止。诸方用之极多。《经效》云：治妇人血痛气刺不可忍失笑散，五灵脂净好者、蒲黄等分为末，用好醋一勺熬成膏，再入水一盏，同煎至七分，热服，立效。又治妇人经血不止，五灵脂，末，炒令过熟，出尽烟气，每服

---

① 斡（wò 沃）：旋转。《广雅·释诂》："斡，转也。"

大两钱，用当归两片，酒一中盏，与药末同煎至六分，去滓热服，连三五服，效。《汤》云《本草》同《本经》。丹溪云：能行经血，亦能止血，不能生血。此即寒号虫粪也。《本草》云：治心腹冷气、妇人心痛、血气刺痛，甚效。《衍义》曰：有人病眼中翳往来不定，如此乃是血所病也。盖心生血，肝藏血，肝受血则能视，目病不治血为背理。此物入肝最速。又有被毒蛇所伤已昏困，用五灵脂一两，雄黄半两，为末，以酒调二钱，灌之遂苏，仍以药滓涂咬处，良。久复灌二钱，其苦皆去。《制》云：灵脂治产昏迷证，通利阴人血不行，更治肠风并冷①气，若还炒过可除崩。五灵脂，行经闭、产妇血晕昏迷。

鲫　鱼

不可合猪肝、雉肉食。食鲫鱼，不得食沙糖，令人成疳②虫。子，不可与猪肉同食。

味甘，气温。一云平，无毒。

《本经》云：主诸疮，烧以酱汁涂之，或取猪脂煎用。又主肠痈。合莼作羹，主胃弱不下食。作鲙，主久赤白痢。头灰，气温，主小儿头疮、口疮、重舌、目翳。《蜀本》云：味甘，温。止下痢，多食亦不宜人。孟诜云：平胃气，和中，益五脏，和莼作羹食良。子，调中，益肝气。《日华子》云：平，无毒。温中，下气，益不足。作鲙，治肠澼、水谷不调及赤白痢。烧灰，以傅恶疮，良。又酿白矾烧灰，治肠风血痢。头烧灰，治嗽。陈藏器云：头，主咳嗽，烧为末服之。肉，主虚弱，五味

---

① 冷：《药性指掌》"灵脂"条作"逆"。
② 疳：原作"甘"，据《政和本草》第二十卷"鲫鱼"条引《食疗》改。

熟煮食之。鲙，亦主赤白痢及主野鸡病。《食疗》云：食之平胃气，和中，益五脏，以莼作羹，良。作鲙食之，止暴下痢。和蒜食之，有少热。和姜、酱食之，有少冷。又夏月热痢，可食之，多益。冬月则不治也。骨烧为灰，傅恶疮上，三五次可。《外台秘要》云：治患肠痔、大便常有血，食鲫羹，及随意任作饱食。孙真人云：治牙齿疼，取鲫鱼内盐花于其中，烧作灰，末傅之，差。丹溪云：诸鱼皆属火，惟鲫鱼属土，故能入阳明而有调胃实肠之功。若食之多者，未尝不动火也。诸鱼皆然。《食医心镜》云：治脾胃气冷、不能下食、虚弱无力。鹘突羹，鲫鱼半斤，细切起，作鲙，沸豉汁热投之，着胡椒、干姜、莳萝、橘皮等末，空腹食之。《局》云：鲫疗诸疮烧作灰，肠风下血亦能追，痢分赤白堪为鲙，补胃和中效可知。鲫，治肠风下血，宜作鲙。作羹治痢，无分赤白。

桑螵蛸

臣也，得龙骨良，畏旋覆花。桑枝上者兼得桑皮之津，故以为佳。螳螂子也。二、三月采，蒸之，当火炙用，不尔令人泄。伪者亦以胶著桑枝之上，不宜入药。《局》云：去头翅足，炙过用。

味咸、甘，气平，无毒。《东》云：疗遗精之泄。

《本经》云：主伤中、疝瘕、阴痿、益精、生子、女子血闭腰痛，通五淋，利小便水道，又疗男子虚损、五脏气微、梦寐失精遗溺，久服益气养神。《注》云：得龙骨，疗泄精。《药性论》云：臣，畏戴椹。主男子肾衰、漏精、精自出，患虚冷者能止之，止小便利，火炮令热，空心食之。虚而小便，加而用之。《集》云：白浊、小便不利，不可缺也。《衍义》曰：男子小便日数十次，如稠米泔，色亦白，心神恍惚，瘦瘁，食减，以女劳得之，令服此桑螵蛸散，未终一剂而愈。安神魂，定心志，治健忘、小便数，补心气。桑螵蛸、远志、菖蒲、龙骨、人参、伏神、当归、龟甲醋炙，已上各一两为末，夜卧，人参汤调下二钱。如无桑上者，即用余者，仍须以炙桑白皮佐之，量多少可也。盖桑白行水，意以接螵蛸就肾经，用螵蛸之意如此。然治男女虚损、益精、阴痿、梦失精、遗溺、疝瘕、小便白浊、肾衰不可缺也。《局》云：桑上螵蛸能补肾，专攻遗溺及遗精，炮令黄色方堪用，不尔令人泄病生。桑螵蛸，补肾，主泄精、遗溺。

牡 鼠

气微温，无毒。一云味甘。一云凉。

《本经》云：疗踒折，续筋骨，捣傅之，三日一易。四足及尾，主妇人堕胎易出。孟诜云：牡鼠，主小儿痫疾、腹大贪食者，可以黄泥裹烧之，细拣去骨，取肉，和五味汁作羹与食之。勿冷食，著骨甚瘦人。《日华子》云：鼠，凉，无毒。治小儿惊痫疾，以油煎，令消。入蜡傅汤火疮，生捣罯折伤筋骨。《千金》云：医工针折入肉，以鼠脑傅之。《肘后》云：箭镞及诸刀刃在咽喉、胸膈诸隐处不出方，杵鼠肝并脑傅之。

鼠 肉

气热，无毒。

《本经》云：主小儿哺露大腹，炙食之。

鼠 粪

气微寒，无毒。

《本经》云：主小儿痫疾、大腹、时行劳复。陶云：牡鼠，父鼠也。其屎两头尖，专治劳复。鼠目，主明目，夜见书，术家用之。腊月鼠，烧之辟恶气。膏①，煎之，亦治诸疮。胆，主目暗。但方死胆即消，故不可得之。《日华子》云：雄鼠，屎头尖硬者是。治痫疾，明目。葱、豉煎服，治劳复。足，烧食，催生。《外台秘要》云：治劳复方用鼠屎头尖者二十杖，豉五合，水二升，煮取一升，并服。《汤》云：豭②鼠粪，治伤寒劳复。《经》言牡鼠粪两头尖者是，或在人家诸物中遗者。

海 蛤

臣也，蜀漆为之使，畏狗胆、甘遂、芫花。以大而有紫斑文者为文蛤。而海蛤、海中烂蛤久在泥沙，为风波涛③洗，自然圆净。此有大小，而以小者久远为佳，不必一一雁腹中出也。文蛤，是未烂壳、犹有文理者。此乃新旧不同，止一物而二名也。然海蛤难得真烂久者，海人多以它蛤壳经风涛摩荡莹滑者伪作之，殊无力。

味苦、咸，气平，无毒。一云味咸，有小毒。

《本经》云：主咳逆、上气、喘息、烦满、胸痛、寒热，疗阴痿。《别本注》云：主十二水满急痛，利膀胱大小肠。肖炳云：止消渴，润五脏，治服丹石人有疮。《药性论》云：臣。能治水气浮肿，下小便，治嗽逆上气，主治项下瘤瘿。《日华子》云：治呕逆、阴痿、胸胁胀急、腰痛、五痔、妇人崩中带下病。此即鲜蛤。又雁食后粪中出，有文彩者为文蛤，无文彩者为海蛤。乡人多将海岸边烂蛤者、被风涛打磨莹滑者伪作之。《图经》云：仲景《伤寒论》曰病在阳，应以汗解，反以冷水潠

---

① 膏：原作"羔"，据《政和本草》第二十二卷"牡鼠"条改。

② 豭（jiā 加）：雄性动物。《广雅·释兽》："豭，雄也。"

③ 涛：原作"澜"，据《政和本草》第二十卷"海蛤"条引《图经》改。

之，若水灌之，其热被却不得去，弥更益烦，皮上粟起，意欲饮水反不渴者，文蛤散主之。文蛤五两，一味捣末，以沸汤和一方寸匙，汤用五合。此方多用，殊效。《局》云：海蛤即同文蛤是①，主除水气四肢浮，喘烦咳逆还须用，项下犹能去瘿瘤。海蛤，消水气，去瘿瘤。

文 蛤

生东海，表有文。海蛤、文蛤二物元同一类，但以新旧为名。文具海蛤条下。

味咸，气平，无毒。

《本经》云：主恶疮蚀、五痔、咳逆、胸痹、腰痛、胁急、鼠瘘、大孔出血、崩中、漏下。《千金翼》云：治急疳蚀口鼻数日尽欲死，文蛤粉、腊月脂和涂之。《汤》云《本草》同《本经》。《千金》又云：能利水，坠痰，软坚，止渴，收涩固济，蛤粉也。咸能走肾，可以胜水。文蛤，尖而有紫斑。丹溪云：蛤粉，治疝气，能降，能消，能软，能燥，同香附末、姜汁调服以治痛，以蛤蜊壳火煅过，研为粉，不入煎剂。

木 虻

五月取。木虻、蜚虻皆能啖牛马血，而方家②相承，只用蜚虻，它不复用。入药须炒，去翅足。

味苦，气平，有毒。

《本经》云：主目赤痛、眦伤泪出、瘀血、血闭寒热、酸慵、无子。

---

① 是：《本草歌括》八卷本卷之七"虫鱼部·海蛤"条作"类"。
② 家：原脱，据《政和本草》第二十一卷"木虻"条引《图经》补。

蜚 虻

即虻虫。使也，恶麻黄。五月取，腹有血者良。入丸散，除去翅足，炒用之。状如蜜蜂，黄色。

味苦，气微寒，有毒。《汤》云同。

《本经》云：主逐瘀血、破下血积、坚痞、癥瘕、寒热，通利血脉及九窍、女子月水不通、积聚，除贼血在胸腹五脏者及喉痹结塞。陶云：即今啖牛马血者。伺其腹满，掩取干之。方家呼虻虫。《日华子》云：破癥结，消积脓，堕胎。入丸散，去翅足，炒用之。《汤》云《本草》同《本经》。《局》云：蜚虻元即是虻虫，主治阴人月不通，入药炒除双翅足，癥瘕血积最能攻。虻虫，破癥瘕、血积、经闭，通渠。

水 蛭

使也，畏盐及石灰。一名蚂蟥。能咂牛、马、人血。取水中小者用之，腹中有子者去之。极难修制，须细剉后用微火炒，令黄色，乃熟。不尔，入腹生子为害。五、六月采，暴干。

味咸、苦，气平，微寒，有毒。《汤》同。

《本经》云：主逐恶血、瘀血、月闭，破血瘕积聚，无子，利水道，又堕胎。《药性论》云：使。主破女子月候不调、欲成血劳癥块，能治血积聚。《日华子》云：破癥结。《汤》云《本草》同《本经》。又云：炒用，畏盐。苦走血，咸胜血。仲景抵当汤用虻虫、水蛭，咸、苦以泄蓄血，故《经》云有故无殒也。虽可用之，亦不甚安。莫若四物汤加酒浸大黄各半下之，极妙。《局》云：水蛭名蛭即蚂蟥，消癥散结利膀胱，下胎破血调经闭，善吮痈疽理折伤。水蛭，吮痈疽，通经，破血。

䗪 虫

使也，畏皂荚、菖蒲。十月取，暴干。生人家墙壁下湿土中，状如鼠妇，大者形扁如鳖，今小儿多有以负物为戏。

味咸，气寒，有毒。《汤》同。

《本经》云：主心腹热洗洗、血积癥瘕，破坚，下血闭，生子大良。《图经》云：仲景治杂病方，主久瘕积结，有大黄䗪虫丸。又大鳖甲丸，并治妇人药，并用䗪虫，以其有破坚积下血之功也。《汤》云《本草》同《本经》并仲景。《衍义》云：乳汁不行，研一枚，水半合，滤清汁服，勿令服药人知之。《局》云：䗪虫土鳖一般名，血积癥瘕最破坚，仲景方中尝用此，鼠坏墙壁土中生。䗪虫，破坚癥，磨血积，伤寒方内不曾无。

鼠 妇

多在下湿地瓷器底及土坑中，今人所谓湿生虫也。五月五日取及人家地上。

味酸，气温，微寒，无毒。《汤》同。

《本经》云：主气癃不得小便、妇人月闭、血瘕、痫痓、寒热，利水道。《日华子》云：鼠妇虫，有毒。通小便，能堕胎。《图经》云：仲景主久疟大鳖甲丸使之，以其主寒热也。《汤》云《本草》同《本经》。《局》云：鼠妇消癃利小便，能通月闭整癫痫，应知久疟长沙法，鳖甲丸①中主热寒。鼠妇，通月闭，利便癃，仲景使之医久疟。

蜘 蛛

凡使，勿用五色者兼大身上有刺毛生者。凡用，要在屋西向有网、身小尻大、腹内有苍黄脓者真也。凡用，去头足了，

---

① 丸：原作"圆"，以避宋钦宗赵桓名讳，今改回原字。

研如膏，投入药中用。

气微寒。一云斑蜘蛛，冷，无毒。《汤》云：微寒。

《本经》云：主大人小儿癀。七月七日取其网，疗喜忘。陶隐居云：止用悬网，状如鱼罾①者，亦名蚰蚨。蜂及蜈蚣螫人，取置肉上，则能吸毒。又云：断疟及干呕、霍乱，术家取其网著衣领中辟忘。《别录》云：疗小儿大腹疔奚、三年不行者。又主蛇毒、温疟、霍乱，止呕逆。其网缠赘疣七日，消烂，有验。《日华子》云：斑蜘蛛，冷，无毒。治疟疾，疗肿。网，七日朝取食，令人巧，去健忘。又云：壁钱虫，平，微毒。治小儿吐逆，止鼻洪并疮，滴汁傅鼻中及疮上，并傅瘘疮，是壁上作茧蜘蛛也。长脚者，俗呼为喜子。《图经》云：蛇啮者，涂其汁。小儿腹疳者，烧熟啖之。赘疣者，取其网丝缠之。蜂及蜈蚣螫者，生置痛处，令吸其毒，皆有验。然此虫中人尤惨，惟饮羊乳汁可制其毒也。《传信方》云：仲景治杂病方，疗阴狐疝气偏有大小、时时上下者，蜘蛛散主之。蜘蛛十四枚熬焦，桂半两研细为散，每服八分匙，酒调服，日再。蜜丸亦通。《汤》云《本草》同《本经》并《传信方》。《外台秘要》：崔氏治疣目，以蜘蛛网丝绕缠之，自落。治背疮弥验方，取户边蜘蛛，杵以醋和，先挑四畔，令血出、根稍露，用药，干即易，且至午拔根出，大有神效。又治鼠瘘肿核痛，若已有疮口出脓水者，烧蜘蛛二七枚傅，良。《广利方》：治蝎螫人，研蜘蛛汁傅之，差。孙真人云：蜈蚣咬，取蜘蛛一枚，咬处安，当自饮毒，蜘蛛死。《局》云：蜘蛛瘘疬背疮良，研塞蚛牙傅脱肛，㖞僻口斜腮上

---

① 罾（zēng 曾）：用竹杆或木棍做支架的方形鱼网。《说文·网部》："罾，鱼网也。"

擦，喜忘取网著衣纲。蜘蛛，治脱肛、狐①臭。

蛴螬

臣也，蜚蠊为之使，恶附子。生河内平泽及人家积粪草中。反行者良。

味咸，气微温，微有毒。

《本经》云：主恶血、血瘀、痹气、破折血下、胁下坚满痛、月闭、目中淫肤青翳白膜，疗吐血在胸腹不去②、破骨踒折、血结、金疮内塞、产后中寒，下乳汁。《药性论》云：汁，主滴目中去翳障，主血止痛。《日华子》云：治胸下坚满、障翳瘀膜，治风疹。桑树内收者佳，余处即不中。粪土中者，可傅恶疮。《图经》云：仲景治杂病方大黄䗪虫丸中用蛴螬，以其主胁下坚满也。《续传信方》：治喉痹，取虫汁点喉中，下即喉开也。《子母秘录》：治痈疽、痔漏、恶疮及小儿丹，末蛴螬傅上。《汤》云《本草》同《本经》并仲景方、《传信方》。《局》云：蛴螬汁点翳遮睛，生在枯桑腐柳中，若疗金疮竹木刺，可宜堆粪土中寻。蛴螬，点眼翳杂③科，割金疮，出肉中刺。

蜣蜋

使也，畏羊角、石膏。火熬之良。五月五日取，蒸藏之。临用，当炙，勿置水中，令人吐。入药去足，炒用。取鼻高目深者，名胡蜣蜋。

味咸，气寒，有毒。

---

① 狐：原作"孤"，据《政和本草》第二十二卷"蜘蛛"条引《图经》改。

② 去：原作"云"，据《政和本草》第二十一卷"蛴螬"条改。

③ 杂：原作"离"，据《补遗药性赋》卷之四"虫鱼部·蛴螬"条改。

《本经》云：主小儿惊痫、瘈疭、腹胀、寒热、大人癫疾狂易、手足端寒、支①满奔豚。《别录》云：捣为丸，塞下部，引痔虫出，尽差。《药性论》云：使。主治小儿疳虫蚀。《日华子》云：能堕胎，治疰忤。和干姜，傅恶疮，出箭头。其粪，痔瘘出虫。入药去足，炒用。《图经》云：蜣螂心，主疗疮。《汤》云《本草》同《本经》并《日华子》云。《衍义》云：大、小二种，大者为胡蜣螂，身黑光，腹翼下有小黄子附母飞行，昼不出，夜方飞至人家户庭中，见灯火则来；一种小者，身黑暗，昼方飞出，夜不出。今当用胡蜣螂。以其小者研三十枚，以水灌牛马肠结，佳。《局》云：蜣螂转粪号推丸，能疗儿惊瘈疭痫，鼠瘘疮疡并附骨，箭头入肉出何难？蜣螂，出箭头入肉，医附骨鼠瘘。

虾蟆

臣也。一名蟾蜍。五月五日取，阴干。东行者良。入药或炙、或干、或烧灰用。《局》云：酥涂或酒浸，炙黄焦，去皮骨，用肉。

味辛，气寒，有毒。一云虾蟆，冷，无毒。一云蟾蜍，凉，微毒。

《本经》云：主邪气，破癥坚、痈肿、阴疮，服之不患热病，疗阴蚀、疽疬、恶疮、狐犬伤疮，能合玉石。陶隐居云：其肪涂玉，则刻之如蜡，故云能合玉石。《别录》云：脑，主明目，疗青盲也。《药性论》云：虾蟆亦可单用。主辟百邪鬼魅，涂痈肿及治热结肿。又云：蟾蜍，臣。能杀疳虫，治鼠漏恶疮。

---

① 支：原作"肢"，据《汤液本草》卷下"虫部·蜣螂"条引"《本草》云"改。

端午日取眉脂，以朱砂、麝香为丸如麻子大，小孩子疳瘦者，空心一丸。如脑疳，以乳汁调滴鼻中。烧灰，傅一切有虫恶痒，滋胤疮。陈藏器云：虾蟆、蟾蜍二物各别，陶将蟾蜍功状注虾蟆条中，遂使混然。采取无别，今药家所卖，亦以蟾蜍当虾蟆。且虾蟆，背有黑点，身小，能跳接百虫，解作呷呷声，在陂泽间，举动极急，《本经》书功即是此也。蟾蜍，身大，背黑无点，多痱磊①，不能跳，不解作声，行动迟缓，在人家湿处。本功外，主温病，身斑者取一枚，生捣，绞取汁服之，亦烧末服。主狂犬咬发狂欲死，作鲙食之，频食数顿。矢，主恶疮，谓之土槟榔，出下湿地处，往往有之。术家以肪软压②，及五月五日收取，即是此也。又有青蛙、蝇蛤、蝼蝈、长肱、石榜、蠼子之类，或在水田中所生，或在沟渠侧所生，未见别功，故不具载也。而《本经》云谓虾蟆一名蟾蜍，误矣。肖炳云：腹下有丹书八字者，以足画地，真蟾蜍也。《日华子》云：虾蟆，冷，无毒。治犬咬及热狂，贴恶疮，解烦热，色斑者是。又云：蟾，凉，微毒。破癥结，治疳气、小儿面黄、癖气。烧灰，油调傅恶疮。入药并炙用。又名蟾蜍。眉酥，治蚛牙。和斗酥摩傅腰眼并阴囊，治腰肾冷并助阳气，以吴茱萸苗汁调妙③。《图经》云：眉酥，主蚛牙及小儿疳瘦药所须。又有一种大而黄色、多在山石中藏蛰，能吞气、饮风露、不食杂虫，谓之山蛤，山中人亦食之，此主小儿劳瘦及疳疾等最良。丹溪云：属土与水，味甘，性寒，南人多食之。《本草》明言可食，不患热病，由是

---

① 痱磊：皮肤表面的疹样粒块。

② 压：原作“玉”，据《政和本草》第二十二卷“虾蟆”条引陈藏器改。

③ 妙：原作“炒”，据《政和本草》第二十二卷“虾蟆”条改。

病人喜食之矣。《本草》之义，盖是或炙或干，灰和在药剂用之，非若世人煮为羹，入盐味而啜其汤。此物湿化火，能发湿，久则湿以化热，此土气原自然火也。《衍义》谓解劳热之谓也，非羹之谓也。又取眉间有白汁谓之蟾酥，以油①单裹眉裂之，酥出单上，收之入药。又人患齿缝中血出，以纸纴子蘸干酥少许，于血出处按之，立止。《局》云：虾蟆一本即蟾酥，邪气坚癥可破除，明目治疳攻犬咬，恶疮鼠漏取酥涂。虾蟆，补打扑损伤，疗儿疳昏眼。

鳝鱼

不可合猴、雉肉食之。

味甘，气大温，无毒。

《本经》云：主补中，益血，疗沈唇。五月五日取头骨烧之，止痢。陶隐居云：性热，作臛食亦补，而时行病起食之多复，又喜令人霍乱。《别录》云：干鳝头，主消渴、食不消，去冷气，除痞疬。陈藏器云：主湿痹气，补妇人产后淋沥、血气不调、羸瘦，止血，除腹中冷气肠鸣。又血主癣及瘘，断取血涂之。孟诜云：补五脏，逐十二风邪。患气人常作臛，空腹饱食，便以衣盖卧，少顷当汗出如白胶，汗从腰脚中出。候汗尽，暖五术汤浴，须忌风一日，更三五日一服，并治湿风。丹溪云：善补气。《本草》云：补中益血，又妇人产前有疾可食。

白颈蚯蚓

一名地龙，白颈是老者耳。三月取，阴干，破去土，盐之，日干，须臾成水。

---

① 油：原作"细"，据《本草衍义》第十七卷"虾蟆"条改。

味咸，气寒，大寒，无毒。一云有小毒。入药当去土了，盐水洗，微炙。

《本经》云：主蛇瘕，去三虫、伏尸、鬼疰、蛊毒，杀长虫，仍自化作水，疗伤寒伏热狂谬、大腹、黄疸。陶隐居云：温病大热狂言，饮其汁，皆差，与黄龙汤疗同也。其屎呼为蚓蝼，食细土，无沙石，入合丹泥釜用。若服此干蚓，应熬作屑，去蛔虫甚有验也。《别录》云：盐沾为汁，疗耳聋。盐消蛔，功同蚯蚓。其屎，封狂犬伤毒，出犬毛，神效。《药性论》云：亦可单用，有小毒。干者熬末用之，主蛇毒伤。《日华子》云：治中风并瘨疾，去三虫，治传尸、天行热疾、喉痹、蛇虫伤。又名千人踏，即是路行人踏杀者，入药烧用。其屎治蛇犬咬并热疮，并盐傅小儿阴囊忽虚热肿痛，以生甘草汁调，轻轻涂之。《胜金》云：治耳聋，立效。以干地龙入盐，贮在葱尾内，为水点之。《百一》云：治中蛊毒，或吐下血。若烂肝，取蚯蚓十四枚，以苦酒三升渍之，蚓死，但服其汁。已死者皆可活。丹溪云：属土而有水与木，性寒，大解诸热毒，行湿病。《衍义》：自死者良。此物有毒，人被其毒，以盐水浸咬处，又以盐汤饮之，立差。若治肾脏风、下疰病，不可缺也。《局》云：蚯蚓应知是地龙，伏尸鬼疰杀三虫，伤寒狂热须咽汁，治痢消丹粪有功。地龙，杀伏尸、鬼疰、三虫。

马刀

一名马蛤。

味辛，气微寒，有毒。

《本经》云：主漏下赤白、寒热，破石淋，杀禽兽、贼鼠，除五脏间热、肌中鼠鼷，止烦满，补中，去厥痹，利机关。用之当炼，得水烂人肠。又云：得水良。丹溪云：与蛤、蚌、蛳、蚬大同小异，属金而有水、木、土。《衍义》言其冷而不言湿，多食发痰。以其湿中有火，久则气上升而不降，因生痰多热，则生风矣。而谓其冷乎？何冷之有！

蛤 蜊

气冷，无毒。

《本经》云：润五脏，止消渴，开胃，解酒毒，主老癖能为寒热者及妇人血块，煮食之。此物性虽冷，乃与丹石相反，服丹石人食之，令腹结痛。陶隐居云：煮而食之能醒酒。初虞世云：疗汤火伤，取壳，灰火烧，研为细末，油调涂之，有神效。丹溪云：蛤蜊，湿中有火。

蚬 音显

小于蛤，黑色，生于水泥中，用者宜辨之。

气冷，无毒。

《本经》云：治时气，开胃，压丹石药及疗疮，下湿气，下乳，糟煮服良。生浸取汁，洗疗疮。多食发嗽并冷气，消肾。陈壳，治阴疮，止痢。蚬肉，寒。去暴热，明目，利小便，下热气、脚气、湿毒，解酒毒、目黄。浸取汁服，主消渴。烂壳，温。烧为白灰饭下，主反胃吐食，除心胸痰水。壳陈久者，疗胃反及失精。丹溪云：湿中有火。

蚌

气冷，无毒。一云寒。

《本经》云：明目，主消渴，除烦，解热毒，补妇人虚劳，下血，并痔瘘、血崩、带下，压丹石药毒。以黄连末内之，取汁，点赤眼并暗，良。烂壳粉，饮下，治反胃痰饮。此即是宝装①大者。又云：蚌粉，冷，无毒。治疳，止痢并呕逆、痈肿，醋调傅，兼能制石亭脂。陈藏器云：据陶云，大蛤乃蚌。按蚌，寒，煮之，主妇人劳损，下血，明目，除湿，止消渴。老蚌含珠，壳堪为粉。烂蛤为粉，饮下，主反胃、心胸间痰饮。生江溪渠渎间。陶云大蛤，误耳。《食疗》云：蚌，大寒。主大热，解酒毒，止渴，去眼赤。动冷热气。《丹房镜源》云：蚌粉制硫黄。丹溪云：湿中有火。

蝛蠌

有毛，似蛤长扁。

《本经》云：壳烧作末服之，主痔病。陈藏器云：壳烧作末服之，主野鸡病。人食其肉无功用也。

车螯

是大蛤，一名蜃。能吐气为楼台，海中春夏间依约岛溆②常有此气。

气冷，无毒。

《本经》云：治酒毒、消渴、酒渴并雍肿。壳，治疮疖肿毒，烧二度，各以醋锻，捣为末，又甘草等分，酒服。以醋调，傅肿。《食疗》云：车螯，蝎螯类也，不可多食之。陶隐居云：亦可为食，无损益，不见所主。

蚶

出海中，壳如瓦屋。

---

① 宝装：用珠宝加以装饰。韦庄《和郑拾遗秋日感事一百韵》："宝装军器丽，麝裹战袍香。"

② 溆：原作"淑"，据《政和本草》第二十二卷"车螯"本条改。

气温。又云：无毒。

《本经》云：主心腹冷气、腰脊冷风，利五脏，建胃，令人能食。每食了，以饭压之，不尔令人口干。又云：温中，消食，起阳，味最重。又云：主心腹腰肾冷风，可火上暖之令沸，空腹食十数个，以饮压之，大妙。又云：无毒，益血色。壳，烧，以米醋三度淬后，埋令坏。醋膏丸，治一切血气、冷气、癥癖。《图经》云：补中，益阳。所谓瓦屋是也。

蛏

生海泥中，长二三寸，大如指，两头开。

味甘，气温，无毒。又云寒。

《本经》云：补虚，主冷利。煮食之，主妇人产后虚损，主胸中邪热烦闷气。与服丹石人相宜，天行病后不可食，切忌之。又云：蛏，寒。主胸中烦闷邪气，止渴。须在饭后食之佳。

淡 菜

又名蛤菜，一名东海夫人。生东海。似珠母，一头尖，中衔少毛。

气温。又云温，无毒。一云味甘，温。一云大甘美。

《本经》云：补五脏，理腰脚气，益阳事，能消食，除腹中冷气，消疰癖气，亦可烧令汁沸出食之。多食令头闷①、目暗，可微利即止。北人多不识，虽形状不典，而甚益人。又云：温，无毒。补虚劳损，产后血结，腹内冷痛，治癥瘕、腰痛，润毛发，崩中带下，烧一顿令饱，大效。又名壳菜。常时频烧食即苦，不宜人。与少米先煮熟，后除肉内两边镮及毛了，再入萝

---

① 令头闷：原作"少烦闷"，据《政和本草》第二十二卷"淡菜"条改。

卜或紫苏、或冬瓜皮同煮，即更妙。陈藏器云：味甘，温，无毒。主虚羸劳损、因产瘦瘠、血气结积、腹冷肠鸣、下痢、腰疼、带下、疝瘕。久服令人发脱。取肉作臛宜人，发石令肠结。《新注》云：此名壳菜，大甘美，南人好食。治虚劳伤惫精血少者及吐血、妇人带下漏下、丈夫久痢，并煮食之。

虾

小者生水田及沟渠中，有小毒。鲊内①者，甚有毒。陶隐居云：腹下通黑者，不可食。生虾鲙，亦不可合鸡肉食之，亦损人。一云平。

《本经》云：无须及煮色白者不可食。小儿患赤白游肿，捣碎傅之。陈藏器云：食，主五野鸡病。小儿患赤白游疹，捣碎傅之。煮熟色正赤，小儿及鸡犬食之，脚屈不行。江湖中者稍大，煮之色白。陶云白者杀人，非也。海中有大者，已出《拾遗》条中。以热饭盛密器中，作鲊食之，毒人至死。《食疗》云：平，动风，发疮疥。

蜻 蛉

一名蜻蜓，俗呼胡梨。此有五六种，当用青色、大眼者良。六足，四翼，好飞溪渠侧。

气微寒。一云凉，无毒。

《本经》云：强阴，止精。《日华子》云：壮阳，暖水脏。入药去翼足，炒用良。

猬 皮

臣也，得酒良，畏桔梗、麦门冬。惟苍白色、脚似猪蹄者

---

① 内：原作"肉"，据《政和本草》第二十二卷"虾"条改。

佳，鼠脚者次。勿用山枳鼠皮，正相似，毛端有两岐为别。虎鼠皮亦相类，肉味酸为别。山狙皮类兔皮，颇相似，其色褐，其味甚苦。凡此皆不堪用，尤宜细识。取无时，勿使中湿。

味苦，气平，无毒。一云味甘，有小毒。

《本经》云：主五痔、阴蚀、下血赤白五色、血汁不止、阴肿痛引腰背，酒煮杀之。又疗腹痛、疝积，亦烧为灰，酒服之。陈藏器云：猬脂，主耳聋，可注耳中。皮及肉，主反胃，炙黄食之。骨，食之，食人瘦，诸节渐缩小。肉，食之，主瘘。《药性论》云：猬皮，臣。主肠风泻血、痔病有头多年不差者，炙末白饮下方寸匕。烧末吹，主鼻衄，甚解一切药力。孟诜云：猬，食之肥下焦，理胃气。其脂，可煮五金八石。皮，烧灰酒服，治胃逆。又煮汁服，止反胃。又可五味淹、炙食之。不得食骨，令人瘦小。《日华子》云：开胃气，止血汗、肚胀痛、疝气。脂，治肠风泻血。《食疗》云：谨按，主下焦弱，理胃气，令人能食。其皮可烧灰和酒服，及炙令黄煮汁饮之，主胃逆。细剉炒令黑，入丸中，治肠风、鼠奶痔，主肠风痔瘘。可煮五金八石。与桔梗、麦门冬反恶。又有一种，村人谓之豪猪，取肚烧干，和肚屎用之，捣细末，每朝空心温酒调二钱匙，有患水病鼓胀者，服此猪肚一个，便消差。此猪多食苦参，不理冷胀，只理热风水胀。形状样似猬鼠。《肘后方》：治肠痔、大便血，烧猬皮傅之。《简要济众》云：治肠①痔、下部如虫啮，猬皮烧末，生油和傅之，佳。《局》云：猬皮专主肠风痔，疗疝仍除阴蚀疮，更治下膲开胃气，烧灰酒服乃为良。猬皮，主痔、下血、肠风。

---

① 肠：原作"脉"，据《政和本草》第二十一卷"猬皮"改。

原蚕蛾

入药取雄者。原，再也，是第二番蚕，以其敏于生育①也。此是重养者，俗呼为晚蚕。用之须晚出者，不用食柘者。入药炒用。《局》云：去翅足，微炒用。雄者有小毒。一云热。一云平。

味咸，温。

《本经》云：主益精气、强阴道、交接不倦，亦止泄精。《日华子》云：晚蚕蛾，壮阳事，止泄精尿血，暖水脏。又治暴风、金疮、冻疮、汤火疮并灭疮瘢，入药炒用。《图经》云：益阳方中多用之。今方治小儿撮口及发噤者，取二枚炙黄，研末蜜和，涂口唇，便差。《局》云：蚕蛾性热强阴道，更治遗精益肾家。若疗血风宜用蜕，痹风瘾疹用蚕沙。原蚕蛾，主泄精，强阴道。

原蚕屎

一名蚕沙，用之须晚出者，入药炒用。

气温，无毒。

《本经》云：主肠鸣、消渴、风痹瘾疹。陶隐居云：多入诸方用，不但慰风而已。陈藏器云：净收取，晒干，炒令黄，袋盛浸酒，去风，缓诸节不随、皮肤顽痹、腹内宿冷、冷血瘀血、腰脚疼冷，炒令热，袋盛，热熨之。主偏风、筋骨瘫缓、手足不随及腰脚软、皮肤顽痹。《日华子》云：治风痹顽疾不仁、肠鸣。

蚕 退

医家多用初出蚕壳在纸上者。一说，蚕眠时所退皮，用之

---

① 育：原作"肓"，据《本草衍义》第十七卷"白僵蚕"条改。

更有效。用之当微炒，一名马鸣退。

平。

《本经》云：主血风病，益妇人。近世医家多用蚕蜕纸，而东方诸医用蚕欲老眠起所蜕皮，虽二者之用各殊，然东人所用为正。用之当微炒，和诸药，可作丸散服。《日华子》云：蚕布纸，治吐血、鼻洪、肠风、泻血、崩中、带下、赤白痢，傅疔肿疮。《图经》云：蚕沙、蚕蜕并入治风及妇人药中。《集验方①》云：治缠喉风及喉痹、牙宣、牙痛、口疮并小儿赤马疳。蚕蜕纸，不计多少，烧成灰存性，上炼蜜和，丸如鸡头大，含化咽津。牙宣、牙痛，揩龈上。口疮，干傅患处。小儿走马疳，入麝香少许，贴患处，佳。

石龙子

恶硫黄、斑蝥、芜荑。生川谷山石间，五月取，著石上令干。以五色具者为雄而良，色不备者为雌劣尔。形皆细长，尾与身相类，似蛇著四足。四者一物，形状相类而四名也。在草泽中者名蝾螈、蜥蜴，在壁者名蝘蜓、守宫。入药当用草泽者。

味咸，气寒，有小毒。

《本经》云：主五癃邪结气，破石淋，下血，利小便水道。《局》云：蝾螈蜥蜴蝘蜓同，四种相形及守宫。破血除淋并下血，须知入药辨雌雄。石龙子，除热淋，止血。蜥蜴殊途。

蜈 蚣

赤头足者良。多在土石及人家屋壁间。七、八月间取之，端午日者尤佳。得之勿令伤，暴干之。黄足者最多，人以火炙

---

① 方：原脱，据《政和本草》第二十一卷"蚕蜕"条补。

令赤以当之，不堪用也。入药炙，去头、足用。

味辛，气温，有毒。

《本经》云：主鬼疰、蛊毒、啖诸蛇虫鱼毒，杀鬼物老精、温疟，去三虫，疗心腹寒热结聚，堕胎，去恶血。陶隐居云：啮人，以桑汁、白盐涂之即愈。《图经》云：胡洽治尸疰恶气诸方皆用蜈蚣。今医治初生儿口噤不开、不收乳者，用赤足蜈蚣去足，炙，末，以猪乳二合，调半钱，分三四服，温灌之，《集》云：鸡好食之，故中其毒以乌鸡屎水调涂咬处。又畏蛞蝓、蜒蚰，触之则死，故取以治其毒，大蒜涂之亦效。《局》云：蜈蚣能制诸蛇毒，主去三虫及堕胎，杀鬼除邪攻结聚，婴儿口噤灌令开。蜈蚣，开小儿口噤，堕胎，制诸蛇毒。

蛤蚧

生岭南山谷及城墙或大树间，身长四五寸，尾与身等，形如大守宫，一雄一雌行常相随，常自呼其名曰蛤蚧。最护惜其尾，或见人欲取之，多自啮断其尾，人即不取之。凡采之者，须存其尾，则用之力全故也。合药去头足，洗去鳞鬣内不净，以酥炙用，良。入药亦须两用之，或云阳人用雌，阴人用雄。雄为蛤，皮粗口大，身小尾粗；雌为蚧，口尖，身大尾小。首如虾蟆、背有细鳞如蚕子、色黄如土、然捣口含少许、奔走不喘者是其真也。药力全在尾，勿伤尾。

味咸，气平，有小毒。一云无毒。

《本经》云：主久肺劳、传尸，杀鬼物邪气，疗咳嗽，下淋沥，通水道。《日华子》云：治肺气，止嗽，并通月经，下石淋及治血。《海药》云：主肺痿上气、咯血、咳嗽，并宜丸散。《衍义》曰：补肺虚劳嗽有功，治久嗽、出脓血不止。《局》云：蛤蚧咸平杀儿邪，传尸止嗽入淋家，通经补肺兼调气，药力全归近尾些。蛤蚧，主传尸，止嗽，补肺，杀鬼邪。

衣 鱼

使也。衣中乃少，而多在书卷中。即白蠹鱼。

味咸，气温，无毒。一云有毒。

《本经》云：主妇人疝瘕、小便不利、小儿中风、项强背起。摩之又疗淋，堕胎，涂疮灭瘢。陶云：小儿淋闭，取以摩脐及小腹，溺即通。《药性论》云：衣中白鱼，使，有毒，利小便。《局》云：衣鱼点眼翳离①科，风病涂腮正口㖞，淋病可通胎可堕，摩疮能令灭瘢瑕。衣鱼，正口眼㖞斜，堕胎，点翳。

蛞 蝓

生太山池泽及阴地沙石垣下，八月取。此即蜗牛，形似小螺，白色，生池泽草树间。头有四角，行则出，惊之则缩，首尾俱能藏入壳中。《集》云：形类蜗牛。蛞蝓二角，蜗牛四角，兼背有肉，附壳而行。蛞蝓其身肉止一段，岂得为一物也？即《衍》。

味咸，气寒，无毒。

《本经》云：主贼风㖞僻、轶音益筋及脱肛、惊痫、挛缩。《局》云：蛞蝓《本草》即蜗牛，池泽垣篱湿处求。风贼㖞斜肛下脱，背疽涎抹竟无忧。蛞蝓，主风贼㖞斜、脱肛。

蜗 牛

蜗牛、蛞蝓当近似一物，主疗颇同。今下湿处有一种虫，大于蜗牛，无壳而有角，云是蜗牛之老者。以形圆而大者为胜，

---

① 离：《本草歌括》八卷本卷之七"虫鱼部·衣鱼"条同，当为"杂"字之误。

扁而小者无力，不堪用。

味咸，气寒。一云有小毒。一云冷，有毒。

《本经》云：主贼风喎僻、踠跌、大肠下脱肛、筋急及惊痫。《药性论》云：亦可单用。又名蚹牛，有小毒。治大肠脱肛。生研取服，止消渴。《日华子》云：冷，有毒。治惊痫等，入药炒用。此即负壳蜒蚰也。《图经》云：方书蜗牛涎主消渴。《海上方》：取蜗牛十四枚，以水三合浸之瓷瓶中，以器覆之一宿，其虫自沿器上取水饮，不过三剂已。

绿桑螺

全似蜗牛，黄小，雨后出绿桑叶。

《本经》云：主人患脱肛，烧末，和猪膏傅之，立缩。亦可末傅之。

蝼　蛄

夜出者良。夏至取，暴干。入药炒用。

味咸，气寒，无毒。一云冷，有毒。

《本经》云：主产难，出肉中刺，溃痈肿，下哽噎，解毒，除恶疮。陶隐居云：自腰以前甚涩，主止大小便。从腰以后甚利，主下大小便。若出拔刺，多用其脑傅之。《圣惠》云：治十种水病肿满、喘促不得卧，以蝼蛄五枚，干为末，食前汤调半钱匙至一钱，小便通效。《局》云：蝼蛄专主产难分，下肿能通大小便，解毒溃痈罨肉刺，谁知土狗一般名？土狗，催产难，退肿，罨肉中之刺。

田中螺汁

生水田。大如桃李者是，小者不能下水。

气大寒。一云冷，无毒。

《本经》云：主目热赤痛，止渴。陶隐居云：煮汁亦疗热，醒酒，止渴。患眼痛，取珍珠并黄连末内其中，良久汁出，取以注目中，多差。《别录》云：壳，疗尸疰、心腹痛。又主失精，水渍饮汁，止渴。陈藏器云：田中螺，煮食之，利大小便，去腹中热结、目下黄，脚气冲上、小腹急硬、小便赤涩、脚手浮肿。生浸水汁饮之，止消渴。碎其肉，傅热疮。烂壳烧为灰，末服，主反胃。《药性论》云：田螺汁，亦可单用。治肝热、目赤肿痛，取大者七枚，洗净，新汲水养去秽泥，重换水一升浸洗，仍旋取于干净器中，著少盐花于口上，承取自出者，用点目。逐个如此，用了却放之。《日华子》云：田螺，冷，无毒。治手足肿及热疮，生研汁傅之。《局》云：田螺无毒性寒过，专治双眸赤热多，肉傅热疮反胃壳，汁能醒酒渴同科。田螺，去目热。壳，主反胃。

石决明

亦名九孔螺。生南海。壳大者如手，小者如三两指，其肉南人皆啖之。附石生，状如蛤，惟一片无对、七孔九孔者良，十孔已上者不佳。明耀五色，内亦含珠，谓是紫贝及鲍鱼甲，并误。采无时。雷云：即是珍珠母也。凡使，先磨去外黑处并上粗皮，用盐并东流水于大瓷器中煮一伏时了，漉出拭干，捣末，研如粉。

味咸，气平，无毒。一云寒。一云凉。

《本经》云：主目障翳痛、青盲，久服益精轻身。《日华子》云：凉。明目。壳磨障翳。《图经》云：其壳渍水洗眼。《局》云：南海生来石决明，味咸无毒性寒平，去除肝肺经风热，主治青光内障盲。石决明，泻肝，主黑障、青盲。

贝　子

一名贝齿。生东海池泽。此是今小小贝子，形若鱼齿，洁者良。古人用以饰军容服物，今亦稀用，但穿之与小儿戏。云南极多，用为钱货易。烧用之良。

味咸，气平，有毒。一云凉。

《本经》云：主目翳、鬼疰、蛊毒、腹痛、下血、五癃，利水道，除寒热温疰，解肌，散结热。陶隐居云：烧作细屑末，以吹眼中，疗翳良。《药性论》云：贝子，使。能破五淋，利小便，治伤寒狂热。《日华子》云：贝齿，凉。治翳障并鬼蛊毒气，下血。《海药》云：主水气浮肿及孩子疳蚀、吐乳，并烧过入药中用。孙真人云：治食物中毒，取贝子一枚含，自吐。

蟹

即螃蟹。杀莨菪毒、漆毒。蟹类甚多，蝤蛑、拥剑皆是，并不入药。阔壳而多黄者名蠘，生南海中。扁而最大、后足阔者为蝤蛑，后脚形棹，一名蜅。随潮退，壳一退一长，两螯无毛，所以异于蟹。过八月食即好，经霜更美，未经霜时有毒。

味咸，气寒，有毒。一云凉，微毒。

《本经》云：主胸中邪气热结痛、㖞僻面肿，败漆烧之致鼠，解结，散血，愈漆疮，养筋，益气。爪，主破胞堕胎，取无时。陶隐居云：仙方以化漆为水，服之长生。以黑犬血灌之，三日烧之，诸鼠毕至。陈藏器云：蟹脚中髓及脑并壳中黄，并能续断绝筋骨，取碎之，微熬，内疮中，筋即连也。又云：彭蜞，有小毒，似蟹而小。膏，主湿癣疽疮，不差者涂之。食其肉，能令人吐下至困。孟诜云：蟹，主散诸热，治胃气，理经脉，消食。八月输芒后食好，未输时为长未成。就醋食之，利肢节，去五脏中烦闷气。其物虽形状恶，食甚宜人。《日华子》云：螃蟹，凉，微毒。治产后肚痛、血不下，并酒服。筋骨折伤，生捣炒罯，良。脚爪，破宿血，止产后血闭肚痛，酒及醋汤煎服，良。又云：蝤蛑，冷，无毒。解热气，治小儿痞气。《图经》云：独螯、独目及两目相向者，皆有大毒，不可食。其黄能化漆为水，故涂漆疮用之。黄并肉，熬末，以内金疮中，筋断亦可续。黄并螯烧烟，可以集鼠于庭。爪入药最多。胡治疗孕妇僵仆、胎转上抢、心困笃，有蟹爪汤之类是也。《杨氏产乳》云：妊娠人不得食螃蟹，令儿横生。《衍义》云：小儿解颅，以螯并白及烂捣，涂囟上，颅合。此物极动风，体有风疾人不可食。《局》云：蟹主胸中邪热结，爪能破血堕胞胎，续筋败漆仍消食，犬血和烧致鼠来。蟹，主热结胸。黄，能化漆为水。血烧，集鼠于庭。

鲮鲤甲

人谓之穿山甲。使也。

气微寒。一云有大毒。一云凉，有毒。

《本经》云：主五邪、惊啼悲伤。烧之作灰，以酒或水和方寸匙，疗蚁瘘。《药性论》云：使，有大毒。治山瘴疟、恶疮，烧傅之。《日华子》云：凉，有毒。治小儿惊邪、妇人鬼魅悲泣及痔漏、恶疮、疥癣。《图经》云：主恶疮、疥癞，烧其甲末傅之。杨炎《南行方》主山瘴疟有鲮鲤甲汤。近医亦用，烧灰，与少肉豆蔻末，米饮调服，疗肠痔疾。又治吹①奶痛疼不可忍，用穿山甲炙黄，木通各一两，自然铜半两、生用，三味捣罗为散，每服二钱，温酒调下，不计时候。《外台秘要》：治蚁入耳，

---

① 吹：原作"女"，据《政和本草》第二十二卷"鲮鲤甲"条改。

烧鲮鲤甲末，以水调灌之，即出。《局》云：穿山甲即为鲮鲤，治瘅仍除疥癣疮，鬼魅惊邪悲哭泣，烧灰酒水服之良。鲮鲤甲，治疥癣、鬼魅。

蠡鱼

今皆作鳢字。诸鱼胆皆苦，惟此鱼胆味甘可食为异也。一名鲖鱼。

味甘，气寒，无毒。

《本经》云：主湿痹、面目浮肿，下大水，疗五痔。有疮者不可食，令人瘢白。《别录》云：肠及肝，主久败疮中虫。诸鱼灰，并主哽咽。孟诜云：下大小便壅塞气。又作脍，与脚气、风气人食之，效。又以大者洗去泥，开肚，以胡椒末半两，切大蒜三两颗内鱼腹中，缝合，并和小豆一升煮之，临熟，下萝卜三五颗如指大，切葱一握，煮熟，空腹食之，并豆等强饱尽食之，至夜即泄气无限。三五日更一顿，下一切恶气。《日华子》云：鳢鱼肠以五味炙，贴痔瘘及蚛骭，良久虫出，即去之。诸鱼中，惟此胆甘可食。《图经》云：《本经》著鳢鱼主湿痹、下水，而黑鲤鱼主妇人妊娠。《千金方》有安胎单用鲤鱼汤方。肝、肠亦入药。

鲤鱼胆

即赤鲤鱼也。其脊中鳞一道，每鳞上有小点，从头数至尾，无大小。皆有三十六鳞，亦其成数也。蜀漆为使。取无时。

味苦，气寒，无毒。一云大苦。

《本经》云：主目热、赤痛、青盲、明目。久服强悍，益志气。陈藏器云：主耳聋，滴耳中。《药性论》云：胆亦单用，味大苦。点眼，治赤肿翳痛。小儿热肿，涂之。《日华子》云：

胆，治障翳等。《局》云：鲤鱼止渴消浮肿，腹有癥瘕食不宜，骨主女人崩赤白，青盲赤目胆尤奇。鲤鱼，宽胎胀。骨，止赤白之崩。胆，点青盲赤目。

鲤鱼肉

不可合诸肝、小豆食之，久服天门冬人亦不可食。

味甘。一云寒。一云平，无毒。一云凉，有毒。

《本经》云：主咳逆上气、黄疸、止渴，生者主水肿脚满、下气。陈藏器云：肉，主安胎、胎动、怀妊身肿，煮白为汤食。破冷气、痃癖、气块、横关伏梁，作鲙以浓蒜齑食之。《药性论》云：鱼烧灰末，治咳嗽，糯米煮粥[1]。孟诜云：鱼白煮食之，疗水肿脚满，下气，腹有宿瘕不可食。又修理，可去脊上两筋及黑血，毒故也。又天行病并不可食，再发即死。其在沙石中者，毒多在脑中，不得食头。《日华子》云：鲤鱼，凉，有毒。肉治咳嗽，疗脚气，破冷气、痃癖。怀妊胎不安，绢裹鳞和鱼煮羹，熟后去鳞食之，验。诸溪涧中者，头肉有毒。《图经》云：胡洽治中风脚弱、短气、腹满有鲤鱼汤方，最胜。《衍义》曰：至阴之物也，其鳞三十六，阴极则阳复，所以《素问》曰鱼热中，王叔和曰热即生风，食之所以多发风热。诸家所解并不言。《日华子》云：鲤鱼，凉。今不取，直取《素问》为正，万一风家更使食鱼，则是贻祸无穷矣。

鲤鱼骨

《本经》云：主女子带下赤白。鱼齿，主石淋。《唐本注》云：骨，主阴蚀、哽不出。血，主小儿丹肿及疮，涂之即差。

---

[1] 粥：原作"鬻"，据《政和本草》第二十卷"鲤鱼胆"条改。

皮，主瘾疹。脑，主诸痫。又脑髓，治暴聋，煮粥服，良。肠，主小儿肌疮。《日华子》云：目为灰，研傅刺在肉中、中风水肿疼痛，汁出即愈。脂，治小儿痫疾惊忤。《图经》云：赤鲤鱼鳞，多用治产妇腹痛，烧灰酒调服之。兼治血气，杂诸药用之。又烧烟绝，研，酒下方寸匕，破产妇滞血。

鳗鲡鱼

味甘，有毒。一云寒。又海鳗，平，有毒。鳗鱼，平，微毒。

《本经》云：主五痔、疮瘘，杀诸虫。陶隐居云：炙以熏诸木竹，辟蛀虫。膏，疗诸瘘疮。《唐本注①》云：此膏又疗耳中有虫痛者。孟诜云：杀诸虫毒，干末空腹食之，三五度差。又熏下部痔，虫尽死。患诸疮瘘及疬疡风，长食之，甚验。腰肾间湿风痹常如水洗者，可取和五味，米煮，空腹食之，甚补益。湿脚气人，服之良。又诸草石药毒，食之不能为害。五色者其功最胜，兼女人带下百病一切风。《日华子》云：海鳗，平，有毒。治皮肤恶疮疥、疳䘌、痔瘘，又名慈鳗、猧狗鱼。又云：鳗鱼，平，微毒。治劳，补不足，杀传尸痌气，杀蛊毒、恶疮，暖腰膝，起阳，疗妇人产户疮虫痒。《图经》云：此鱼虽有毒而能补五脏虚损。久病罢瘵人，可和五味以米煮食之。患诸疮痔漏及有风者，长食。歙州出一种，背有五色文，其功最胜。出海中者名海鳗，相类而大，功用亦同。《食疗》云：杀蛊毒，干，烧炙之令香，食之三五度即差，长服尤良。又压诸草石药毒，不能损伤人。又疗妇人带下百病、一切风瘙如虫行。又烧之熏毡中，断蛀虫。置其骨于箱衣中，断白鱼诸虫咬衣服。又

---

① 注：原作"经"，据《政和本草》第二十一卷"鳗鲡鱼"条改。

烧之熏舍屋，免竹木生蛀蚛。《圣惠》云：治蚊虫，以鳗鲡鱼干者于室烧之，蚊子即化为水。又治骨蒸劳瘦及肠风下虫，以鱼二斤，治如食法，切作段子，入铛内，以酒三盏煮，入盐醋中食之。《集验》云：治颈项及面上白驳浸淫渐长有似癣，但无疮，可治。鳗鲡鱼脂傅之，先拭剥上，刮使燥痛，后以鱼脂傅之，一度便愈，甚者不过三度。《稽神录》云：有人多得劳疾，相因染死者数人，取病者于棺中钉之，乃弃于水，永绝传染之病。流之于江，金山有人异之，引崖开视之，见一女犹活，因取置渔舍，多得鳗鲡鱼食之，病愈，遂为渔人之妻。《局》云：鳗鱼主痔杀诸虫，爇肉熏蚊令灭踪，劳热骨蒸常可食，项腮白驳竟消风。鳗鱼，退劳热骨蒸，杀虫，愈痔。

青 鱼

味甘，气平，无毒。

《本经》云：肉，主脚气湿痹，作鲊与服石人相反。眼睛，主能夜视。头中枕，蒸取干，代琥珀用之，摩服，主心腹痛。胆，主目暗，滴汁目中，并涂恶疮。《图经》云：头中枕，蒸令气通，暴干，状如琥珀。云可以代琥珀，非也。荆楚间取此鱼枕煮，拍作器皿，甚佳。陶隐居云：青鱼鲊，不可合生胡荽及生葵并麦酱食之。

石首鱼

味甘，无毒。一云平。

《本经》云：头中有石如棋子，主下石淋，磨石服之，亦烧为灰末服。和莼菜作羹，开胃益气。候干食之，名为鲞。炙食之，主消瓜成水。亦主卒腹胀、食不消、暴下痢。出水能鸣，夜视有光。《食疗》云：作干鲞，消宿食，主中恶。不堪鲜食。

蜂　子

畏黄芩、芍药、牡蛎。即蜜蜂子也，在蜜脾，子如蛹而白色。

味甘，气平，微寒，无毒。一云凉，有毒。

《本经》云：主风头，除蛊毒，补虚羸、伤中、心腹痛、大人小儿腹中五虫口吐出者、面目黄。久服令人光泽，好颜色，不老，轻身，益气。陶隐居云：取其未成头足时炒食之，又酒渍以傅面，令面悦白。陈藏器云：蜂子，主丹毒、风疹、腹内留热、大小便涩，去浮血、妇人带下，下乳汁。《日华子》云：树蜂、土蜂、蜜蜂，凉，有毒。利大小便，治妇人带下病等。又有食之者，须以冬瓜及苦荬、生姜、紫苏以制其毒也。

大黄蜂子

即人家屋上作房及大木间㼌瓠蜂子也，岭南人亦作馔食之。

《本经》云：主心腹胀满痛、干呕，轻身益气。

土蜂子

即穴土居者，其蜂最大，螫人或至死。其子亦大白，功用同蜜蜂子也。

《本经》云：主痈肿嗌音嗌，喉也。凡用蜂子，并取头足未成者佳，翅足已成则不堪用。须以盐炒暴干，亦可寄人以为方物。

秦　龟

生山之阴土中。二月、八月取。即山中大龟，有如碑趺①不入水者，形大小无定，方药不甚用。龟类甚多，入药止有两

---

① 碑趺：碑的座脚。

种。食草根、竹笋。深山谷有之。冬月藏土中，至春而出游山谷。今市肆间，人或蓄养为玩。至冬而埋土穴中。龟甲，水中神龟也。其骨白而厚，色至分明，所以供卜人及入药用。亦以生脱者为上。

味苦，无毒。一云肉，有毒。

《本经》云：主除湿痹气、身重、四肢关节不可动摇。陈藏器云：龟溺，主耳聋，滴耳中，差。陈士良云：肉，寒，有毒。主筋脉。凡扑损便取血作酒食，肉生研①厚涂。

玳 瑁

身似龟，首嘴如鹦鹉。

气寒，无毒。一云肉，平。

《本经》云：主解岭南百药毒。俚人刺其血饮以解诸药毒。大如帽，似龟，甲中有文。陈士良云：肉，主诸风毒，行气血，去②胸膈中风痰，镇心脾，逐邪热，利大小肠，通妇人经脉。甲壳亦似肉同，疗心风邪，解烦热。《日华子》云：破癥结，消痈毒，止惊痫等疾。《图经》云：入药须生者乃灵，带之可必辟蛊毒。凡遇饮食有毒，则必自摇动，死者则不能，神矣。《衍义》云：治心经风热。生者入药，盖性味全也。既入汤火中，即不堪用。为器物者是矣。与生熟③犀义同。

鲍 鱼

味辛、臭，气温，无毒。

《本经》云：主坠堕、骹蹶跲折瘀血、血痹在四肢不散者、

---

① 研：原作"斫"，据《政和本草》第二十卷"秦龟"条改。
② 去：原脱，据《政和本草》第二十卷"玳瑁"条补。
③ 熟：原脱，据《政和本草》第二十卷"玳瑁"条补。

女子崩中血不止。勿令中咸。《蜀本注》云：据《本经》云勿令中咸，是知入药当少以盐䱒①成之，有盐则中咸而不臭，盐少则味辛而臭矣。考其实，则今荆楚淡鱼颇臭而微辛，方家亦少用。即所在皆可作之也。

时　鱼

《食疗》云：气平。补劳虚，稍发疳痼。

比目鱼

《食疗》云：气平。补虚，益气力。多食稍动气。

鯸鮧鱼

《食疗》云：有毒，不可食之。其肝毒煞人。缘腹中无胆，头中无腮，故知害人。若中此毒及鲈鱼毒者，便到芦根煮汁饮解之。又此鱼行水之次，或自触着物，即自怒气胀浮于水上，为鸦鹞所食。陶隐居云：有毒，不可食。

黄　鱼

《食疗》云：平，有毒。发诸气病，不可多食。亦发疮疥，动风。不宜和荞麦同食，令人失音也。

鲂　鱼

《食疗》云：调胃气，利五脏。和芥子酱食之，助肺气，去胃家风。消谷不化者作鲙食，助脾气，令人能食。患疳痢者不得食。作羹臛食宜人。其功与鲫鱼同。

鲟　鱼

陈藏器云：味甘，气平，无毒。主益气补虚，令人肥健。

---

① 䱒（yè 业）：以盐渍鱼。《玉篇·鱼部》："䱒，盐渍鱼也。"

生江中，背如龙，长一二丈。鼻上肉作脯名鹿头。肉，补虚，下气。子如小豆，食之肥美，杀腹内小虫。

鲢 鲦

上遂下题。亦名鳔。

陈藏器云：鱼白，主竹木入肉经久不出者，取白傅疮上，四边肉烂即刺出。

鱼鲊

陈藏器云：味甘，气平，无毒。主癣，和柳叶捣碎，热炙傅之。又主马病疮，取酸臭者和糁及屋上尘傅之。病似疥而大。凡鲊皆发疮疥，可合杀虫疮药用之。

鱼脂

陈藏器云：主牛疥、狗病疮，涂之立愈。脂是和灰泥船者，腥臭为佳。又主瘕，取铜器盛二升，作大火炷脂上，燃之令暖，薇于瘕上熨之，以纸藉腹上，昼夜勿息火，良。

鲙

陈藏器云：味甘，气温。蒜齑食之，温补，去冷气、湿痹，除膀胱水、喉中气结、心下酸水、腹内伏梁、冷痃结癖、疝气，补腰脚，起阳道。鲫鱼鲙，主肠澼、水谷不调、下利、小儿大人丹毒、风眩。鲤鱼鲙，主冷气、气块结在心腹，并宜蒜齑进之。鱼鲙以菰菜为羹，吴人谓之金羹玉鲙。开胃口，利大小肠。食鲙不欲近夜食，不消。兼饮冷水，腹内①为虫。时行病起食鲙，令人胃弱。又不可同奶酪食之，令人霍乱。凡羹以蔓菁煮

---

① 内：原作"肉"，据《政和本草》第二十卷"鲙"条改。

之，蔓菁去鱼腥。又万物脑能消毒①，所以餐鲙鱼，食鱼头羹也。

鮀鱼甲

即今鼍甲。臣也，蜀漆为之使，畏狗胆、芫花、甘遂。用之当炙。皮可以贯鼓。

味辛，气微温，有毒。

《本经》云：主心腹癥瘕、伏坚、积聚、寒热、女子崩中下血五色、小腹阴中相引痛、疮疥、死肌、五邪、涕泣时惊、腰中重痛、小儿气癃眦溃。肉，主少气吸吸、足不立地。陶隐居云：肉，至补益。鼍肉亦补，食之如鼍法。此等老者多能变化为邪魅，自非急，勿食之。陈藏器云：主恶疮、腹内癥瘕。甲更佳，炙，浸酒服之。口内涎有毒。《药性论》云：鼍甲，臣，味甘，平，有小毒。主百②邪鬼魅，治妇人带下，除腹内血积聚、伏坚相引结痛。孟诜云：鼍，疗惊恐及小腹气疼。《日华子》云：鼍，治齿疳䘌、宣露。甲用同功，入药炙。又云：鼋甲，臣，平，无毒。主五脏邪气，杀百虫毒，消百药毒，续人筋骨。陈藏器云：鼋甲，功用同鳖甲，炙烧浸酒，主瘰疬，杀虫风、瘘疮、风顽疥瘙。肉，主湿、众邪气、诸蛊。

鲛鱼皮

正是沙鱼也，皮上有砂，堪揩木，如木贼。一名鳆鱼皮。

《本经》云：主蛊气、蛊疰方用之。即装刀靶音霸鲳③鱼皮也。陈藏器云：主食鱼中毒，烧末服之。《日华子》云：鲛鱼，

---

① 毒：原作"身"，据《政和本草》第二十卷"鲙"条改。
② 百：原作"有"，据《政和本草》第二十卷"鮀鱼甲"条改。
③ 鲳（cuò 错）：鲨鱼。

平，微毒。《图经》云：胡洽治五尸鬼疰、百毒恶气等，鲛鱼皮散主之。鲛鱼皮，炙，朱砂、雄黄、金牙、椒、天雄、细辛、鬼臼、麝香、干姜、鸡舌香、桂心、莽草各一两，贝母半两，蜈蚣炙、蝎螫炙各二枚，凡十六两，治，下筛，温清酒服半钱匙，日三，渐至五分匙，亦可带之。

鳜_{音桂}鱼

味甘，气平，无毒。

《本经》云：主腹内恶血，益气力，令人肥健，去腹内小虫。背有黑，味尤重。《日华子》云：微毒，益气，治肠风泻血。

河 豚

味甘，气温，无毒。

《本经》云：主补虚，去湿气，理腰脚，去痔疾，杀虫。《日华子》云：河豚，有毒。又云：胡夷鱼，凉，有毒。煮和秃菜食良。毒以芦根及橄榄等解之。肝，有大毒。《衍义》曰：《经》言无毒，实有大毒，味虽珍，修治不如法，食之杀人，不可不谨也。此鱼多怒①，触之则怒气满腹，翻浮水上，遂为人获。

鲻 鱼

味甘，气平，无毒。

《本经》云：主开胃，通利五脏，久食令人肥健。此鱼食泥，与百药无忌。似鲤，身圆头扁，骨软。

---

① 怒：原作"恕"，据《本草衍义》第十七卷"河豚"改。

紫 贝

形似贝，圆，大二三寸，紫斑而骨白，即砑螺也。

平，无毒。

《本经》云：明目，去热毒。《图经》云：儋振夷黎采以为货市。又车螯之紫者，海人亦谓之紫贝。车螯，近世治痈疽方中多用其壳，烧锻为灰，傅疮。南海、北海皆有之，采无时。人亦食肉，云味咸，平，无毒。似蛤蜊而肉坚硬不及。亦可解酒毒。北中者壳粗，不堪用。

鲈 鱼

气平。

《本经》云：补五脏，益筋骨，和肠胃，治水气，多食宜人，作鲊尤①良。又暴干，甚香美，虽有小毒，不至发病。一云多食发痃癖及疮肿，不可与奶酪同食。《食疗》云：主安胎，补中。作鲙尤佳。

鲨

大者如扇。牝牡相随，牡无目，得牝始行，牝去牡死。

气平，微毒。

《本经》云：治痔，杀虫，多食发嗽并疮癣。壳入香，发众香气。尾烧焦，治肠风泻血，并崩中带下及产后痢。脂，烧，集鼠。陈藏器云：以骨及尾，尾长二尺，烧为黑灰末，酒下，大主产后痢。先服生地黄、蜜等煎讫，然后服尾，无不断也。

---

① 尤：原作"犹"，据文义改。

海 马

《陈藏器余》云：谨按《异①志》云，生西海，大小如守宫虫，形若马形，其色黄褐。性温、平，无毒。主妇人难产，带之于身神验，此外别无诸要用。今无。

蠮 螉

一名土蜂，而不在土中作穴，但撵②土于人家壁间或器物傍作房。如并竹管者是蜾蠃，蒲卢即细腰蜂也，俗呼为蠮螉。《诗》云："螟蛉有子，蜾蠃负之③。"螟蛉，桑虫也。蜾蠃，蒲卢也。言蒲卢取桑虫之子负持而去，妪养之以成其子，祝之曰类我类我，受化久乃变成蜂，则飞去。

味辛，气平，无毒。

《本经》云：主久聋、咳逆、毒气，出刺，出汗，疗鼻窒。其土房主痈肿、风头。

蛙

似虾蟆而背青绿色，俗谓之青蛙。亦有背作黄文者，人谓之金线蛙。陶云：大腹而脊青者，俗名土鸭，其鸣甚壮，即《尔雅》所谓在水曰蛙者是也。黑色者，南人呼为蛤子，食之至美，即今所谓之蛤，亦名水鸡是也。闽、蜀、浙东人以为珍馔，彼④人云食之补虚，尤宜产妇，即此也。小形善鸣唤者，名蛙子，即药中所用蛙是也。

---

① 异：原作"翼"，据《政和本草》第二十一卷"海马"条改。
② 撵（liǎn 脸）：运。《玉篇·手部》："撵，运也。"
③ 螟蛉有子，蜾蠃负之：语出《诗经·小雅·小宛》。
④ 彼：原作"病"，据《政和本草》第二十二卷"蛙"条引《图经》改。

味甘，气寒，无毒。

《本经》云：主小儿赤气、肌疮、脐伤、止痛、气不足。《日华子》云：青蛙，性冷。治小儿热疮。背有黄路者名金线。杀尸疰病虫，去劳劣，解热毒。身青绿者是。《衍义》曰：其色青，腹细，嘴尖，后脚长，故善跃。大其声则曰蛙，小其声则曰蛤。《月令》所谓雀入大水化为蛤者也。食之，性平，解劳热。《局》云：善鸣长股水中蛙，补损祛劳杀疰邪。一种水鸡为美馔，正宜产妇益虚家。蛙，能补损，祛劳。一种水鸡为美馔，专补产妇之虚。

海 螺

《陈藏器余》云：《百一》云治目痛累年或三四十年方，取生螺一枚，洗之，内燥，抹螺口开，以黄连一枚内螺口中，令其螺饮黄汁，以绵注取汁，著眦中。

海 月

味辛，气平，无毒。

陈藏器云：主消渴，下气，令人能食，利五脏，调中。生姜、酱食之，消腹中宿物，令易饥，止小便。南海水沫所化，煮时犹变为水。似半月，故以名之。

青 蚨

味辛，气温，无毒。陈藏器云：主补中，益阳道，去冷气，令人悦泽。生南海，状如蝉，其子著木，取以涂钱，皆归本处。一名蠦蜗。《广雅》云：青蚨也。《搜神记》曰：南方有虫，名蟛蜦，如蝉大，辛美可食。其子如蚕种。取其子归，则母飞来，虽潜取必知处。杀其母涂钱，子涂贯，用钱则自还。《淮南子》万毕云：青蚨一名鱼伯，以母血涂八十一钱，以子血涂八十一钱，置子用母，置母用子，皆自还也。

壁　钱

陈藏器云：无毒。主鼻衄及金疮下血不止。擦取虫汁点疮上及鼻中，亦疗外野鸡病下血。其虫上钱幕，主小儿呕吐逆，取二七煮汁饮之。虫似蜘蛛，作白幕如钱在暗壁间，北土人呼为壁茧。

故绯帛

陈藏器云：主恶疮、疔肿、毒肿、诸疮有根者，作膏。用帛如手大，取露蜂房、弯头棘刺烂草节二寸、乱发，烧为末，空腹服，饮下方寸匕，大主毒肿。绯帛亦入诸膏，主疔肿用为上。又主儿初生脐未落时肿痛水出，烧为末，细研傅之。五色帛，主盗汗，拭讫弃五道头。《汤液》云同。又云：仲景治坠马及一切筋骨损方中用。

蜡_{音蛇}

陈藏器云：味咸，无毒。主生气及妇人劳损、积血、带下、小儿风疾，丹毒。汤火煠出，以姜酢进之。海人亦为常味。一名水母，一名樗蒲鱼。生东海，如血䑏[1]，大者如床，小者如斗，无腹胃、眼目，以虾为目，虾动，蛇沉，故曰水母目虾，如驱驉之与鸳鸯相假矣。

水　黾

陈藏器云：有毒。令人[2]不渴，杀鸡犬。长寸许，四脚，群游水上，水涸即飞。亦名水马，非海中主产难之水马也。

---

① 䑏（kàn 看）：血羹。《说文·血部》："䑏，羊凝血也。"
② 令人：原脱，据《政和本草》第二十二卷"水黾"条补。

大红虾鲊

陈藏器云：味甘，平，小毒。主飞尸、蛔虫、口中疳蜃、风瘙身痒、头疮、牙齿，去疥癣，涂山蜍、蚊子入人肉。初食疮发，后而愈。生临海、会稽。大者长一尺，须可为簪。虞啸父答晋帝云时尚温未及以贡，即会稽所出也。盛密器及热饭作鲊，毒人至死。

木 蠹

陈藏器云：味辛，平，小毒。主血瘀、劳积、月闭不调、腰脊痛、有损血及心腹间痰。桃木中有者，杀鬼，去邪气。桂木者，辛美可啖，去冷气①。一如蛴螬，节长足短，生腐木中，穿木如锥刀，至春羽化。苏敬证云蛴螬，深误也。

两头蛇

陈藏器云：见之令人不吉。大如指，一头无目无口，二头俱能行。出会稽，人云是越王弩弦。昔孙叔敖埋之，恐后人见之，将必死也。人见蛇足，亦云不佳。蛇以桑薪烧之则足出，见无可怪。

---

① 去冷气：后原重"去冷气"3字，据《政和本草》第二十二卷"木蠹"条删。

总 书 目

医　　经

内经博议

内经精要

医经津渡

灵枢提要

素问提要

素灵微蕴

难经直解

内经评文灵枢

内经评文素问

内经素问校证

灵素节要浅注

素问灵枢类纂约注

清儒《内经》校记五种

勿听子俗解八十一难经

黄帝内经素问详注直讲全集

基础理论

运气商

运气易览

医学寻源

医学阶梯

医学辨正

病机纂要

脏腑性鉴

校注病机赋

内经运气病释

松菊堂医学溯源

脏腑证治图说人镜经

脏腑图书症治要言合璧

伤寒金匮

伤寒大白

伤寒分经

伤寒正宗

伤寒寻源

伤寒折衷

伤寒经注

伤寒指归

伤寒指掌

伤寒选录

伤寒绪论

伤寒源流

伤寒撮要

伤寒缵论

医宗承启

伤寒正医录

伤寒全生集

伤寒论证辨

伤寒论纲目

伤寒论直解

伤寒论类方

I

本　草

药鉴

药镜

本草汇

本草便

法古录

食品集

上医本草

山居本草

长沙药解

本经经释

本经疏证

本草分经

本草正义

本草汇笺

本草汇纂

本草发明

本草发挥

本草约言

本草求原

本草明览

本草详节

本草洞诠

本草真诠

本草通玄

本草集要

本草辑要

本草纂要

识病捷法

药性纂要

药品化义

药理近考

食物本草

见心斋药录

分类草药性

本经序疏要

本经续疏证

本草经解要

青囊药性赋

分部本草妙用

本草二十四品

本草经疏辑要

本草乘雅半偈

生草药性备要

芷园臆草题药

新刻食鉴本草

类经证治本草

神农本草经赞

神农本经会通

神农本经校注

药性分类主治

艺林汇考饮食篇

本草纲目易知录

汤液本草经雅正

新刊药性要略大全

淑景堂改订注释寒热温平药性赋

方　书

医便

III

卫生编

袖珍方

仁术便览

古方汇精

圣济总录

众妙仙方

李氏医鉴

医方丛话

医方约说

医方便览

乾坤生意

悬袖便方

救急易方

程氏释方

集古良方

摄生总论

辨症良方

活人心法（朱权）

卫生家宝方

寿世简便集

医方大成论

医方考绳愆

鸡峰普济方

饲鹤亭集方

临症经验方

思济堂方书

济世碎金方

揣摩有得集

亟斋急应奇方

乾坤生意秘韫

简易普济良方

内外验方秘传

名方类证医书大全

新编南北经验医方大成

临证综合

医级

医悟

丹台玉案

玉机辨症

古今医诗

本草权度

弄丸心法

医林绳墨

医学碎金

医学粹精

医宗备要

医宗宝镜

医宗撮精

医经小学

医垒元戎

医家四要

证治要义

松厓医径

扁鹊心书

素仙简要

慎斋遗书

折肱漫录

丹溪心法附余